国家卫生和计划生育委员会“十二五”规划教材
全国中医药高职高专院校教材
全国高等医药教材建设研究会规划教材
供中医骨伤专业用

中医筋伤

第3版

主　编　涂国卿
副主编　邹来勇　戴会群
编　者　（以姓氏笔画为序）
邹来勇（江西中医药高等专科学校）
周雪峰（重庆三峡医药高等专科学校）
赵　忠（安徽中医药高等专科学校）
涂国卿（江西中医药高等专科学校）
戴会群（四川中医药高等专科学校）

人民卫生出版社

图书在版编目（CIP）数据

中医筋伤/涂国卿主编. —3 版. —北京：人民卫生出版社，2014

ISBN 978-7-117-18957-6

Ⅰ. ①中…　Ⅱ. ①涂…　Ⅲ. ①筋膜疾病-中医伤科学-高等职业教育-教材　Ⅳ. ①R274. 3

中国版本图书馆 CIP 数据核字(2014)第 084200 号

人卫社官网	www. pmph. com	出版物查询，在线购书
人卫医学网	www. ipmph. com	医学考试辅导，医学数据库服务，医学教育资源，大众健康资讯

中 医 筋 伤

第 3 版

主　　编：涂国卿
出版发行：人民卫生出版社（中继线 010-59780011）
地　　址：北京市朝阳区潘家园南里 19 号
邮　　编：100021
E - mail：pmph @ pmph. com
购书热线：010-59787592　010-59787584　010-65264830
印　　刷：北京盛通数码印刷有限公司
经　　销：新华书店
开　　本：787 × 1092　1/16　　印张：23
字　　数：574 千字
版　　次：2005 年 6 月第 1 版　　2014 年 7 月第 3 版
　　　　　2025 年 1 月第 3 版第10次印刷（总第13次印刷）
标准书号：ISBN 978-7-117-18957-6/R · 18958
定　　价：41. 00 元
打击盗版举报电话：010-59787491　E-mail：WQ @ pmph. com
（凡属印装质量问题请与本社市场营销中心联系退换）

《中医筋伤》网络增值服务编委会名单

主　编　涂国卿

副主编　邹来勇

编　者　(以姓氏笔画为序)

邓小斌（江西中医药高等专科学校）

邹来勇（江西中医药高等专科学校）

周雪峰（重庆三峡医药高等专科学校）

赵　忠（安徽中医药高等专科学校）

涂国卿（江西中医药高等专科学校）

戴会群（四川中医药高等专科学校）

全国中医药高职高专国家卫生和计划生育委员会规划教材第三轮修订说明

全国中医药高职高专卫生部规划教材第1版(6个专业63种教材)2005年6月正式出版发行,是以安徽、湖北、山东、湖南、江西、重庆、黑龙江等7个省市的中医药高等专科学校为主体,全国20余所中医药院校专家教授共同编写。该套教材首版以来及时缓解了中医药高职高专教材缺乏的状况,适应了中医药高职高专教学需求,对中医药高职高专教育的发展起到了重要的促进作用。

为了进一步适应中医药高等职业教育的快速发展,第2版教材于2010年7月正式出版发行,新版教材整合了中医学、中药、针灸推拿、中医骨伤、护理等5个专业,其中将中医护理学专业名称改为护理;新增了医疗美容技术、康复治疗技术2个新专业的教材。全套教材共86种,其中38种教材被教育部确定为普通高等教育"十一五"国家级规划教材。第2版教材由全国30余所中医药院校专家教授共同参与编写,整个教材编写工作彰显了中医药特色,突出了职业教育的特点,为我国中医药高等职业教育的人才培养作出了重要贡献。

在国家大力推进医药卫生体制改革,发展中医药事业和高等中医药职业教育教学改革的新形势下,为了更好地贯彻落实《国家中长期教育改革和发展规划纲要(2010-2020)》和《医药卫生中长期人才发展规划(2011-2020)》,推动中医药高职高专教育的发展,2013年6月,全国高等医药教材建设研究会、人民卫生出版社在教育部、国家卫生和计划生育委员会、国家中医药管理局的领导下,全面组织和规划了全国中医药高职高专第三轮规划教材(国家卫生和计划生育委员会"十二五"规划教材)的编写和修订工作。

为做好本轮教材的出版工作,成立了第三届中医药高职高专教育教材建设指导委员会和各专业教材评审委员会,以指导和组织教材的编写和评审工作,确保教材编写质量;在充分调研的基础上,广泛听取了一线教师对前两版教材的使用意见,汲取前两版教材建设的成功经验,分析教材中存在的问题,力求在新版教材中有所创新,有所突破。新版教材仍设置中医学、中药、针灸推拿、中医骨伤、护理、医疗美容技术、康复治疗技术7个专业,并将中医药领域成熟的新理论、新知识、新技术、新成果根据需要吸收到教材中来,新增5种新教材,共91种教材。

新版教材具有以下特色:

1. 定位准确,特色鲜明 本套教材遵循各专业培养目标的要求,力求体现"专科特色、技能特点、时代特征",既体现职业性,又体现其高等教育性,注意与本科教材、中专教材的区别,同时体现了明显的中医药特色。

2. 谨守大纲,重点突出 坚持"教材编写以教学计划为基本依据"的原则,本次教材修订的编写大纲,符合高职高专相关专业的培养目标与要求,以培养目标为导向、职业岗位能力需求为前提、综合职业能力培养为根本,注重基本理论、基本知识和基本技能的培养和全面素质的提高。体现职业教育对人才的要求，突出教学重点、知识点明确，有与之匹配的教学大纲。

3. 整体优化，有机衔接 本套教材编写从人才培养目标着眼，各门教材是为整个专业培养目标所设定的课程服务，淡化了各自学科的独立完整性和系统性意识。基础课教材内容服务于专业课教材，以"必需，够用"为度，强调基本技能的培养；专业课教材紧密围绕专业培养目标的需要进行选材。全套教材有机衔接，使之成为完成专业培养目标服务的有机整体。

4. 淡化理论，强化实用 本套教材的编写结合职业岗位的任职要求，编写内容对接岗位要求，以适应职业教育快速发展。严格把握教材内容的深度、广度和侧重点，突出应用型、技能型教育内容。避免理论与实际脱节，教育与实践脱节，人才培养与社会需求脱节的倾向。

5. 内容形式，服务学生 本套教材的编写体现以学生为中心的编写理念。教材内容的增减、结构的设置、编写风格等都有助于实现和满足学生的发展需求。为了解决调研过程中教材编写形式存在的问题，本套教材设有"学习要点"、"知识链接"、"知识拓展"、"病案分析（案例分析）"、"课堂讨论"、"操作要点"、"复习思考题"等模块，以增强学生学习的目的性和主动性及教材的可读性，强化知识的应用和实践技能的培养，提高学生分析问题、解决问题的能力。

6. 针对岗位，学考结合 本套教材编写要按照职业教育培养目标，将国家职业技能的相关标准和要求融入教材中。充分考虑学生考取相关职业资格证书、岗位证书的需要，与职业岗位证书相关的教材，其内容和实训项目的选取涵盖相关的考试内容，做到学考结合，体现了职业教育的特点。

7. 增值服务，丰富资源 新版教材最大的亮点之一就是建设集纸质教材和网络增值服务的立体化教材服务体系。以本套教材编写指导思想和整体规划为核心，并结合网络增值服务特点进行本套教材网络增值服务内容规划。本套教材的网络增值服务内容以精品化、多媒体化、立体化为特点，实现与教学要求匹配、与岗位需求对接、与执业考试接轨，打造优质、生动、立体的网络学习内容，为向读者和作者提供优质的教育服务、紧跟教育信息化发展趋势并提升教材的核心竞争力。

新版教材的编写，得到全国40余家中医药高职高专院校、本科院校及部分西医院校的专家和教师的积极支持和参与，他们从事高职高专教育工作多年，具有丰富的教学经验，并对编写本学科教材提出很多独到的见解。新版教材的编写，在中医药高职高专教育教材建设指导委员会和各专业教材评审委员会指导下，经过调研会议、论证会议、主编人会议、各专业编写会议、审定稿会议，确保了教材的科学性、先进性和实用性。在此，谨向有关单位和个人表示衷心的感谢！

希望本套教材能够对全国中医药高职高专人才的培养和教育教学改革产生积极的推动作用，同时希望各位专家、学者及读者朋友提出宝贵意见或建议，以便不断完善和提高。

全国高等医药教材建设研究会

第三届全国中医药高职高专教育教材建设指导委员会

人民卫生出版社

2014年4月

全国中医药高职高专第三轮规划教材书目 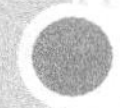

中医学专业

1 大学语文(第3版) 孙洁
2 中医诊断学(第3版) 马维平
3 中医基础理论(第3版)★ 吕文亮 徐宜兵
4 生理学(第3版)★ 郭争鸣
5 病理学(第3版) 赵国胜 苑光军
6 人体解剖学(第3版) 盖一峰 高晓勤
7 免疫学与病原生物学(第3版) 刘文辉 刘维庆
8 诊断学基础(第3版) 李广元
9 药理学(第3版) 侯晞
10 中医内科学(第3版)★ 陈建章
11 中医外科学(第3版)★ 陈卫平
12 中医妇科学(第3版) 盛红
13 中医儿科学(第3版)★ 聂绍通
14 中医伤科学(第3版) 方家选
15 中药学(第3版) 杨德全
16 方剂学(第3版)★ 王义祁
17 针灸学(第3版) 汪安宁
18 推拿学(第3版) 郭翔
19 医学心理学(第3版) 侯再金
20 西医内科学(第3版)★ 许幼晖
21 西医外科学(第3版) 贾奎
22 西医妇产科学(第3版) 周梅玲
23 西医儿科学(第3版) 金荣华
24 传染病学(第2版) 陈艳成
25 预防医学 吴娟

中医骨伤专业

26 中医正骨(第3版) 莫善华
27 中医筋伤(第3版) 涂国卿
28 中医骨伤科基础(第3版)★ 冼华 陈中定
29 中医骨病(第3版) 谢强
30 骨科手术(第3版) 黄振元
31 创伤急救(第3版) 魏宪纯
32 骨伤科影像诊断技术 申小年
33 骨科手术入路解剖学 王春成

中药专业

34 中医学基础概要(第3版) 宋传荣 何正显
35 中药药理与应用(第3版) 徐晓玉
36 中药药剂学(第3版) 胡志方 李建民
37 中药炮制技术(第3版) 刘波 李铭
38 中药鉴定技术(第3版) 张钦德
39 中药化学技术(第3版) 李端 陈斌
40 中药方剂学(第3版) 吴俊荣 马波
41 有机化学(第3版)★ 王志江 陈东林
42 药用植物栽培技术(第2版)★ 宋丽艳
43 药用植物学(第3版)★ 郑小吉 金虹
44 药事管理与法规(第3版) 周铁文 潘年松
45 无机化学(第3版) 冯务群

46 人体解剖生理学(第3版) 刘春波
47 分析化学(第3版) 潘国石 陈哲洪
48 中药储存与养护技术 沈力

针灸推拿专业

49 针灸治疗(第3版) 刘宝林
50 针法灸法(第3版)★ 刘茜
51 小儿推拿(第3版) 佘建华
52 推拿治疗(第3版) 梅利民
53 推拿手法(第3版) 那继文
54 经络与腧穴(第3版)★ 王德敬

医疗美容技术专业

55 医学美学(第2版) 沙涛
56 美容辨证调护技术(第2版) 陈美仁
57 美容中药方剂学(第2版)★ 黄丽萍
58 美容业经营管理学(第2版) 梁娟
59 美容心理学(第2版)★ 陈敏 汪启荣
60 美容手术概论(第2版) 李全兴
61 美容实用技术(第2版) 张丽宏
62 美容皮肤科学(第2版) 陈丽娟
63 美容礼仪(第2版) 位汶军
64 美容解剖学与组织学(第2版) 杨海旺
65 美容保健技术(第2版) 陈景华
66 化妆品与调配技术(第2版) 谷建梅

康复治疗技术专业

67 康复评定(第2版) 孙权
68 物理治疗技术(第2版) 林成杰
69 作业治疗技术(第2版) 吴淑娥
70 言语治疗技术(第2版) 田莉
71 中医养生康复技术(第2版) 王德瑜 邓沂
72 临床康复学(第2版) 邓倩
73 临床医学概要(第2版) 周建军 符逢春
74 康复医学导论(第2版) 谭工

护理专业

75 中医护理(第2版)★ 杨洪
76 内科护理(第2版) 刘杰 吕云玲
77 外科护理(第2版) 江跃华 刘伟道
78 妇产科护理(第2版) 林萍
79 儿科护理(第2版) 艾学云
80 社区护理(第2版) 张先庚
81 急救护理(第2版) 李延玲
82 老年护理(第2版) 唐凤平
83 精神科护理(第2版) 井霖源
84 健康评估(第2版) 刘惠莲
85 眼耳鼻咽喉口腔科护理(第2版) 肖跃群
86 基础护理技术(第2版) 张少羽
87 护士人文修养(第2版) 胡爱明
88 护理药理学(第2版)★ 姜国贤
89 护理学导论(第2版) 陈香娟 曾晓英
90 传染病护理(第2版) 王美芝
91 康复护理 黄学英

★为"十二五"职业教育国家规划教材。

第三届全国中医药高职高专教育教材建设指导委员会名单

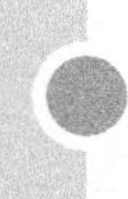

第三届全国中医药高职高专院校中医骨伤专业教材评审委员会名单

再版前言

为了更好地贯彻落实《国家中长期教育改革和发展规划纲要》和《医药卫生中长期人才发展规划(2011—2020年)》,推动中医药高职高专教育的发展,培养中医药类高级技能型人才,在总结汲取前两版教材成功经验的基础上,在全国高等医药教材建设研究会、全国中医药高职高专教材建设指导委员会的组织规划下,按照全国中医药高职高专院校各专业的培养目标,确立本课程的教学内容并编写了本教材。

《中医筋伤》是全国中医药高职高专院校规划教材及国家卫生和计划生育委员会"十二五"规划教材之一,供全国中医药高职高专院校中医骨伤类专业使用。本教材自2009年8月至今已经使用四年余,近4年来科学技术又有了突飞猛进的发展,中医筋伤的治疗方法及技术手段等方面均有了明显的改进,因此有必要对本教材的教学内容进行有机整合及修订。

本教材是根据全国中医药高职高专院校规划教材及国家卫生和计划生育委员会"十二五"规划教材第3版修订及新增专业教材主编人会议的精神,以及在广泛征求并综合全国高职高专院校有关专家、课程教师和广大学生意见的基础上,并结合近四年来中医筋伤发展情况和专科特点进行了修订。

修订过程中始终围绕高职高专的培养目标,即培养实用型、技能型、应用型人才,严格把握教材内容的深度、广度和侧重点,同时注重坚持教材的先进性,把近几年来骨伤领域中成熟的新知识、新技能、新成果吸收到教材中来,将有利于学生了解学科前沿,把握时代热点,拓宽知识面,培养学生创新意识和创新能力。

本次教材修订的最大特点是整书采用模块化结构,将知识与能力进行了有机整合,且结合网络增值服务特点增加了本套教材网络增值服务内容。整本教材在编写及修订中不以单纯的知识为简单的内容组织线索,而是通过一系列体现筋伤临床新发展主题将知识有机地串联起来,无论是内容的组织思路,还是内容的表现形式,力求形成自己的特色,将中医筋伤核心知识及现代临床发展的趋势与学生学习主动性的认知规律结合起来,体现中医筋伤的新观念、新思想、新应用,充分显示本学科的魅力,形成了与时俱进、开拓创新,立足基础、突出临床,服务基层,学生好学、教师好教的编写特色。

全书包括六个章节、一个附篇及方剂汇编、教学大纲等。第一章概论由邹来勇副主任医师修订;第二章筋伤学基础第一节筋伤治疗应用的基本知识增加的解剖学基础知识(上肢部解剖、下肢部解剖、躯干部解剖)及经络与腧穴学基础知识(经络、经筋、腧穴)由邹来勇副主任医师编写和修订;第三章躯干部筋伤及三个附录由涂国卿教授修订;第四章上肢部筋伤由涂国卿教授和戴会群副教授修订;第五章下肢部筋伤由涂国卿教授和赵忠助教修订;第六章中医筋伤病历书写(中医筋伤病历的含义和基本要求、中医筋伤门诊或急诊病历书写要求及格式、中医筋伤住院病历书写要求及格式、中医筋伤门诊及住院病历示例)由周雪峰讲师编写、邹来勇副主任医师修订;附篇内伤病证及方剂汇编等由涂国卿教授和邹来勇副主任医师修订；整书由涂国卿教授统稿。另外，对原教材中错误内容进行了修订，对所有的插图都改为直观的实物图及人体操作照片图。学生通过对本教材的学习，会对中医筋伤及内伤常见病的诊治有一个完整的、系统的认识，实现高职高专教育对实用型、应用型人才的培养目标。

教材的更新速度总是滞后于医学科学的发展实践，因此本教材虽经多次修订，不足甚或错漏之处仍属难免，故敬请各教学单位、广大师生在使用过程中如发现问题，能及时提出批评指正，以便我们再版时予以修正，使教材质量不断提高和完善，更好地适应新世纪中医药人才培养的需要。

《中医筋伤》编委会

2014 年 5 月

目　录

第一章 概论

学习要点

1. 掌握中医筋伤的含义、范围及学习要求与方法。
2. 熟悉筋伤与骨折、脱位以及骨疾病的关系。
3. 了解中医筋伤的起源、发展和历史以及对人类健康事业所作的贡献，树立继承和发展祖国传统医学的责任感和自信心。

一、中医筋伤含义、性质及范围

中医筋伤学为中医骨伤科学的重要组成部分，是研究各种原因导致筋的损伤及其受损的病因病理、诊断、辨证治疗和预防的一门临床学科。其主要内容包括中医筋伤基本知识、基本技能，躯干部筋伤、上肢部筋伤、下肢部筋伤等。

筋伤又称软组织损伤，是指各种暴力或慢性劳损等原因导致人体皮肤、皮下筋膜、肌肉、肌腱、腱鞘、韧带、关节囊、关节软骨、周围神经及血管等组织的损害。

一般来说，筋伤不一定伴有骨折、脱位或骨病，但是骨折、脱位或一些骨病多伴有不同程度的筋伤，有时骨折愈合或脱位整复后会遗留有筋的损伤。

筋伤在生产劳动、体育运动及日常生活中经常发生，是损害人类健康、影响劳动生产力的多发疾病，因此作为骨伤科临床医生，应努力学习和研究筋伤疾病的防治。

二、中医筋伤发展简史

中医筋伤的形成和发展历史悠久，历代医家在与疾病作斗争的探索实践中积累了丰富的经验，并逐步形成了系统的理论，成为中医学体系的重要组成部分，为中华民族的繁荣昌盛及世界医学的发展作出了不可磨灭的贡献。

（一）萌芽时期（战国以前）

战国时期以前，我们远古的祖先为了生存，用原始的工具进行生产劳动，在抗击猛兽和对付自然界的种种灾难中，不可避免地会造成损伤，伤后人们无意识地用手按压抚摩伤痛部位，用动、植物及矿物粉内服、外敷、包扎及固定肢体，从中获得筋伤用按摩、药物、固定治疗的原始疗法，这个阶段就是中医筋伤的萌芽时期。

（二）奠基时期（战国至秦汉时期）

战国至秦汉时期，我国从奴隶社会进入封建社会，政治、经济、文化都有了显著的进步，学术思想十分活跃，出现了“诸子蜂起，百家争鸣”的局面，促进了医学的发展。《黄帝内经》《难经》《伤寒杂病论》等医籍相继问世，奠定了中医药学理论基础，也奠定了中医筋伤的理论基础。如《黄帝内经》中除有“筋”的概念外，还有“筋膜”“筋经”“宗筋”等，这些概念一直沿用到现在。

《内经》阐述的“肝主筋，肾主骨”“气伤痛，形伤肿”“五劳所伤，久视伤血，久卧伤气，久坐伤肉，久立伤骨，久行伤筋”等基础理论和思想一直指导着筋伤临床实践。

此外，《吕氏春秋·季春纪》记载：“流水不腐，户枢不蠹，动也；形气亦然，形不动则精不流，精不流则气郁”，主张用运动锻炼方法治疗足部“痿躄”。汉代著名医家华佗创立了五禽戏，提出了骨伤科“动静结合”的见解。上述理论、主张和见解为中医筋伤的形成奠定了理论基础。

（三）形成时期（两晋至隋唐五代时期）

两晋至隋唐五代时期，随着经济、文化的不断发展、医疗经验的丰富，以及医学理论水平的提高，医学的发展日益趋向专业化。中医筋伤在诊断和治疗方面都有了显著的进步、提高，并形成了独立的临床学科。

隋·巢元方在《诸病源候论》中记载了“肾主腰脚”和“劳损于肾，动伤经络，又为风冷所侵，血气击搏，故腰痛也。阳者不能俯，阴者不能仰，阴阳俱受邪气者，故令腰痛而不能俯仰”，说明腰腿痛既与“劳损”“动伤”有关，又与肾虚有关。此书还对筋伤列有“金疮伤筋断骨候”等专门证候，明确提出了筋伤有别于骨折、脱臼的诊断，并论述了筋伤的治疗方法及预后。南北朝·龚庆宣《刘涓子鬼遗方》中也有“金疮”的诊断名词，并提出用“丁香、木香、蒲黄、泽兰”等治疗该病。

唐·孙思邈的《备急千金要方》记载了筋伤的内外用药物，并归纳总结了治疗筋伤的各种按摩手法。

唐·蔺道人《仙授理伤续断秘方》是我国现存最早的骨伤科专著，蔺氏对筋伤的治疗采用“小红丸”“大红丸”“黑丸子”“黄药末”等方药，并采用外洗、外敷的药物疗法及“动静结合”的原则。该书对中医筋伤的病因病理、治疗原则及方法，有了原则上的论述，而且有些论述至今仍有效地应用于骨伤科临床，为中医筋伤的形成作出了突出的贡献。

（四）发展时期（宋金元时代）

宋金元时代，学术争鸣活跃，加速了医学的发展，也促进了中医筋伤的发展，这一时期中医筋伤无论在基础上还是在临证诊疗方面都取得了显著的进步。

宋元时期，筋伤多与骨折结合讨论，一般称为“伤损筋骨”“伤损疼痛”等。这时多把筋伤病机分析为气血不通、营卫不和、恶血攻心等，如《太平圣惠方》曾对金疮有过这样的描述：“伤其筋，营卫不通。”在治疗方面，元·危亦林《世医得效方》总结了元代以前的骨伤科成就，将伤后三期用药总结为初期活血化瘀，中期养血舒筋，后期培补肝肾等，此三期用药原则在筋伤治疗中同样具有重要意义。除内服外，还配合运用具有辛热芳香、温经散寒和活血定痛等功效的洗药、淋洗药、熨药、贴药和敷药等外治，奠定了筋伤治疗内外用药的基本原则。

另外，宋元王朝很重视医学，制定了完善的医事制度，也促进了中医筋伤的发展。宋元时期战争频繁，也促进了中医骨伤科的进步及中医筋伤的发展。

（五）全盛时期（明清两代）

明清两代，文化、科学都取得了很大的成绩，中医骨伤学得到了更全面的发展和提高，从此中医筋伤进入了我国骨伤科发展史上的一个全盛时期。在明代专门设有“跌伤科”，清代设有“正骨科”等专治跌打损伤。当时由于战争频繁，从事伤科专业的医生较多，且编著的骨伤科专著比任何朝代都多，中医筋伤的理论及临床实践得到了前所未有的发展。如明·薛己《正体类要》指出：“肢体损于外，则气血伤于内，营卫有所不贯，脏腑由之不和，岂可纯任手法，而不求之脉理，审其虚实，以施补泻哉。”强调了整体观念与辨证诊治。清·吴谦《医宗金鉴·正骨心法要旨》写到“以手扪之，自悉其情”，将正骨手法归纳为“摸、接、端、提、推、拿、按、摩”八法，提到了用摸法诊断筋伤，以按摩推拿等手法进行外治。至今骨伤科仍把“推、拿、按、摩”手法列为治疗筋伤手法的四大类型。再如清·王清任《医林改错》对人体解剖非常重视，对筋伤气血理论的研究颇为深入，尤其是用活血化瘀的方剂如血府逐瘀汤、身痛逐瘀汤等治疗筋伤，至今仍为骨伤科医生所尊崇。

（六）危机时期（晚清至民国时期）

从晚清开始，我国逐步沦为半殖民地、半封建社会，外来帝国主义的侵略，加上官僚资本主义、封建主义的压迫，使中华民族处于灾难深重的时期，医学事业的发展受到了严重阻碍，当时政府对中医学采取了取缔政策。中医筋伤一度处于濒临被消灭的边缘，中医筋伤的诊疗技术依赖师授家传才延续下来。

（七）全新时期（中华人民共和国成立到现在）

中华人民共和国成立后，党和政府大力提倡发展中医事业，全国各地相继建立高等中医药院校和中医院，各地著名的中医骨伤科专家被聘请到学院和医院，从事执教与医疗工作，培养和造就了一大批骨伤专业人才，使过去师授家传的中医筋伤医疗技术得到整理、提高及传播，大量的骨伤科专著得以出版，如北京的杜自明著有《中医正骨经验概述》，李墨林著有《李墨林按摩疗法》，王子平著有《祛病延年十二势》，上海石筱山著有《正骨疗法》，天津方先之、尚天裕著有《中西医结合治疗骨折》等。

尤其是现代，对于中医筋伤的研究，已由临床资料的观察总结，走向用科学技术手段分析和研究，如CT、MRI、关节镜等现代科学检查技术在骨伤基础研究和临床医疗中得到广泛应用。全国各种学术研究团体、专业学会，如中国中医药学会骨伤科专业委员会、全国软组织疼痛研究会、全国传统手法研究会、中西医结合骨伤学会等相继成立，所有这些都有力地促进了中医筋伤理论和临床诊断治疗技术的全面发展和提高。特别是近年来，我国的筋伤学诊疗技术日益受到国外医学界的关注，一大批骨伤和按摩专家到国外进行医疗和学术交流，使我国中医筋伤技术进入了一个全新的发展时期。

三、《中医筋伤》的学习要求与方法

根据高职高专骨伤类专业教学目标的要求，通过对中医筋伤的学习，应使学生系统掌握中医筋伤的基本理论、基本知识、基本技能操作及筋伤临床常见病和多发病的辨证论治技巧和能力，为今后从事中医骨伤临床奠定基础。

中医筋伤课程分为系统的理论学习和临床实践学习两个阶段。系统理论学习包括教学大纲所规定课程中的理论学习。在理论学习阶段，要求学生经常密切联系骨伤专业的前期课程，如中医骨伤科基础、解剖学、经络腧穴学等，它们是学习中医筋伤的基础，要温故而知新，才能学好本门课程。在学习过程中，要求学生了解筋伤的含义、病因病理、常见分类，熟悉和掌握筋伤诊断技能及治疗技能、常用试验检查方法，尤其要掌握筋伤临床常见病、多发病的临床诊断及辨证治疗。应注意重视利用模拟患者示范操作及临床见习和病案讨论的机会，增加感性认识，了解中医筋伤诊治的全过程及其方法，为今后进一步参加临床实践学习打好基础。

临床实践学习是中医筋伤的重要学习阶段。此阶段学习分两个方面：一是临床见习，二是毕业实习。不论是见习还是实习，其学习方法不外乎“四勤”：①勤动嘴：多向老师提问、多问患者;②勤动眼:多观察老师接诊模拟患者和临床患者及处理病情的过程和方法;③勤动手:多动手进行实践操作,在教师指导下进行检查、治疗及书写病历等;④勤动脑:多动脑筋,善于思维,才能学有所获,学以致用。通过临床实践学习,巩固和加深对理论知识的理解,逐步掌握中医筋伤临床基本功,培养正确的临床思维方法,增强处理筋伤临床常见病及多发病的能力,为今后进入临床奠定扎实的基础。

在整个学习过程中,还应时刻注意培养自己虚心好学、勤奋上进、精益求精的学习、工作态度,培养自己良好的医德医风。只有具有高尚的人格、品德和精湛医术的人,才能成为一代名医。

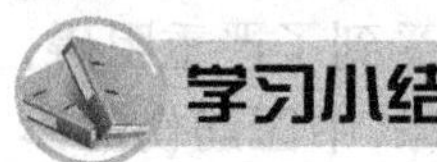

学习小结

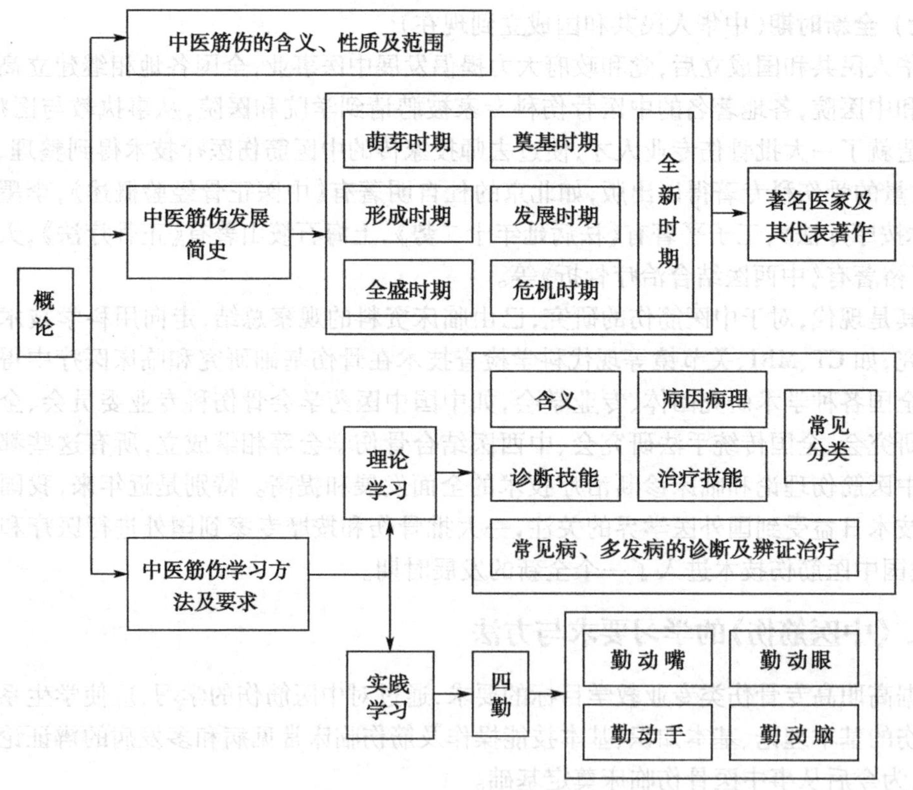

复习思考题

1. 筋是指什么？何谓筋伤？
2. 简述人体外部损伤与筋伤的关系。
3. 简要叙述中医筋伤学的发展史。
4. 简要叙述《中医筋伤》的学习要求与方法。

（邹来勇）

第二章　筋伤学基础 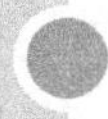

第一节　筋伤学基本知识

学习要点

1. 掌握筋伤的分类方法。
2. 熟悉筋伤学常用的解剖学基础知识及经络与腧穴学基础知识。
3. 了解筋伤发生的原因及主要病理变化。

一、解剖学基础知识

（一）上肢部解剖

1. 上肢主要肌性及腱性标志

(1)三角肌:位于肩部,构成肩部圆隆状外形,从前、外、后侧三方面包绕肱骨的上端。主要功能:外展肩关节。前部肌束使肩前屈、内收和旋内;后部肌束使肩旋外、后伸。

(2)肱二头肌:位于上臂前面,呈梭形。肱二头肌腱可于肘窝中央摸到。主要功能:屈肘关节,长头协助屈肩关节。

(3)肱三头肌:位于上臂后面,包括长头、内侧头、外侧头。三角肌后缘的下方可摸到肱三头肌长头。主要功能:伸肘关节,长头可使臂后伸。

(4)前臂屈肌群浅肌:自桡侧向尺侧依次为肱桡肌、旋前圆肌、桡侧腕屈肌、掌长肌、尺侧腕屈肌和指浅屈肌。

(5)前臂伸肌群浅肌:由桡侧向尺侧依次为桡侧腕长伸肌、桡侧腕短伸肌、指伸肌、小指伸肌、尺侧腕伸肌。

(6)腕掌侧横纹:屈腕时,腕掌侧出现2~3条横纹的皮肤皱纹,即近侧横纹、中间横纹和远侧横纹。

(7)手肌:外侧有大鱼际肌,主要功能:维持屈、收、对掌拇指等动作;内侧小鱼际肌,主要功能:维持屈、外展和对掌小指等动作;中间蚓状肌,主要功能:屈第2~5掌指关节,伸指间关节。

(8)指伸肌腱:位于手背,浅层可见此肌至2~5指的肌腱,主要功能:伸直手指。

2. 上肢主要骨性标志

(1)锁骨:位于颈根皮下,全长均可触及。内端粗大,与胸骨柄相关节;外端扁平,与肩胛骨相关节。

(2)肩胛骨:位于背外上方,易在皮下触及内侧缘、下角、肩胛冈和肩峰。肩峰点为测量上肢长和上臂长的体表标志。

(3)肱骨:位于上臂,其大结节可在肩部最外侧三角肌下触及,前臂内、外上髁位于肱骨下端两侧皮下。

(4)尺骨:位于前臂内侧,从鹰嘴到茎突全长位于前臂后面内侧皮下。

(5)桡骨:位于前臂外侧,下端茎突易在外侧皮下触及,是测量前臂长度的体表标志。

(6)手骨:位于桡腕关节掌侧面,两侧可摸到大多角骨、豌豆骨;握拳或伸掌时,可摸到各掌骨及指骨。

(7)鼻烟窝:在腕背侧面,当拇指伸直外展时,自桡侧向尺侧可见拇长展肌、拇短伸肌和拇长伸肌等肌腱。窝底为手舟骨和大多角骨。

3. 上肢主要神经、血管体表投影

(1)正中神经:将上肢外展90°并稍旋后,由锁骨中点到肘窝中点做一连线,肱二头肌内侧缘以下的部分为正中神经上臂部体表投影;肱骨内上髁与肱二头肌腱连线的中点,向下到腕部桡侧腕屈肌腱与掌长肌腱之间的连线为正中神经前臂部体表投影。

(2)尺神经:从腋窝顶至肱骨内上髁与鹰嘴连线中点(肘后内侧沟)的连线为尺神经上臂部体表投影;从肱骨内上髁与鹰嘴连线中点至豌豆骨外侧缘的连线为尺神经前臂部体表投影。

(3)桡神经:自腋后皱襞的下方经上臂部后方至上臂部外侧中、下1/3处,至肱骨外上髁的连线为桡神经上臂部体表投影;自肱骨外上髁至桡骨茎突的连线为桡神经浅支前臂部的体表投影;自肱骨外上髁至前臂背侧中线的中、下1/3交界处的连线,为桡神经深支的体表投影。

(4)肱动脉:将上肢外展90°并稍旋后,由锁骨中点到肘窝中点做一连线,连线与肱二头肌内侧缘交点以下的部分为肱动脉的体表投影。

(5)尺动脉:由肘窝中点稍下方到豌豆骨桡侧的连线为尺动脉的体表投影。

(6)桡动脉:由肘窝中点稍下方到桡骨远端掌侧面桡动脉搏动处的连线为桡动脉的体表投影。

(二)下肢部解剖

1. 下肢主要肌性及腱性标志

(1)髂腰肌:髂肌起自髂窝,腰大肌主要起自腰椎体侧面和横突;髂腰肌经腹股沟韧带深面和髋关节的前内侧,止于股骨小转子。主要功能:能使髋关节前屈和旋外,下肢固定时,可使躯干及骨盆前屈。

(2)臀大肌:位于臀部皮下。主要功能:臀大肌是髋关节有力的伸肌,此外尚可使髋关节旋外。

(3)股四头肌:位于大腿前面,全身中体积最大的肌。主要功能:股四头肌是膝关节强有力的伸肌,股直肌还有屈髋关节的作用。

(4)缝匠肌:位于大腿前面,全身中最长的肌。主要功能:屈髋关节和膝关节,并使小腿旋内。

(5)大腿后群肌:半腱肌腱、半膜肌腱位于大腿的后面内侧,构成腘窝的上内界;股二头肌腱位于大腿的后面外侧,构成腘窝的上外界。主要功能:屈膝关节和伸髋关节。

(6)大腿内侧群肌:位于大腿内侧,浅层有耻骨肌、长收肌和股薄肌;中层有短收肌;深层有大收肌。主要功能:内收大腿,故又称内收肌群。

(7)小腿前群肌:位于小腿骨前方,主要有3块肌,自胫侧向腓侧依次为:胫骨前肌、踇长伸肌和趾长伸肌。主要功能:为足的伸肌,可背屈踝关节。胫骨前肌可使足内翻,䠀长伸肌和趾长伸肌能伸趾。

(8)小腿外侧群肌:位于腓骨的外侧,包括腓骨长肌和腓骨短肌。主要功能:能使足外翻。

(9)小腿三头肌:位于小腿后面,腓肠肌二个头则构成腘窝的下界。主要功能:屈小腿和上提足跟。

2. 下肢主要骨性标志

(1)髋骨:位于腰腹部侧面,其髂嵴全长易在皮下触及;前端为髂前上棘,是测量下肢长度的体表标志;后端为髂后上棘;坐骨结节位于臀部后下方。

(2)股骨:位于大腿部,是人体骨骼中最大的长骨。其大转子易在皮下触及,是测量下肢长的体表标志。内、外侧髁位于大腿下端两侧皮下。

(3)髌骨:位于膝关节前面,可在膝关节前面皮下触及,是人体内最大的籽骨。

(4)胫骨:位于小腿内侧,胫骨粗隆在膝关节前面下方皮下易触及;内、外侧髁位于上端两侧皮下;在小腿前内侧皮下可触摸胫骨前缘的全长;在胫骨下端内侧皮下的隆凸处可触摸到内踝。

(5)腓骨:位于小腿外侧,在胫骨外侧髁下方皮下可触摸到腓骨头,腓骨外踝可在下端外侧皮下隆凸触及,外踝比内踝略低。

(6)跟骨跟结节:位于足后部,皮下能触及,为直立时足跟最向后突出的一点。

(7)跖骨点:外侧跖骨点,为第五跖骨小头向外侧最突出的点;内侧跖骨点,为第一跖骨小头最向内侧突出的点。

3. 下肢主要神经及血管体表投影

(1)股神经:位于股鞘外侧,下行约 3cm 即分为多支,其中股神经前皮支分布于股前面下 2/3 的皮肤,隐神经在缝匠肌与股薄肌之间出现于膝关节内后方,肌支支配缝匠肌、股四头肌与耻骨肌。

(2)坐骨神经:位于股骨大转子与坐骨结节连线的中点稍内侧与股骨两髁中点的连线,此线上 2/3 为坐骨神经干,向下分胫神经和腓总神经。

(3)胫神经:为坐骨神经在腘窝上角处的粗大分支,沿中线下行至腘肌下缘,穿比目鱼肌腱弓深面进入小腿后区;其皮支为腓肠内侧皮神经,分布于小腿后侧皮肤。

(4)腓总神经:沿腘窝外上界斜向至腓骨头前下方,绕腓骨颈,穿腓骨长肌分为腓深神经和腓浅神经。腓深神经穿腓骨长肌和趾长伸肌起始部,至小腿前部与胫前动脉伴行,先在胫骨前肌和趾长伸肌间,后在胫骨前肌与䠀长伸肌间下行至足背;分布于小腿肌前群、足背肌及第 1、2 趾相对面的背面皮肤。腓浅神经穿腓骨长肌起始部,在腓骨长、短肌和趾长伸肌间下行,分出肌支支配腓骨长、短肌,在小腿下 1/3 处浅出为皮支,分布于小腿外侧、足背和趾背的皮肤。

(5)股动脉:屈髋并稍外展、外旋位,由髂前上棘至耻骨联合的连线中点,画一直线至股骨内收肌结节,此线的上 2/3 为股动脉体表投影。

(6)胫前动脉:胫骨粗隆和腓骨小头之间的中点与两踝之间的中点画一连线为胫前动脉体表投影。

(7)胫后动脉:自腘窝中点正下方约 7 ~ 8cm 处至内踝与跟腱的中点,两者之间的连线为胫后动脉的体表定位。

(8)足背动脉:是胫前动脉的延续,在伸肌支持带下缘后方出现于踇长伸肌肌腱及趾长伸肌腱之间,行至第1跖骨间隙分为足底深支和第1跖背动脉二终支。

(三)躯干部解剖

1. 躯干部主要肌性及腱性标志

(1)胸锁乳突肌:位于颈部两侧,转头向对侧时,可见位于颈前外侧呈长条状的肌性隆起。主要功能:两侧收缩,头向后仰;单侧收缩,使头歪向同侧,面转向对侧。

(2)胸大肌:覆盖胸廓前壁的大部。主要功能:使肱骨内收和旋内;如上肢上举并固定,可牵引躯干向上,并上提肋骨,协助吸气。

(3)背阔肌:位于背下部和胸侧部,为全身最大的阔肌。主要功能:使肱骨内收、旋内和后伸;当上肢上举被固定时,则上提躯干,如引体向上。

(4)斜方肌:位于项部和背上部的浅层。主要功能:全肌收缩牵引肩胛骨向脊柱靠拢;上部肌束可上提肩胛骨,下部肌束可使肩胛骨下降。

(5)前锯肌:位于胸廓侧面,以肌齿起自上8或9个肋骨外面,肌束向后内行,经肩胛骨前面,止于肩胛骨内侧缘。主要功能:可拉肩胛骨向前,并使肩胛骨紧贴胸廓。如肩胛骨固定,则可提肋,助吸气。前锯肌瘫痪时,肩胛骨内侧缘翘起,称为"翼状肩"。

(6)竖脊肌:在脊柱两侧,呈纵行肌性隆起。主要功能:使脊柱后伸和仰头,是强有力的伸肌,对保持人体直立姿势有重要作用。

2. 躯干部主要骨性标志

(1)椎骨棘突:位于背部正中,皮下能触及。特别是第七颈椎棘突,低头时更明显。两侧肩胛冈内侧缘连线,平第3胸椎棘突。两髂嵴最高点连线平第4腰椎棘突,易于在体表扪及。

(2)肋骨:位于胸两侧,除第1肋骨外,所有肋骨都可扪及。第2肋位于锁骨下方皮下。肩胛骨下角平对第7肋或第7肋间隙。

(3)胸骨:位于胸前,全长位于胸正中部皮下,其中胸骨角两侧平对第2肋,是计数肋的重要标志。

3. 躯干部主要神经丛体表投影

(1)颈丛:由第1~4颈神经的前支构成,位于胸锁乳突肌上部的深方,中斜角肌和肩胛提肌起端的前方。

(2)臂丛:由第5~8颈神经前支和第1胸神经前支的大部分组成,经斜角肌间隙走出,行于锁骨下动脉后上方,经锁骨后方进入腋窝。在锁骨中点后方比较集中,位置浅表,容易摸到,常作为臂丛阻滞麻醉的部位。

(3)腰丛:由第12胸神经前支的一部分和第1~3腰神经前支和第4腰神经前支的一部分组成,位于腰大肌深面,除发出分支支配髂腰肌和腰方肌外,还发出一些分支分布于腹股沟区及大腿的前部和内侧部。

(4)骶丛:由腰4~5和全部骶神经及尾神经的前支组成,位于盆腔内,在及梨状肌前面,髂内动脉的后方。

二、经络与腧穴学基础知识

(一)经络

1. 经络的作用　经络是人体结构的重要组成部分,具有联络脏腑器官、沟通上下内外、

运行气血、协调阴阳、调节功能活动的作用。

知识链接

"经络"一词首先见《内经》,《灵枢·邪气脏腑病形》说:"阴之与阳也,异名同类,上下相会,经络之相贯,如环无端。"《灵枢·脉经》中说:"经脉者,所以能决死生,处百病,调虚实,不可不通。"

2. 经络的主要组成　十二经脉包括手三阴经(手太阴肺经、手厥阴心包经、手少阴心经)、手三阳经(手阳明大肠经、手少阳三焦经、手太阳小肠经)、足三阳经(足阳明胃经、足少阳胆经、足太阳膀胱经)、足三阴经(足太阴脾经、足厥阴肝经、足少阴肾经),也称为"十二正经"。十二正经和任、督二脉合称十四经脉,是经络系统的主体。

(二)十四经主要体表循行路线

1. 手太阴肺经　横出腋下→沿上臂内侧之前→下行到肘窝中→沿着前臂掌面桡侧入桡动脉搏动处→过鱼际→沿鱼际的边缘→出拇指的桡侧端,与手阳明大肠经相接。

2. 手少阴心经　横出于腋窝→沿上臂内侧后缘、肱二头肌内侧沟走行→至肘窝内侧→沿前臂内侧后缘、尺侧腕屈肌腱之侧→到掌后豌豆骨部→入掌→经小指桡侧至末端,与手太阳小肠经相接。

3. 手厥阴心包经　腋窝中→沿上臂内侧正中→进入肘窝中→向下行于前臂掌长肌腱与桡侧腕屈肌腱之间→进入掌中→沿着中指到指端。支脉:从劳宫分出→沿着无名指尺侧到指端,与手少阳三焦经相接。

4. 手阳明大肠经　起于食指桡侧端→沿食指桡侧→通过第1、2掌骨之间→向上进入拇长伸肌腱与拇短伸肌腱之间的凹陷中→沿前臂背面桡侧缘→至肘部外侧→沿上臂外侧上行→至肩端→沿肩峰前缘→向上会于督脉大椎穴→进入缺盆。支脉:上走颈部→经过面颊→进入下齿龈→回绕口唇→交叉于水沟→分布在鼻旁,与足阳明胃经相接。

5. 手太阳小肠经　起于手小指尺侧端→沿手背尺侧至腕部→出于尺骨茎突→直上前臂外侧尺骨后缘→经尺骨鹰嘴与肱骨内上髁之间→循上臂外侧后缘出肩关节→绕行肩胛部→交会于大椎穴→入缺盆。支脉一:沿颈部上面颊→至目外眦→转入耳中;支脉二:上行目眶下→抵于鼻旁→至目内眦,与足太阳膀胱经相接。

6. 手少阳三焦经　起于无名指尺侧端→向上出于手背第四、五掌骨之间→沿着腕背出于前臂伸侧尺、桡骨之间→向上过肘尖→过上臂外侧三角肌后缘→达肩部→向前入缺盆。支脉一:出缺盆→上直项部→沿耳后直上→出耳上到额角→下行至面颊→到达目眶下;支脉二:从耳后入耳中→出走耳前→交叉于面颊部→到目外眦,与足少阳胆经相接。

7. 足太阴脾经　起于足大趾末端→沿着大趾内侧赤白肉际→过大趾本节后→上行至内踝前→再上腿肚→沿胫骨后交出足厥阴经之前→经膝、股部内侧前缘入腹→挟食管两旁→连系舌根→分散于舌下,与手少阴心经相接。

8. 足少阴肾经　起于足小趾下→斜走足心→出于舟骨粗隆下→沿内踝后→进入足跟→再向上行于腿肚内侧→出于腘窝内侧半腱肌与半膜肌之间→上经大腿内侧后缘→通向脊柱→还出于前,沿腹中线旁开0.5及2寸→到达锁骨下缘→沿着喉咙→挟于舌根两侧,与手厥阴心包经相接。

9. 足厥阴肝经　起于足大趾外侧部→经内踝前→向上至内踝上八寸外处→交出于足太阴经之后→上行沿股内侧→进入阴毛中→绕阴器→上达小腹→过膈→分布于胁肋→沿喉

咙后面→向上入鼻咽部→连接于“目系”→上出于前额→与督脉会合于巅。支脉：下行颊里→环绕唇内，与手太阴肺经相接。

10. 足阳明胃经　起于鼻翼两侧→上行到鼻根部→向下沿着鼻的外侧→入上齿龈→回出环绕口唇→向下交会于颏唇沟内承浆穴→再向后沿着口腮后下方→出于下颌大迎处→沿着下颌角颊车→上行耳前→经过上关→沿发际至额。支脉一：从大迎前下走人迎→沿着喉咙→会大椎→入缺盆；支脉二：由髀关直抵伏兔部→下至膝髌→沿着胫骨前嵴外侧→下经足背→进入足第2趾外侧端；支脉三：从足三里处分出→进入足中趾外侧；支脉四：从足背上分出→进入足大趾内侧端，与足太阴脾经相接。

11. 足太阳膀胱经　起于目内眦→上额交会于巅→下行项后→沿肩胛部内侧→挟脊柱→到达腰部→从脊旁肌肉进入体腔。巅部支脉：从头顶到颞额部。支脉一：向下通过臀部→进入腘窝内；支脉二：通过肩胛骨内缘直下→经过臀部下行→沿大腿后外侧→下行至腘窝中→下行穿过腓肠肌→出于外踝后→过第五跖骨粗隆→至小趾外侧端，与足少阴肾经相接。

12. 足少阳胆经　起于目外眦→向上到额角返回下行至耳后→沿颈部向后交会大椎穴→向前入缺盆→出于腹股沟→经外阴毛际→横行入髋关节。支脉一：从耳后入耳中→出走耳前→到目外眦处后向下→经颊部会于缺盆部；支脉二：下行腋部→沿胸侧→经季肋会于髋关节后→再向下沿大腿外侧→行于足阳明和足太阴经之间→经腓骨前直下到外踝前→进入足第四趾外侧端；支脉三：从足临泣处分出→沿第一、二跖骨之间→至大趾端，与足厥阴肝经相接。

13. 任脉　起于小腹内→下出于会阴部→向上行于阴毛部→沿着腹内向上经过关元等穴→到达咽喉部→再上行环绕口唇→经过面部→进入目眶下。

14. 督脉　起于小腹内→下出于会阴部→向后行于脊柱的内部→上达项后风府→进入脑内→上行巅→沿前额下行至鼻柱。

（三）十五络脉

十五络脉是指十二经脉和任、督二脉各自别出一络，加上脾之大络。十二经脉的别络均从本经四肢肘膝以下的络穴分出，走向其相表里的经脉，即阴经别络于阳经，阳经别络于阴经。任脉的别络从鸠尾分出以后散布于腹部，督脉的别络从长强分出经背部向上散布于头，脾之大络从大包分出以后散布于胸胁。十二经别络具有加强十二正经中表里两经的联系，沟通表里两经的经气，补充十二经脉循行的不足之作用。任脉络、督脉络与脾之大络，具有沟通全身经气、输布气血以濡养全身组织的功效。

（四）经筋

经筋是十二经脉之气“结、聚、散、络”于筋肉、关节的附属体系，包括经络、神经、血管、淋巴等系统。十二经筋均起于四肢末端，上行于头面胸腹部。每遇骨节部位则结于或聚于此，遇胸腹壁或入胸腹腔则散于或布于该部而成片，但与脏腑无属络关系。三阳经筋分布于项背和四肢外侧，三阴经筋分布于胸腹和四肢内侧。足三阳经筋起于足趾，循股外上行结于頄（面）；足三阴经筋起于足趾，循股内上行结于阴器（腹）；手三阳经筋起于手指，循臑外上行结于角（头）；手三阴经筋起于手指，循臑内上行结于贲（胸）。经筋具有通行气血、沟通上下、联络四肢、主司运动的作用。

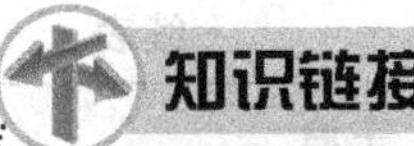

明·张介宾提出:"十二经脉之外而复有经筋者,何也?盖经脉营行表里,故出入脏腑,以次相传;经筋联缀百骸,故维络周身,各有定位。虽经筋所盛之处,则唯四肢溪谷之间为最,以筋会于节也。筋属木,其华在爪,故十二经筋皆起于四肢指爪之间,而后盛于辅骨,结于肘腕,系于关节,联于肌肉,上于颈项,终于头面,此人身经筋之大略也。"

(五)常用腧穴

人体穴位很多,但筋伤治疗中常用的、疗效较好的穴位有60多个,具体如下表(表2-1),临床上可根据病情选择应用。

表2-1 常用针刺穴位

部位	穴位	定位	主治
头部	百会	后发际直上7寸,或耳尖直上头顶正中	颈椎病、头晕、目眩等
	印堂	两眉中连线的中点	颈痛、头痛、腰痛等
	人中	人中沟上1/3与下2/3交点处	急性腰扭伤、休克、昏迷等
	承浆	下唇正中凹陷处	颈项强痛
	太阳	眉梢与目外眦之间,向后约1寸处凹陷中	头痛、头晕、恶心、呕吐等
	风池	项后枕骨下,两侧凹陷中	头痛、眩晕、项痛等
	风府	后发际正中直上1寸处	头痛、眩晕等
	天柱	后发际正中直上0.5寸,旁开1.3寸	颈项强痛等
肩臂部	肩井	大椎穴与肩峰连线中点处	颈椎病、肩周炎
	臂臑	肱骨外侧三角肌下端凹陷中	肩臂痛、臀痛、上肢瘫痪
	肩髃	肩峰前下方,上臂外展平举时凹陷处	肩关节痛、上肢疾病、髋部疾病
	巨骨	锁骨肩峰端与肩胛冈结合部的凹陷中	肩臂痛不得屈伸
	肩髎	肩峰后下方的凹陷中	肩关节痛、上肢疼痛麻木等
	肩前	肩峰与腋前纹头之间连线中点	肩关节前侧痛、上肢疾病
	肩中俞	第七颈椎棘突下旁开2寸	肩背痛
	肩外俞	第一胸椎棘突下旁开3寸	颈肩背部痛
	臑俞	肩贞穴直上,肩胛冈下缘凹陷中	肩关节痛、上肢疾病
	天宗	肩胛骨冈下窝的中央	颈背痛
	曲垣	肩胛骨冈上窝内侧凹陷中	肩背痛
上肢部	合谷	手背第一、二掌骨间,第二掌骨桡侧中点	头面部疼痛等
	曲池	肘横纹外端与肱骨外上髁连线中点	网球肘、上肢疼痛麻木等
	手三里	曲池穴下2寸	肘关节疼痛、腰背痛
	肘髎	曲池穴外上方1寸,肱骨边缘凹陷中	网球肘、肘关节痛
	支沟	腕背横纹上3寸,桡骨与尺骨之间	胸胁部疼痛、项强、便秘等

续表

部位	穴位	定位	主治
上肢部	外关	腕背横纹上2寸,桡骨与尺骨之间	胸胁痛、颈椎病、手指麻木
	养老	掌心向胸,在尺骨茎突桡侧缘的凹陷中	颈椎病、落枕、肩臂痛、腰痛等
	列缺	桡骨茎突上方,腕横纹上1.5寸	颈项痛、头痛
	大陵	腕掌横纹正中央,两筋间	踝关节疼痛、胸痛、手指麻木
	内关	腕掌横纹上2寸,两筋间凹陷中	心绞痛、胸胁部疼痛
	落枕	手背二、三指掌关节间后约0.5寸凹陷中	落枕、颈项强痛、急性腰扭伤
	腰痛穴	手背指总伸肌腱的两侧,腕背横纹下1寸	急性腰扭伤、手指麻木
	后溪	屈小指,赤白肉际处当第五掌骨小头后缘	腰痛、颈项强痛等
	腕骨	第五掌骨基底后端与钩骨、豌豆骨之间凹陷中	踝关节扭伤、腕部疼痛麻木
腰背部	夹脊	第一胸椎至第五腰椎,各椎棘突下旁开0.5寸	各种腰腿痛等
	风门	第二胸椎棘突下旁开1.5寸	头痛、项背强痛
	肝俞	第九胸椎棘突下旁开1.5寸	胸胁痛
	命门	第二腰椎棘突下凹陷中	肾虚腰痛
	肾俞	第二腰椎棘突下旁开1.5寸	肾虚腰痛
	志室	第二腰椎棘突下旁开3寸	肾虚腰痛
	气海俞	第三腰椎棘突下旁开1.5寸	肾虚腰痛、膝软无力
	大肠俞	第四腰椎棘突下旁开1.5寸	腰腿痛
	腰眼	第四腰椎棘突下旁开3~4寸凹陷处	两侧腰痛等
	腰阳关	第四腰椎棘突下凹陷中,约与髂嵴相平	腰痛、坐骨神经痛
	小肠俞	在骶部,当骶正中嵴旁1.5寸,平第一骶后孔	腰骶痛
髋及下肢部	居髎	髂前上棘与大转子高点连线的中点	腰臀痛
	环跳	股骨大转子高点与骶管裂孔连线的外1/3凹陷处	腰腿痛、下肢麻木
	秩边	第四骶椎棘突下旁开3寸	腰腿痛
	风市	直立垂手时,中指尖下是穴,位于大腿外侧正中	下肢痿痹麻木无力
	殷门	承扶穴与委中穴的连线上,承扶穴下6寸	腰腿痛
	梁丘	髂前上棘与髌骨外缘连线,膝髌外上缘外上2寸	膝关节病变
	伏兔	髂前上棘与髌骨外缘连线,膝髌外上缘上6寸	下肢疼痛麻木、膝关节痛

续表

部位	穴位	定位	主治
髋及下肢部	委中	腘窝横纹中央	腰痛、膝关节痛等
	承山	腓肠肌两肌腹之间，人字纹凹陷中	腰腿痛等
	膝眼	髌韧带两侧与股骨和胫骨内、外侧髁构成的凹陷	膝关节病变
	足三里	犊鼻穴直下3寸，胫骨前嵴外一横指	腰膝酸痛等
	条口	犊鼻穴直下8寸，胫骨前嵴外一横指	肩痛、小腿病证
	解溪	足背踝关节前横纹的中央，与外踝尖平齐	足部及踝关节伤痛
	太冲	第一、二跖骨结合部之前凹陷中	足部疼痛、头痛
	丘墟	外踝前下缘，当趾长伸肌腱的外侧凹陷中	足部疼痛
	悬钟	外踝尖上3寸，腓骨后缘	踝关节痛、项强、腰腿痛
	昆仑	外踝高点与跟腱之间的凹陷中	肾虚腰痛、落枕、项强

筋伤初期针刺取穴原则一般是以痛为腧(阿是穴)，阿是穴与其邻近穴位相结合，在最痛点进针，可收到消肿止痛、舒筋活络的效果；筋伤中后期则应循经取穴，对症施治，以通经活络，促进气血流通，使肌肉、关节得以濡养，功能得以恢复；筋伤后期若兼夹风寒湿邪痹阻经络者，可在针刺基础上用火罐及艾灸，温经散寒通络，其疗效将更佳。

三、病因病理

(一) 筋伤的病因

筋伤的病因是指引起筋伤的发病因素。研究病因是为治疗筋伤提供客观依据。对筋伤病因的认识，中医学有诸多论述，如“击仆”“举重用力”“五劳所伤”“地之湿气感”等。《金匮要略·脏腑经络先后病脉证》中提出“千般疢难，不越三条”，即“一者，经络受邪，入脏腑，为内所因也；二者，四肢九窍，血脉相传，壅塞不通，为外皮肤所中也；三者，房室、金刃、虫兽所伤”。筋伤的发病原因比较复杂，也是多方面的，但归纳起来，主要是外因和内因两种。外因为非常之因，在筋伤的致病因素中占据重要的地位。

1. 外因　是指由外界作用于人体而引起筋伤疾患的因素，主要指外力伤害与持续劳损，也与外感六淫之邪密切相关。

(1)外力伤害：是指由外界暴力所导致的损伤，如跌仆、撞击、闪挫、坠落、压轧、扭捩等。根据外力致伤的性质可分为直接暴力和间接暴力两类。

1)直接暴力：是指暴力直接作用于人体某个部位而引起筋的生理功能受损。多为钝性挫伤、轧碾伤，如棍棒打击、撞击碾轧等。筋伤状况取决于力的大小及作用部位。

2)间接暴力：是指远离暴力作用的部位，因传导、旋转等而导致筋的损伤，如肌肉急骤强烈而又不协调地收缩导致筋的撕裂或断裂伤即属于此类。筋伤状况与受伤时姿势密切相关。

(2)持续劳损：是指较小的外力长期反复地作用于人体某部位，从而致使该部位之筋发生疲劳性损伤。临床多见于经常重复某一动作或体位的患者。中医对慢性持续劳损引起的筋伤有详细描述，如“久视伤血，久卧伤气，久坐伤肉，久立伤骨，久行伤筋”。这种筋伤属累积性损伤，发病特点是由轻到重，由表及里。如长期从事弯腰工作而致腰肌劳损，长期反复伸腕用力而引起的网球肘等疾病。

(3)外感六淫之邪：中医学对外感六淫之邪与筋伤疾患关系早有认识。外感六淫，尤其是风、寒、湿邪与筋伤疾患关系尤为密切。风为百病之长，《素问·五脏生成》中记载“卧出而风吹之，血凝于肤者为痹，凝于脉者为泣”，说明外感风邪，可使血脉凝滞，肤脉失养而造成筋伤。寒性收引，易伤阳气，可致筋脉失于温煦而发生挛缩、疼痛；湿邪伤肉，则见肿胀不红。但单纯以风寒湿侵袭而致的筋伤较为少见，在外力、持续劳损所致筋伤后复感风寒湿邪侵袭较为常见。损伤后感受风寒湿邪，可使急性筋伤缠绵难愈，或使慢性筋伤症状加剧，故在辨证论治时应特别注意这一致病特点。

2. 内因　是指受人体内部因素影响而导致筋伤的致病因素。外力伤害是导致筋伤的主要因素，但不能忽视机体本身对疾病的影响。诚如《灵枢·百病始生》所论“风雨寒热，不得虚，邪不能独伤人……此必因虚邪之风，与其身形，两虚相得，乃客其形”。对筋伤而言，内因常常与患者的年龄、体质及解剖结构密切相关，而其从事的职业工种往往与特定的筋伤相关，故而亦把职业工种作为一种筋伤的内因来研究。

(1)年龄：由于年龄不同，机体发育状态不同，气血、脏腑生理功能盛衰不一，导致筋伤的好发部位和发生几率亦不一样。即使受到相同的外力作用，不同年龄引起的筋伤也不尽相同。如少儿血气未盛，筋骨发育不全，易发生扭伤错缝，常见的有桡骨小头半脱位，先天性髋关节半脱位、脱位等疾病。青壮年气血旺盛，筋肉强劲，临床多见暴力所致撕裂伤。老年人气虚血衰，筋骨逐渐衰弱，骨质出现退行性改变，多见各类劳损、退行性病变及关节筋肌凝结粘连等疾病，如“颈椎病”“冻结肩”等。

(2)体质：体质强弱与筋伤的发生关系十分密切。体质强者，肝肾充实，气血旺盛，筋骨强盛，对外界暴力和六淫之邪侵袭抵抗力就强，不易发生筋伤；体质弱者，肝肾不足，气血亏虚，筋骨痿软，对外界暴力和六淫之邪侵袭抵抗力就弱，较易发生筋伤。正如《素问·经脉别论》中说：“当是之时，勇者气行则已，怯者则着而为病也。”

(3)解剖结构：解剖结构对筋伤的发生与否和发生部位有密切的关系。一方面，解剖结构薄弱的部位易发生筋伤。如踝关节筋伤，由于踝关节内侧韧带较外侧韧带强大，故踝关节外侧筋伤常见，而内侧筋伤少见。同时，人体活动频繁的部位易导致劳损而引起筋伤，如颈、腰部筋伤较其他部位多见。另一方面，解剖结构异常的部位易发生筋伤。由于解剖结构的异常，肢体应力相应改变，致使局部结构平衡稳定性受到破坏，而引起筋伤疾患。如先天性腰骶畸形、局部解剖结构先天异常造成腰骶部筋伤等。

(4)职业工种：筋伤的发生易受职业工种的影响，虽然它不属于人体内在因素，但与某些特定的筋伤有着密切关系。如网球运动员易发生网球肘；经常弯腰工作的建筑工人、搬运工人等易导致腰部慢性劳损；长期从事低头或伏案工作的人员易发生颈部肌肉劳损或颈椎病。因此职业工种也是一种致病的因素。

3. 内因与外因的相互关系　筋伤的病因尽管比较复杂，但归纳起来不外乎内因与外因两大类。其中外力伤害和慢性劳损为主要的致病因素。不同的外因可引起不同的筋伤，同一种外因在不同的内因影响下，造成筋伤的种类、性质和程度都可能有所不同；同样，不同的内因在筋伤疾患的预后所起作用也不一样。因此，就筋伤疾病发生而言，外因固然重要，但亦不能忽视内因的作用，两者相互联系，相互影响。我们只有正确处理好两者的辩证关系，在筋伤诊治中才能做到“辨证求因”“审因论治”。

(二) 筋伤的病理

人体是由脏腑、经络、皮肉、筋骨、气血津液等共同组成的一个有机整体，在生理上它们是相互协调的，在病理上又是相互影响的。因此，筋伤除引起受伤部位疼痛、肿胀、功能障碍等局部的病理变化之外，还常导致脏腑、经络、气血等功能紊乱，从而引发一系列全身反应。正如《正体类要》所述："肢体损于外，则气血伤于内，营卫有所不贯，脏腑由之不和。"明确指出了局部与整体的相互影响机制。所以我们在对筋伤的病理变化进行研究时，要注意局部与全身的病理变化关系及其发展演变规律，从而为正确诊断、治疗和判断预后提供科学客观依据。

1. 全身病理变化

(1)气血的病理变化：气血是维持人体生命活动最基本的物质和动力源泉，它与人体一切生理和病理变化密切相关。"气为血之帅，血为气之母"，两者相互依附，循行脉中，周流不息。故气血损伤多同时出现，在筋伤中其病理改变多为气滞血瘀和气血两虚两类。

1)气滞血瘀：外来暴力引起筋伤后，气血受损，气机不利，运行受阻而致气滞血瘀，为痛为肿。《素问·阴阳应象大论》有"气伤痛，形伤肿。故先痛而后肿者，气伤形也；先肿而后痛者，形伤气也"之说。气滞的特征为外无肿形，胀闷疼痛，痛无定处，范围较广；血瘀的特征为外有肿形，青紫刺痛，痛有定处。因此，在辨证时要注意根据气滞血瘀特征进行气血损伤的鉴别和分析。

2)气血两虚：筋有赖于气血的温煦和濡养。筋伤中无论是素体气血亏虚，伤后更甚，还是伤后血瘀，瘀血不去，新血不生，日久而致气血两虚，在临床中均会产生面色无华，疲倦乏力，头晕目眩，心悸失眠，自汗气短，唇舌淡白，脉细无力等全身症状。

(2)脏腑的病理变化：脏腑是维持人体生命活动的主要器官，具有化生气血、通调经络、濡养皮肉筋骨的作用。筋伤虽伤及的是外在筋肉，但日久则可影响脏腑生理功能，正如《素问·刺要论》中记载"皮伤则内动肺……肉伤则内动脾……筋伤则内动肝"。反之，脏腑病变又会影响人体皮肉筋骨的生理功能及疾病的预后。

筋伤疾患与五脏六腑均存在相关联系，但与肝、脾、肾最为密切。肝藏血、主筋，肝血不足，筋失所养则手足拘挛、肢体麻木、屈伸不利；脾主肌肉、司运化，脾运化失司则清阳不布，气血亏虚，筋肉失养则可导致筋肉萎缩无力、四肢倦怠等症；肾主骨、生髓，筋附着于骨，肾虚可致骨髓空虚，出现腿足筋骨痿软不用、腰酸背痛等症。因此，在筋伤治疗中，尤其对于年老体衰及久病的患者，要注重肝、脾、肾的调养。

(3)经络的病理变化：《灵枢·本藏》云："经脉者，所以行血气而营阴阳，濡筋骨，利关节者也"，说明经络具有运行气血、营运阴阳、濡养筋骨、滑利关节的生理功能。筋伤可导致经络受损而阻塞，气血之道不得宣通而为肿为痛。反之，经脉本身病变亦可影响皮肉筋骨的生理功能而出现相应证候。

(4)骨与关节的病理变化：《素问·五脏生成》中记载"诸筋者，皆属于节"，说明筋具有连属关节、络缀形体、主司关节运动的生理功能。筋附着于骨，大筋联络关节，小筋附于骨外。因此，在骨与关节跌打损伤中，筋伤往往首先发生。一方面，筋伤直接影响骨与关节正常的功能，如筋挛缩、粘连则使关节活动不利，甚则丧失运动功能。另一方面，骨折或关节脱位等损伤，必定造成筋伤。因此，在筋伤的辨证施治中应注意检查关节功能及强调筋骨并重的原则。

另外，骨错缝与筋伤之间也存在密切关系。骨与骨之间的连接，产生轻微的错位称为骨错缝。筋伤离位可造成骨缝裂开，筋伤复位时，裂开骨缝亦随之复位。骨错缝必然导致筋伤，而关节部位筋伤也可引起骨错缝。治疗时纠正了骨错缝后，筋就可自然恢复正常解剖位置，临床症状旋即消失。

2. 局部病理变化　筋伤引起肢体局部最常见的病理变化是疼痛、肿胀及功能障碍，其中肿痛在筋伤早、中、晚期均可出现。损伤早期气血瘀滞，脉络不通而产生疼痛；脉络受损，离经之血溢于腠理而形成血肿；气血运化失常，水湿停留肢体而产生水肿。急性筋伤时由于疼痛和肿胀，常伴有不同程度的功能障碍。当伤及神经时，其支配的区域可出现肢体感觉和运动障碍。关节内软骨板破裂时，可致关节交锁或失去旋转功能。肌腱、肌肉损伤时，若不完全断裂，虽然由于局部出血，纤维机化而填充缺损可自行修复，但修复部位多与周围组织粘连而影响活动；完全断裂时则功能全部丧失。在慢性筋伤时，受伤组织产生粘连、纤维化、骨化而引起肢体功能障碍。除此之外，中老年人由于长期劳损使骨膜、韧带钙化，导致骨质退行性改变也可形成骨质增生。

四、分类方法

中医学对筋伤疾患的诊断分类积累了一定经验，如有筋翻、筋转、筋断、筋歪、筋走、筋强、筋柔、筋粗、筋结、筋痿等分类。为了更好地指导筋伤治疗，目前临床分类方式除按筋伤部位分类外，还有以下几种常用分类方式。

（一）按受伤的外力性质分类

1. 扭伤　指间接暴力使肢体和关节周围的筋膜、肌肉、韧带等软组织过度扭转牵拉而引起损伤。如弯腰拾物时引起腰扭伤，行走跳跃时引起踝关节扭伤等，可产生疼痛、关节活动功能受限等症状。

2. 挫伤　多发生于与外界直接接触的部位。指由于直接暴力打击、冲撞、挤压肢体局部而引起的皮肤、皮下组织、肌肉、肌腱等组织的闭合性损伤，轻者局部血肿、瘀斑，重者肌肉、肌腱断裂，关节错缝，并可伴血管、神经损伤症状，甚至伤及脏腑，造成内伤。

3. 碾挫伤　是指因钝性物体推移挤压或旋转挤压的外力直接作用于肢体，引起受伤部位皮下及深部组织的严重损伤。如机器绞轧或汽车轮胎碾压等造成的伤害，常伴有不同程度的皮肤剥脱、套脱等严重伤害。

（二）按受伤时间的急缓分类

1. 急性筋伤　由于突然暴力造成的损伤，一般指伤后不超过2周的新鲜损伤。其特点是有明显外伤史，局部有疼痛肿胀、青紫瘀斑、功能障碍等症状。

2. 慢性筋伤　可分为原发性筋伤与继发性筋伤两类。原发性筋伤指较小外力长期作用于人体某部筋的慢性累积性损伤，多发于多动关节及负重部位，如慢性腰肌劳损。继发性筋伤指急性筋伤失治或误治，迁延日久而致的慢性软组织损伤。筋伤后超过2周未愈者，即属慢性筋伤，中医又称陈伤，其特点为外伤史不明显，症状体征没有急性筋伤明显，疼痛多为酸痛、隐痛，常有各种诱因，受寒、劳累后疼痛加重。如肩部扭挫伤后所致的肩周炎。

（三）按受伤的程度分类

1. 撕裂伤　是由于扭、挫、牵拉等强大外力导致筋局部发生撕裂性损伤，好发于关节周围软组织及肌肉、肌腱起止部。筋伤的程度取决于致伤外力的大小、作用方向及致伤部位。例如，肌肉、滑膜、关节囊的撕裂，可因组织坏死、变性、瘢痕化而导致肌肉、筋膜的挛缩僵硬，痿软无力，所谓筋硬、筋缩、筋软、筋痿等。若肌腱周围的筋膜撕裂伤，使肌腱稳定性破坏，肌

腱发生移位,即谓之筋走、筋歪、筋离等。

2. 断裂伤　是指外力的作用使肢体局部之筋发生断裂的损伤。该种损伤较撕裂伤所受的作用力更大,疼痛剧烈,多伴有某一部位功能丧失或减弱,局部可见畸形。如跟腱断裂可见断裂处凹陷空虚,足的跖屈功能丧失。

3. 骨错缝　是指可动关节和微动关节在外力作用下发生微细移位。这种改变常导致关节功能障碍和局部疼痛,如腰椎后关节滑膜嵌顿等病证。

(四) 按伤后皮肤有无伤口分类

1. 开放性筋伤　外来暴力导致肢体局部皮肤破损,造成伤口,使皮下及深部组织与外界相通,称为开放性筋伤,如切割、枪击、爆炸等造成的筋伤。

2. 闭合性筋伤　外来暴力导致肢体损伤,但损伤部位皮肤保持完整者,称为闭合性筋伤,如扭伤等。

因造成筋伤疾患的原因较多,病情发展变化较复杂,故上述分类常常复合使用。如急性扭伤就是按筋伤的受伤性质和按受伤时间分类的两种方法的结合应用。因此,在临床上要灵活掌握应用筋伤的分类方法。

第二节　筋伤学基本技能

学习要点

1. 掌握筋伤的临床表现、并发症、特殊检查法、治疗原则和内服中药三期辨证治疗。

2. 熟悉望、闻、问、切四诊检查法及肢体关节活动范围测量法、神经系统检查法在筋伤临床中的应用和常用理筋手法操作。

3. 了解X线、造影、CT、MRI、关节镜、肌电图等现代辅助检查法对筋伤进行检查诊断的作用及意义和常用练功疗法、固定疗法、牵引疗法、针刺疗法、艾灸疗法、耳穴疗法、穴位注射、封闭疗法、小针刀疗法、物理疗法在筋伤治疗中的应用。

一、筋伤辨证诊断技能

(一) 临床表现

1. 全身症状　由于致伤外力的大小、性质和程度不同,导致筋伤的全身症状也不一样。轻微的急性筋伤和慢性筋伤患者一般无全身症状。较重的急性筋伤发病急骤,临床症状较明显,除局部症状外,还常伴有发热(体温一般在38.5℃以内)、口干、心烦、尿赤、便秘、夜寐不安,舌红、苔黄、脉浮数或弦紧等全身症状及体征。严重的挤压伤导致肌肉坏死者,可并发酸中毒、高血钾、急性肾衰竭等。若筋伤伴有严重内脏损伤或失血过多时,还可出现休克甚至死亡。

2. 局部症状

(1)疼痛:为筋伤的主要症状。筋伤局部疼痛多系肢体受到外来暴力撞击、强力扭转或牵拉压迫等导致经脉受阻、气滞血瘀、阻塞不通所致。一般来说急性筋伤疼痛较剧烈,呈锐痛、刺痛,局部压痛明显,痛处拒按。慢性筋伤疼痛较缓和,呈钝痛、酸痛、胀痛、隐痛等,疼痛常与天气变化有关或与活动牵扯有关,多在特定部位有压痛点,压痛不重,喜按。若有增生或突出物压迫神经者,则可出现该神经支配区域的麻木感或放射痛。

(2)肿胀:一般筋伤均有不同程度的局部肿胀,其程度与外力大小、损伤程度有关。外力大,损伤程度重,局部肿胀就较严重;外力小,损伤程度轻,局部肿胀也就轻。伤后血管未破者常因神经反应引起血管壁渗透性增加而形成肿胀,血管破裂者形成血肿,局部出现青紫瘀斑,一般比较局限。出血量较多的局部可有波动感。较大面积的碾挫伤,因损伤面积较大,渗出液较多,肿胀多发生在浅表层,波动感较明显,临床上称为潜行剥脱伤。此外,临床上还常见一种慢性肿胀,当患肢远端处于低位时肿胀明显加重。其主要原因是由于四肢筋伤后伤情严重,经络受损,气血运行不畅;或包扎固定过紧,影响血运,或下肢长时间处于下垂位,活动少,局部静脉回流不畅等,多见于年老体弱患者。

(3)畸形:筋伤后出现的畸形与骨折引起的畸形有明显区别。筋伤畸形多由肌肉韧带断裂收缩或神经损伤所致。肌肉韧带断裂后,可出现收缩性隆凸,断裂缺损处有空虚凹陷畸形。如桡神经损伤可出现腕下垂,前锯肌损伤可以出现翼状肩胛畸形。检查时要仔细辨别,并与健侧肢体做对比。

(4)功能障碍:肢体筋伤后,由于疼痛和肿胀,大多会出现不同程度的功能障碍。检查关节活动情况和运动范围及肌肉抗阻力试验,对于损伤部位的诊断帮助较大。有无超过正常运动范围的多余活动,对鉴别肌肉、肌腱、韧带等属撕裂伤还是断裂伤有很大意义。神经系统的损伤可引起支配区域感觉障碍或肢体功能丧失。因疼痛、肿胀而引起的功能障碍具有主动活动受限、被动活动尚可的特点。若关节主动活动与被动活动均受限,一般是因为损伤后肌肉、肌腱、关节囊粘连挛缩而引起关节活动障碍。

3. 常见并发症　发生筋伤后,若能得到正确、及时的治疗,多可获得满意疗效;若失治、误治或年老体弱又失于调养等,则可导致诸多并发症的发生。因此,在筋伤临床诊断治疗时要全面、仔细、认真,从而预防筋伤并发症的发生。筋伤常见并发症有以下几种。

(1)慢性肿胀:因为筋伤后致使经脉受损,气血运行受阻,回流不畅,血瘀于肢体末端所致。主要临床表现是患肢远端或局部肿胀不消,损伤局部肌肤温度高,末端温度低,肤色黯或紫,晚期出现慢性充血,肢体远端处于低位时肿胀加剧,故又称重力性水肿。

(2)肌肉萎缩:筋伤后因包扎固定或疼痛,使肢体活动减少,气血运行缓慢,日久肌肉失于濡养,可出现局部肌肉失用性萎缩,此类萎缩预后较好。筋伤后体质虚弱,肝肾不足,导致营养不足,筋肉失养,则可出现范围较广泛的肌肉萎缩,其预后较差,为慢性筋伤的并发症。

(3)关节僵直:筋伤后由于失治、误治常引起筋的挛缩与粘连,造成关节的主动运动和被动运动不同程度受限而出现关节僵直。

(4)骨质疏松:包扎固定疼痛,肢体长期制动活动减少,日久则致使骨组织广泛脱钙,引起失用性骨质疏松,其范围多为局限性。若筋伤引起肢体活动受限的部位较多,则出现骨质疏松的范围也相应加大。

(5)钙化与骨化:筋肉损伤后,损伤部位韧带、肌肉、关节囊等出血,日久血肿机化,使受伤组织增生,出现钙化、骨化现象,出现持续性疼痛、肿胀、僵硬、功能受限或关节僵直,X线可显示其骨化区。临床上以肘、膝、肩关节及脊柱等部位为多见。

(6)创伤性关节炎:由外来暴力直接作用于骨性关节面,或筋伤后关节失稳,关节面撞击、磨损,而发生退行性改变,造成关节面不平整,周围骨质增生所致。

(7)关节脱位:由于筋的损伤、断裂、炎症等,致使韧带松弛,在肌肉牵拉、肢体重量等外力作用下,关节稳定性遭到破坏,引起关节脱位或全脱位。

(8)撕脱性骨折:强大的肌肉收缩力可致肌腱附着点发生撕脱性骨折,多见于关节附近的骨突部位。轻微反复、持续慢性肌肉收缩，应力集中作用于骨骼某一处也可引起疲劳性骨折，如第2跖骨疲劳性骨折等。

（9）痹证：筋伤后，尤其是严重筋伤后，由于失治或误治而致气血不调、营卫失和、腠理空虚、正气内虚，无力抗邪，风寒湿邪乘虚而入，痹阻经络，凝滞关节，导致肌肉、筋骨、关节出现酸楚疼痛、麻木、屈伸不利、肿胀变形等症状，每遇阴雨天或寒冷季节则症状加重。

知识链接

《素问·痹论》："风寒湿三气杂至合而为痹也，其风气胜者为行痹，寒气胜者为痛痹，湿气胜者为着痹。"

（二）四诊检查法

1. 问诊　是医者通过询问患者或陪诊者，了解疾病的发生、发展、治疗经过、目前情况以及其他与疾病有关的一切情况的一种诊察疾病的方法。在四诊中占有重要地位，历代医家对问诊都非常重视。如明·张景岳认为问诊是"诊治之要领，临证之首务"，并列出"十问歌"，即"一问寒热二问汗，三问头身四问便，五问饮食六问胸，七聋八渴俱当辨，九因脉色查阴阳，十从气味章神见"。由此可见问诊在诊病过程中的重要性。问诊的内容主要包括以下几个方面。

（1）主诉：指患者最主要的症状及其持续时间。这是提示病变性质和促使患者前来就医的主要原因，也是患者最需要解决的问题。因而主诉是辨证中的主要依据，记录主诉应简明扼要。

（2）受伤时间：问患者何时受伤，要问清楚受伤的具体时间，以判断是急性损伤还是慢性损伤。若患者在来就医之前，已经进行过其他治疗，还要问清治疗的时间和经过。

（3）受伤原因及体位：造成筋伤的原因多种多样，因此要问清楚受伤的具体原因。包括受伤时外来暴力的性质、方向、强度和当时患者所处的体位。若为慢性损伤还要询问患者的职业工种，生活场所的环境是否寒冷、潮湿等。

（4）伤处及伤势：对损伤的部位和局部情况要仔细询问，如疼痛、肿胀情况，伤肢活动程度，有无异常活动等。同时，较严重筋伤还要问受伤过程中是否昏厥、昏厥的时间以及醒后有无再昏厥、昏厥的抢救措施等，以了解患者伤势的轻重。

（5）疼痛：筋伤患者多伴有疼痛症状，详细询问疼痛的起始时间、部位、性质、程度等对诊断有十分重要的意义。要分清是剧痛、胀痛、刀割样痛还是钝痛；是否有麻木、酸胀及放射样疼痛；疼痛是持续性还是间歇性；是多发性还是游走性；是加重还是减轻；疼痛是否与行走、负重、咳嗽、喷嚏等有关，是否与天气变化有关等；是否昼轻夜重。一般来说剧痛者伤重，一般性疼痛伤势较轻，隐痛者多属慢性损伤，胀痛多为气滞，刺痛多为血瘀，酸痛多属慢性筋伤，游走性疼痛多属风邪侵袭，神经受损多有麻木感或电灼样放射性疼痛等。

（6）肢体功能情况：如有功能障碍者，应询问功能障碍发生的时间、程度以及与损伤的关系。一般骨折、脱位后活动功能多立即丧失，筋伤大多随肿胀发展而症状加重。长期持续性功能障碍多为损伤后组织粘连；间歇性功能障碍，多提示某些障碍因素存在，如关节内游离体卡在关节腔内时常可引起关节交锁。

（7）寒热：问清恶寒、发热的时间和程度，以及与损伤的关系。损伤初期发热，多属血瘀化热，体温一般不超过38℃；而创口化脓则为邪毒感染，热盛肉腐煨脓，体温常达38℃以上。

除上述的问诊内容外，对患者本人情况及家族情况，如患者姓名、年龄、性别、职业、婚否、民族、籍贯、住址以及个人家族史、过敏史、生育史等情况均应详细询问，这些内容有利于诊断时的参考和建立完整的病历，便于查询、联系和随访。

知识链接

《素问·征四失论》说："诊病不问其始，忧患饮食之失世，起居之过度，或伤于毒，不先言此，卒持寸口，何病能中。"

2. 望诊　是医者通过运用视觉，对患者全身和局部的一般情况及其排泄物进行有目的的观察的一种诊断方法。其内容包括观察人体的神、色、形、态等以推断体内的变化。

（1）望全身

1）望神色：神色是指精神和气色。《素问·移精变气论》中指出"得神者昌，失神者亡"，强调神在疾病转归的作用。一般筋伤对神色影响不大，但较严重的筋伤或筋伤日久、体质虚弱者可出现精神萎靡、色泽晦暗、面容憔悴等征象。如出现神志不清，呼吸微促，面色苍白或发绀，四肢厥冷，汗出如油则表明精气已衰，属筋伤危证。

损伤五色所主：白色主失血，虚寒证；青色主血瘀气闭，气血运行受阻；赤色主损伤发热；黄色主脾虚湿重，湿热阻滞；黑色主肾虚，或经脉失于温养。

2）望形态：主要是观察患者的胖瘦、体质强弱、肢体的姿势和体位。尤其是患者的姿势与体位对筋伤疾病的诊断意义较大。如急性腰部扭伤患者出现身体多向患侧倾斜，常以手扶腰部等姿势。落枕患者颈部僵直，活动不利，转头时常连同身体一起转动等。

（2）望局部

1）望肤色：是指通过观察皮肤的色泽来辨别疾病。新鲜出血者，肤色青紫；陈伤瘀血开始吸收时，肤色变黄，范围扩大。肤色发红且皮温增高，提示可能为继发感染；肤色苍白而发凉，说明血液循环障碍；局部肤色变黑，则显示组织坏死。

2）望肿胀：肿胀是筋伤的常见症状之一，临床必须认真观察其出现部位、程度和变化。新伤肿胀常为局限性，陈伤肿胀不明显；如肿胀伴波动感，则提示有积血或积液等。

3）望畸形：筋伤可以引起肢体畸形，但畸形往往没有骨折、脱位畸形明显，因此需要仔细观察、两侧对比。如髋部筋伤时下肢可出现假长，桡神经损伤时出现腕下垂畸形。

（3）望舌：亦称舌诊，即观察舌质、舌苔。它能客观反映人体气血的盛衰、病情进展及伤后机体变化，可用以判断疾病的转归和预后。因此，望舌是筋伤辨证的重要内容之一。

1）望舌质：正常舌质为淡红色，色泽鲜明滋润。舌质淡白，提示气血不足或气血耗伤。舌质胖嫩边有齿痕者，为阳虚寒湿滞留。舌质红可见于实热或阴虚内热。严重损伤早期血瘀化热亦常见红舌；舌色中带青紫色，称青紫舌，主瘀血寒凝；舌的两侧边缘有红色或黑色瘀点，表明有损伤。

2）望苔色：正常人的舌苔薄白而润滑。苔少或无苔表示脾胃虚弱。苔厚腻为湿浊内盛；厚白而滑为寒痰内阻；薄白干燥提示寒邪化热，津液不足；厚白干燥表示湿邪化燥，白如积粉为热毒内蕴。苔黄主热证，薄黄而干主热邪伤津；老黄为实热积聚；黄腻为湿热。黑苔主里证，主热极而又主寒盛，多由灰苔或焦黄苔发展而来，提示病邪较盛，病情恶化，多见于严重创伤。

3. 闻诊　包括耳闻和鼻嗅两方面。耳闻是指诊察患者的声音、呼吸、语言、咳嗽、呕吐、嗳气、叹息、肠鸣等各种声音；鼻嗅是指嗅患者的气味、分泌物、排出物等气味。另外，在筋伤检查中还应注意以下特殊的摩擦音。

(1)肌腱与腱鞘摩擦音：肌腱周围炎在检查时多可闻及捻发音，常见于有渗出的腱鞘周围，好发于前臂的伸肌群、大腿的股四头肌和小腿的跟腱部。屈指肌腱腱鞘炎可在手指做屈伸动作时闻到弹响声，称为扳机指。

(2)关节摩擦音：退行性关节炎患者在活动关节时，常可闻及关节摩擦音。如髌骨软化症的患者在做髌骨研磨时，可闻及摩擦音。

(3)关节弹响声：关节内有游离体的患者，活动关节时可听到弹响声。如膝关节半月板损伤的患者在做膝关节旋转伸屈活动时，可听到较清脆的弹响。

4. 切诊　筋伤切诊包括脉诊和摸诊两内容，是指医者通过运用双手对患者体表进行触、摸、按、压，从而获得临床资料以了解病情的一种诊察方法。

(1)脉诊：又称切脉。筋伤中常见的脉象如下。

1)浮脉：轻按应指，重按稍减而不空，多见于新伤瘀肿疼痛剧烈。若为大出血和长期慢性患者，说明正气不足。

2)沉脉：轻按不应，重按始得，主里证。多见于内伤气血、腰脊损伤疼痛。

3)迟脉：脉搏缓慢，每息脉来不足 4 次。一般迟脉主寒，主阳虚。多见于筋伤挛缩，瘀血凝滞。

4)数脉：脉搏每息超过 5 次以上。数而有力多为热证，细数无力属阴虚火旺，多见于损伤发热期。

5)滑脉：往来流利，如盘走珠，应指圆滑。多见于胸部挫伤、血实气壅和妊娠期。

6)涩脉：脉形细而迟，往来艰涩，如轻刀刮竹。主血虚、血瘀、气滞。

7)弦脉：脉形端直以上，如按琴弦，寸、关、尺三部直起直下。主诸痛、肝胆疾病、阴虚阳亢。常见于胸部损伤、各种损伤剧烈疼痛、肝胆疾病、高血压和动脉硬化等患者。有力者属紧脉，多见于外感风寒性腰痛者。

8)濡脉：浮而细软，脉气无力，与弦脉相对。多见劳损、气血两虚。

9)洪脉：脉来如汹涌波涛，来盛去衰。多见于伤后血瘀化热者。

10)细脉：脉细如线，应指显然。多见于气血不足，诸虚劳损或久病体弱者。

11)芤脉：浮大中空，如按葱管。多见于损伤后的各种大出血。

12)结代脉：间歇脉的总称。脉来缓慢，时而一止，止无定数为结脉；脉来动而中止，不能自还，良久复动，止有定数为代脉。多见于筋伤疼痛剧烈，脉气不相接时。

筋伤疾患中的脉法要领，可归纳为以下几点：瘀血停积者多属实证，脉宜坚强而实，不宜虚细而涩，洪大则顺，沉细则恶；出血过多系虚证，脉宜虚而涩，不宜坚强而实，沉小则顺，洪大者恶；六脉模糊者，证虽轻，而预后差；外证虽重，而脉来缓和有神者，预后良好；重伤痛极时，脉多弦紧，偶出现结代脉，多因疼痛引起的暂时脉象，并非恶候。

(2)摸诊：亦称摸法。《医宗金鉴·正骨心法要旨》说："以手扪之，自悉其情。"通过摸诊可以对损伤局部情况有较明确的了解，尤其在缺少检查设备时更有重要意义。摸诊的主要内容和方法可概括如下。

1)主要内容

①摸痛点：根据疼痛的部位、范围、程度来鉴别其损伤的性质。如直接压痛可能是局部筋伤，若压之疼痛并伴有放射性疼痛则可能病变与神经损伤有关。

②摸畸形:触摸体表骨突变化,判断畸形的性质、位置。如腰椎间盘突出症多有脊柱侧弯及腰肌紧张等症状。

③摸肤温:通过局部皮肤温度的改变对寒证和热证进行辨别。肤温高,表示新伤或局部瘀血化热。肤温低,表示为寒性疾患、气血虚弱或血运障碍。摸肤温时一般应以手背测试为宜。

④摸异常活动:在肢体关节处出现超出正常范围的活动则常提示韧带断裂。

⑤摸肿块:应明确肿块质地、性质、大小,了解其形态、边界、活动度等。

2)摸诊方法

①触摸法:用手指仔细触摸伤处,以了解损伤部位的情况(图2-1)。

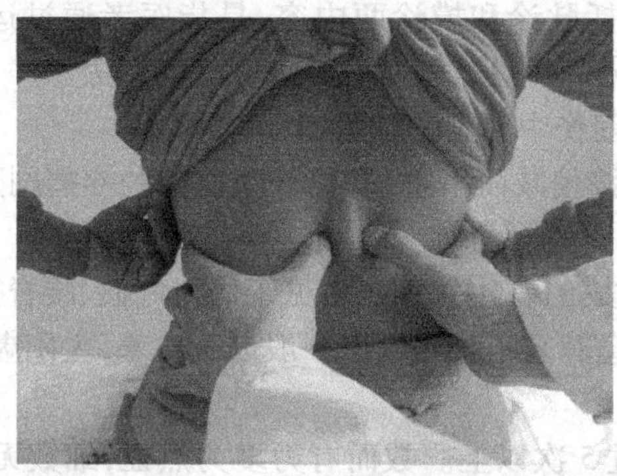

(1)检查腰部

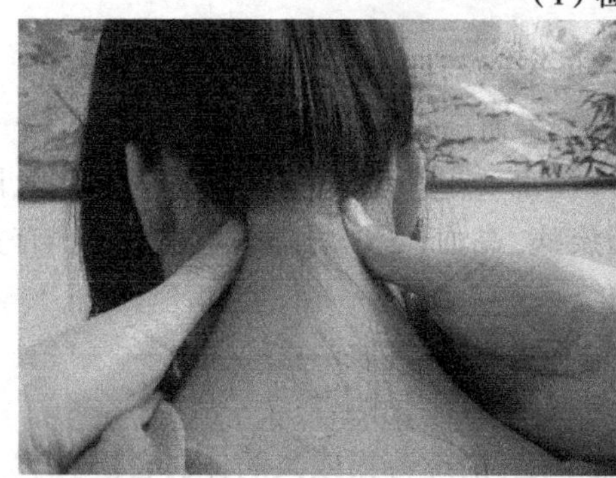

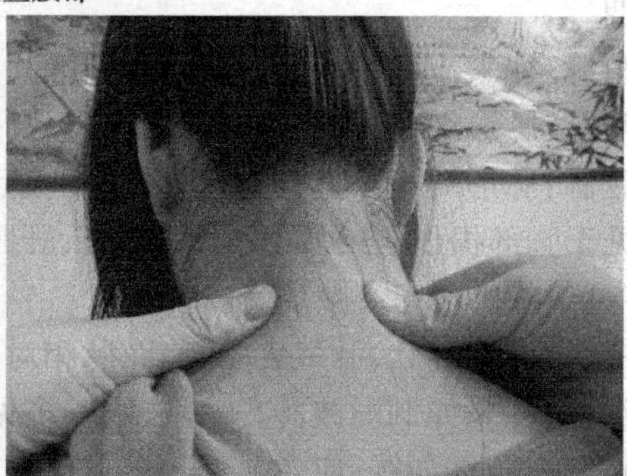

(2)检查颈部

图2-1　触摸法

②挤压法:用手沿患处上下、左右、前后进行挤压,根据力的传导作用来诊断是否存在骨折(图2-2)。

③叩击法:利用掌根或拳头对肢体远端的纵向叩击所产生的冲击力,来检查有无骨折(图2-3)。

④旋转法:用手握住伤肢下端,做轻轻的旋转动作,观察伤处有无疼痛、活动功能障碍及特殊响声(图2-4)。

⑤屈伸法:用手握住邻近的关节做屈伸运动,根据屈伸的度数来测量关节活动功能。屈伸法常与旋转法配合应用(图2-5)。

摸诊检查时,必须注意与健侧比较。否则,一些先天畸形因素可能影响诊断的正确性。同时,治疗前后也应当与健侧进行对比。

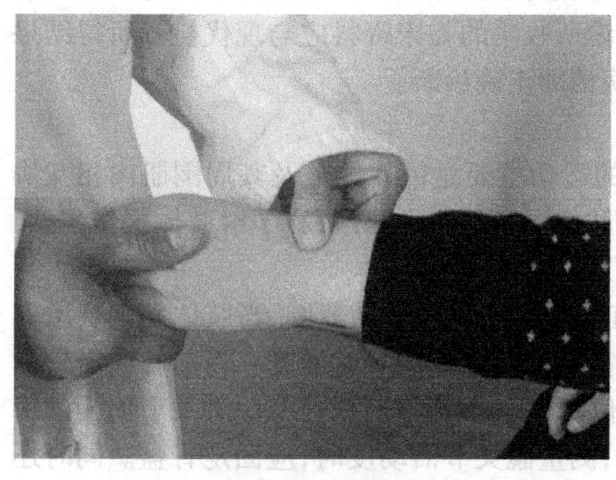

图 2-2　挤压法

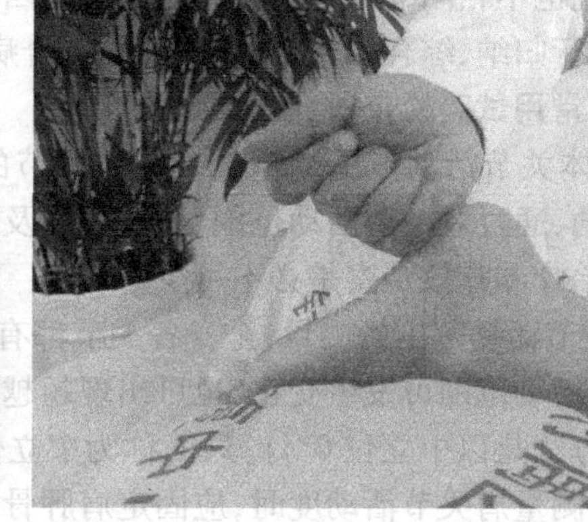

图 2-3　叩击法

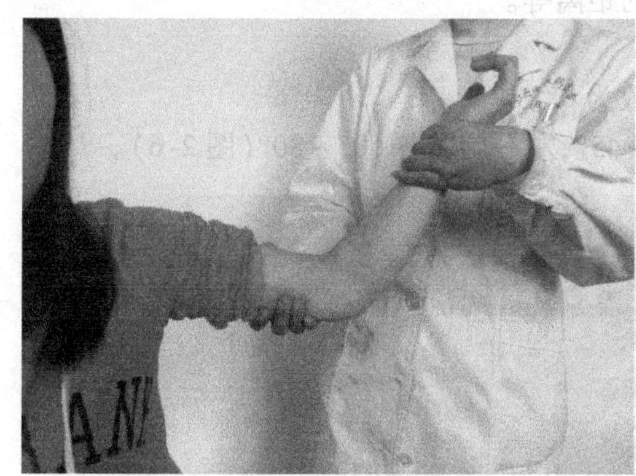

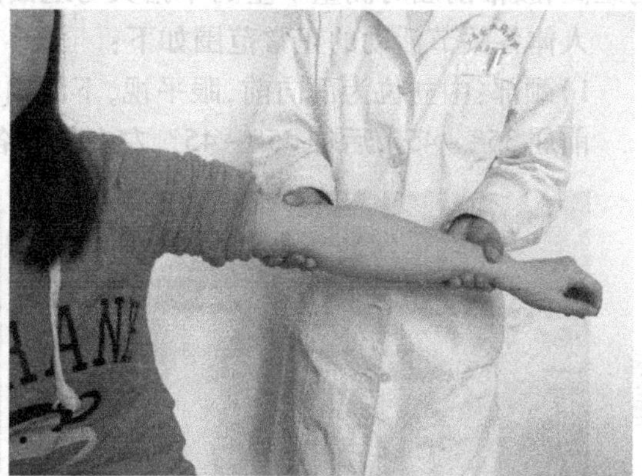

图 2-4　旋转法

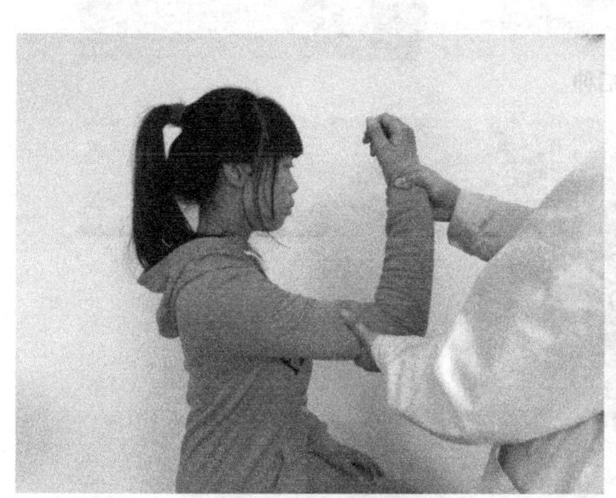

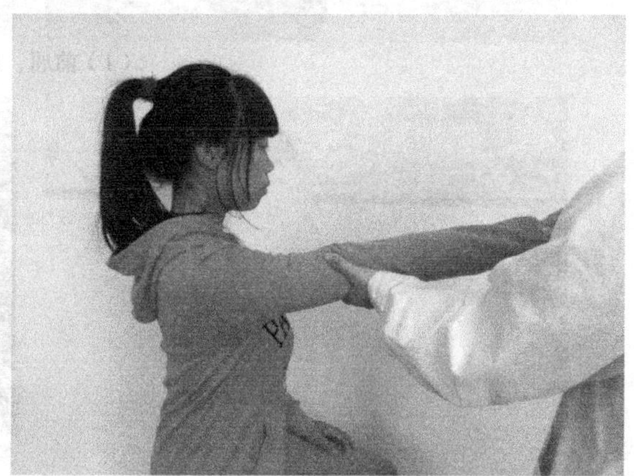

图 2-5　屈伸法

筋伤的临床表现差异性较大,筋伤的病因较复杂,损伤外力的大小、性质和程度不同,筋伤临床表现也不相同,因此通过望、闻、问、切四诊所收集的临床资料应与现代检查所得结果相结合,进行归纳、综合和分析,才能作出符合病情的正确诊断。

(三)常用试验检查法

1. 肢体关节活动范围测量法　肢体关节的运动主要是依靠关节及其周围肌肉相互协调来完成的,通过对关节活动范围、肢体长度及肢体周径的测量,分析和了解肢体损伤程度,对于诊断治疗和疗效观察是必不可少的。

(1)关节活动范围的测量:全身各关节都有其正常的生理活动范围,当肢体发生疾患或损伤时,其活动范围可发生变化,也可出现超越生理活动范围的异常活动。目前临床上较常用的测量方法是以中立位0°计算,简称为中立位0°法。在测量时应注意除去关节周围的附加活动,如测量肩关节活动度时,应固定肩胛骨;测量髋关节活动度时,应固定骨盆。同时还应注意正常人关节活动的范围差异,必要时应进行双侧关节对比。对不易精确测量角度的部位,可用测量长度的方法以记录各骨的相对活动范围。如颈椎前屈可测量下颏至胸骨柄的距离,腰椎前屈时测量下垂的中指尖与地面的距离等。

人体各关节活动的正常范围如下:

1)颈部:中立位为面向前,眼平视,下颌内收为0°。

前屈35°~45°,后伸35°~45°,左右侧屈各45°,左右旋转各60°~80°(图2-6)。

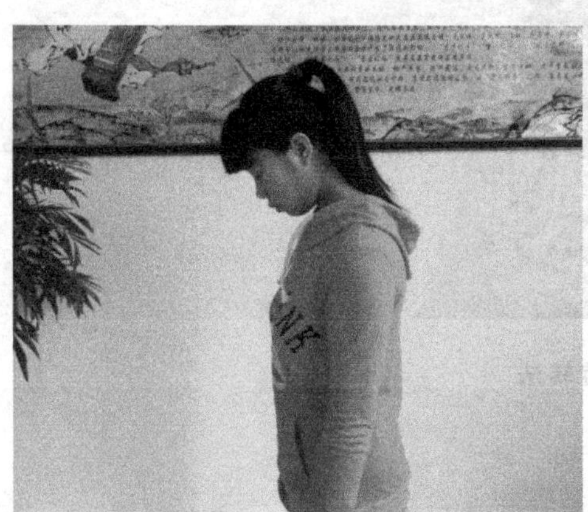

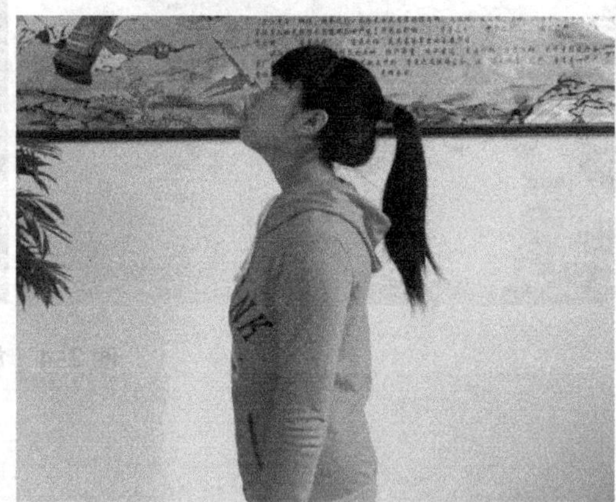

(1)前屈、后伸

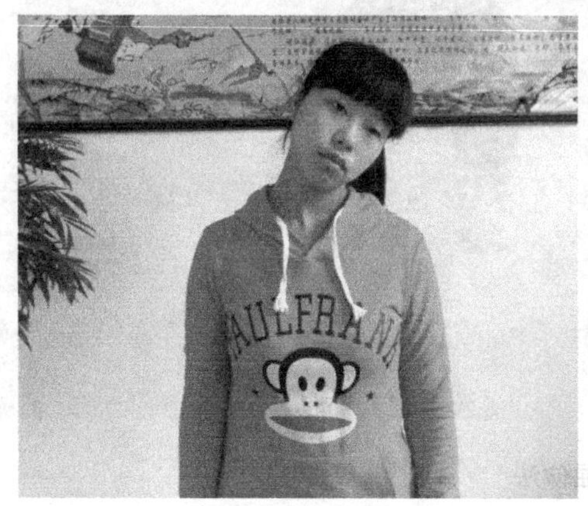

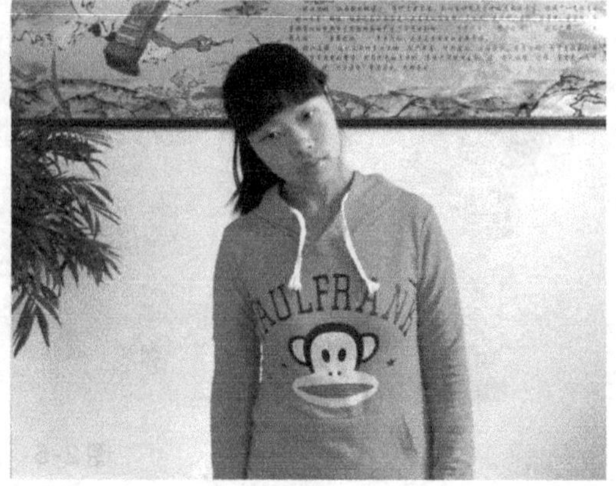

(2)左、右侧屈

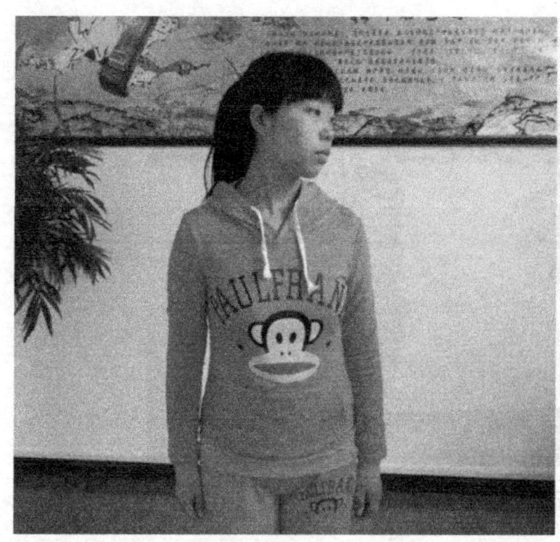

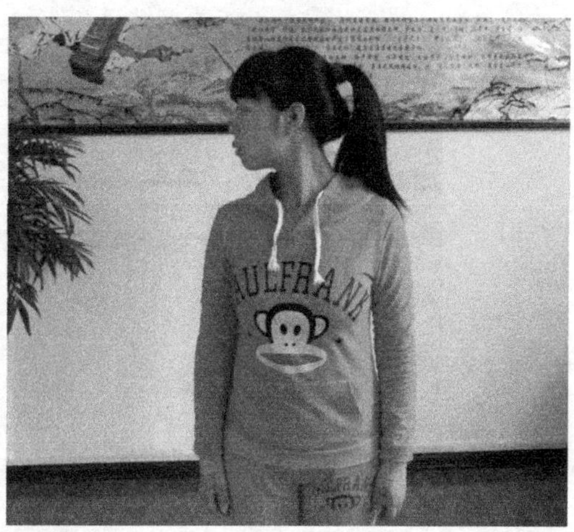

（3）左、右旋转

图 2-6　颈部活动范围

2）腰部：中立位一般认为挺直站立即可。

前屈 90°，后伸 30°，左右侧屈各 30°，左右旋转各 30°（图 2-7）。

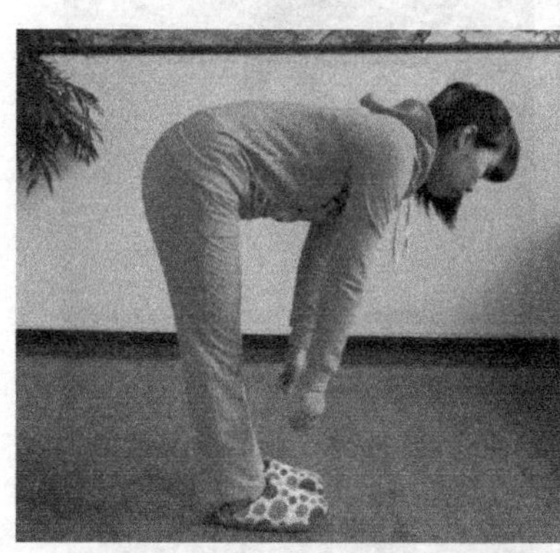

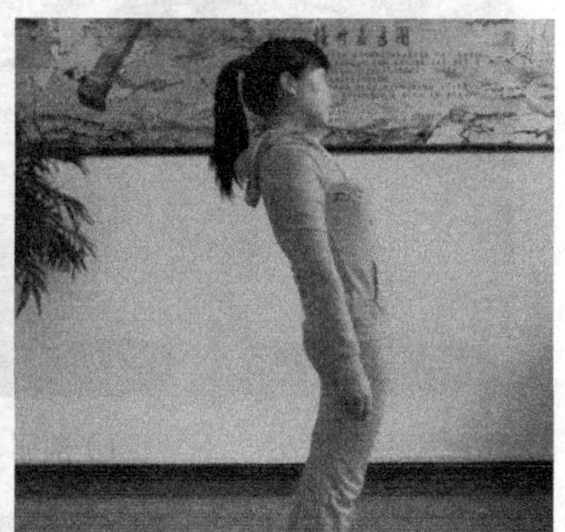

（1）前屈、后伸

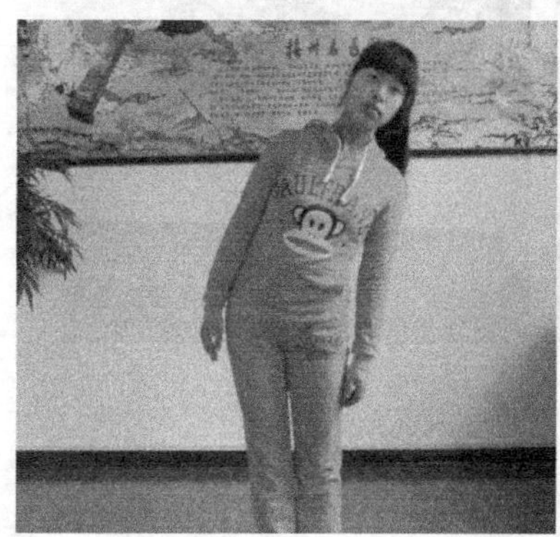

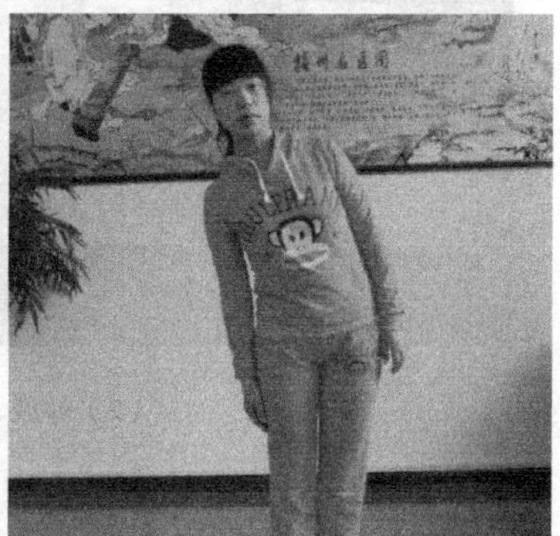

（2）左、右侧屈

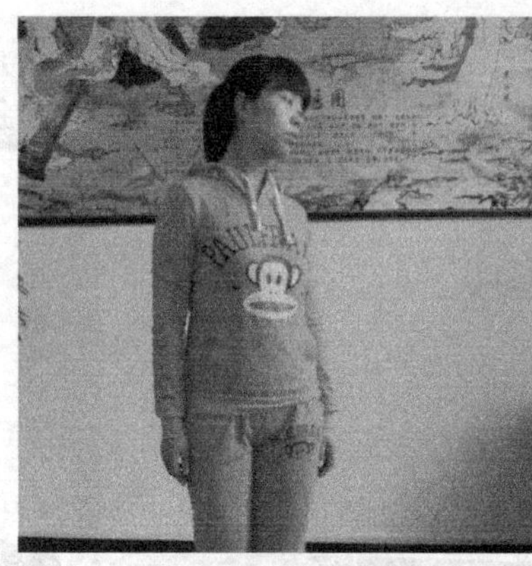
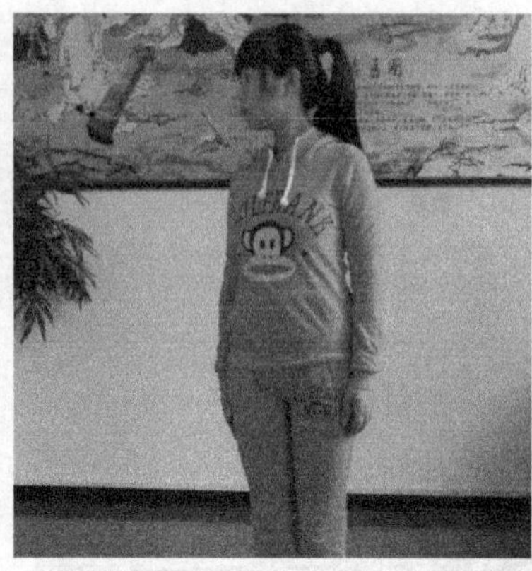

（3）左、右旋转

图 2-7　腰部活动范围

3）肩关节：中立位为上臂下垂，屈肘 90°，前臂指向前方。

前屈 90°，后伸 45°，外展 90°，内收 40°~45°，内旋 80°，外旋 30°，上举 90°（图 2-8）。

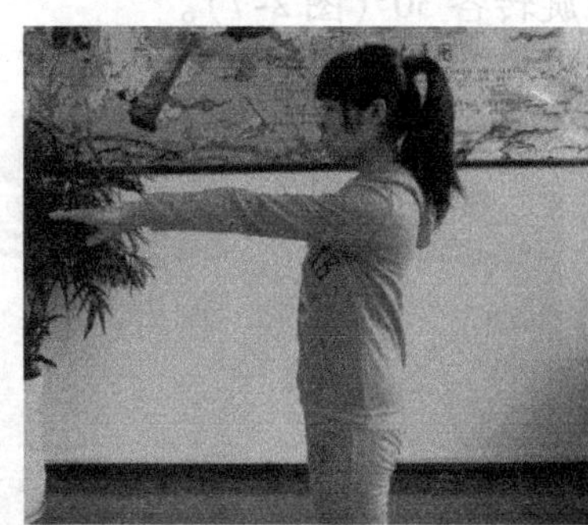
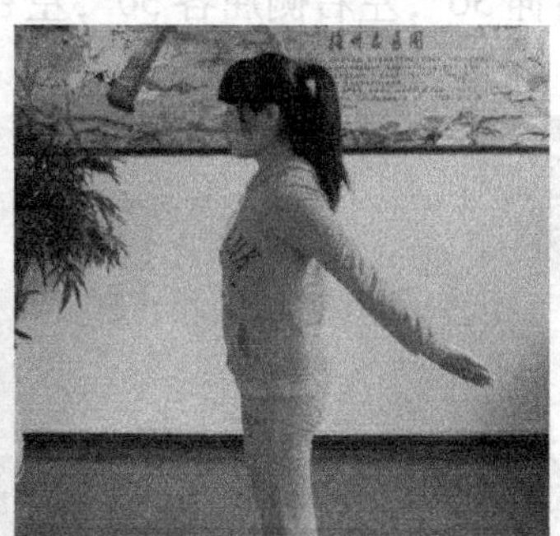

（1）前屈、后伸

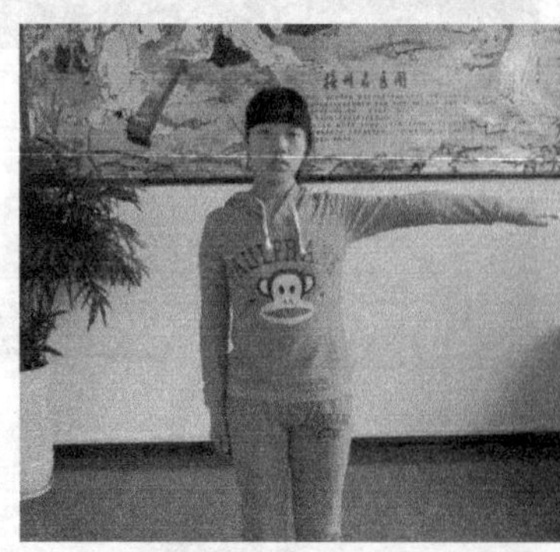
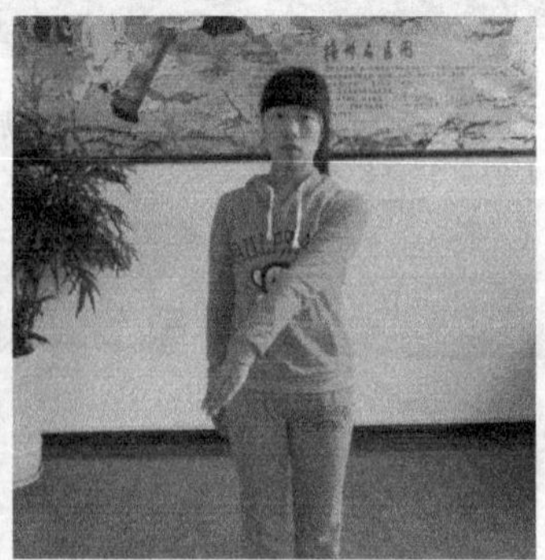

（2）外展、内收

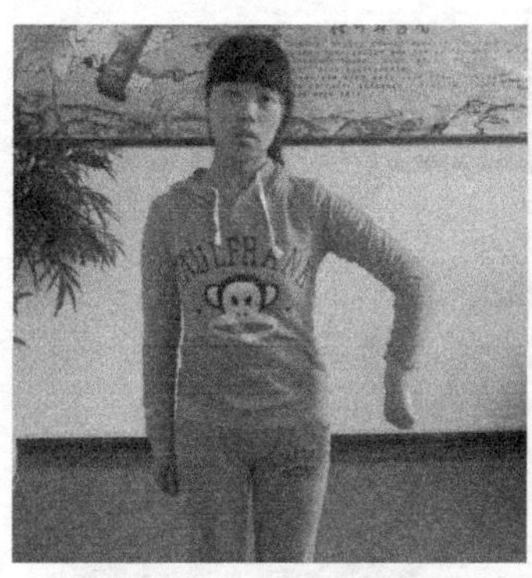
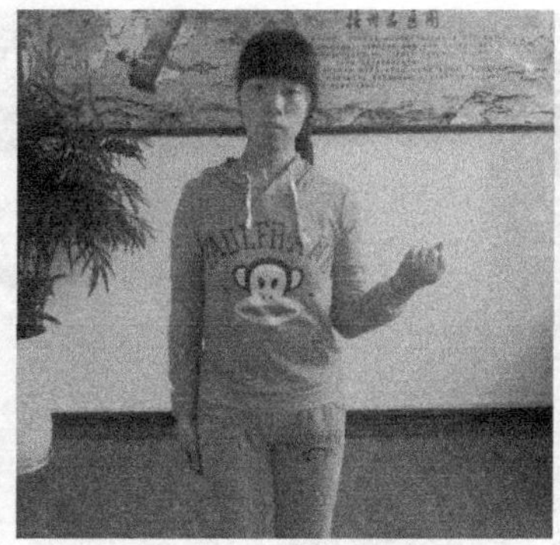
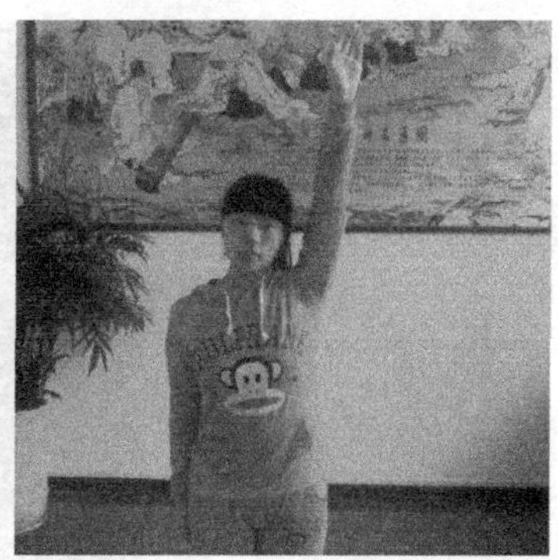

（3）内旋、外旋、上举

图2-8　肩关节活动范围

4)肘关节:中立位为前臂伸直。

屈曲130°~150°,过伸0°~10°,旋前80°~90°,旋后80°~90°(图2-9)。

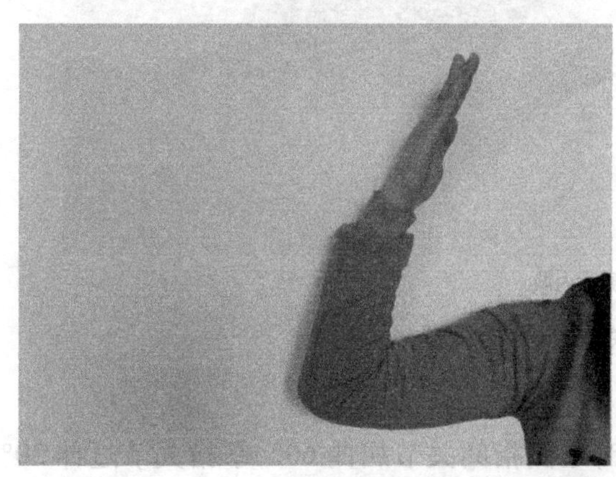
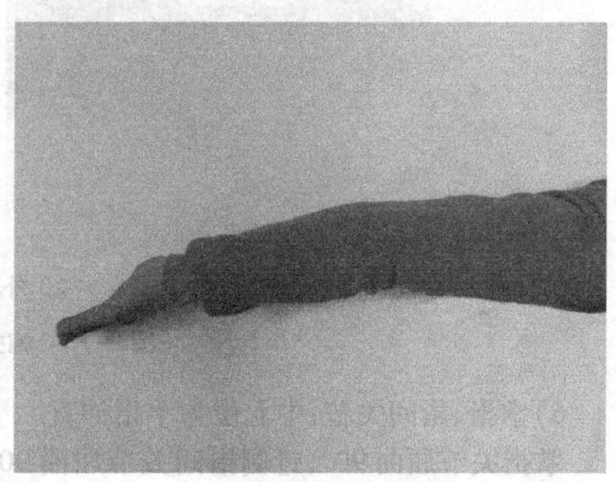

（1）屈曲、过伸

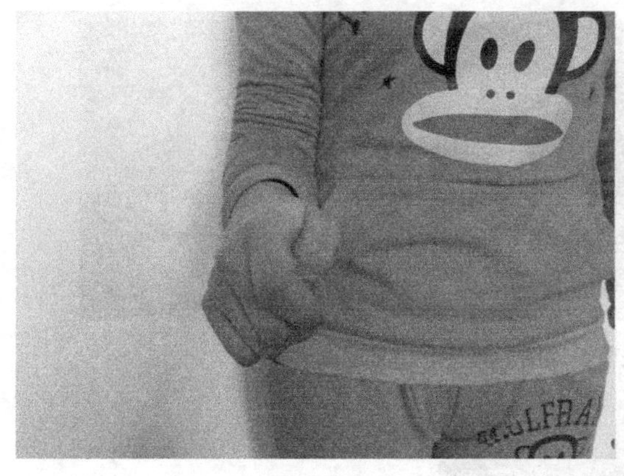
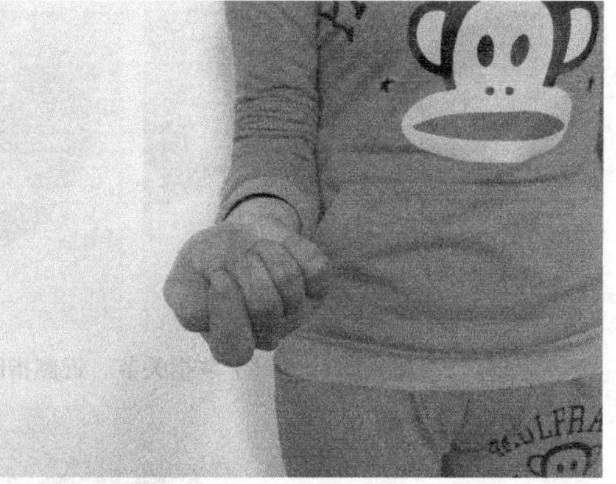

（2）旋前、旋后

图2-9　肘关节活动范围

5)腕关节:中立位为手与前臂成直线,手掌向下。

掌屈50°~60°,背伸30°~60°,外展25°~30°,内收30°~40°(图2-10)。

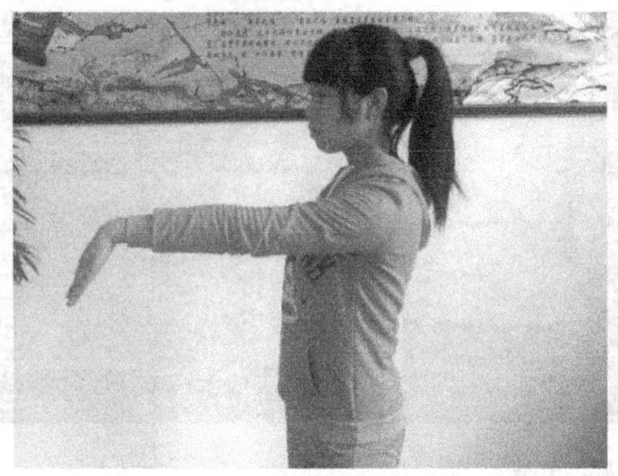
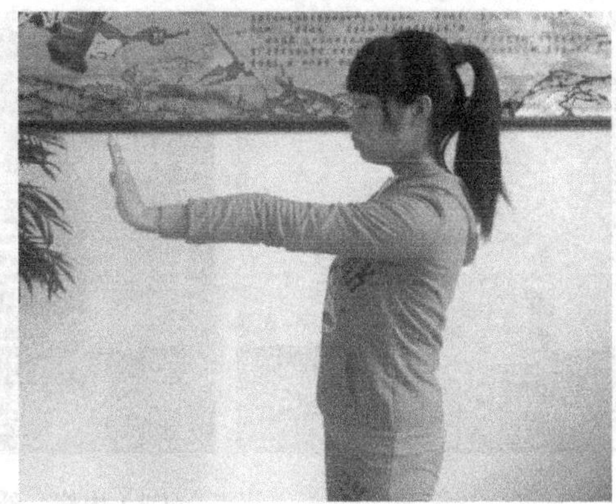

（1）掌屈、背伸

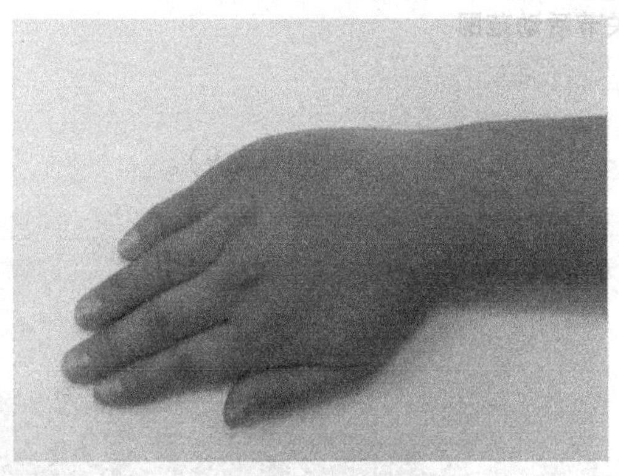
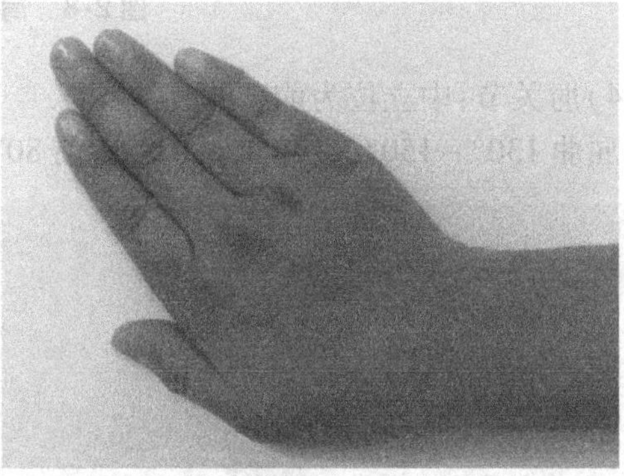

（2）外展、内收

图2-10　腕关节活动范围

6)掌指、指间关节:中立位为手指伸直。

掌指关节屈曲90°,近侧指间关节屈曲90°,远侧指间关节屈曲60°,掌指关节过伸30°(图2-11)。

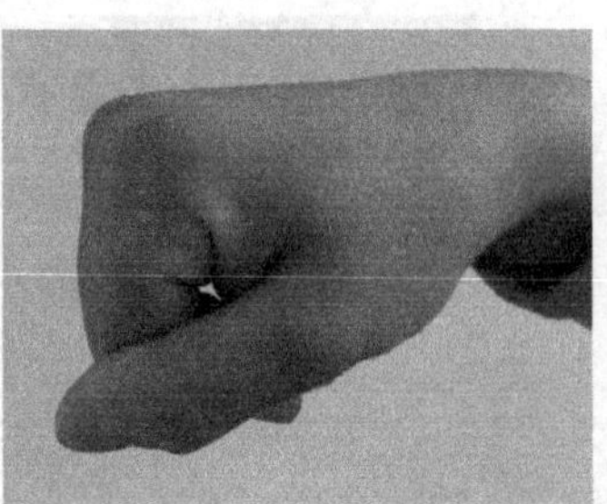
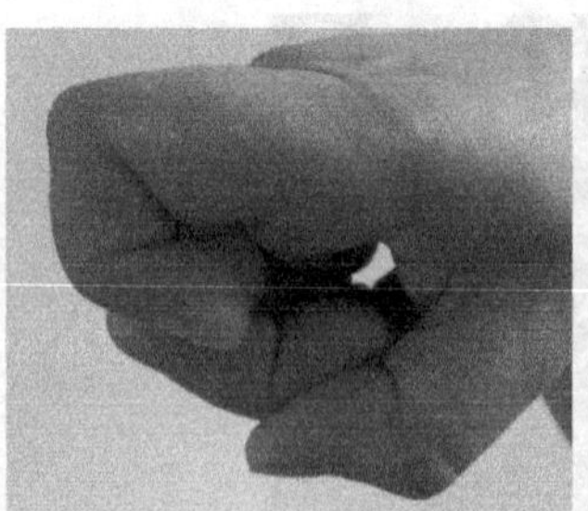
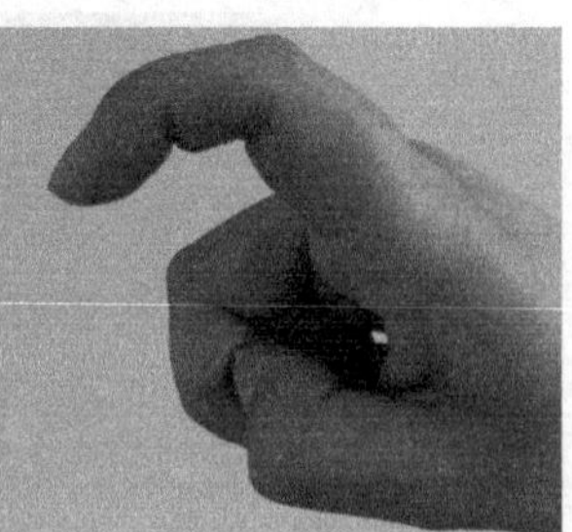

（1）掌指关节、近侧指间关节、远侧指间关节屈曲

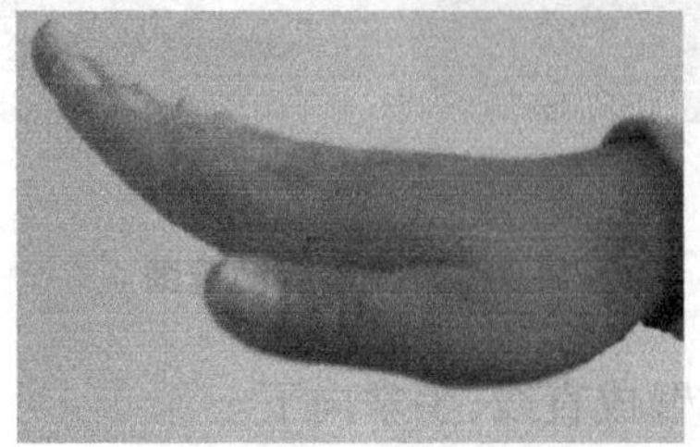

（2）掌指关节过伸

图2-11　掌指、指间关节活动范围

7)第一掌指关节:中立位为拇指沿食指方向伸直。

外展60°,内收60°(图2-12)。

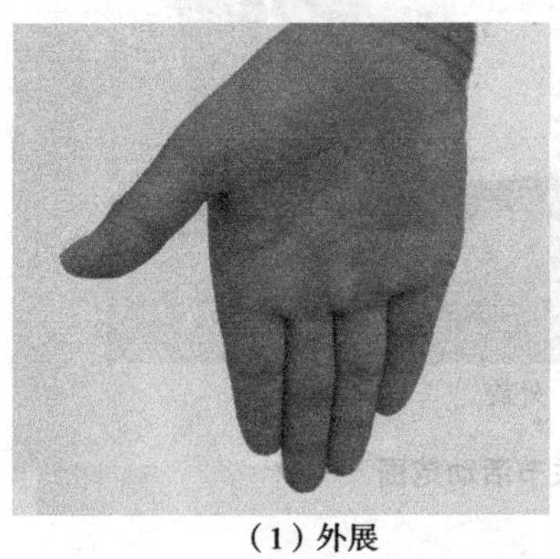
(1)外展

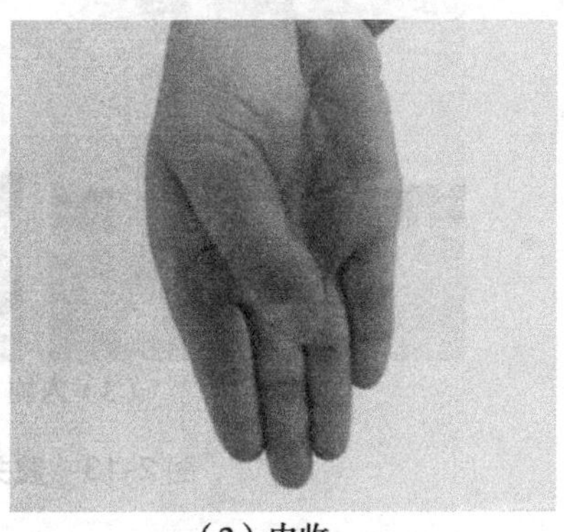
(2)内收

图2-12　第一掌指关节活动范围

8)髋关节:中立位为髋关节伸直,髌骨向上。

前屈90°,当膝关节屈曲时可达100°,后伸40°,内收25°,外展45°,内旋40°,外旋40°(图2-13)。

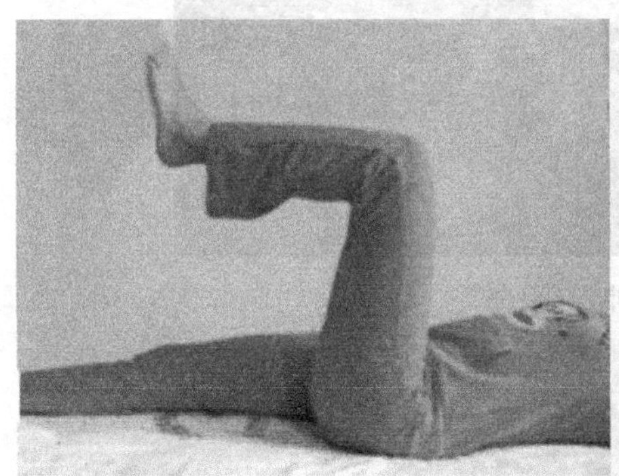
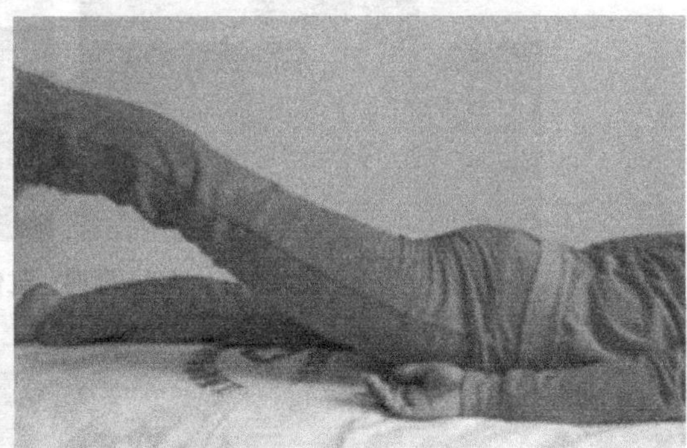
(1)前屈、后伸

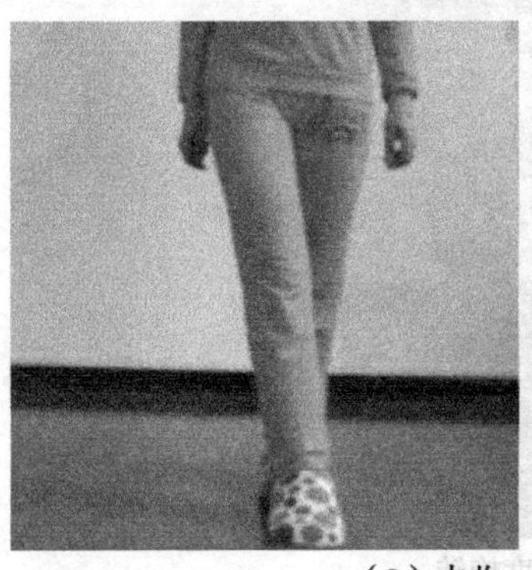
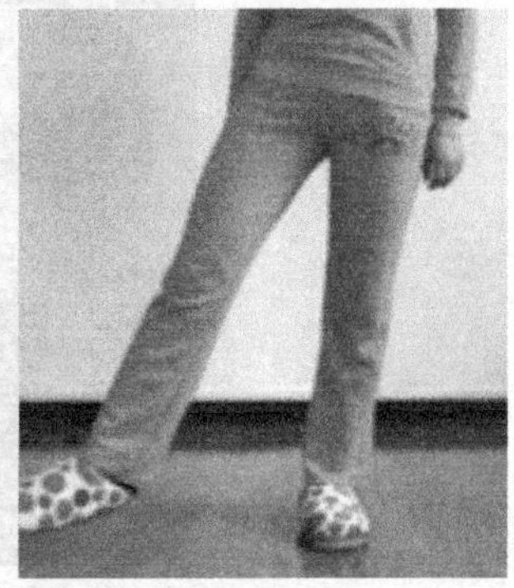
(2)内收、外展

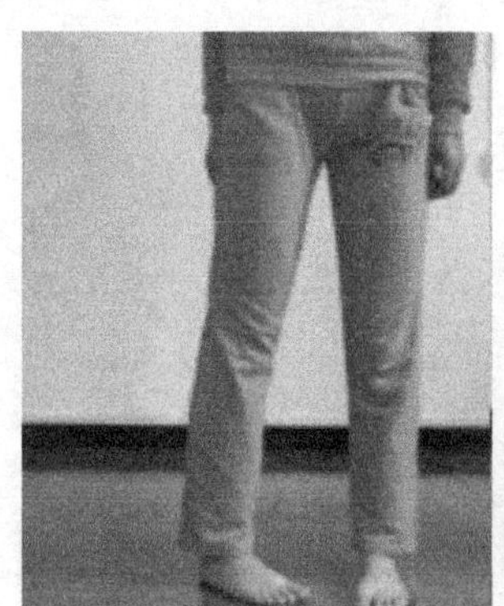
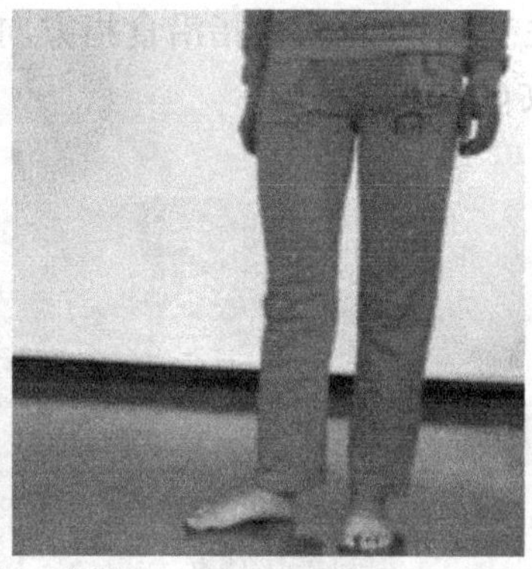

（3）内旋、外旋

图 2-13　髋关节活动范围

9）膝关节：中立位为膝关节伸直。

屈曲 145°，过伸 15°，当膝关节屈曲 90°时，小腿可有轻度旋转活动（图 2-14）。

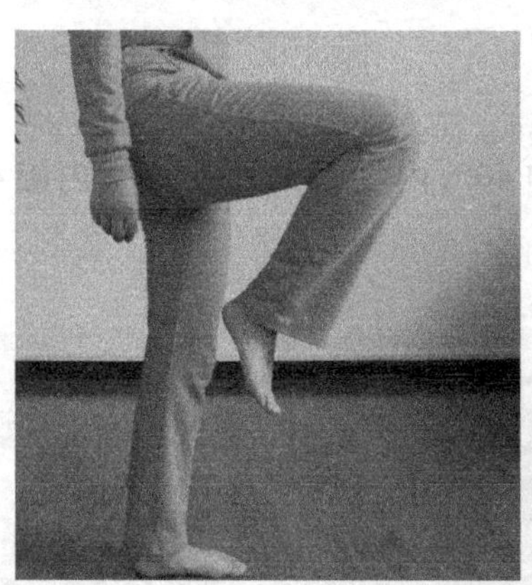
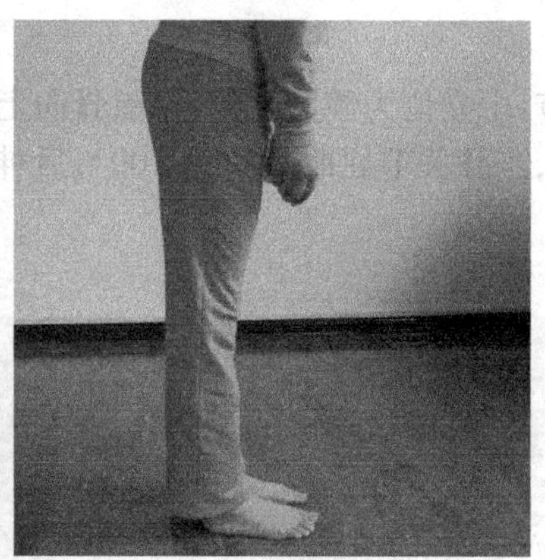

（1）屈曲、过伸

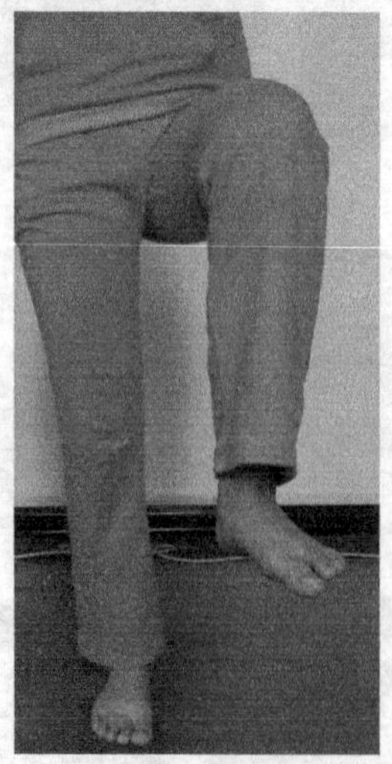

（2）轻度旋转

图 2-14　膝关节活动范围

10）踝关节：中立位为足与小腿间呈90°角，而无足外翻或足内翻。背屈35°，跖屈45°（图2-15）。

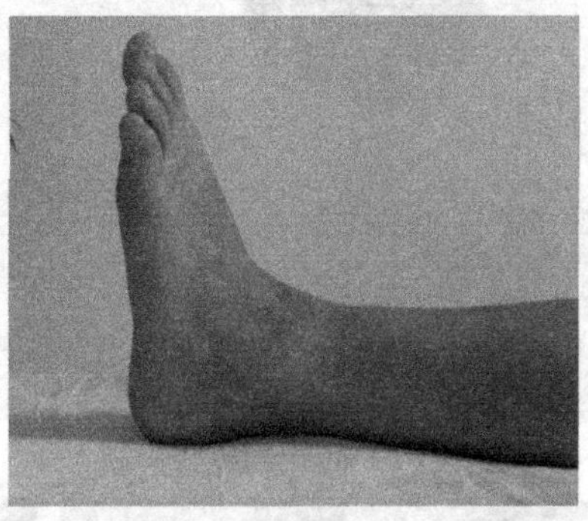

（1）中立位

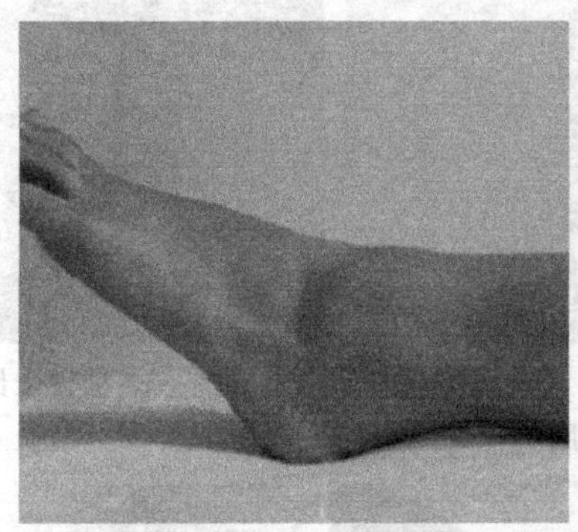

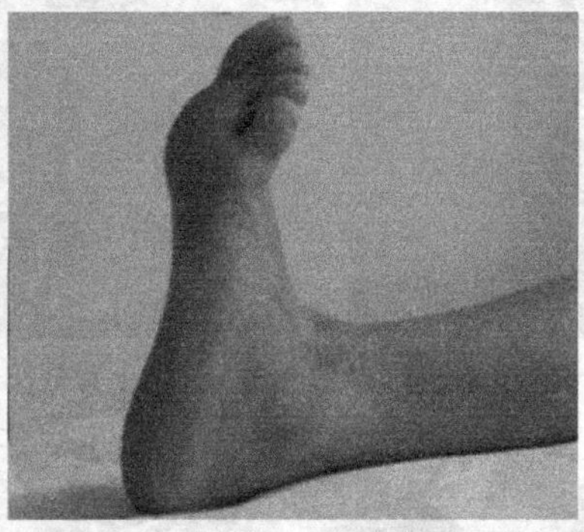

（2）跖屈、背屈

图2-15　踝关节活动范围

（2）肢体长度的测量：肢体长度的测量主要用于筋伤与骨折、脱位、先天性畸形、继发性畸形等的鉴别诊断（图2-16）。常用的肢体长度测量部位和固定标记如下表（表2-2）。

表2-2　常用的肢体长度测量部位和固定标记

部位	测量长度	标志（起、止）	
躯干	躯干全长	颅顶	尾端
上肢	上肢全长	肩峰	中指末端
	上臂全长	肩峰	肱骨外上髁
	前臂全长	桡骨头	桡骨茎突
下肢	下肢全长	髂前上棘	内踝
	大腿全长	髂前上棘	髌骨中心
	小腿全长	髌骨中心	内踝

（3）肢体周径的测量：筋伤患者常出现肢体肿胀或萎缩，测量其肿胀或萎缩的程度对于了解病情轻重、评定治疗效果很有帮助。常用软尺对肢体周径进行测量，测量时取肿胀或萎缩最明显处，并测量健侧对称部位的周径，分别记录，进行对比。肿块测量时以其直径或体积记录（图2-17）。

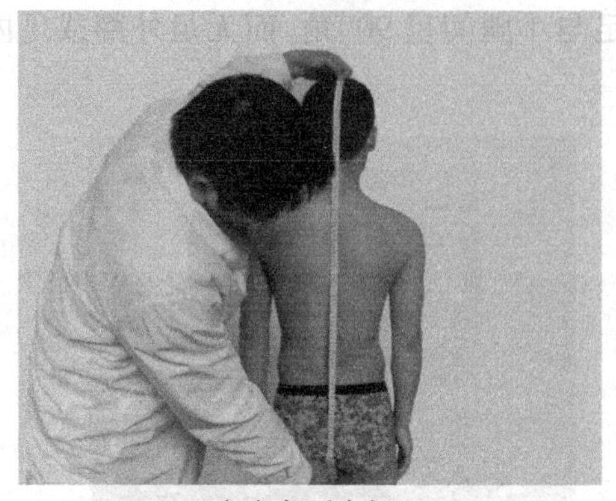

（1）躯干全长

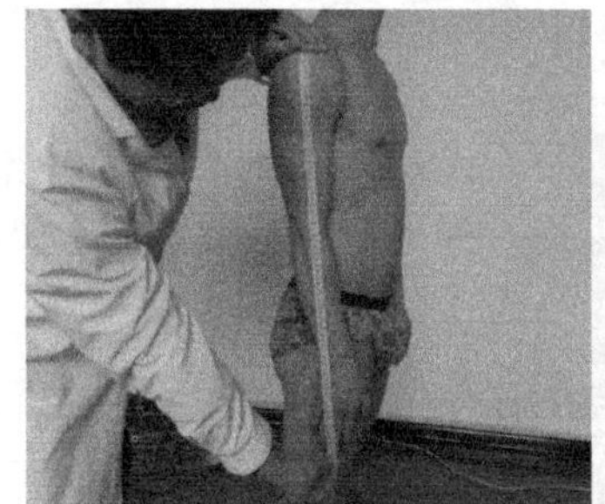

上肢全长

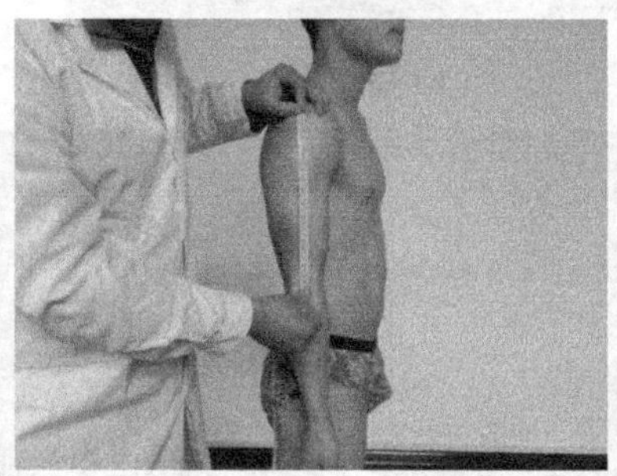

上臂全长

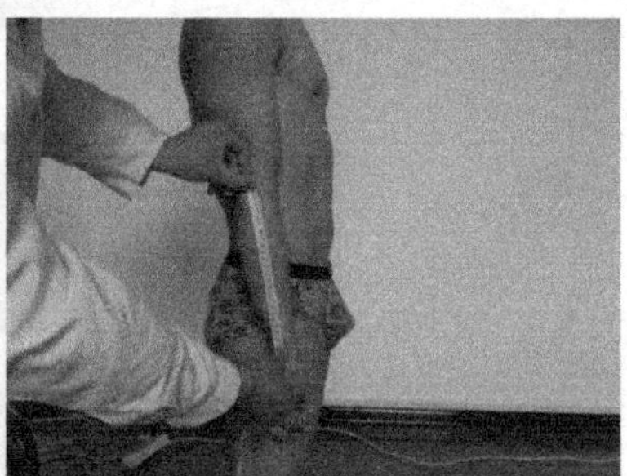

前臂全长

（2）上肢

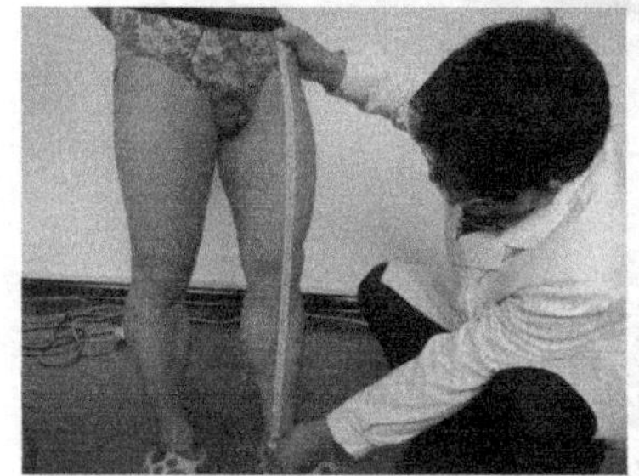

下肢全长

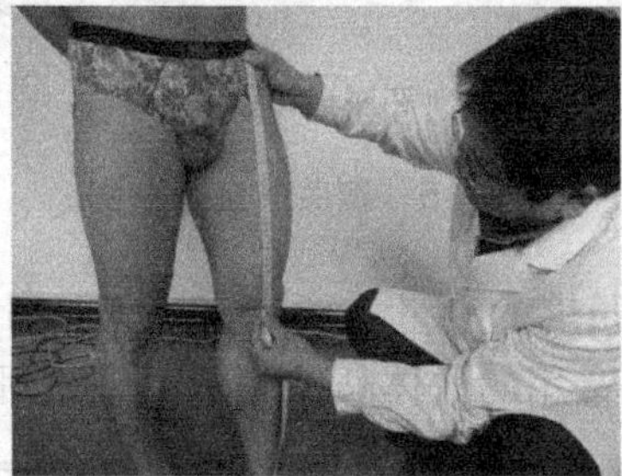

大腿全长

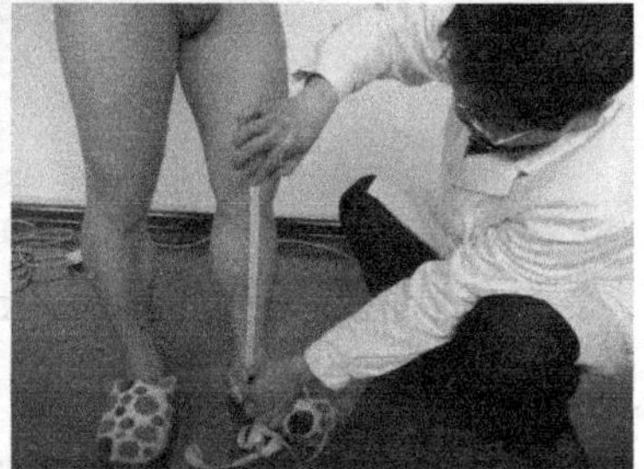

小腿全长

（3）下肢

图 2-16　肢体长度的测量

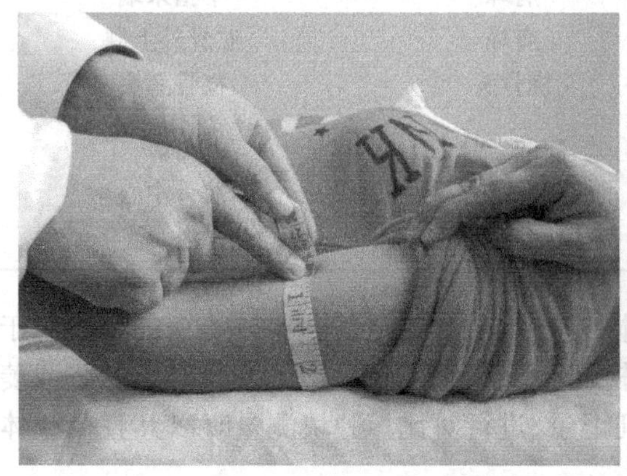

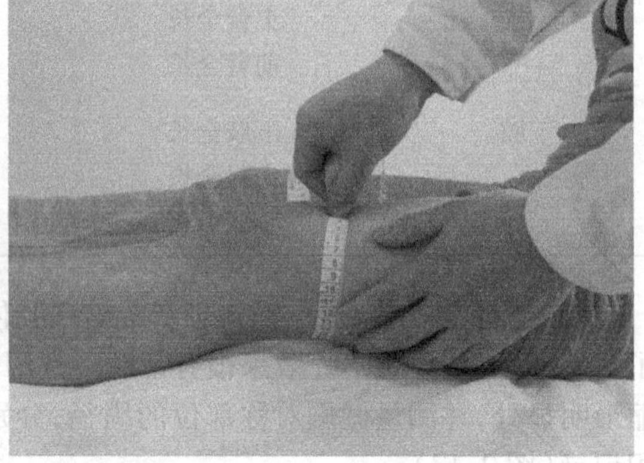

图 2-17　肢体周径的测量

2. 神经系统检查法　神经系统的检查是筋伤诊断中重要的组成部分。对于了解治疗后病情转变情况也有重要价值。神经系统的检查包括感觉检查、运动检查及反射检查等几个方面。

(1)感觉检查

1)触觉:患者闭目,医者以棉签或捻成细条的棉花,轻轻触及皮肤,并比较不同部位的触觉变化,触觉强度可分为正常、敏感、迟钝和消失4级(图2-18)。

2)痛觉:用针刺皮肤检查痛觉,应掌握刺激强度,可从无感觉区向正常区检查。检查要有系统,自上而下,注意两侧对比。亦分为正常、敏感、迟钝和消失4级(图2-19)。

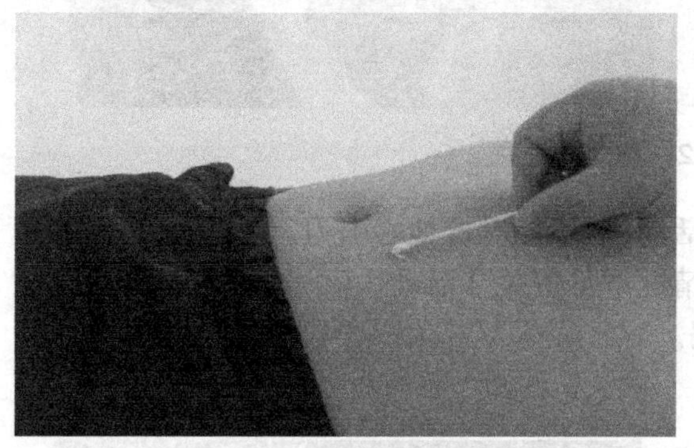

图2-18　触觉

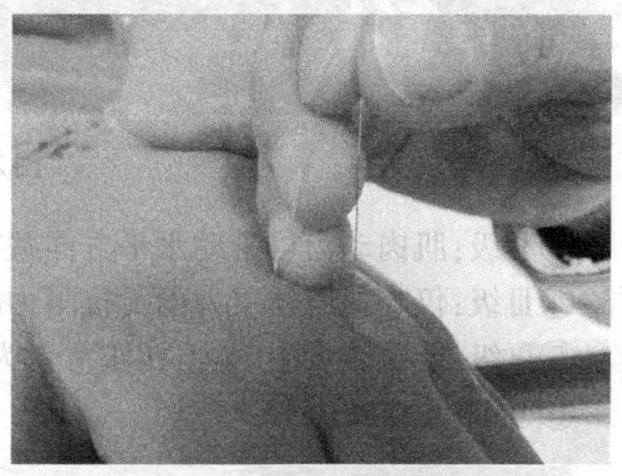

图2-19　痛觉

3)温度觉:用玻璃试管盛冷水或热水检查皮肤温度觉(图2-20)。

4)位置觉:患者闭目,医者将患者末节指(趾)关节做被动活动,并询问其所处位置(图2-21)。

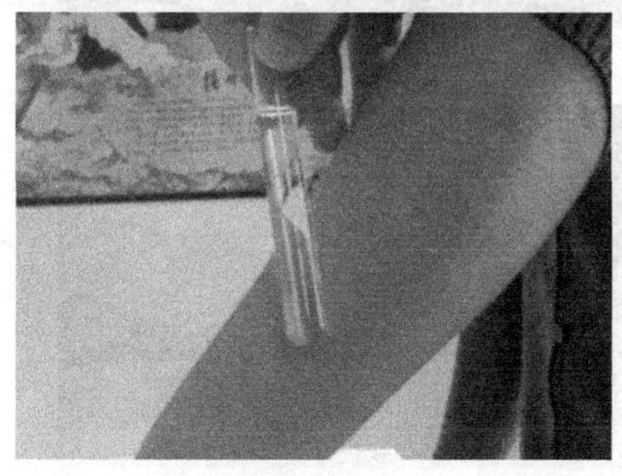

图2-20　温度觉

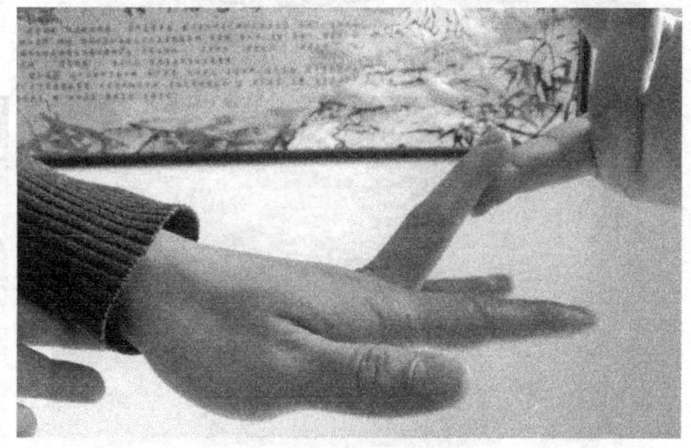

图2-21　位置觉

5)震动觉:用音叉震动后将其柄端放在骨突或骨面上,如踝端、髌骨、棘突等,检查震动感觉。检查时患者应闭目,检查出的感觉改变应详细记录,并以图示其区域(图2-22)。

(2)运动检查:包括肌容积、肌力、肌张力检查三方面。

1)肌容积:注意肌肉的外形,有无萎缩及肿胀,应采用测周径的方法记录。

2)肌力:检查肌力时,必须将神经损害水平以下的主要肌肉逐一检查,且与健侧或正常人作对比,以估计其肌力。通常将完全麻痹至正常的肌力分为六级(图2-23)。

①0级:肌肉完全麻痹,肌肉动力完全消失。

②Ⅰ级:肌肉动力微小,不能带动关节活动。

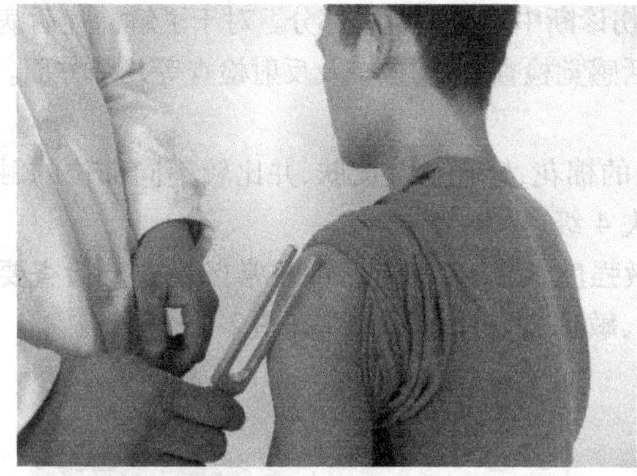
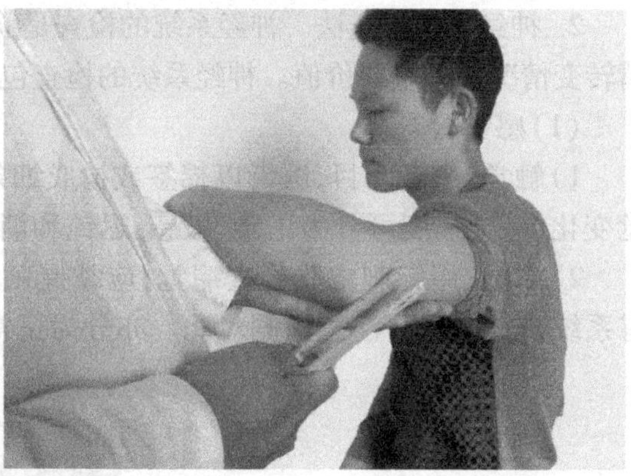

图 2-22　震动觉

③Ⅱ级：肌肉动力可带动水平方向关节活动，但不能对抗地心引力。

④Ⅲ级：仅在抗肢体重力而无抗阻力的情况下可使关节活动。

⑤Ⅳ级：能抗较大阻力，但比正常者为弱。

⑥Ⅴ级：正常肌力。

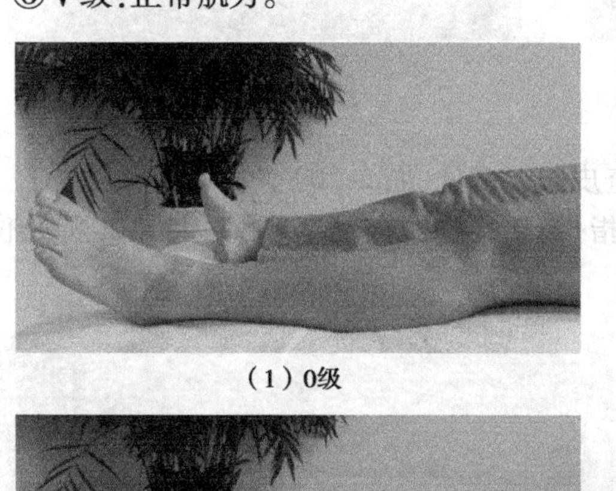

（1）0级

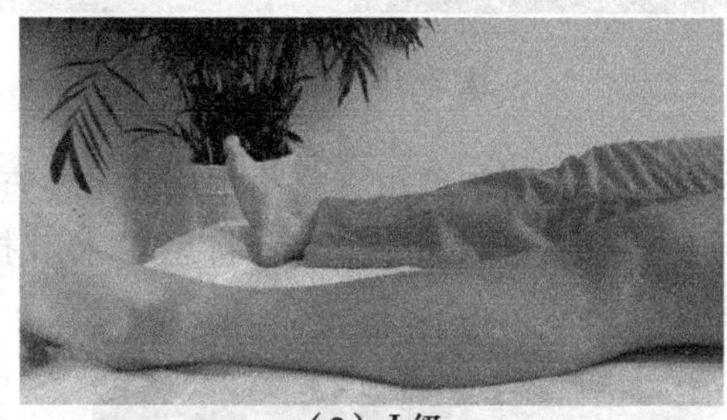

（2）Ⅰ级

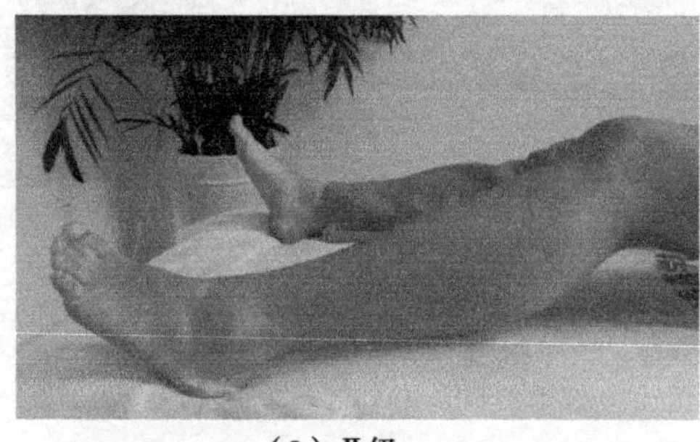

（3）Ⅱ级

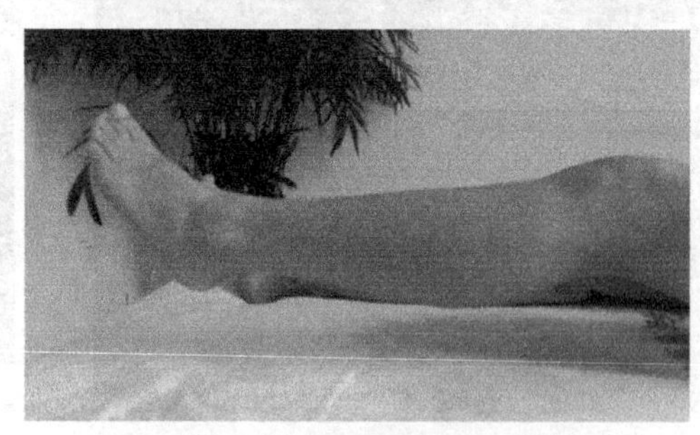

（4）Ⅲ级

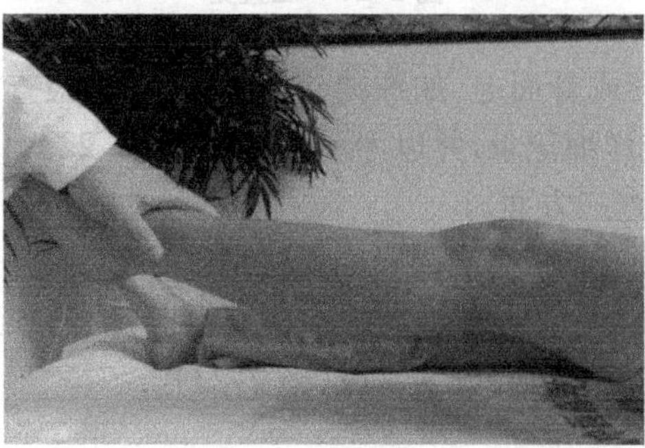

（5）Ⅳ级

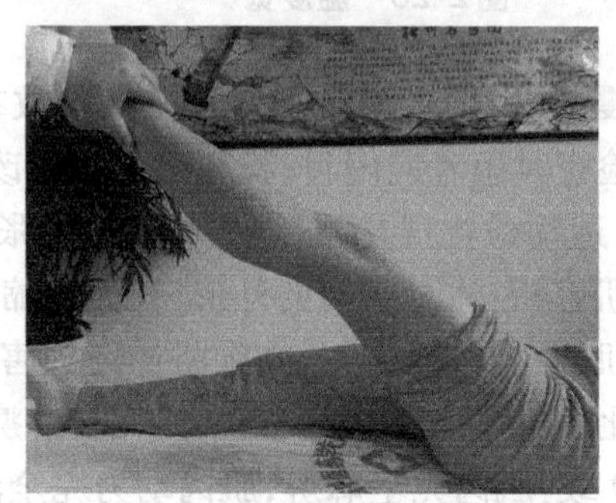

（6）Ⅴ级

图 2-23　肌力检查

3）肌张力：是指肌肉静止时的紧张度。张力增强的肌肉，静止时肌肉紧张，被动活动关节有阻力，见于上运动神经元损害。张力减低，肌肉松弛，肌力减退或消失，见于下运动神经元损害。

（3）反射检查：其内容包括浅反射、深反射和病理反射三种。检查时患者应采取适当体位，肌肉放松，避免紧张。检查者叩击位置要准确，用力均匀，并注意两侧的对比。

1）浅反射：即刺激体表感受器所引起的反射。反射消失，则表明体表感受器至中枢的反射弧中断。临床上常用的浅反射及相应的神经节段为：

①腹壁反射：用钝器或手指甲轻划腹壁两侧上、中、下部皮肤，可见该部腹肌有收缩反应。上腹壁反射消失提示胸 7 ~ 9 神经损害；中腹壁反射消失提示胸 9 ~ 11 神经损害；下腹壁反射消失提示胸 11 ~ 腰 1 神经损害（图 2-24）。

②提睾反射：用钝器轻划大腿上部内侧皮肤，引起提睾肌收缩，睾丸上升。反射消失提示腰 1 神经损害（图 2-25）。

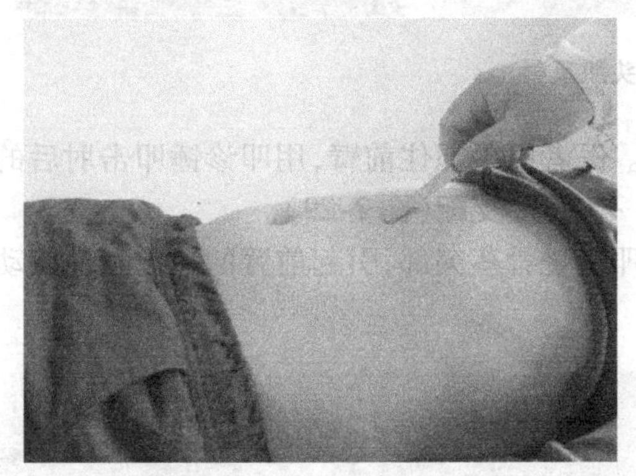

图 2-24 腹壁反射

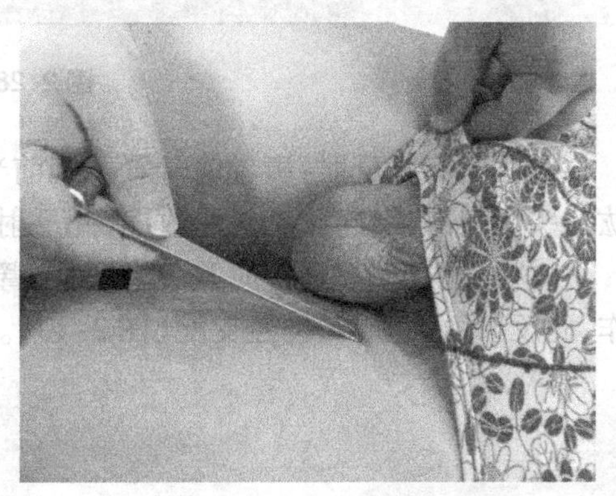

图 2-25 提睾反射

③肛门反射：用钝器轻划肛门周围皮肤，引起括约肌收缩，反射消失提示骶 1 神经损害（图 2-26）。

④臀反射：用钝器轻划臀部皮肤，引起臀肌收缩，反射消失提示骶 1 神经损害（图 2-27）。

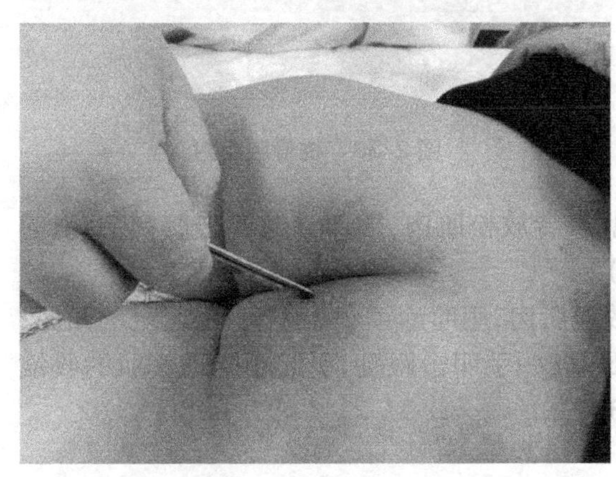

图 2-26 肛门反射

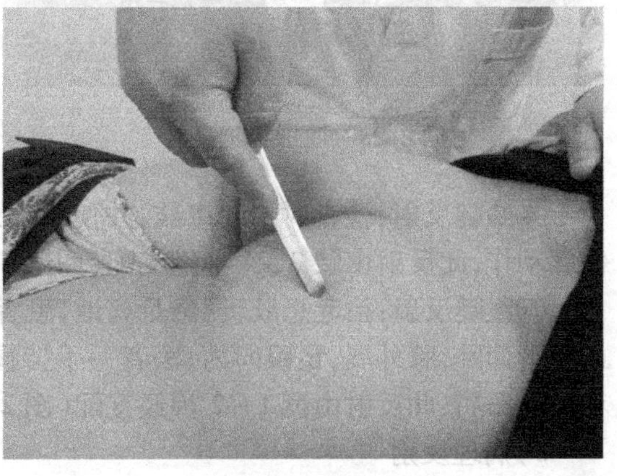

图 2-27 臀反射

2）深反射：即刺激肌肉、肌腱、关节内的本体感受器所产生的反射。临床上常见深反射及其相应的神经节段为：

①肱二头肌反射：患者前臂置于旋前半屈位。医者将拇指放在肱二头肌腱上，用叩诊锤叩击拇指，引起肱二头肌收缩，此反射由颈5～6神经支配（图2-28）。

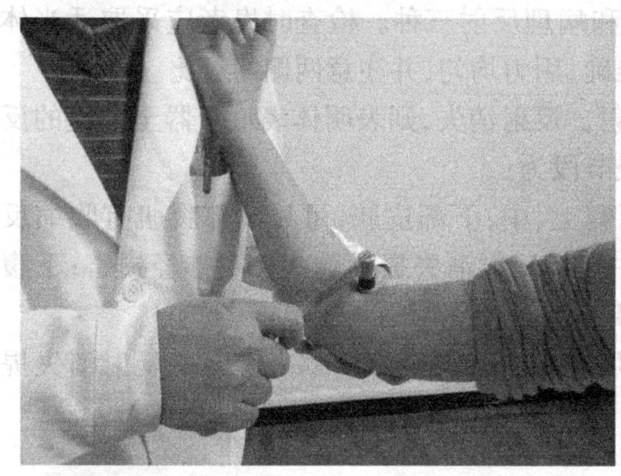
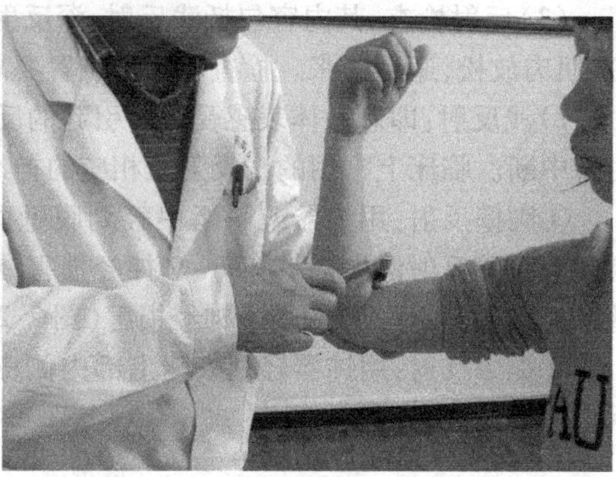

图2-28　肱二头肌反射

②肱三头肌反射：患者前臂置于旋前半屈位。医者以手握住前臂，用叩诊锤叩击肘后的肱三头肌腱部，引起肱三头肌收缩，此反射由颈6～7神经支配（图2-29）。

③桡骨膜反射：患者肘关节半屈，前臂旋前，叩击桡骨茎突部，引起前臂的屈曲及外旋动作，此反射由颈7～8神经支配（图2-30）。

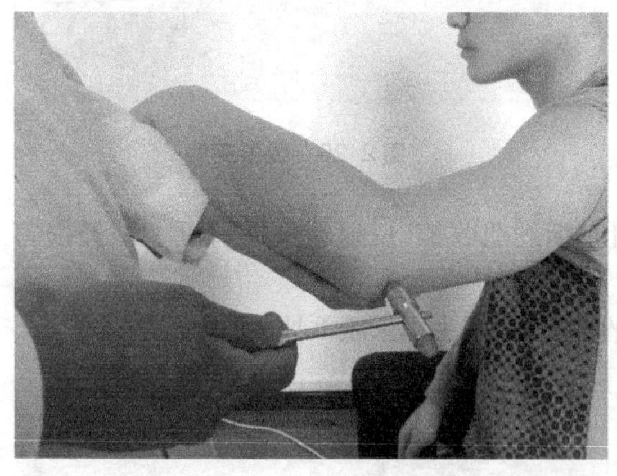

图2-29　肱三头肌反射

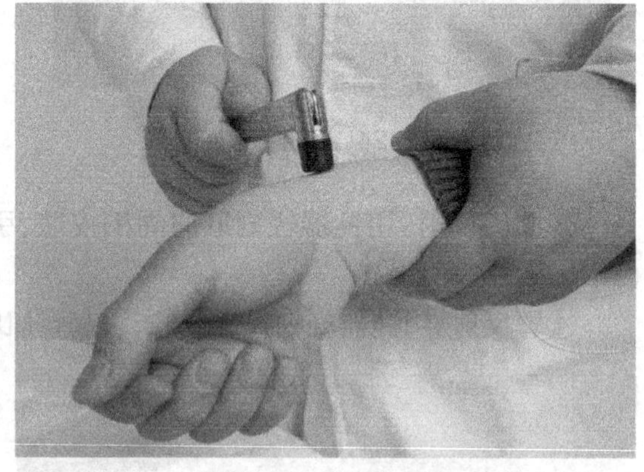

图2-30　桡骨膜反射

④膝腱反射：检查时抬起患肢，并使足离地，患者放松肌肉，用叩诊锤叩击髌韧带，引起伸膝动作，此反射由腰2～4神经支配（图2-31）。

⑤跟腱反射：抬起患肢，使患足离地，患者放松肌肉，用叩诊锤叩击跟腱，引起足的跖屈；或患者仰卧，膝外展，足跟向内，医者一手持握足掌，一手叩击跟腱，引起小腿三头肌的收缩和足的跖屈，此反射由骶1～2神经支配（图2-32）。

3）病理反射

①霍夫曼（Hoffman）征：医者左手托住患者手部，右手的食指和中指夹住患者的中指，再用拇指轻弹患者中指指甲，若引起拇指及其余各指出现屈曲动作为阳性反应，提示上运动神经损害（图2-33）。

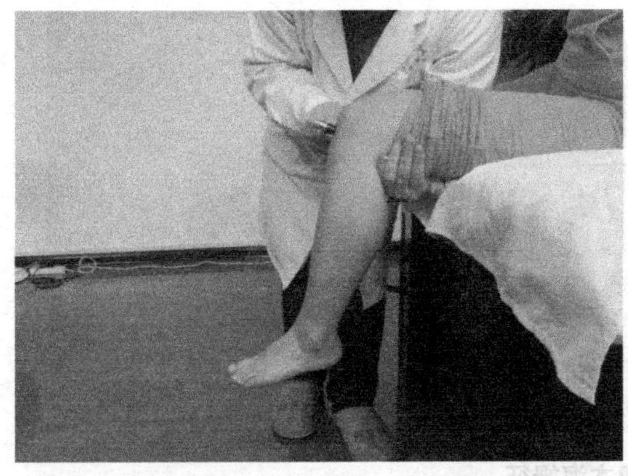
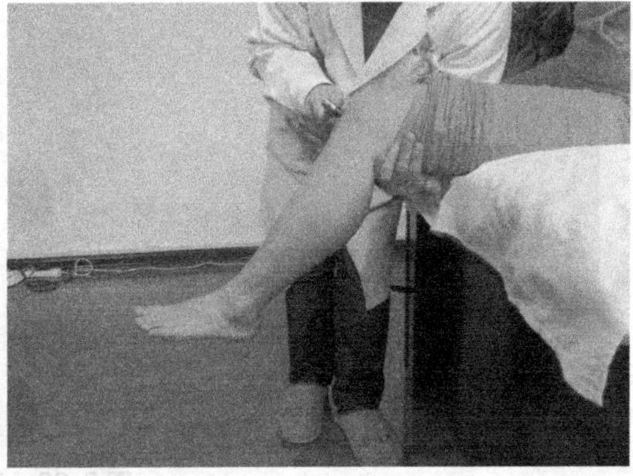

图 2-31　膝腱反射

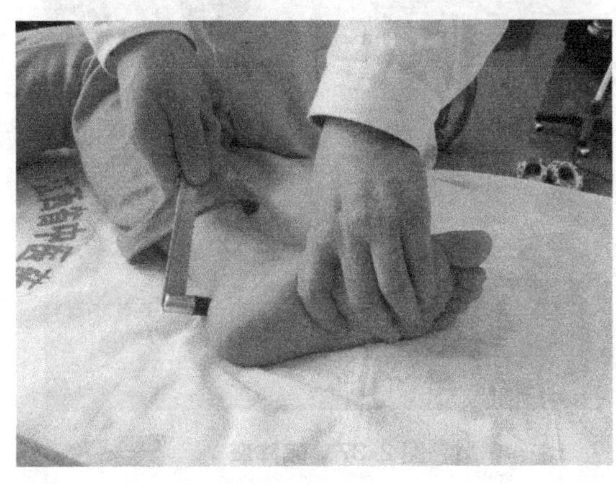

图 2-32　跟腱反射

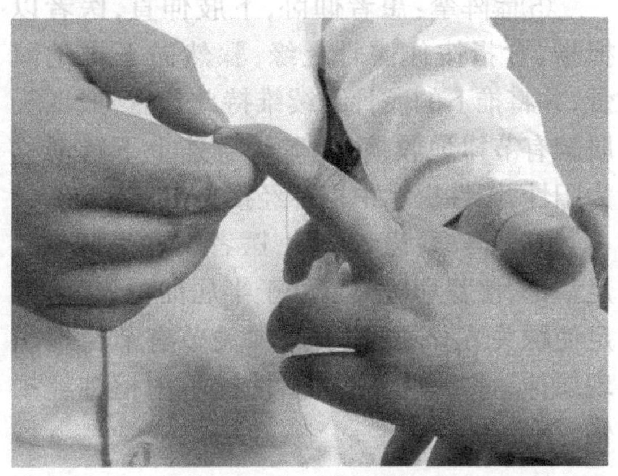

图 2-33　霍夫曼征

②巴宾斯基征(Babinski 征):以钝器划足底外侧,引起踇趾伸直背屈,其他四趾扇形分开为阳性反应,提示锥体束病变(图 2-34)。

③戈登(Gordon)征:又称捏腓肠肌试验。用手挤压腓肠肌,若出现与巴宾斯基征相同的体征为阳性(图 2-35)。

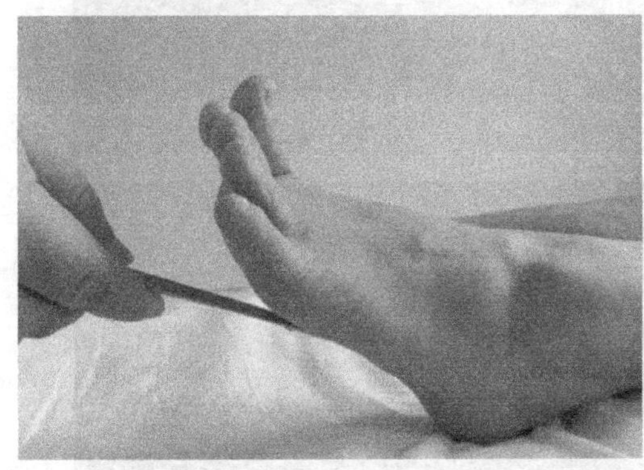

图 2-34　巴宾斯基征

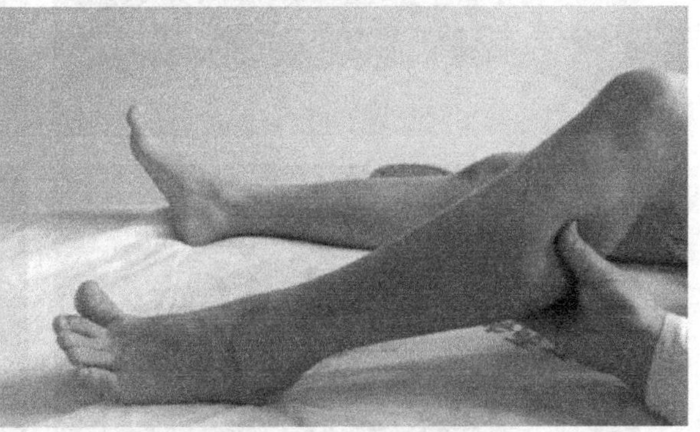

图 2-35　戈登征

④奥本海姆征(Oppenheim 征):又称压擦胫试验。用拇指、食指二指沿着胫骨嵴由上向下推挤,正常下无任何反应,若患者自诉疼痛,出现与巴宾斯基征阳性相同的症状为阳性(图 2-36)。

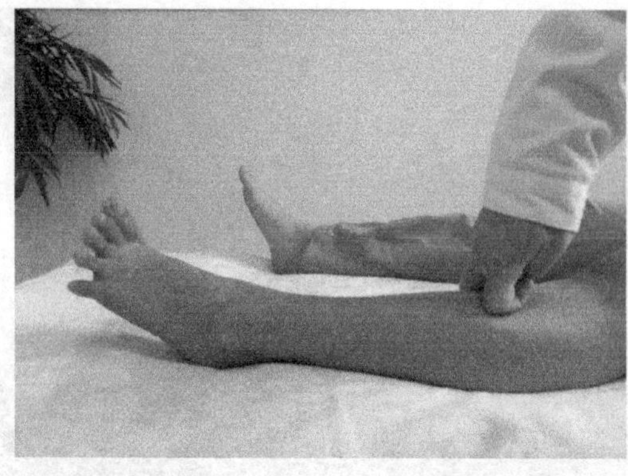
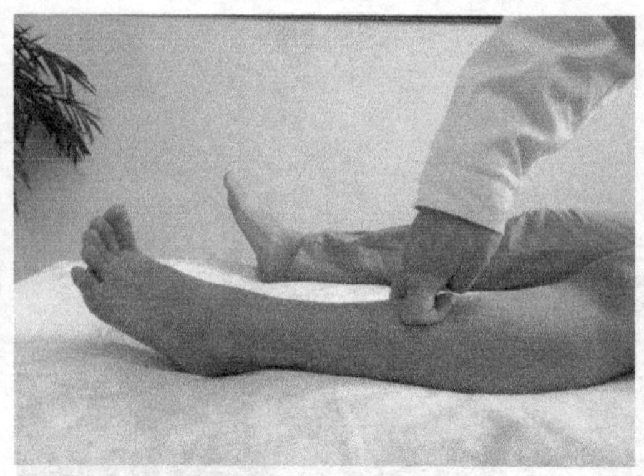

图 2-36　奥本海姆征

⑤髌阵挛：患者仰卧，下肢伸直，医者以拇指、食指按住髌骨上缘，骤然向下推动髌骨，并将推下的髌骨继续维持此位置，股四头肌腱有节律地收缩，使髌骨急速上下跳动称为阳性，阳性提示中枢神经损伤（图 2-37）。

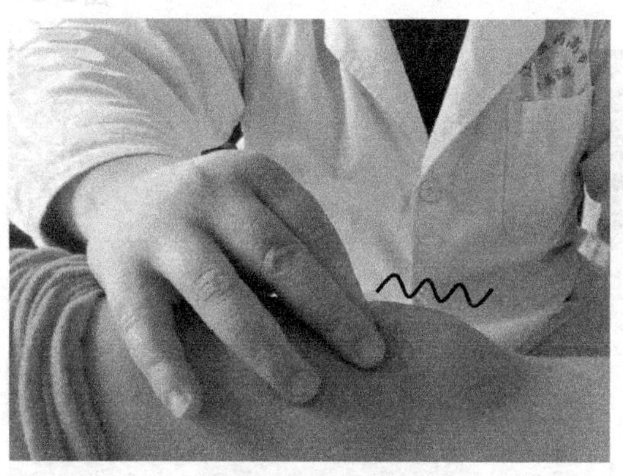

图 2-37　髌阵挛

⑥踝阵挛：患者仰卧，医者用右手握住其足掌部，使膝和髋关节处于半屈曲位，猛力推足使踝关节背屈，若引起踝关节有节律地出现屈伸动作称为阳性，阳性提示中枢神经损伤（图 2-38）。

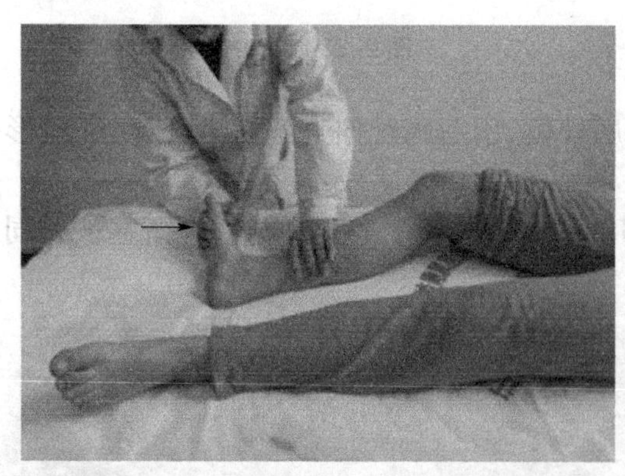
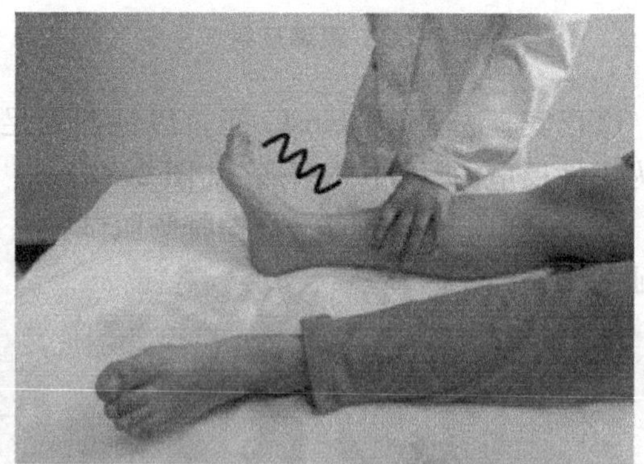
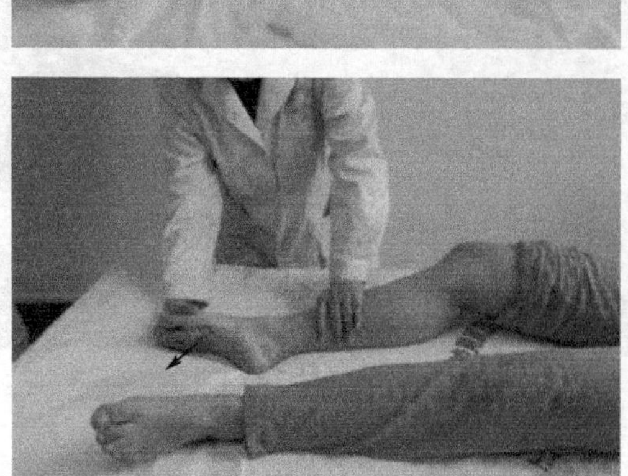
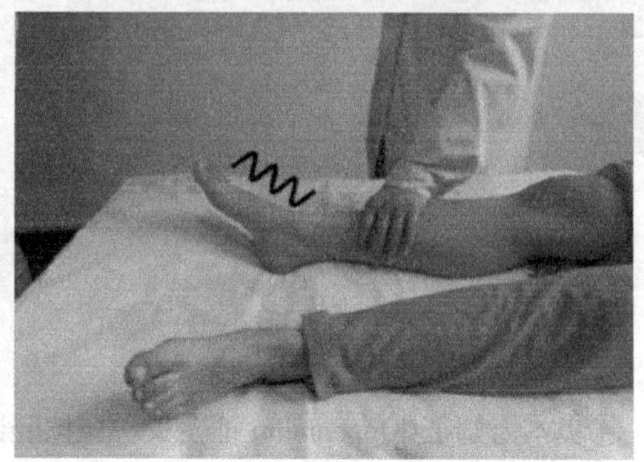

图 2-38　踝阵挛

3. 特殊检查法

(1)躯干部检查

1)头顶叩击试验:患者端坐,医者一手置于患者头顶,另一手握拳叩击置于头顶之手背,患者若感颈部疼痛不适或向上肢窜痛、麻木,即为阳性。提示颈椎病或脊柱损伤(图2-39)。

2)椎间孔挤压试验:患者端坐,头部略向患侧的侧后方偏歪,医者双手交叉,按住头顶向下施加压力。患者若感到颈痛并向上肢放射,即为阳性。提示神经根型颈椎病(图2-40)。

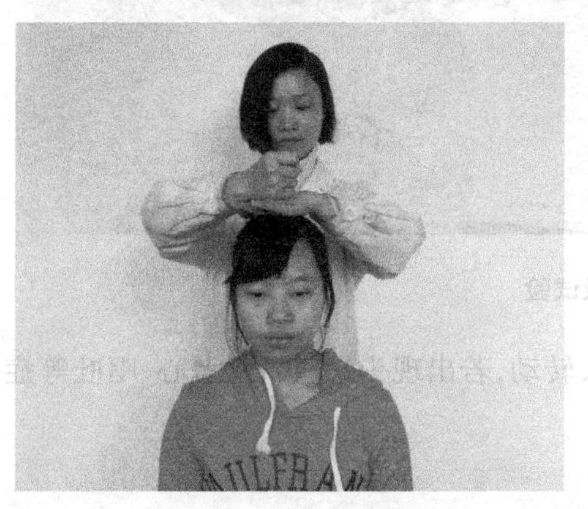

图2-39　头顶叩击试验

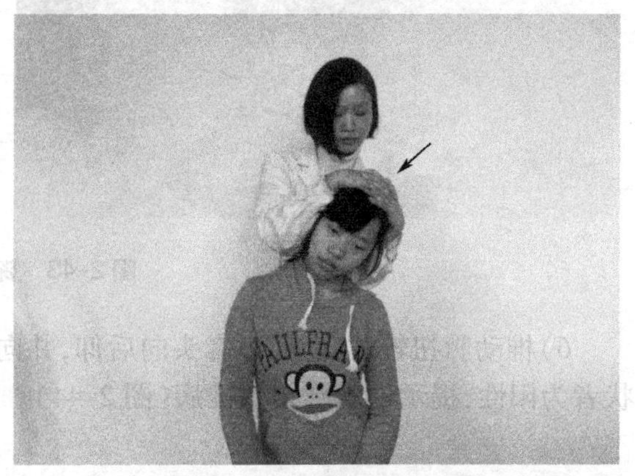

图2-40　椎间孔挤压试验

3)椎间孔分离试验:患者端坐,医者一手握住患者下颌,另一手托住患者枕部,向上端托牵引。患者感颈痛和上肢放射痛减轻,即为阳性。提示神经根型颈椎病、臂丛神经损伤或前斜角肌综合征(图2-41)。

4)臂丛神经牵拉试验:患者端坐,医者一手握住患者患侧手腕,另一手放在患者患侧头部颞侧,双手向相反方向推拉。若患者感到颈部疼痛并向患侧上肢放射痛及麻木,即为阳性。提示颈椎病(图2-42)。

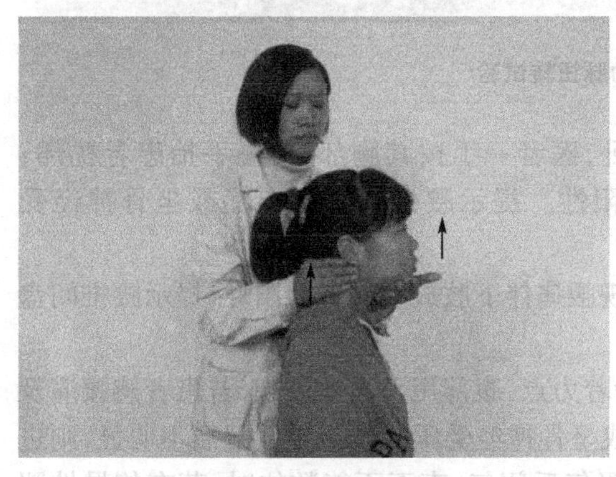

图2-41　椎间孔分离试验

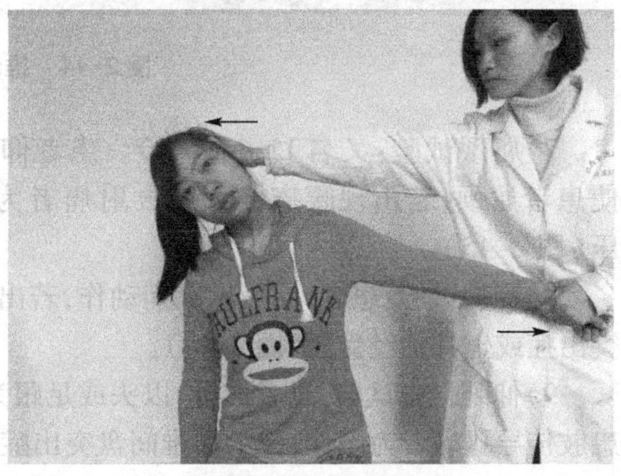

图2-42　臂丛神经牵拉试验

5)深呼吸试验:又称 Addison 征。患者端坐,两手置于膝部,先比较两侧桡动脉搏动力量,然后令患者尽力抬头做深吸气,并将头转向健侧,使患侧前斜角肌紧张,再比较两侧桡动脉,减弱或消失及疼痛加重者为阳性。或将患侧上肢外展、后伸并外旋,嘱患者吸气并把头部转向健侧,桡动脉明显减弱或不能触及者为阳性。即可说明血管受到挤压,提示前斜角肌综合征或颈肋(图2-43)。

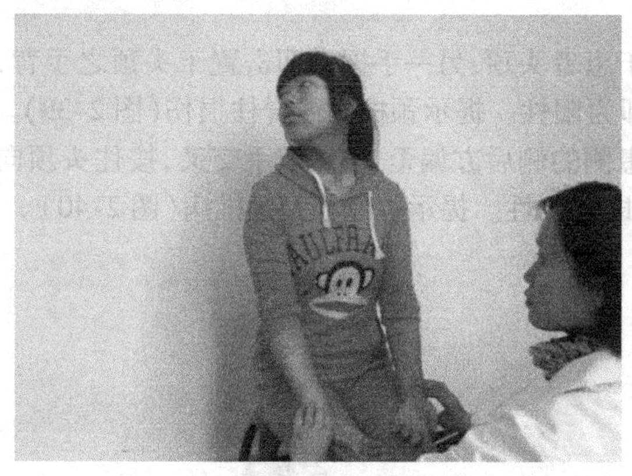

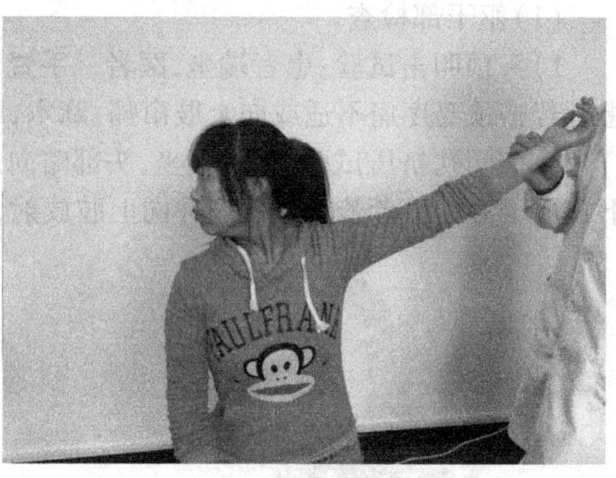

图2-43　深呼吸试验

6)椎动脉扭转试验:嘱患者头向后仰,并向侧头转动,若出现头晕、头昏、恶心、呕吐等症状者为阳性,提示椎动脉型颈椎病(图2-44)。

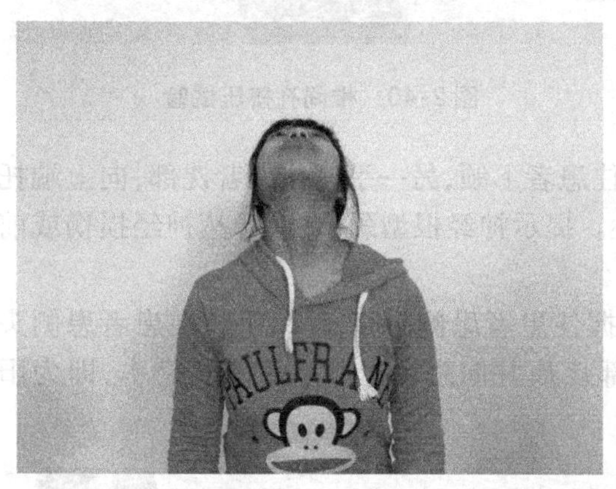

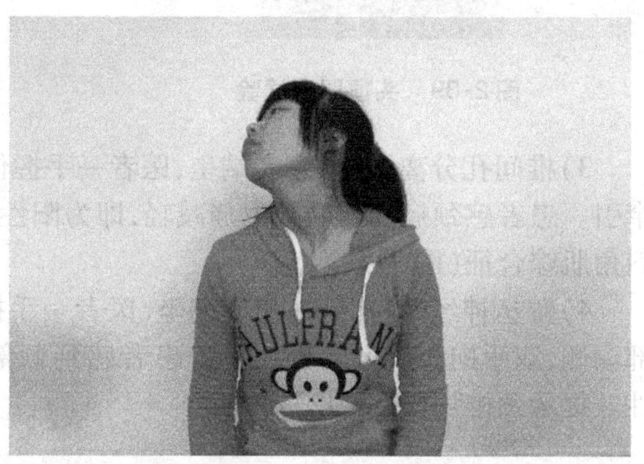

图2-44　椎动脉扭转试验

7)屈颈试验:又名Linder试验。患者仰卧,医者一手按其胸部,另一手抬患者枕部,使患者屈颈,若出现腰痛伴下肢放射痛者为阳性。提示腰椎间盘突出症或坐骨神经受压(图2-45)。

8)鞠躬试验:患者站立,做鞠躬动作,若出现腰痛伴下肢放射痛者为阳性,提示腰椎间盘突出症或坐骨神经受压(图2-46)。

9)仰卧挺腹试验:患者仰卧,以头或足跟为着力点,腹部用力向上鼓起,若患者感腰痛及患肢传导腿痛者为阳性,提示腰椎间盘突出症或坐骨神经受压。若传导性腿痛不明显,则进行下一步检查。则令患者保持挺腹姿势,先深吸气后闭气,直至不能憋住时,若有传导性腿痛即为阳性。如无传导性腿痛时,则令患者在仰卧挺腹姿势下,用力咳嗽,若有传导性腿痛即为阳性。也可在仰卧挺腹姿势下,医者用手压双侧颈内静脉,若出现患侧传导痛即为阳性。提示腰椎间盘突出症或坐骨神经受压(图2-47)。

10)股神经牵拉试验:患者俯卧、屈膝,医者提患者小腿向上或用力屈小腿,若出现大腿前侧疼痛者为阳性,为股神经受压。提示腰3、4椎间盘突出症(图2-48)。

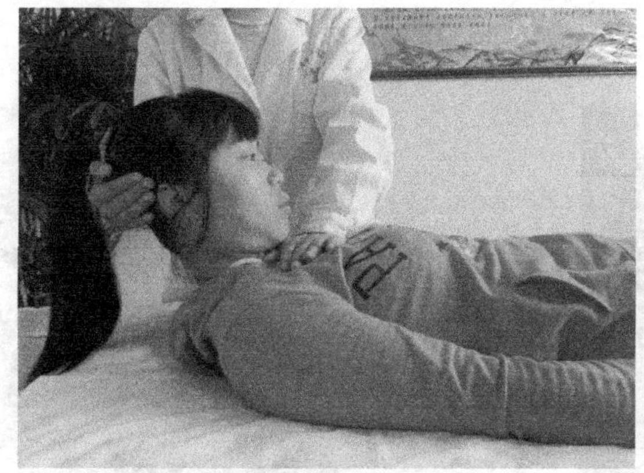

图 2-45　屈颈试验

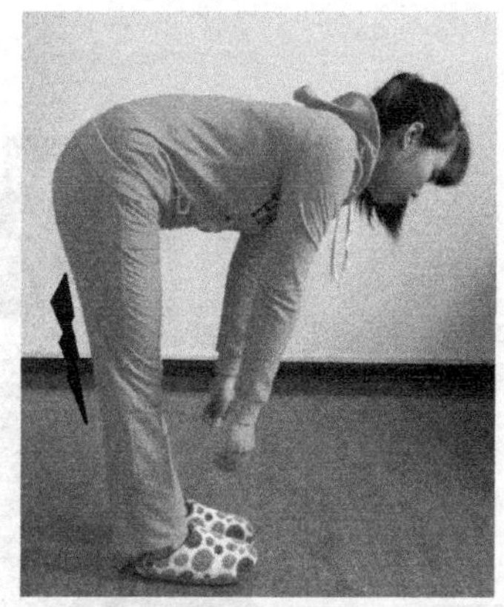

图 2-46　鞠躬试验

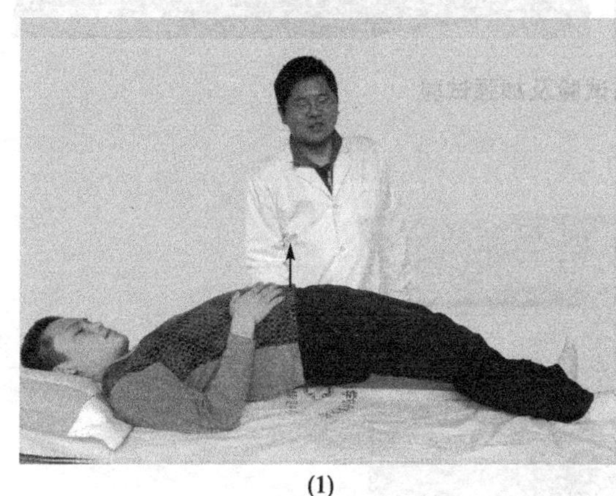

(1)

(2)

图 2-47　仰卧挺腹试验

11）直腿抬高试验及加强试验：患者仰卧、伸膝，医者一手扶踝部，另一手扶膝部，逐渐抬起下肢，记录患肢出现疼痛的度数，于30°～70°出现阳性者有意义，此为直腿抬高试验阳性，提示腰椎间盘突出症或坐骨神经痛，但需排除腘绳肌及膝关节后囊疾患的影响。若在直腿抬高到疼痛时，稍降低患肢，使足背伸，患者突然疼痛加剧或引起患肢后侧的放射性疼痛即为阳性，临床意义更大。此为直腿抬高加强试验，又称足背屈试验（图 2-49）。

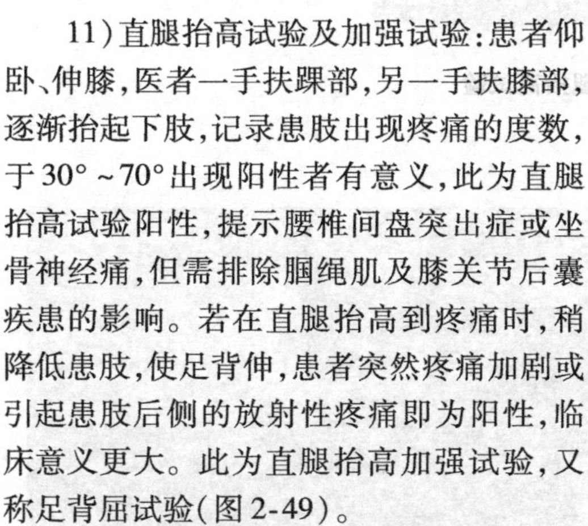

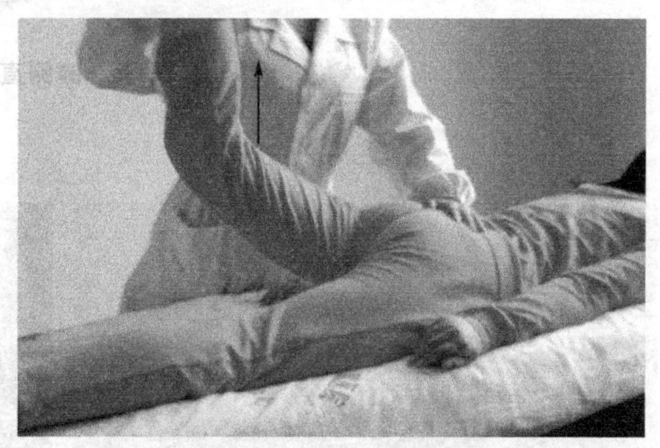

图 2-48　股神经牵拉试验

12）健侧直腿抬高试验：方法同直腿抬高试验，只是抬高健侧下肢。阳性者多为较大或中央型腰椎间盘突出症（图 2-50）。

13）屈髋伸膝试验：患者仰卧位，医者使患者下肢尽量屈髋屈膝，然后逐渐伸直膝关节，若在伸膝时出现下肢放射痛即为阳性。提示腰椎间盘突出症或坐骨神经痛（图 2-51）。

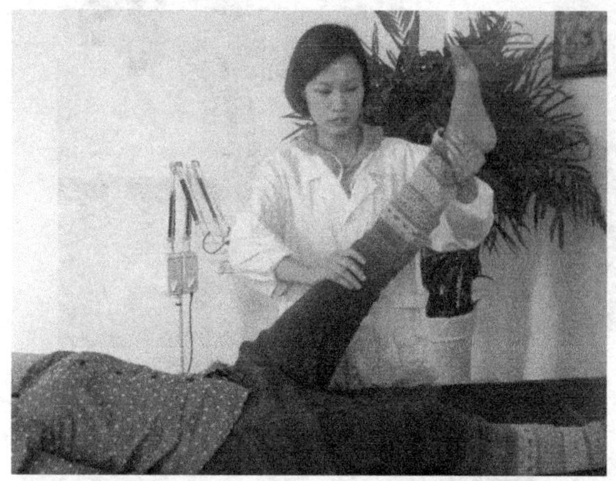

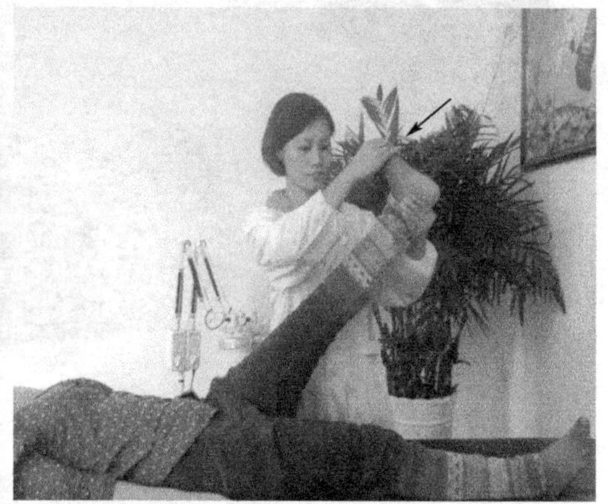

图 2-49　直腿抬高试验及加强试验

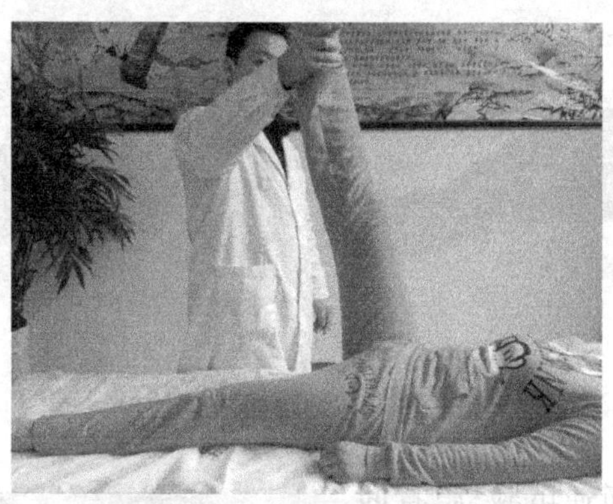

图 2-50　健侧直腿抬高试验

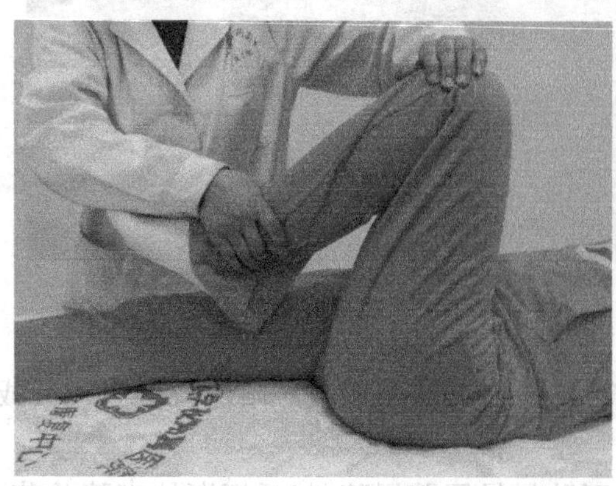

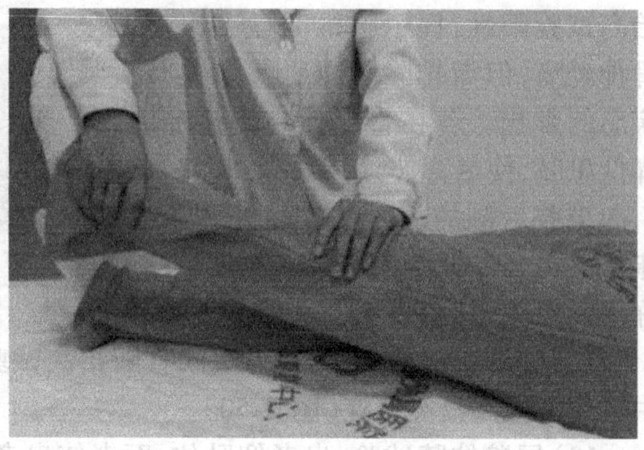

图 2-51　屈髋伸膝试验

14）屈髋屈膝试验：患者仰卧位，医者用双手握住患者双膝部使其髋、膝关节尽量屈曲，并向头部推压，使臀部离开床面，若腰骶部发生疼痛，即为阳性。如果腰部筋伤、劳损或腰椎椎间关节、腰骶关节、骶髂关节有病变，或腰椎结核等均可为阳性。但腰椎间盘突出症此试验常为阴性（图 2-52）。

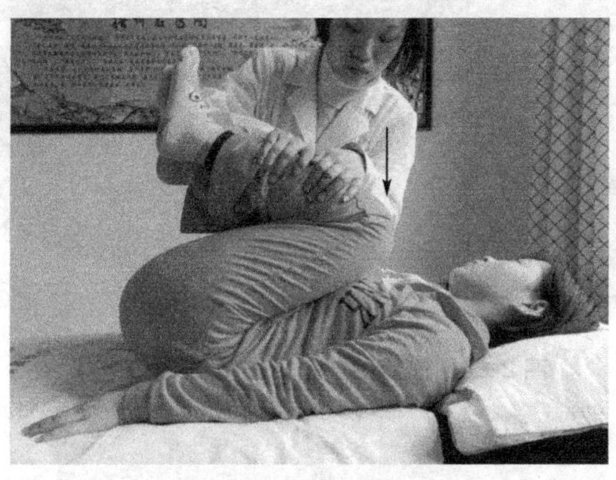

图 2-52　屈髋屈膝试验

15）骶髂关节分离试验：又称“4”字试验。患者仰卧位，医者将患者伤肢屈膝后呈盘腿状放于对侧膝上，然后一手扶住对侧髂嵴部，另一手将患膝向外侧按压，若骶髂关节发生疼痛，即为阳性。提示骶髂关节病变，但事先应排除髋关节本身病变（图 2-53）。

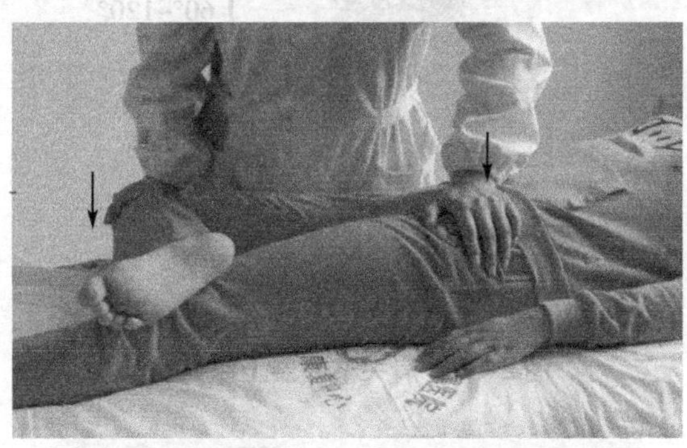

图 2-53　骶髂关节分离试验（“4”字试验）

16）骶髂关节扭转试验：又称床边试验。患者仰卧位于床边，健侧在床上，患侧垂于床边，医者一手握住健侧膝部使其屈膝屈髋，另一手扶住患侧大腿用力下压垂于床边的大腿，使髋关节尽量后伸，若骶髂关节发生疼痛，即为阳性，提示骶髂关节有疾患（图 2-54）。

（2）上肢部检查

1）肩关节外展上举试验：又称疼痛弧试验。患者外展 60°～120°内发生疼痛，小于 60°或超过 120°时反而不痛，即为阳性。提示冈上肌肌腱炎（图 2-55）。

2）冈上肌肌腱断裂试验：冈上肌肌腱断裂后，上肢不能维持良好外展位，患侧越用力外展，肩越高耸（图 2-56）。

3）网球肘试验：患者前臂旋后位时伸直肘关节，肘部不痛，如前臂在旋前位并将腕关节屈曲再伸肘时，由于桡侧腕伸肌张力增大，引起肱骨外上髁处疼痛，即为阳性。提示肱骨外

图 2-54 骶髂关节扭转试验(床边试验)

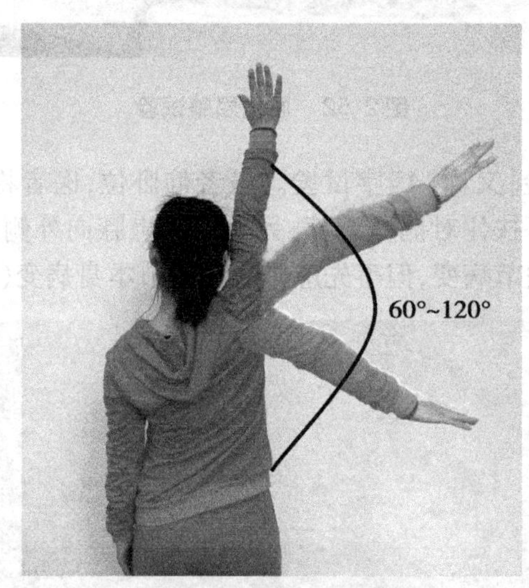

图 2-55 肩关节外展上举试验

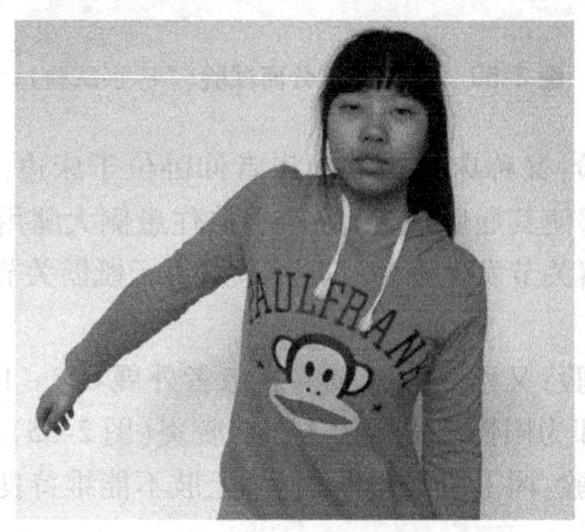

图 2-56 冈上肌肌腱断裂试验

上髁炎(图 2-57)。

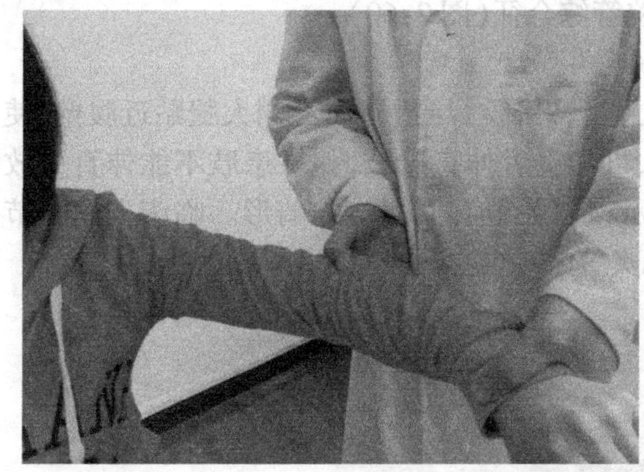
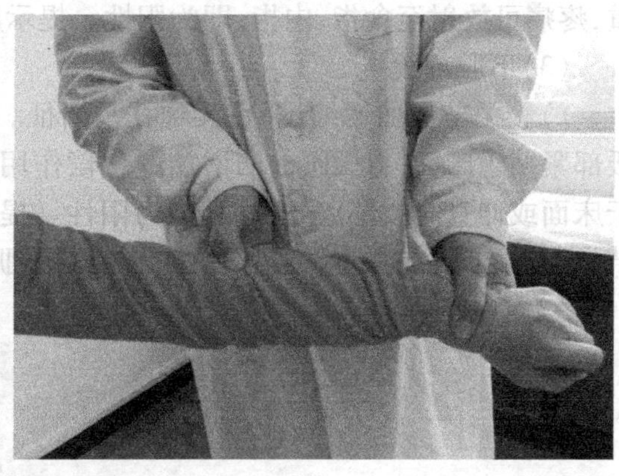

图 2-57　网球肘试验

4)握拳尺偏试验:患者握拳,拇指握于掌心内,医者一手握患者腕上,一手将患腕向尺侧倾斜,如患者桡骨茎突部疼痛,即为阳性。提示桡骨茎突狭窄性腱鞘炎(图 2-58)。

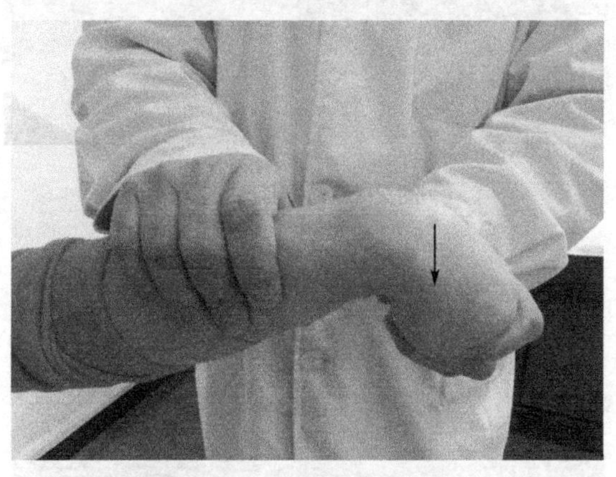

图 2-58　握拳尺偏试验

5)腕三角软骨挤压试验:医者一手握住患侧前臂下端,另一手握住患侧手掌部,使患手向尺侧被动偏斜,然后屈伸腕关节,使尺腕关节部发生挤压和研磨,如有明显疼痛加重者为阳性。提示腕三角软骨损伤(图 2-59)。

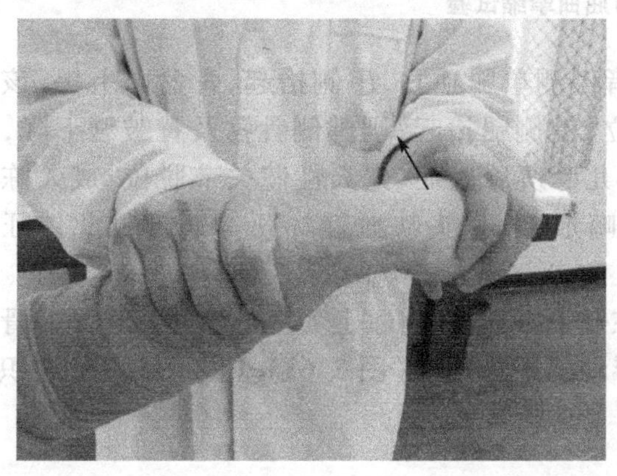
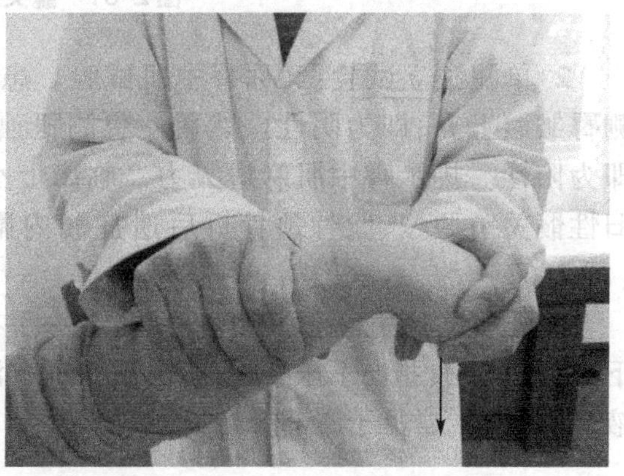

图 2-59　腕三角软骨挤压试验

6)屈腕试验:医者将患者患侧手腕屈曲,同时压迫正中神经1~2分钟,手掌侧麻木感加重,疼痛可放射至食指、中指,即为阳性。提示腕管综合征(图2-60)。

(3)下肢部检查

1)髋关节屈曲挛缩试验:又称托马斯征。患者仰卧位,尽量屈曲健侧大腿贴近腹壁,使腰部紧贴于床面,克服腰前凸增加的代偿作用,再让患者伸直患肢,如果患肢不能伸直平放于床面或伸直时腰部离开床面,即为阳性。提示该髋关节有屈曲挛缩畸形。临床上髋关节结核、髋关节炎或强直、类风湿关节炎及髂腰肌炎等病中常见此征(图2-61)。

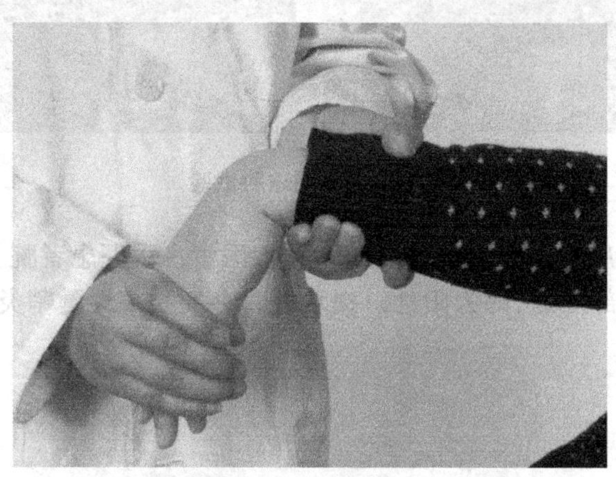

图2-60 屈腕试验

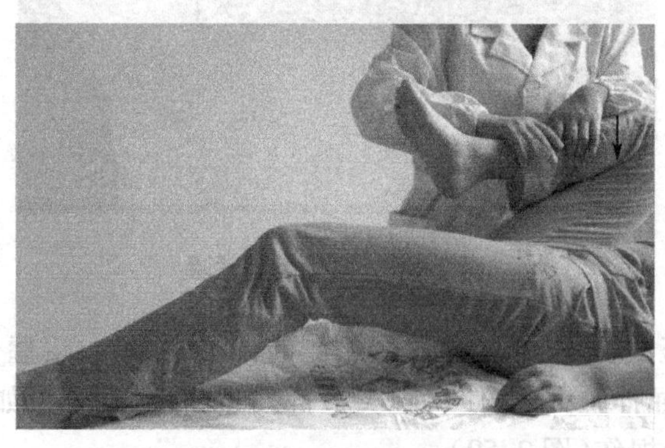

图2-61 髋关节屈曲挛缩试验

2)单腿独立试验:又称臀中肌试验。患者健侧单腿独立,患侧抬起,骨盆向上提,该侧臀皱襞上升,即为阴性。然后使患侧腿独立,健侧腿抬起,则健侧骨盆及臀皱襞下降,即为阳性。提示臀中肌麻痹无力。临床上小儿麻痹后遗症、先天性髋关节脱位、成人陈旧性髋关节脱位、股骨颈骨折后遗症髋内翻畸形、股骨头缺血性坏死等病常见此体征(图2-62)。

3)浮髌试验:患者膝关节伸直,医者一手在髌上方压挤,将髌上囊区的液体压挤到髌骨下方,另一手食指向下压髌骨,若出现髌骨有浮动感即为阳性(图2-63)。提示膝关节内积液(图2-64),常见于膝部滑囊炎。

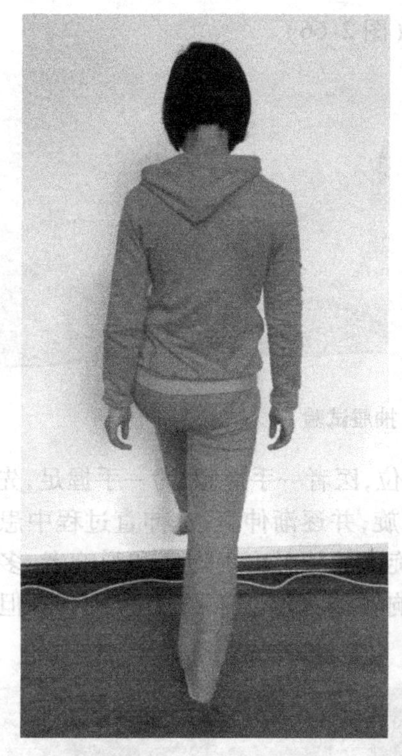
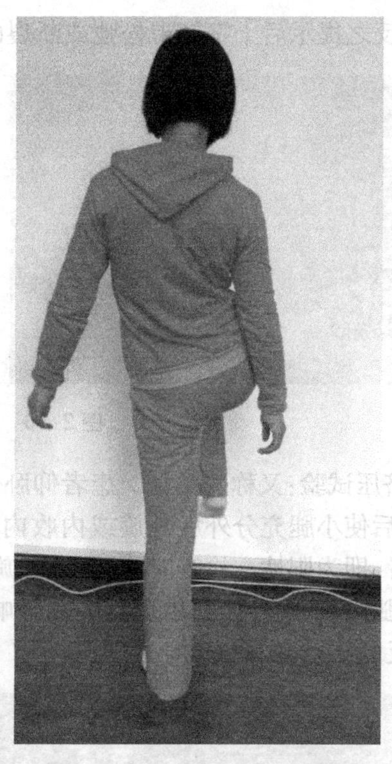

图 2-62 单腿独立试验

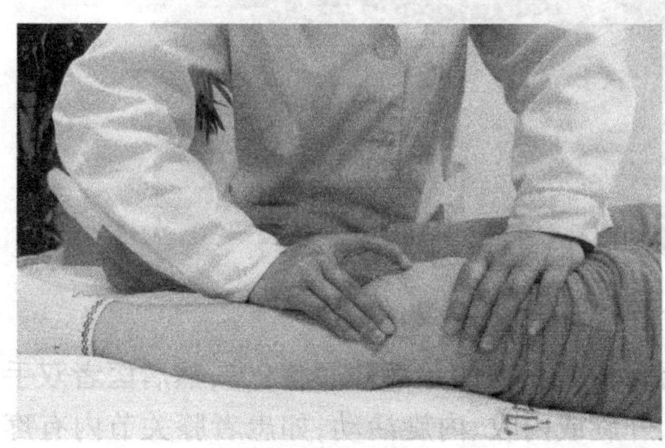

图 2-63 浮髌试验

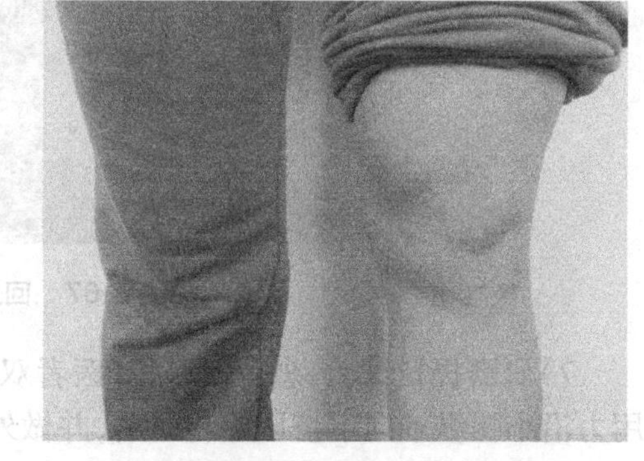

图 2-64 膝关节内积液

4）膝关节侧副韧带牵拉试验：又称膝关节分离试验。患者膝关节伸直，医者一手握住患侧小腿下端，将小腿外展，另一手握住患侧膝上外侧同时向内推，如膝内侧发生疼痛和异常活动即为阳性，提示内侧副韧带损伤或断裂。检查外侧副韧带时，方法与此相反（图 2-65）。

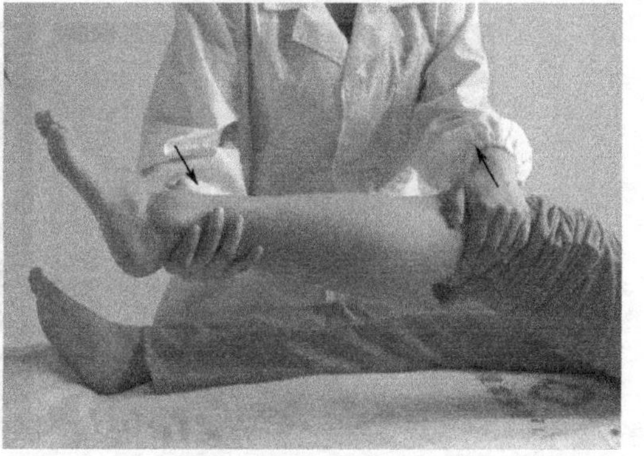

图 2-65 膝关节侧副韧带牵拉试验（分离试验）

5）抽屉试验：又称推拉试验。患者仰卧位，患肢屈曲，医者双手握住膝部下方，向前后推拉，若小腿有过度前移，提示前十字韧带断裂或松弛，反之提示后十字韧带松弛或断裂（图 2-66）。

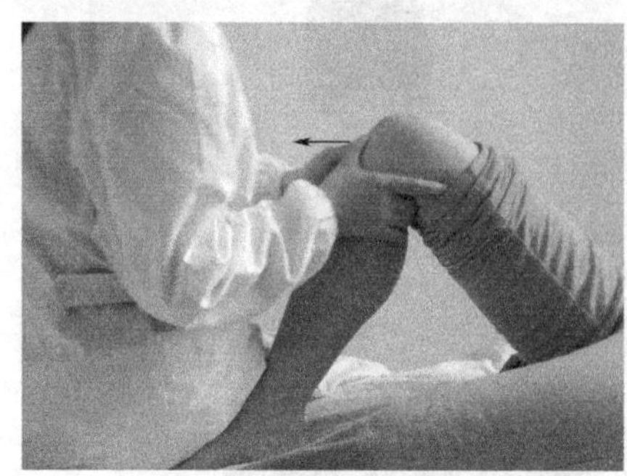
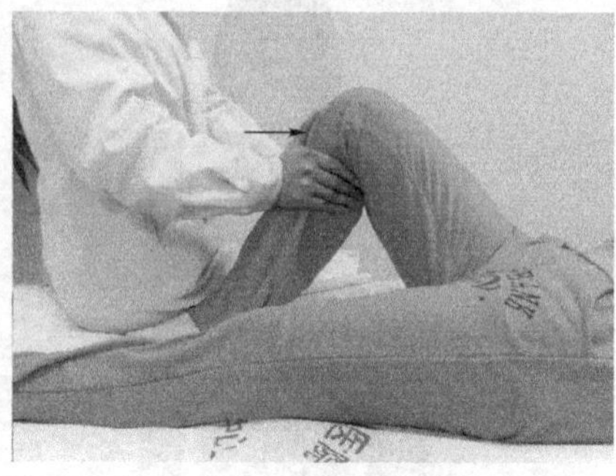

图 2-66　抽屉试验

6）回旋挤压试验：又称麦氏征。患者仰卧位，医者一手握膝，另一手握足，先使患肢尽量屈膝屈髋，然后使小腿充分外展外旋或内收内旋，并逐渐伸直，在伸直过程中患者膝部出现疼痛和弹响者，即为阳性。检查时小腿外展、旋内伸膝时出现疼痛和弹响者，多提示外侧半月板损伤；小腿内收、旋外伸膝出现疼痛和弹响者，多提示内侧半月板损伤。但临床上也可能有与之相反的结果（图 2-67）。

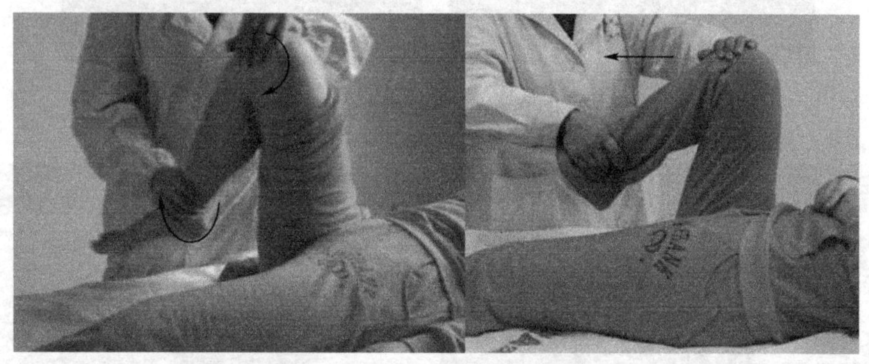

图 2-67　回旋挤压试验（麦氏征）

7）研磨提拉试验：患者俯卧位，医者双手握住患者伤肢的足部并屈膝 90°，然后医者双手用力沿小腿纵轴向下挤压旋转研磨，并做外展、外旋或内收、内旋活动，如患者膝关节内有疼痛，即为阳性，提示半月板损伤。另外如将小腿向上牵拉，做旋转活动引起疼痛，则提示内、外侧副韧带有损伤（图 2-68）。

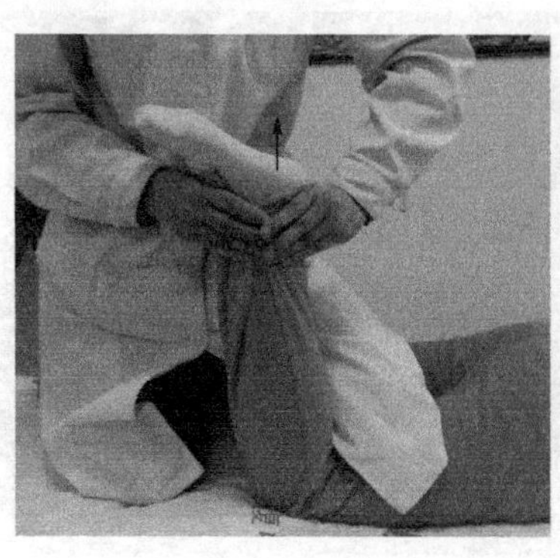
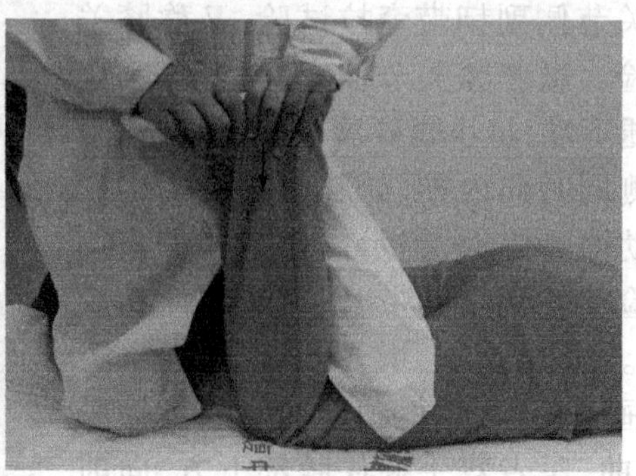

图 2-68　研磨提拉试验

8）交锁征：患者取坐位或仰卧位，嘱其做患肢膝关节屈伸活动数次，若突然出现疼痛，不能屈伸为阳性。提示半月板损伤或关节内游离体存在（图2-69）。

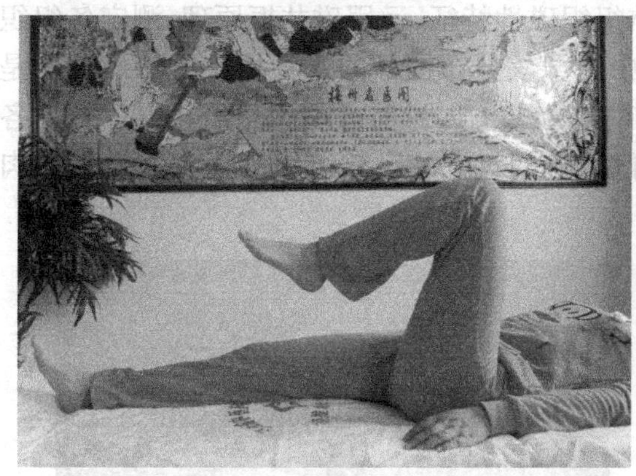
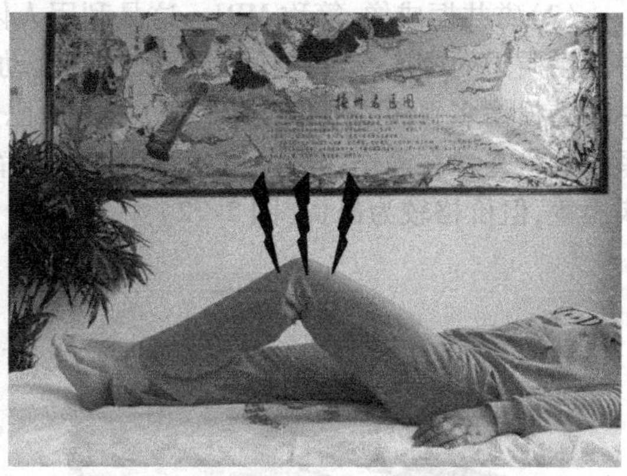

图2-69　交锁征

（四）现代辅助检查法

1. X线检查　对筋伤诊断意义不大，主要用于与骨折、脱位和骨病的鉴别诊断，因此是筋伤疾病的常规检查方法（图2-70）。

图2-70　X线检查仪器

（1）筋伤疾患常见的X线基本表现

1）软组织的肿胀：软组织炎症、水肿时可见软组织增厚，层次结构模糊。血肿、脓肿时可见到软组织中肿物阴影。

2）软组织内积气：可见软组织透亮密度减低的阴影。

3）软组织钙化：可见条状或块状钙化致密阴影。

4）软组织异物：可见到密度增高的异物阴影。

5）软组织肿瘤：在X线片上的成像均有一定的特征。

6）关节异常：间隙过宽可能有积液；关节间隙变窄，为关节软骨有退变或破坏；关节间隙消失，则为关节骨性强直。

（2）筋伤X线摄片的主要方法

1）X线平片：一般对筋伤诊断意义不大，主要用于与骨折、脱位和骨病的鉴别诊断。

2）应力下摄片：主要用于检查韧带损伤，关节松弛、脱位等。

2. 造影检查　是指将造影剂注入检查部位，增加组织的对比度，用以检查某部位组织病变的一种X线检查技术。如髓腔造影可确定肿瘤、椎间盘突出部位，应用于脊髓受压迫者。关节造影适用于关节内的病变，最常用于膝关节，用以了解有无半月板破裂、十字韧带损伤、关节内游离体及肿瘤等。常用的造影剂有碘水、碘油和气体等。

3. 电子计算机X线横断体层扫描（CT）及磁共振成像（MRI）

（1）电子计算机X线横断体层扫描：简称为CT。是以一束细窄的X线对患者受检部位进行扫描，并通过电子计算机转换成横断面图像的一种检查方法。CT检查方便、迅速，患者无痛苦、无危险。CT主要是从横断面来了解脊椎、骨盆、四肢骨与关节的病变，对椎间盘突出症、腰椎椎管狭窄症等筋伤疾病的诊断有重要参考价值(图2-71)。

(2)磁共振成像：简称MRI。这是利用人体组织磁性特征，运用磁共振原理，测定各组织中运动质子的密度，进行空间定位以获得运动中原子核分布图像的一种检查方法。MRI是一种无损伤多平面的成像技术，在许多方面已超过X线、CT，目前已用于除消化道以外的各系统的检查。在筋伤疾患中主要是用于检查脊髓、椎间盘、关节、软组织肿瘤和原发性肌肉疾患等，但价格较为昂贵(图2-72)。

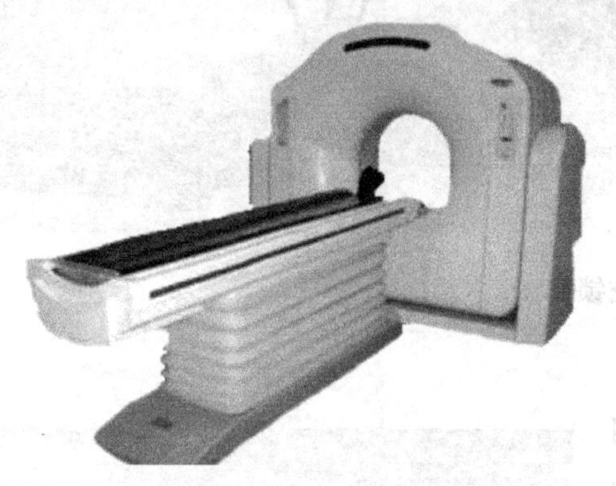

图2-71　CT检查仪器

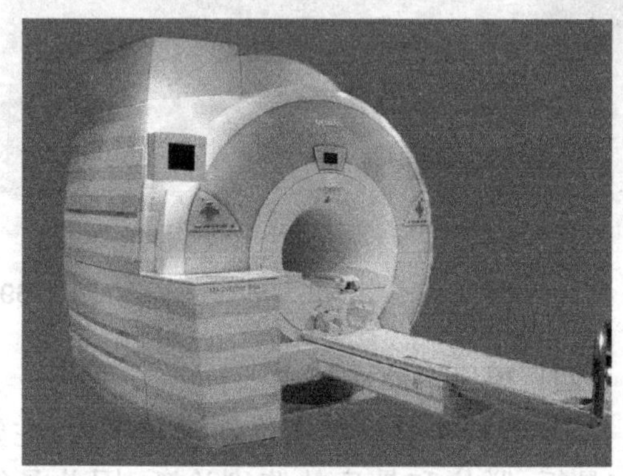

图2-72　MRI检查仪器

4. 肌电图检查　是一种临床电生理学检查法。依据病理肌电图的形态、分布以确定神经损伤的部位，判断神经、肌肉损伤程度和预后。肌电图主要用来检查神经与肌肉疾患，对神经系统的诊断及治疗有一定的参考价值(图2-73)。

5. 关节镜检查　是使用关节内镜对关节内部进行检查的一种诊疗方法。目前主要用于膝关节检查，随着器械的改进，正在逐步地用于其他关节，如肩、肘、腕、髋等关节的检查。此外还可用于某些治疗，如关节腔冲洗、摘除关节内游离体、切除损伤的半月板和修复交叉韧带等(图2-74)。

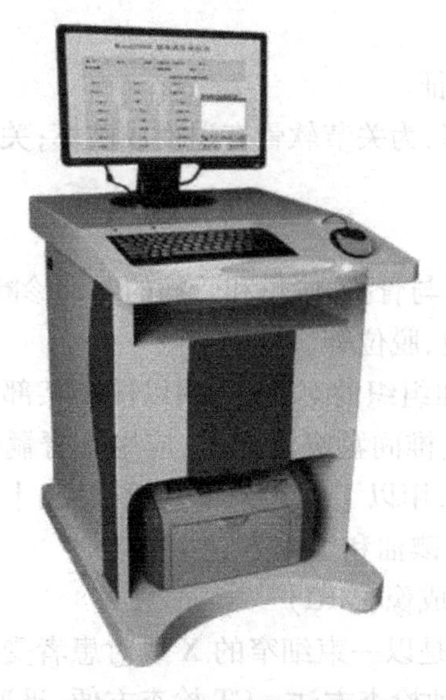

图2-73　肌电图检查仪器

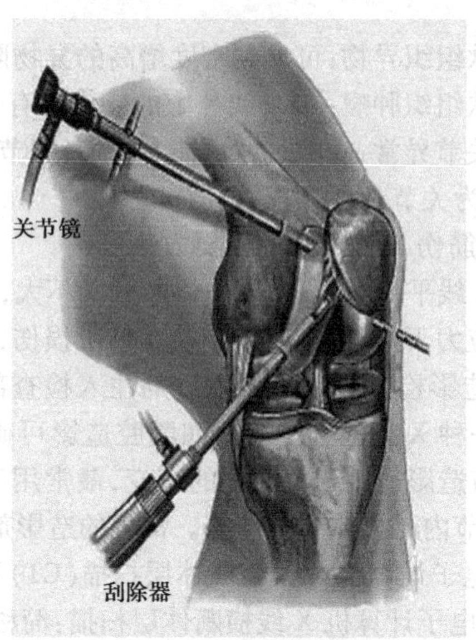

图2-74　关节镜检查

二、筋伤辨证治疗技能

筋伤的治疗，应以临床检查及辅助检查为依据，综合分析，贯彻筋骨并重、动静结合、内外兼顾、保健与治疗结合、医患合作的治疗原则。既要注重局部损伤的变化，又要重视脏腑气血的盛衰；既要注意内服药的治疗，又要重视外用药物及外治疗法等的临床应用，充分发挥患者的主观能动性，医患合作以期尽快治愈疾病。

筋伤的临床表现因损伤外力的大小、性质、程度及损伤的部位等不同而有很大差异，同时随着病情的发展，各个时期的临床表现也各不相同，因此在筋伤治疗中应始终以辨证辨病为基础，有针对性和侧重性地选择有效疗法。

部分筋伤是由于缺乏足够的自我保健所引起的，尤其是慢性筋伤，临床治疗过程常出现功能恢复缓慢或留有后遗症，所以应将治疗与预防保健结合起来，尽快促使组织愈合，功能恢复。除了注意休息，避免过度疲劳外，平时应坚持药物调补和功能锻炼等方法。合理的肢体关节活动和全身锻炼，可推动气血流通，加快祛瘀生新，使筋骨关节得以滋养，有利于慢性筋伤的修复。

人体是一个有机的统一整体，外伤与内损密切相关，彼此影响。在对筋伤治疗中应把握整体观念、内外兼顾的原则，既要外治筋骨皮肉损伤，又要内治脏腑气血的病变。在临床上可根据损伤病理变化，或以外治为主，或以内治为主，或内外治并重。依据临床具体情况，灵活使用。

筋伤的治疗方法很多，包括推拿按摩等理筋手法、内外用药以及练功疗法、固定疗法、牵引疗法、针灸疗法、封闭疗法、小针刀疗法、理疗等，临床上应根据筋伤的不同类型、病程和部位而进行选择性组合应用。

（一）理筋手法

《医宗金鉴·正骨心法要旨》指出："是则手法者，诚正骨之首务哉"，一语道出手法是骨伤科治疗中的重要手段。手法既可用于检查病情，又可用于治疗疾病。由于个人对手法掌握领会和灵活运用的程度不同，所取得的治疗效果差异很大。因此，在临床上要重视手法操作训练，明确手法的操作要求，正确应用手法的治疗作用原理，掌握手法的适应证及禁忌证，从而提高疗效。

1. 理筋手法的使用原则

（1）施行理筋手法前要做到"手摸心会"，全面了解病情，明确诊断。

（2）施用手法前，应制订施术过程的详细计划、步骤、方案，如选择手法、施术体位、人员分工、需用器械、应变措施等都要预先考虑到。

（3）指导患者密切配合，解除患者思想顾虑，才能有利手法顺利完成。

（4）施行手法时，应全神贯注，操作准确，动作熟练、灵巧，刚柔相济，手随心转，法从手出。

（5）使用手法时，力量要轻重适宜，手法宜先轻后重，速度宜先慢后快，范围宜由小到大，并根据患者体质及治疗反应随时进行调整。

（6）施行手法时，应注意局部解剖结构与相邻关节的生理、病理关系及正常生理活动范围，避免造成损伤。

（7）严格掌握手法的适应证和禁忌证。

2. 理筋手法的治疗作用

（1）活血化瘀，消肿止痛：肢体各部位筋伤后，其损伤部位的血管破裂，离经之血流注于四肢关节或留滞于筋络肌腠，经络受阻，气血不畅，则为肿为痛。施以适当手法，有助于气血运行，调畅气机，理顺经络，消除血管痉挛，增进血液循环，加速瘀血的吸收，从而达到气行则血行，血行则肿消，通则不痛的目的。《医宗金鉴·正骨心法要旨》指出："按其经络，以通郁闭之气，摩其壅聚，以散瘀结之肿，其患可愈。"

（2）舒筋活络，解除痉挛：现代研究表明，手法可直接加速局部气血运行，使经络通道通畅，并能改善肌肉、筋骨、关节等组织的营养状态，调整机体内部平衡，而且在局部施以多种不同手法，可牵拉理顺筋腱和肌纤维，舒展肌肉筋络，从而解除肌肉痉挛。

（3）松解粘连，滑利关节：筋伤后期局部筋腱、韧带、关节囊等软组织因出血血肿机化而产生粘连，致关节功能障碍。施以适当的手法，可宣通闭阻的气血，剥离松解粘连的软组织，消除腱鞘狭窄，通利活络关节。

（4）理顺筋肉，整复移位：通过正确的理筋手法，可使筋伤后所致的"筋出槽""骨错缝"得到整复，软组织撕裂复原，肌腱滑脱理正，脱出的髓核还纳，并消除因这些病理变化所带来的肌痉挛和疼痛，恢复组织的正常生理结构和功能。

（5）调和气血，散寒除痹：筋伤日久或慢性劳损，往往正气虚弱，风寒湿邪乘虚而入，导致肢体经络不通，气血不和，出现肢体酸胀、麻木疼痛等症。通过手法刺激穴位，可起到调和气血、温通经络、散寒除痹的作用，从而促进肢体功能恢复。

3. 理筋手法的适应证

（1）各种急、慢性闭合性筋伤而筋没有完全断裂者。

（2）骨关节及筋脉有轻度解剖移位者。

（3）风寒湿邪入侵肢体，凝结筋骨之间，引起肢节疼痛，活动不利者。

（4）急性筋伤失治或误治致关节僵硬者。

（5）骨折、脱位后遗症肌肉萎缩或关节僵直者。

（6）筋伤并发其他病症者。

4. 理筋手法的禁忌证

（1）各类急性传染病、皮肤病及恶性肿瘤者禁用。

（2）急性损伤早期瘀血肿胀严重或疼痛剧烈者，以及肌腱大部分或完全断裂者禁用。

（3）诊断不明确的急性脊柱损伤伴有脊髓损伤症状者禁用。

（4）伴有出血倾向的血液病患者禁用。

（5）伴有严重内脏器质性病变者禁用或慎用。

（6）处于精神病发作期的患者慎用。

（7）妇女妊娠期或月经期慎用。

（8）极度疲劳、过饥、过饱、醉酒者慎用。

（9）年老体弱、骨质疏松、脊柱重度滑脱者慎用。

（10）对手法有恐惧心理，不能合作者慎用。

5. 常用理筋手法简介　所谓手法是指医者应用双手在患者体表特定部位或穴位上施行不同的动作，以调节人体生理、病理状态，从而达到防治疾病目的的一种外治疗法。手法操作时要求持久、有力、均匀、柔和、深透，在临床中才能做到刚柔相济，运用自如，法之所施，患者不知其苦。临床治疗筋伤的手法有很多种，它们大多是各家流派不同经验的总结，这些手法常有些名称相同而做法不同，或做法相同而名称不一。本书主要介绍和阐述一些常用基本手法的动作要领、操作要求、临床应用。

（1）㨰法：包括侧㨰法和直㨰法（图 2-75）。

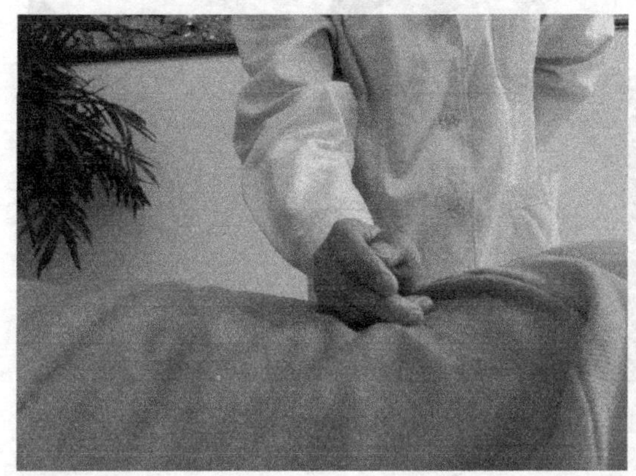
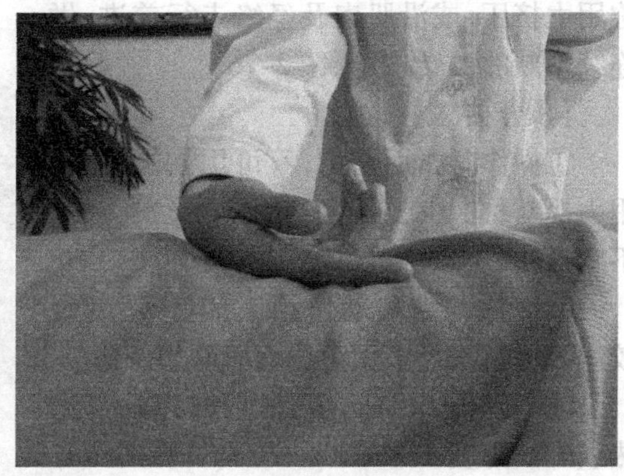

（1）侧㨰法

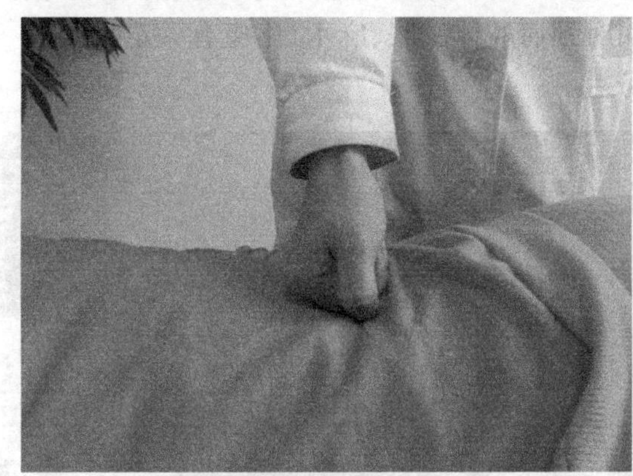
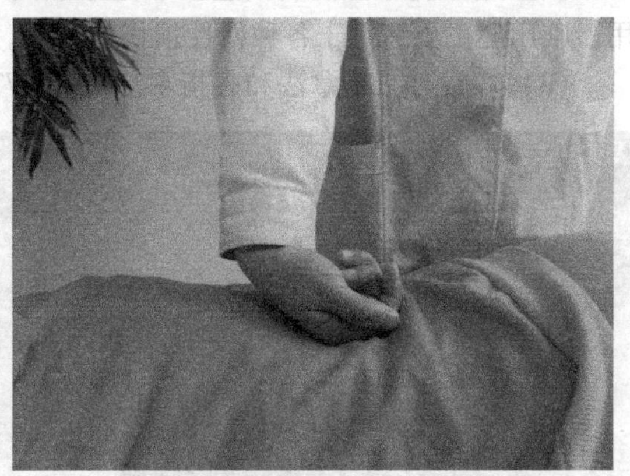

（2）直㨰法

图 2-75　㨰法

【操作方法】

①侧㨰法：以手掌背部小指侧部分及小鱼际贴于治疗部位，掌指关节略为屈曲，然后进行腕关节的屈伸及前臂旋转的协调动作，使滚动的力量持续地作用于治疗部位。

②直㨰法：手握空拳，以食、中、无名、小指的第一指间关节突出部分着力于治疗部位体表上，腕部放松并做前后往返均匀摆动，带动拳做小幅度的来回滚动。

【操作要求】

①操作时肩、臂、肘要放松，肘关节屈曲 130°左右。

②着力点要紧贴体表，不可离开或摩擦皮肤，腕关节屈伸幅度要小，压力均匀。

③滚动时动作要求连续不断，不可跳动和摩擦，用力要均匀，所用压力能使肌深层产生感觉，体表不甚疼痛为宜。

【临床应用】　㨰法可用及全身部位，但头面胸腹除外，具有舒通筋络、解痉止痛、消除疲劳的作用。临床上侧㨰法因用力较小而柔和，颈项部多用；直㨰法着力较大，感应较强，适用于腰、背、臀部等肌肉丰厚处。

(2)捏法

【操作方法】 以拇指与食中指或拇指与其他四指形成钳形,捏住一定部位并对称用力挤压,或沿肌肉及经络走行前进,做连续不断的碾转挤压(图2-76)。

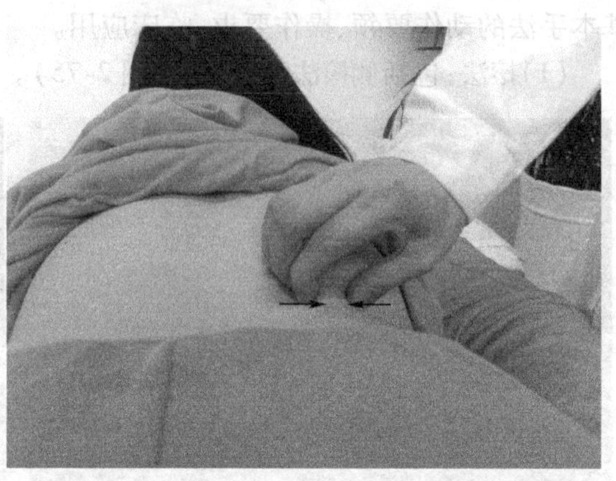

图2-76 捏法

【操作要求】

①操作时指面用力,不可用指端着力,用力要对称、均匀、柔和,动作要连贯,频率不宜过快。

②捏法与拿法动作相似,但作用部位较浅,动作较轻,多用于浅表肌肤组织。

③捏法施用时间不宜过长,以局部温热或红润为度。

【临床应用】 捏法刺激量较小,主要用于颈项及四肢部,具有疏通气血、消肿止痛等作用。临床上主要适用于各种慢性损伤的治疗,如对颈肩肢体酸胀、麻木、疼痛有一定疗效。

(3)拿法:分三指拿法和五指拿法(图2-77)。

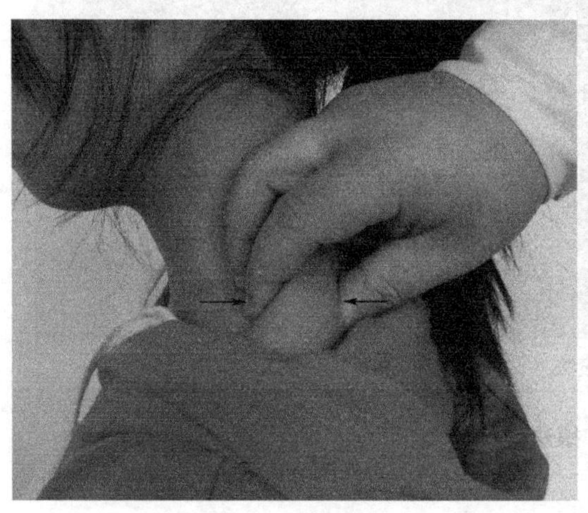

(1)三指拿法

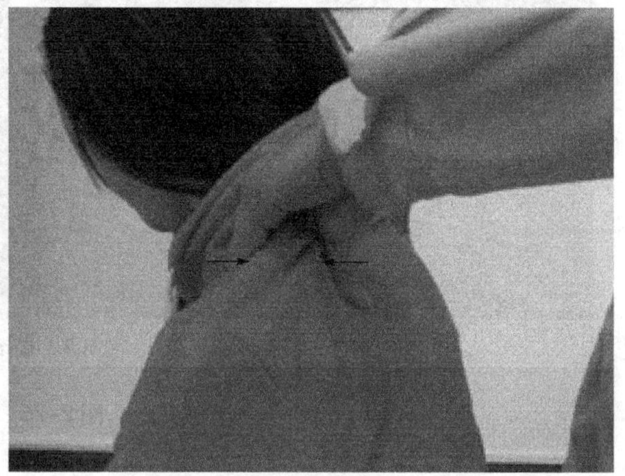

(2)五指拿法

图2-77 拿法

【操作方法】 捏而提之谓拿,指用拇指和食中两指,或用拇指和其他四指呈弧形,捏住一定部位对称用力,拿起后迅速滑脱松开。

【操作要求】

①动作要缓和而有连贯性。

②操作时指面用力要稳,拿起部位要准确。

③用力由轻渐重,不可突然用力。

④使患者感觉有酸胀、微热及放松舒适感,而又不感到过于疼痛为度。

【临床应用】 拿法刺激较大,具有疏经通络、解痉止痛的作用,临床上适用于颈、肩及四肢部病变。三指拿法应用于较小部位,五指拿法适用于面积大、肌肉丰隆部位。

(4)揉法:分为指揉法、掌揉法(掌面揉法、掌根揉法)、拳揉法和肘揉法(图2-78)。

【操作方法】 用手指指面、手掌掌面、掌根或肘尖等部位着力于治疗部位上，腕部放松，用一定的均匀压力，使该处的皮肤、皮下组织随手指或手掌等做轻柔和缓的回旋运动。

【操作要求】

①操作时指掌等要吸定治疗部位，但向下压力不可太大，需带动皮下组织运动。

②动作要灵活而有节律。

③不能在体表有摩擦运动。

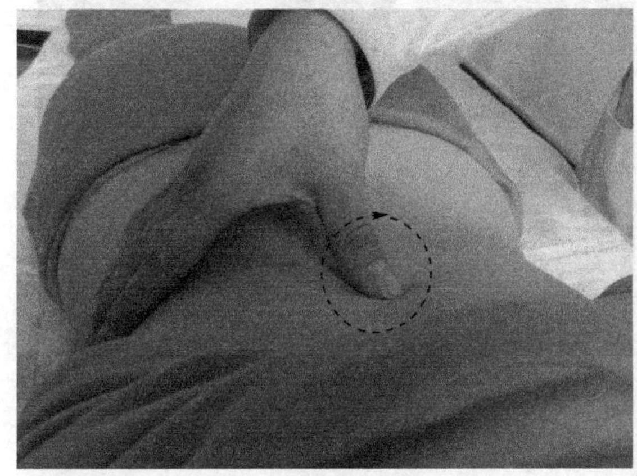

（1）指揉法

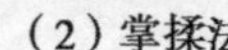

（2）掌揉法

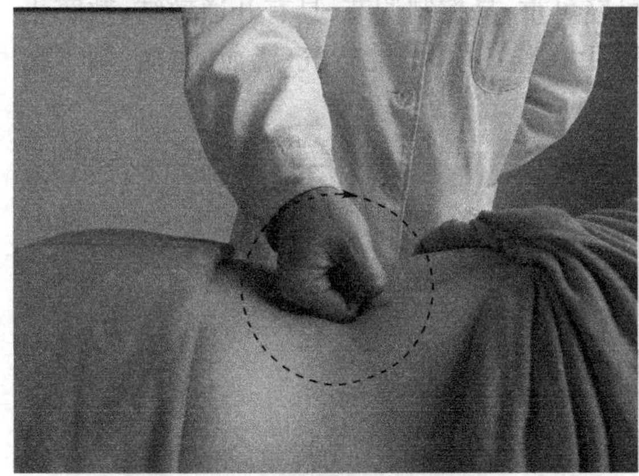

（3）拳揉法

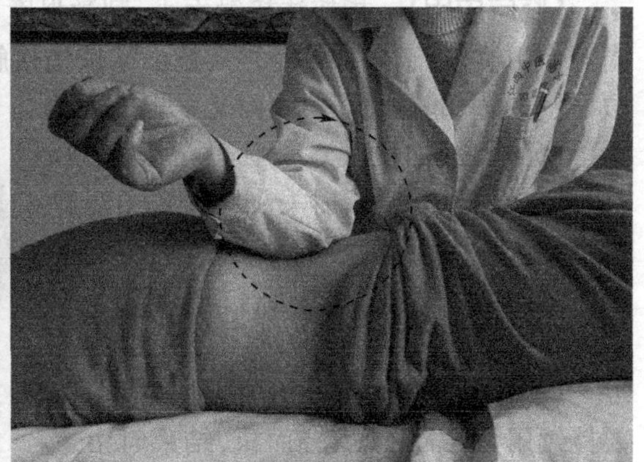

（4）肘揉法

图2-78　揉法

【临床应用】 揉法较柔和，能消散外伤引起的肿胀和气血凝滞，并能缓解强刺激手法后的疼痛，因此常作为重刺激手法后的缓和手法，具有舒筋通络、行气活血等作用，尤其能解除肌肉疲劳，可用于全身各部位的筋伤。指揉法和肘揉法作用较重，掌揉法和拳揉法较柔和。指揉法适用于狭小部位或穴位，常在掐、压、拨、拿等强刺激手法后应用，以缓解其酸胀痛反应；掌揉法及拳揉法适用于面积较大及肌肉较丰厚部位，如肩、背、腰臀部；肘揉法作用力最强，主要适用于腰、背、臀部穴位及较深在部位的疼痛。

(5)按法：可分为指按法、掌按法（图2-79）。

【操作方法】 用手指指面、手掌掌面着力于体表某一部位，逐渐用力向下按压，按而留之。

【操作要求】

①用力向下按压的方向要垂直，用力要由轻渐重，稳而持续，切忌用迅猛的暴力，以免产生不良反应。

②由于本法刺激性较强，临床上常与揉法结合使用。

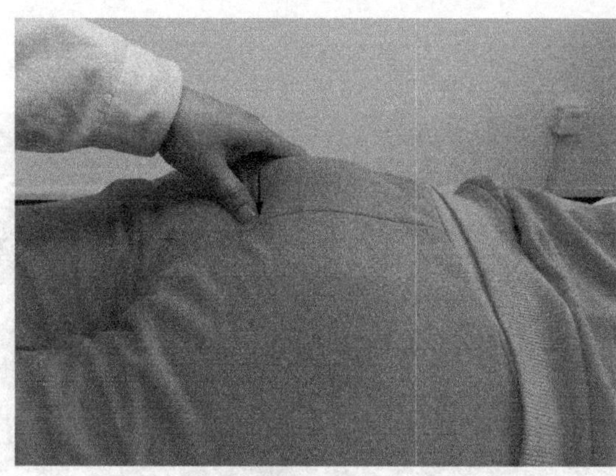

（1）指按法

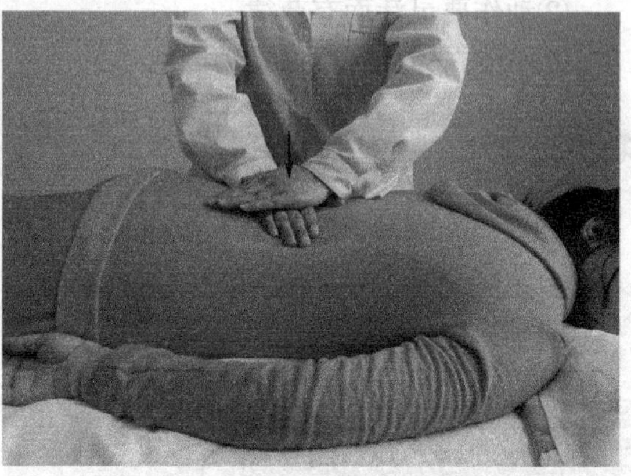

（2）掌按法

图2-79　按法

【临床应用】　指按法接触面小，刺激强度可轻可重，易控制调节，具有开通散结、散寒止痛等作用，可用于全身各经络穴位。掌按法接触面大，作用缓和，能行气、活血、镇痛，用于胸腹、腰背及臀部等面积较大而又平坦的部位。

（6）压法（肘压法）

【操作方法】　用肘关节尺骨鹰嘴部着力于施术部位，以肩关节为支点，利用身体上半部的重量，垂直用力进行持续按压（图2-80）。

【操作要求】　向下用力方向要垂直，要持续用力，力量须由轻而重，结束时由重而轻。肘压力量以患者能忍受为度。

【临床应用】　肘压法刺激较强，常与揉法结合使用，具有舒筋通络、解痉止痛的作用，适用于腰臀部、下肢后侧以及背部等肌肉发达部位的筋伤。

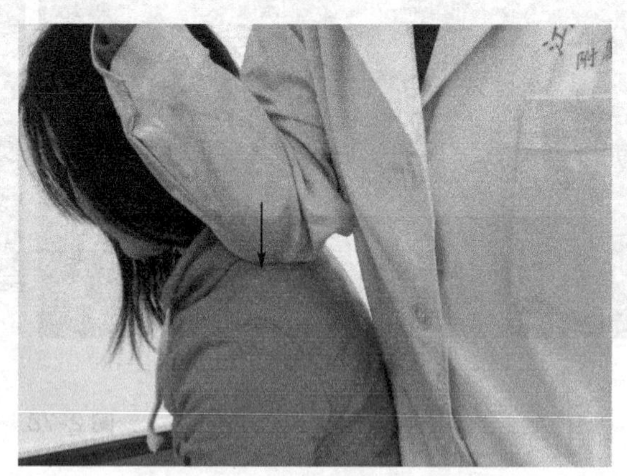

图2-80　压法（肘压法）

（7）点法：分为指端点和屈指点法（图2-81）。

【操作要领】　以指端或屈曲的指间关节部着力于施术部位，持续地进行点压。

【动作要求】　点压部位要准确，用力方向宜垂直，力量由轻而重，稳而持续，使刺激充分达到机体的组织深部。

【临床应用】　本法刺激较强，常配合揉法使用，具有解痉止痛作用，可用全身各部位，尤其是全身穴位及阿是穴。

（8）弹筋法

【操作方法】　以拇指或拇指、食指、中指，沿着肌肉垂直方向拿起肌腹或肌腱与肌腹交

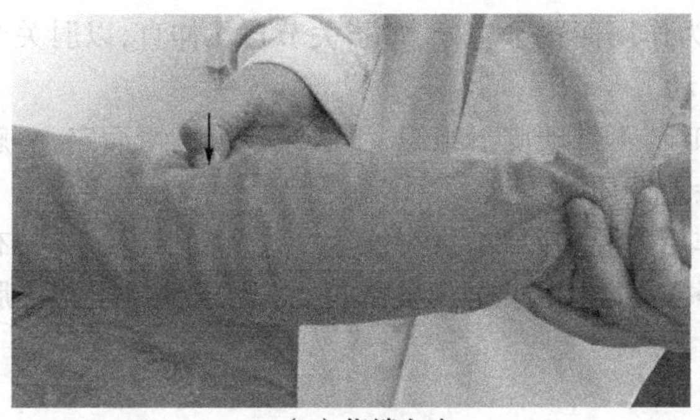

（1）指端点法

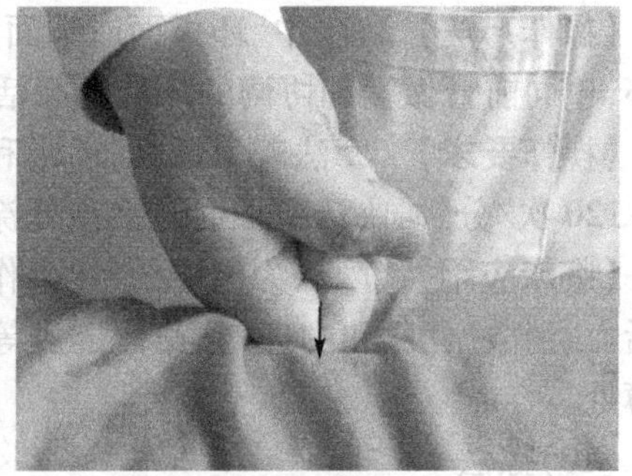

（2）屈指点法

图2-81　点法

接处并向外适度牵拉，让肌腹自然滑脱，滑脱中可闻及“咔哒”声（图2-82）。

【操作要求】 弹筋法刺激较强，患者易于产生重度酸胀感，但过后常有明显轻快感。弹筋后应当用柔和手法缓解，不宜频繁使用。

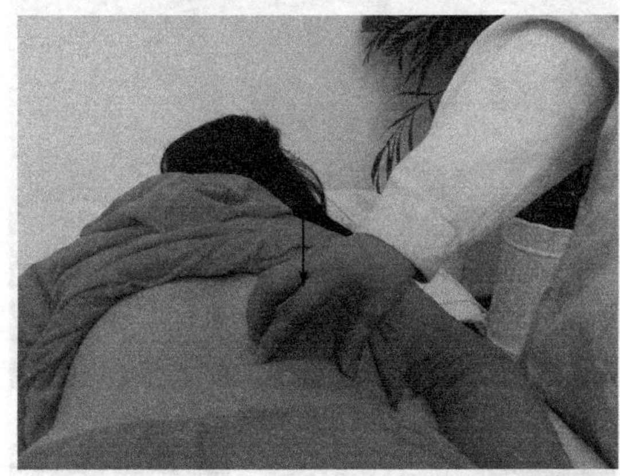

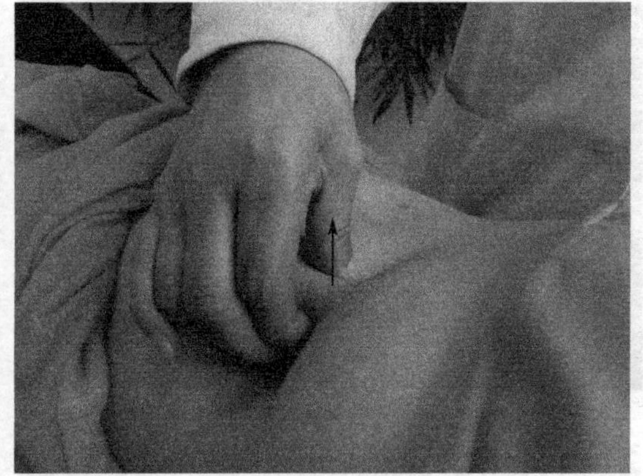

图2-82　弹筋法

【临床应用】 本法具有舒筋通络、解痉止痛、分解粘连、消除疲劳的作用，多用于颈、肩、四肢等部位的肌肉、肌腱慢性病变。

（9）摩法：分为指摩法和掌摩法（图2-83）。

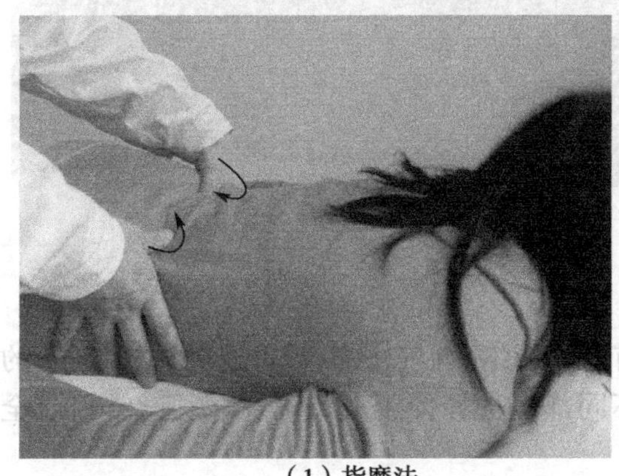

（1）指摩法

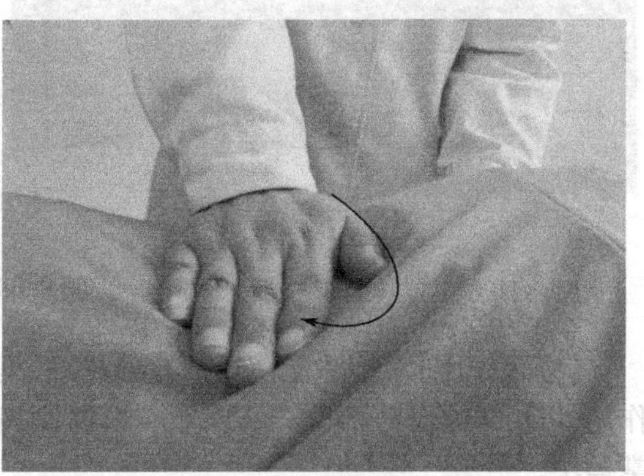

（2）掌摩法

图2-83　摩法

【操作方法】 食、中、环指面或掌面为作用面置于患处，掌指关节自然伸直，以肘关节为中心，连同前臂做缓和协调的环旋抚摩活动。

【操作要求】 摩法着力最轻，动作和缓，不带动皮下组织，手法频率视病情而定，一般为80～120次/分钟，临床应用时宜在患处涂上介质。

【临床应用】 摩法为最轻柔手法，作用力温和而浅表者，仅达皮肤及皮下组织。具有行气活血、消散瘀肿、和中理气、安神定痛等作用，适用于全身各部位，多用于胸、腹、胁等肌肉较薄处。

(10)擦法

【操作方法】 以大鱼际、小鱼际、掌根或全掌着力于治疗部位做往返直线摩擦运动（图2-84）。

【操作要求】 操作时紧贴体表，摩擦距离要直而长，动作要连续不断，用力要均匀而适中，以透热为度，使用擦法后不能再使用其他手法，且常用介质以防皮肤破损。

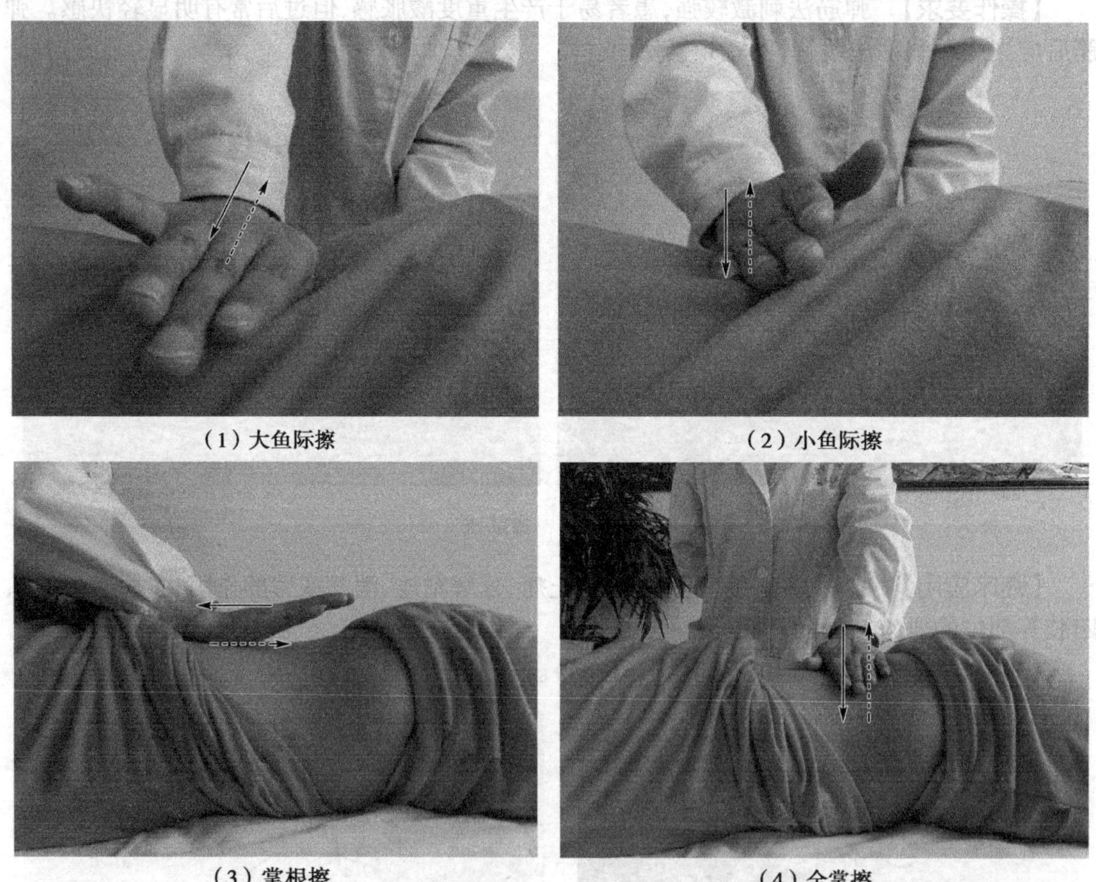

（1）大鱼际擦　（2）小鱼际擦　（3）掌根擦　（4）全掌擦

图2-84 擦法

【临床应用】 擦法能使局部有温热感，具有舒筋活络、理气止痛、消瘀退肿、祛风散寒的作用，可用于全身各部位。临床上应根据体表不同部位选择使用大鱼际、小鱼际、掌根或全掌擦法。

(11)击法：分指击法、掌击法和拳击法（图2-85）。

【操作方法】　腕关节放松，以指端、掌面、空拳或实掌为着力部，运用肘关节或腕关节摆动力量对体表进行有节奏的击打。

【操作要求】　施法时由轻而重，由慢而快，或快慢交替进行敲击。力量大小应根据体表部位、胖瘦、病情虚实不同而决定。动作要协调、灵巧，着力有弹性。

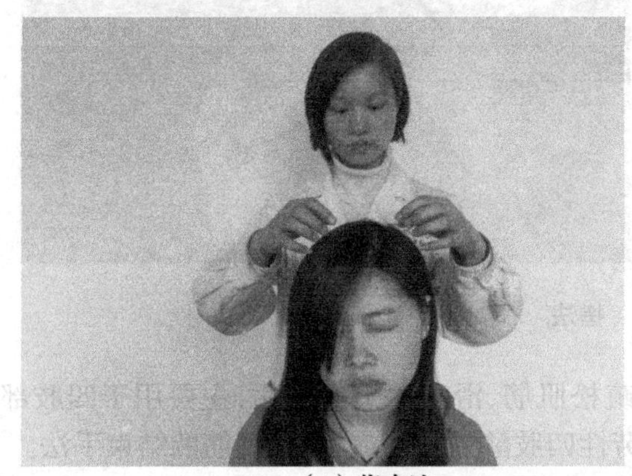
（1）指击法

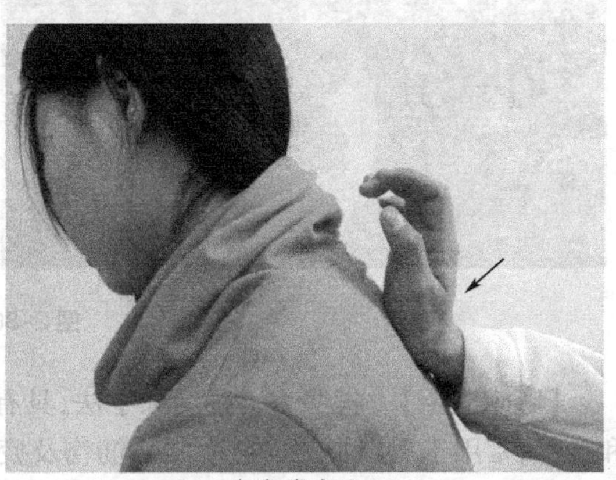
（2）掌击法

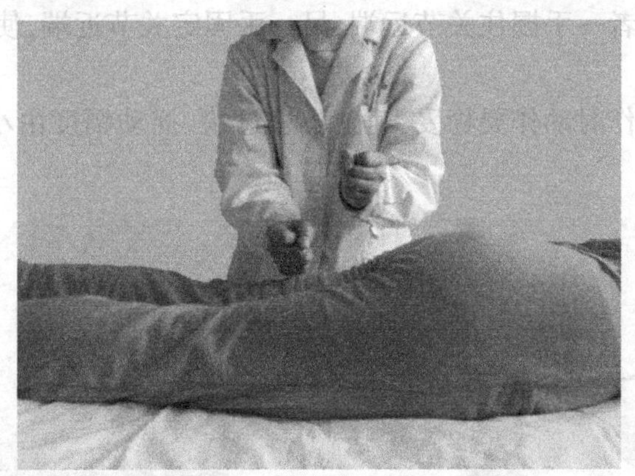
（3）拳击法

图2-85　击法

【临床应用】　本法具有宣通气血、放松肌肉的作用，适用全身各部位浅、深部组织，主要用于肢体疼痛，麻木不仁，风湿痹痛，疲劳酸痛等。

（12）搓法

【操作方法】　两手伸直，手掌对称地夹住肢体两侧，紧贴皮肤，相对用力，做反方向来回搓动（图2-86）。

【操作要求】　用力要轻快，动作要协调、连贯，搓后肢体要有明显松动感。

【临床应用】　本法刺激温和，具有疏松肌筋、调和气血的作用，多用于四肢及理筋手法治疗后的结束手法。

（13）抖法

【操作方法】　以单手或双手握住患肢远端，微用力做小幅度连续上下或左右抖动（图2-87）。

【操作要求】　被抖动肢体要自然伸直、放松，用力宜轻而均匀，幅度由小渐大，频率逐渐加快，使振动力量呈波浪形，传递到远处关节，使之有明显松动和舒适感。

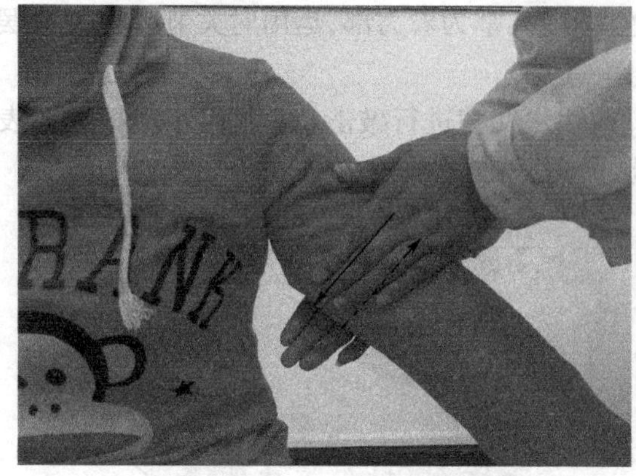

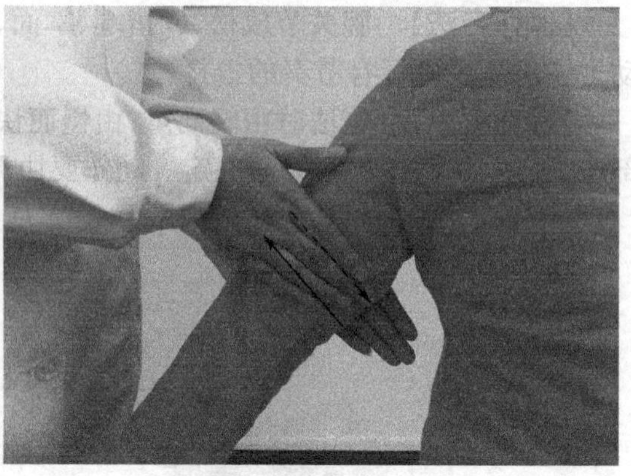

图 2-86　搓法

【临床应用】　抖法为一种缓和手法，具有疏松肌筋、滑利关节等作用，主要用于四肢部和腰部，常用于肩周炎、颈椎病、腰部筋伤及疲劳性四肢酸痛等病症，作为理筋的结束手法。

(14)摇法

【操作方法】　医者一手握住关节远端，另一手固定关节近端，使关节做被动的环转活动(图 2-88)。

【操作要求】　操作时动作要稳妥，速度不宜过快，摇动幅度由小到大，应在其生理幅度范围内。

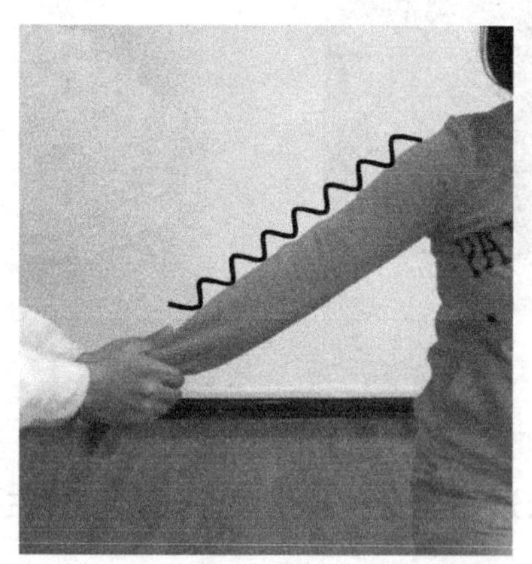

图 2-87　抖法

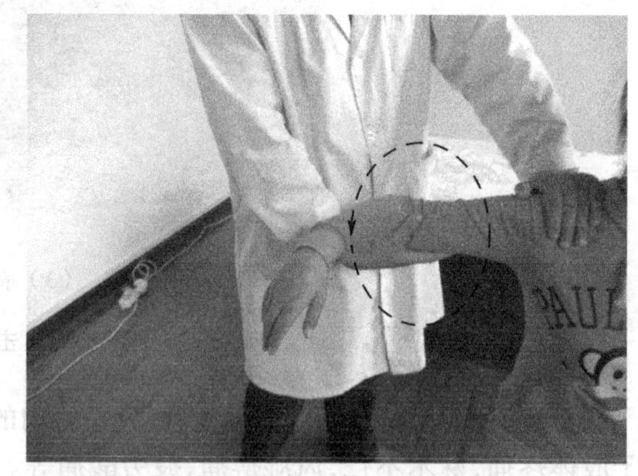

图 2-88　摇法

【临床应用】　摇法具有松解粘连、恢复关节功能的作用，用于预防和治疗关节部的痉挛、粘连、僵直等活动障碍。

(15)屈伸法

【操作方法】　医者一手握住患肢关节远端肢体，另一手固定关节近端，做适度屈伸被动活动(图 2-89)。

【操作要求】　用力宜稳，循序渐进，以患者能忍耐为度，不宜使用蛮力、暴力使之屈伸。

【临床应用】　本法具有松解粘连、舒筋活络的作用，常用于肌筋韧带挛缩、粘连，四肢关节僵硬强直者。

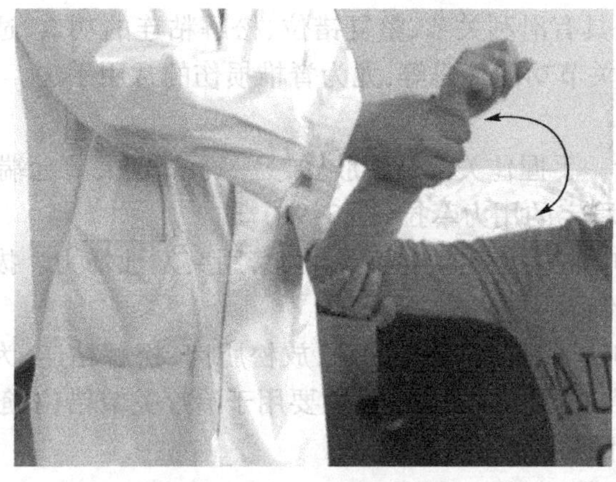

图 2-89　屈伸法

(16)扳法

【操作方法】　用双手朝相反方向扳动脊柱或四肢某关节,使之在瞬间活动超过一定范围。即扳动时将该关节做最大可能伸展或旋转,在保持这一姿势基础上,施以突发的、有控制幅度的快速扳动,常闻及"咯嗒声"。不同的关节部位应注意不同手法(图 2-90)。

【操作要求】　两手要协调,动作宜轻巧,用力要准确,不能使用蛮力、暴力。不可超过关节运动的生理范围及强求"弹响声"。

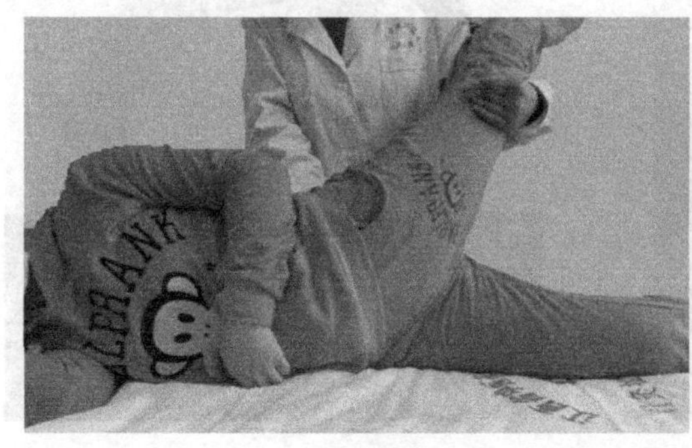

(1)后伸扳法

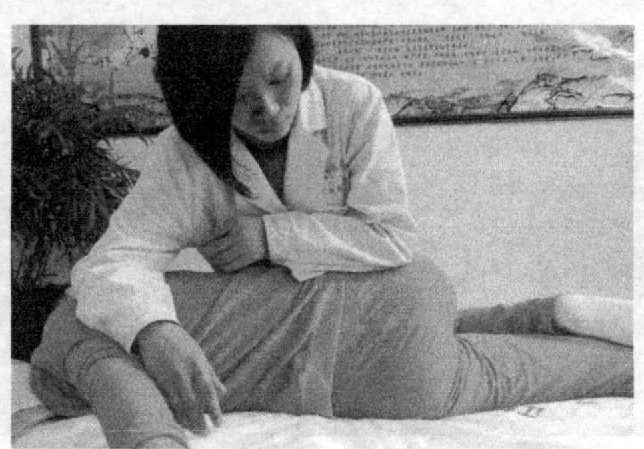

(2)斜扳法

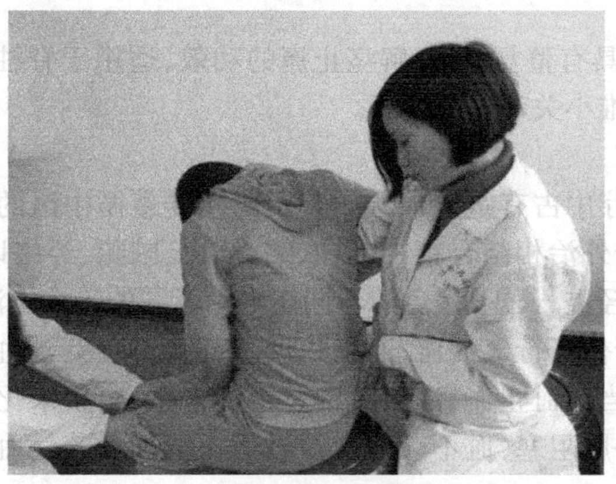

(3)旋转复位扳法

图 2-90　扳法

【临床应用】 本法具有滑利关节、整复错位、松解粘连的功效，适用于颈椎病、肩周炎、腰椎间盘突出症及四肢关节功能障碍等，尤为脊椎损伤的常用手法。

(17)拔伸法

【操作方法】 医者一手握住关节近端肢体，另一手固定关节远端肢体，或两手同时握住关节远端肢体，做持续、稳定的用力牵拉(图2-91)。

【操作要求】 拔伸牵拉用力时要稳而持续，禁用突发性暴力。拔伸力量和方向应根据不同部位和病情适当控制。

【临床应用】 拔伸法通过拉宽关节间隙，放松肌肉，松解粘连，为关节复位和功能恢复创造条件，故有舒筋通络、整复错位的功效，主要用于治疗关节错位、筋伤、功能障碍等，特别适合于脊柱和四肢关节的移位、扭伤及错位。

(18)背法

【操作方法】 医者与患者背靠背站立，医者用两肘挽住患者的肘部，嘱患者全身放松，然后医者以臀部顶住患者的腰部，屈膝弯腰挺臀将患者反背起来，使其双下肢离地；也可嘱患者全身放松，以臀部着力摆颤(图2-92)。

【操作要求】 医者动作要协调，背起时应把握角度及力度，并嘱患者放松配合，忌用蛮力。

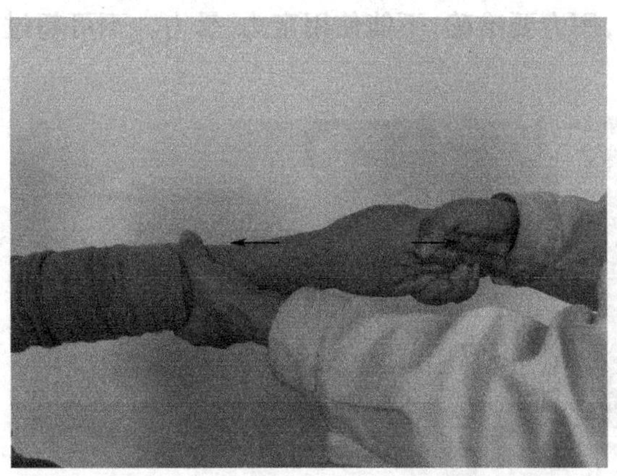

图2-91 拔伸法

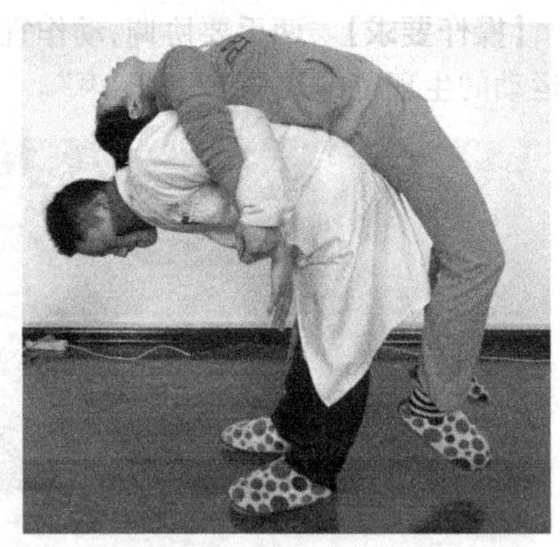

图2-92 背法

【临床应用】 本法具有整复错位、解痉止痛的功效，适用于脊柱关节病变，如腰椎间盘突出症、急性腰扭伤、腰椎小关节紊乱症等。

(二)药物治疗

药物治疗在筋伤治疗中占有重要地位。其用药同样遵循中医的辨证论治原则，并贯彻局部与整体兼顾、内治与外治相结合精神，以八纲、气血、脏腑、经络以及卫气营血辨证为治疗法则，根据损伤虚实、轻重、长短、缓急的不同而采用不同的治疗方法。

对于筋伤的治疗，新伤当行气活血，通络化瘀。若筋伤感染或血瘀化热，腐筋蚀骨而致血热妄行，高热烦躁者，当凉血止血，清热解毒。新伤未愈，留瘀未化者治当活血和营，舒筋通络。陈伤久延失治，络脉阻塞，血不荣筋者治当养血营筋。若气血失养，形瘦肉削者治当气血双补。

药物治疗根据给药途径的不同，可分为内治法与外治法两大类，临床上可依据病情选择应用。

1. 内治法　局部筋伤后，气血经络因之不和而影响到脏腑和全身功能，因此在治疗时应从整体观念出发，辨证与辨病相结合，审因论治，选择最佳治疗方药。内治法传统的剂型有汤剂、酒剂、丹剂、丸剂及散剂等，近年来随着社会科技进步，又出现了片剂及针剂等。本书简要介绍目前临床较为常用的筋伤三期辨证用药内治法。

（1）初期治法：筋伤初期通常指伤后 1～2 周内，主要病机以气滞血瘀，为肿为痛或血瘀化热为主，常采用攻法，治以行气活血法、攻下逐瘀法或清热凉血法等。若损伤严重，瘀血蓄积而出现脏腑受损，猝然昏厥，不省人事者，其治疗应辨别虚实，因证而治。

1）行气活血法：又称行气消瘀法，是筋伤内治法中最常用的一种方法。本法具有行气通络、消瘀散肿止痛的作用，适用于筋伤后气滞血瘀，局部肿痛，无里实证及有里实热证但因某种禁忌又不能猛攻峻下者，多选用具有疏通气机、促进血行、消瘀止痛作用的药物。常用方剂有以行气为主的柴胡疏肝散、复元通气散，以活血化瘀为主的桃红四物汤、活血止痛汤，行气与活血并重的血府逐瘀汤、顺气活血汤等。临证应根据筋伤的程度和部位的不同，或重于行气，或重于活血，或二者兼重，灵活运用。

2）攻下逐瘀法：属“下法”。本法有攻逐瘀血、泻热止痛的作用，适用于早期瘀血内阻，便秘腹胀，舌红苔黄，脉数，体实者，多选用具有活血祛瘀和泻下作用的药物。常用方剂有桃仁承气汤、鸡鸣散、大成汤等。本法药物多苦寒峻猛，故年老体弱、气血虚弱或内伤重症、失血过多以及慢性劳损、妊娠期、月经期、产后气血不足等患者慎用，可改用润下通便、行气活血或攻补兼施的方法治疗。

3）清热凉血法：包括清热解毒法和凉血止血法。本法具有清热解毒和凉血止血之功效，适用于热毒蕴结于皮肉筋骨，局部红肿热痛，全身见发热、口渴、舌红、苔黄、脉数等症，甚至火热内攻而出现各种血热妄行证候的患者。常用的清热解毒方剂有犀角地黄汤（犀角地黄汤为古书方名，现称清热地黄汤，方中犀角用水牛角代）、清营汤、五味消毒饮，凉血止血方剂有十灰散、小蓟饮子等。止血药应按其归经和出血部位的不同而正确选用，如鼻衄多用白茅根，吐血多用侧柏叶、茜草根，尿血多用炒蒲黄、小蓟，便血多用槐花、地榆等。同时，清热凉血之方剂多以寒凉药物为主，应注意防止寒凉太过而致脾胃受损，瘀血内停。对于失血过多患者应注意补气摄血，必要时还要结合补液、输血等治疗。

（2）中期治法：筋伤中期是指伤后 3～6 周内，肿痛诸症虽有所减轻，但伴有肝肾、脾胃虚弱证，病机为虚实夹杂，气血不调。治宜以“和”法为主，调和营卫，攻补兼施。常采用和营止痛法和舒筋活络法。

1）和营止痛法：经过筋伤早期治疗后，仍有气滞血瘀，肿痛未消，而续用攻下之法又恐伤正气，宜和血止痛。常用方剂有和营止痛汤、定痛和血汤、和营通气散等。

2）舒筋活络法：本法具有祛风湿、行气血、舒筋活络、通利关节之功效，适用于筋伤后瘀滞停积，气耗血伤，气血不足，筋肉失养，或风寒湿邪乘虚侵袭，痹阻经络，使肌肉筋脉发生挛缩，筋膜粘连，肢体功能受限者，多选用舒筋、祛风、通络作用之药物。常用方剂有舒筋活血汤、蠲痹汤、舒筋汤等。

（3）后期治法：筋伤后期是指伤后 6 周，肿胀、瘀血虽基本消失，但气血、肝肾、脾胃虚损之症较突出，经脉未能完全通畅，损伤之筋尚未完全复原，故视为慢性筋伤，根据“虚则补之”的原则，以“补”法为主。同时由于日久体虚，易感风寒之邪，故应注意温经通络。常用的治法包括补气养血法、补益肝肾法及温经通络法。

1）补气养血法：筋伤日久，气血亏虚，据《素问·阴阳应象大论》之“形不足者，温之以气；精不足者，补之以味”的原则，治宜补养气血，使气血旺盛以濡养筋骨皮肉，使之强劲有力。本法适用于久伤体虚，气血不足，筋骨瘦弱之患者，多选用能补益气血的药物，常用方剂有四物汤、四君子汤、八珍汤和十全大补汤等。

2）补益肝肾法：肝主筋，肾主骨，主腰脚。《素问·上古天真论》中讲：“肝气衰，筋不能动”，《素问·脉要精微论》中讲：“腰者肾之府，转摇不能，肾将惫矣。”筋伤后期，肝肾亏损，故治以补益肝肾、强壮筋骨之法。常用方剂有左归丸、右归丸、壮筋养血汤等。本法适用于筋伤日久，体质虚弱，肝肾亏虚，筋骨痿软，腰膝酸软，疼痛日久者。

3）温经通络法：筋伤日久，气血不足，复感风寒湿邪而致经络不通。据《素问·至真要大论》“寒者热之”“劳者温之”的原则，治宜温经通络。本法适用于筋伤后气血运行不畅，或因阳气不足，腠理空虚，风寒湿邪乘虚侵袭经络，或筋伤日久失治，气血凝滞，风寒湿邪滞留患者。多使用温热性的祛风散寒除湿药物，并佐以调和营卫或补益肝肾的药物。常用方剂有乌头汤、麻桂温经汤及大、小活络丸等。

2. 外治法　外治法和内治法同样，贯穿着整体观念和辨证论治的精神。正如清·吴师机所说：“外治之理，即内治之理，外治之药，即内治之药，所异者法耳。”外治法是指运用一定剂型的药物放置于体表，通过搽擦、敷贴、熏洗等方法使药物渗透皮肤，进入体内发挥疗效，从而治疗筋伤的方法。历代医家在筋伤治疗中均一向重视外治法。临床上药物外治法种类很多，各自的功效和使用方法也不同，可分为敷药、贴药、擦剂、熏洗热敷药等。

（1）敷药：根据药物剂型不同可分为药粉和药膏两类。所谓药粉是指将药物碾为细末，直接敷于患处的一种剂型。药膏是指将药物和基质混合而制成的软膏剂型。其选用药物不同，功效各异。如消瘀退肿止痛的双柏膏，适用于筋伤初期肿痛者；舒筋活血的活血散，用于筋伤中期患者；温经通络的温经通络膏，适用于损伤日久，复感风寒湿邪者；清热解毒的金黄膏，用于筋伤感染邪毒，局部红肿热痛者；拔毒生肌的生肌玉红膏用于开放性筋伤，红肿已消而创口未愈者（图2-93）。

（2）贴药：又称膏药。多为成药，亦可自行配制，是指将药物溶解或混合于粘性基质中，涂于裱褙材料上，使用时直接贴于患处皮肤。常用的有祛风湿止痛的伤湿止痛膏，化坚及提腐拔毒的狗皮膏和太乙膏等（图2-94）。

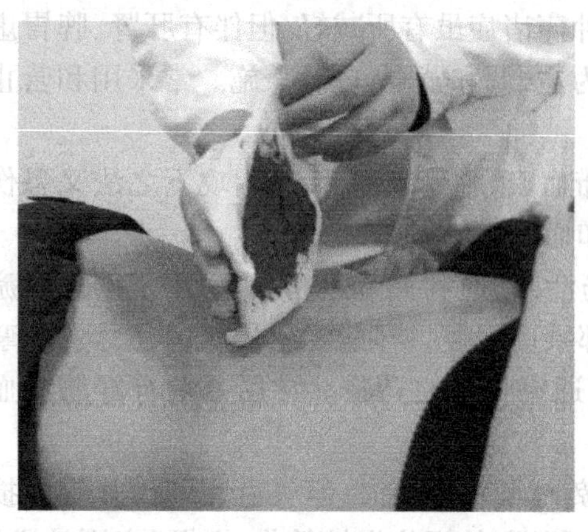
图2-93　敷药

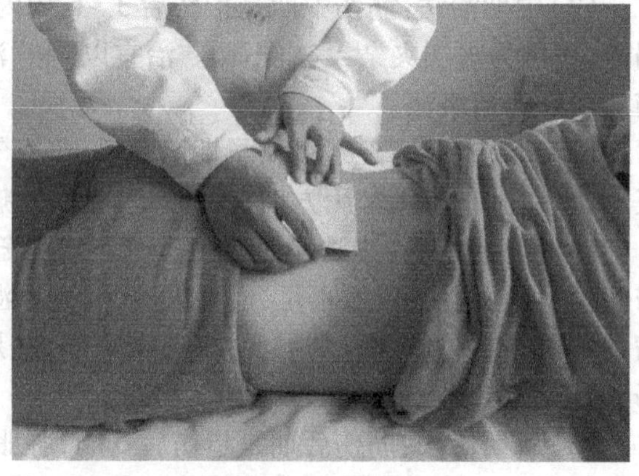
图2-94　贴药

（3）擦剂：是指将药物与酒、醋、油或其他基质调配成液体状剂型，使用时直接涂搽或配合理筋手法应用于局部的一种外治法，具有活血止痛、促进局部血运的功效。常用的擦剂有活血酒、正骨水、跌打万花油、松节油、按摩乳等(图2-95)。

(4)熏洗热敷药:此类药物选择无一定的成方,多由医家据经验自行配制。传统的方法是将药物置于锅或盆中加水煮沸后,先用热气熏蒸患处,待水温稍降后用药水浸洗患处或开放性伤口局部,也可将药物分成两份,分别用布块包裹,放入锅中加水煮沸后,取出药包熏洗患处,药包凉后放回锅中,取出另一包交替使用。温度以患者感觉舒适为度,切勿烫伤皮肤加重疾患,尤其对皮肤感觉减弱的患者更应注意。每日熏洗2次,每次15~20分钟,每帖药可连续使用数次(图2-96)。

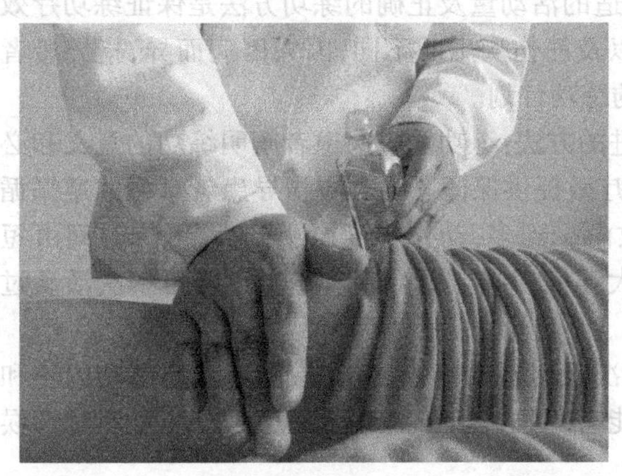

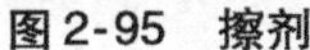

图2-95　擦剂

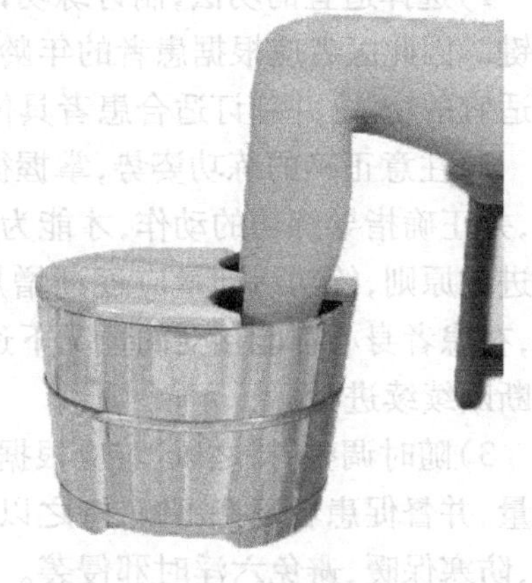

图2-96　中药熏洗

目前临床上使用较广的是中药熏蒸疗法,它是以中医理论为指导,将中药放入熏蒸器具内,通过加热产生蒸气熏蒸局部或全身,达到预防和治疗目的的一种中医外治疗法,又称中药蒸汽疗法或中药汽浴疗法、中药雾化透皮疗法。常用的器具有熏蒸床、熏蒸锅、熏蒸缸、熏蒸盆、熏蒸舱、熏蒸罩等。本法具有舒松筋络、疏导腠理、流通气血、活血止痛的作用,适用于急慢性软组织损伤、筋伤后关节强直拘挛,酸痛麻木者等,还可用于养生保健、强壮身体、消除疲劳等,有明显的疗效。

(5)其他:民间常用粗盐、黄沙、米糠、麸皮等炒热后装入布袋中热敷患处,简单有效。

(三)其他疗法

1. 练功疗法　又称为功能锻炼,古代称为“导引术”,是通过调动患者的积极性,加强肢体功能的运动,配合其他治疗方法以防治疾患的疗法。其常见分类有三种,即局部锻炼、全身锻炼和器械锻炼,以局部锻炼为主,其余锻炼为辅。

自古至今,历代医家都十分重视练功疗法在筋伤治疗中的应用,并在实践与积累过程中形成了一系列行之有效的练功方法。如马王堆出土的“导引图”,汉代华佗的“五禽戏”,隋代巢元方的“导引法”,后世的“易筋经”“八段锦”“太极拳”等。

实践证明,练功疗法治疗筋伤,能促进气血流通,祛瘀生新,并提高机体免疫力,促进损伤组织修复和功能恢复,是提高临床治疗效果和巩固疗效的一种重要方法。

(1)练功疗法的作用

1)活血祛瘀,消肿止痛:筋伤后气滞血瘀,经络存在不同程度阻塞,引起肢体肿胀疼痛。功能锻炼则能促进全身及局部的血液循环,行气活血,从而达到通则不痛、消肿止痛的目的。

2）滑利关节，防止粘连：损伤后期肌筋劳损，气血不荣，筋失所养，甚则肌肉萎缩而出现筋挛、筋强等症状。适当的功能锻炼可改善筋肌的血运状况，有助于关节筋络舒松、伸展，防止出现关节粘连、僵硬强直。

3）巩固疗效，加速康复：筋伤患者积极、主动、正确的功能锻炼能促进全身气血的运行和生化，改善局部营养供给，从而巩固其他疗法的疗效，同时通过功能锻炼使全身气血旺盛，机体免疫力提高，加速患者康复。

（2）练功的注意事项

1）选择适宜的功法，制订练功计划：合适的活动量及正确的练功方法是保证练功疗效的关键。因此医者应根据患者的年龄、体质以及筋伤疾患的不同，因人因病而异，指导患者选择适宜的功法，并制订适合患者具体病情的练功计划。

2）注意正确的练功姿势，掌握循序渐进的方法：练功前应向患者阐明练功的意义和必要性，并正确指导练功的动作，才能为良好的疗效提供保证。同时应指导患者掌握并遵循循序渐进的原则，练功活动量应逐渐增加，次数由少到多，动作幅度由小到大，锻炼时间由短到长，在患者身心都能接受的情况下逐渐加大强度，并能按计划坚持进行，不可一次活动过多或断断续续进行。

3）随时调整，持之以恒：应根据治疗情况及患者功能恢复情况，随时调整练功内容和运动量，并督促患者坚持不懈，持之以恒，才能有所收益。并嘱患者练功时应注意四时气候变化，防寒保暖，避免六淫时邪侵袭。

（3）各部主要练功方法及其作用

1）颈部

①练功方法：与项争力（图2-97）、犀牛望月、颈项侧弯、颈椎环转等。

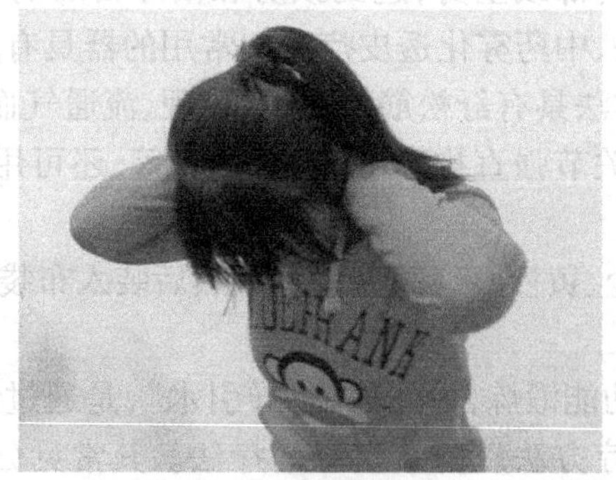

与项争力

图2-97 颈部练功疗法

②作用：增强颈项部肌肉力量及舒缩的协调性，提高并巩固颈肌劳损、落枕、颈椎小关节紊乱、颈椎间盘突出症等疾患的治疗效果。

知识链接

颈 椎 操

颈椎操的作用是增强颈部肌肉力量及舒缩的协调性，以保持颈椎有较好的稳定性，提高并巩固颈椎小关节错缝、落枕、颈椎病等颈部疾病的治疗效果。该操训练不受时间及场地的限制，患者易接受，效果佳，但要注意持之以恒，循序渐进。具体操作如下：

①左右旋转：将头颈慢慢向左转，最大限度向后观望，停留10秒后，自由呼气，缓慢恢复到中立位，重复10次。照此法向右旋转头颈，左右交替进行。

②头颈屈伸：头慢慢上仰至最大限度，停留10秒，自由呼吸，缓慢恢复到中立位后，缓慢低头看地，重复10次。

③双肩耸立：双肩上耸，将头颈尽量后伸，使颈肩肌肉收紧，坚持10秒后缓慢放松，恢复到中立位，重复20次。

2）肩肘部

①练功方法：上提下按、内外旋转、单臂环转、双手托天、体后拉肩等（图2-98）。

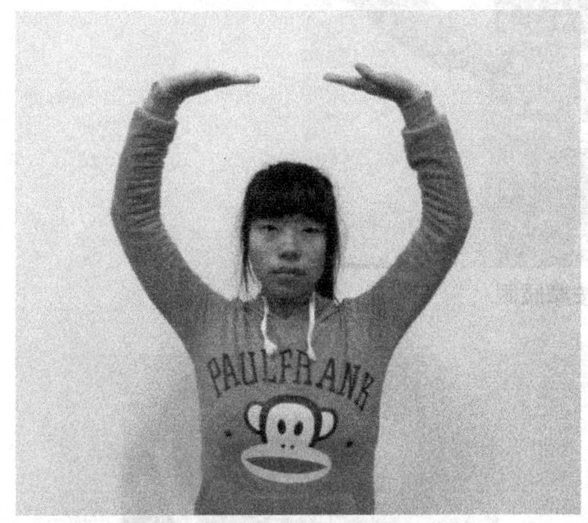

（1）双手托天

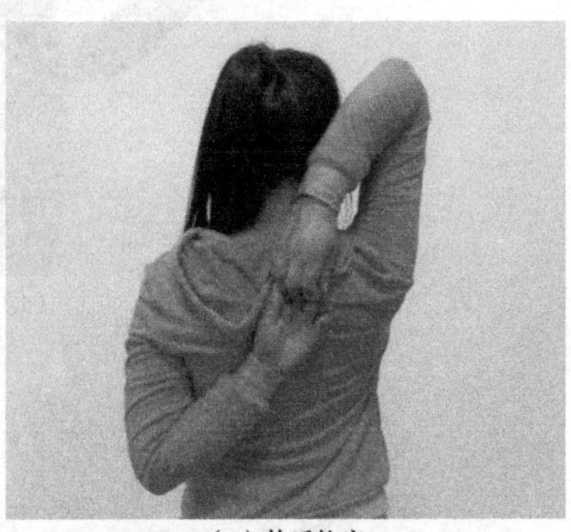
（2）体后拉肩

图2-98　肩肘部练功疗法

②作用：增强肩、肘关节部肌肉力量和运动功能，防治肩、肘关节因外伤或慢性劳损所引起的粘连、疼痛及关节活动障碍等。

3）手腕部

①练功方法：抓空增力、上翘下钩、拧拳反掌等（图2-99）。

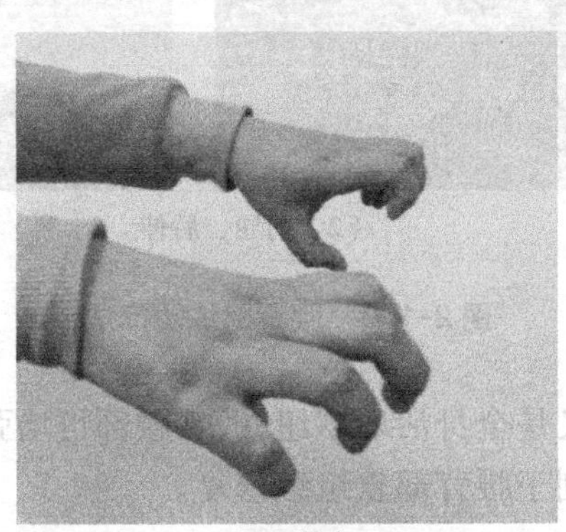
抓空增力

图2-99　手腕部练功疗法

②作用：改善手腕及前臂的血液循环，消除腕部及前臂远端的肿胀，有助于掌、腕、指关

节功能的恢复。

4）腰背部

①练功方法：按摩腰眼、前屈后伸、风摆荷叶、仰卧起坐、俯卧背伸、双手攀足等（图2-100）。

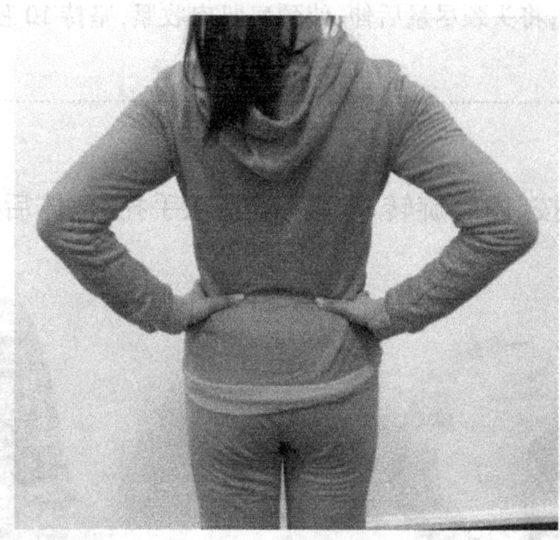

（1）按摩腰眼

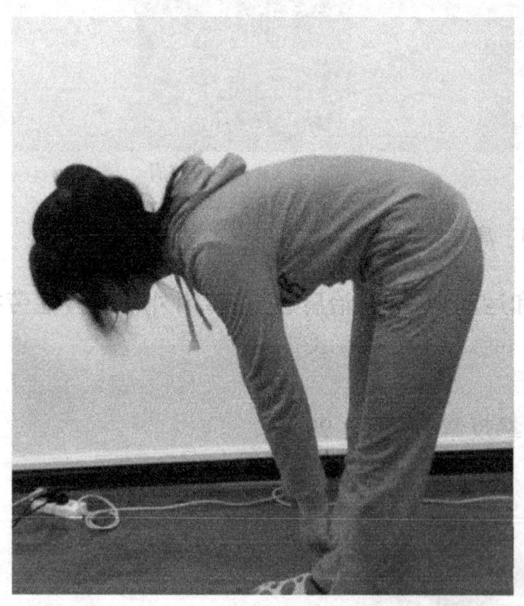

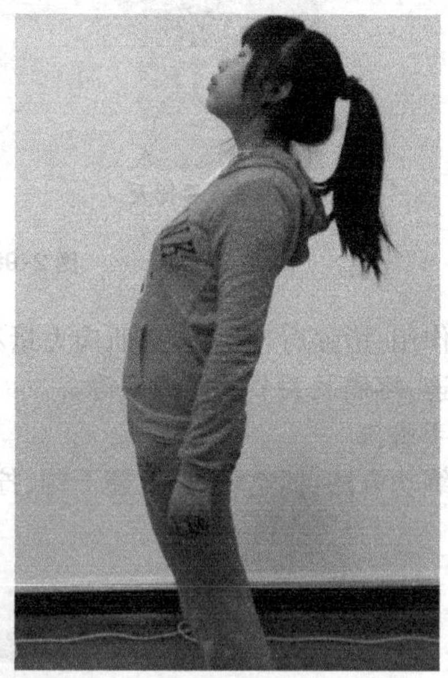

（2）前屈、后伸

图2-100　腰背部练功疗法

②作用：腰既是肾之府，又是全身活动枢纽，锻炼腰部可增强腰背部肌肉力量，并使大小关节血脉通畅，鼓舞肾阳，有利于腰背部软组织修复。

5）下肢部

①练功方法：仰卧举腿、侧卧外摆、蹬空增力、半蹲转膝、蹬车活动等（图2-101）。

②作用：下肢功能锻炼可增强髋部、腿部的肌肉力量，活动下肢各关节，防止肌肉萎缩及关节粘连，有利于髋、膝、踝关节功能障碍及慢性劳损患者功能恢复。

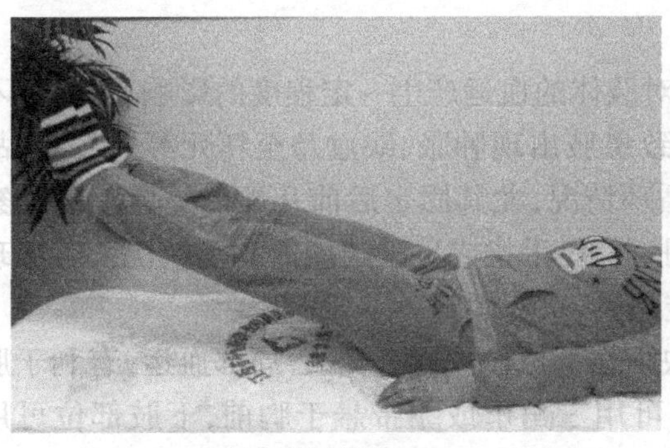

（1）仰卧举腿

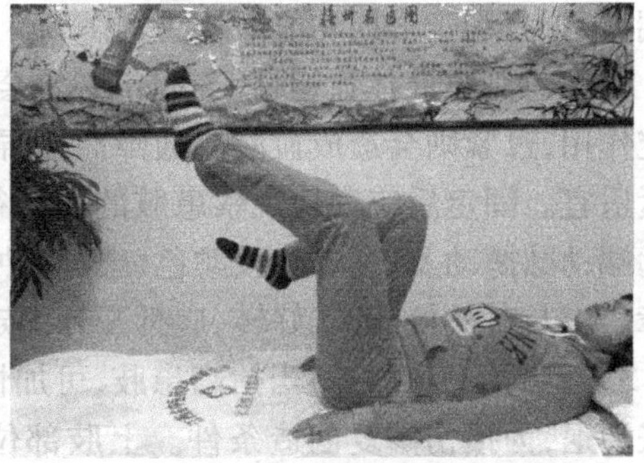

（2）蹬空增力

图2-101 下肢部练功疗法

2. 固定疗法 它是治疗筋伤的一项重要措施。骨错缝、筋歪、筋裂伤等经过手法整复后，及时适当的外固定，有利于维持整复后的良好位置，预防重复损伤，减轻疼痛，加速肿胀的吸收及筋伤的愈合，因此对某些筋伤患者采取适当的外固定是非常必要的。应该说明的是大多数筋伤通过理筋手法，内服、外用药物，封闭疗法，不用固定就可治愈，只有少数严重筋伤，如韧带断裂伤等才需要固定。

筋伤固定用具一般有绷带、夹板、石膏、胶布、纸板等，其固定方法很多，在使用时应根据筋伤的部位、性质、严重程度和受伤机制等选择适当的用具和固定方法。

患肢的固定和运动是一对对立统一的矛盾。固定是一种制动，有利于筋伤的修复，但固定久了会造成软组织粘连等后遗症，对功能恢复不利。运动是生理功能的需要，有利于肢体功能的恢复，预防后遗症的发生，因此在筋伤的治疗中应贯彻"动静结合"的原则。对于筋伤固定与否，临床上应根据实际情况决定。只有将合理的固定与有效的运动结合起来，才能达到预期的治疗效果。

（1）固定的作用

1）有利于维持手法治疗的效果：有些骨错缝、筋错位患者，手法整复后，如不做适当固定，很容易重新错位，故常常将肢体固定在造成筋伤暴力方向相反的位置，预防重新移位而发生再次损伤，并能减轻疼痛，加快肿胀的吸收及筋伤的愈合。如踝关节内翻扭伤治疗时常固定于外翻位。

2）有利于消肿止痛，解除痉挛：对伤肢的固定能使肢体损伤组织处于相对静止的休息位，并通过自身调节，加速因损伤导致的血肿和渗出液的吸收，从而达到消肿目的。同时，外固定还可限制肢体活动，避免运动对损伤组织牵拉，从而达到减轻疼痛、解除痉挛之功效。

3）有利于创造筋伤修复的外部条件：筋伤的修复需要一个相对稳定的外部环境，将患肢固定在筋松弛的位置，并维持一段时间，筋的修复过程才能完成，如果在修复过程中损伤局部仍经常活动，不但会使新生脆弱的组织撕裂，还会增加渗出水肿，造成再次损伤。

4）有利于减少和避免并发症的发生：有效的固定可为损伤相关部位或全身进行早期功能锻炼创造条件，有利于全身脏腑功能的正常运转和气血生化输布功能的改善，从而减少或避免并发症和后遗症的发生。

（2）固定的注意事项

1）选择适当的固定方法和用具：固定方法的选择原则应视患者损伤的部位、程度、损伤机制及是否有并发症等不同而采用不同方法。其用具选择以简单、实用、有效，不影响患肢远端血运,有利于早期功能锻炼为宜。

2)注意观察肢体血运情况:固定必定会对肢体的血运产生一定程度的影响,过松起不到固定作用,过紧则会造成血液流通障碍而导致患肢出现肿胀、缺血乃至坏死等并发症,故要松紧适宜。固定后应密切观察患肢的血液循环情况,尤其固定后前几天内更应注意观察患肢远端动脉搏动及皮肤温度、颜色、感觉、肿胀程度、手指或足趾功能活动等情况。若出现血运障碍应及时放松,若未好转,应拆开外固定用具,重新固定。

3)适当抬高患肢:适当抬高患肢,可加快损伤部位血液回流,改善局部血运,有利于肢体肿胀消退,为损伤修复创造条件。上肢部位可用三角巾或绷带悬于胸前,下肢部位可用软枕、沙袋垫高,或将伤肢置于支架上。

4)掌握固定的时间和位置:一般筋伤的固定需要 2～6 周,具体固定的时间应根据筋伤情况、病情变化及一般愈合时间而定,若时间过短或应固定而未固定则局部肌腱、韧带、关节囊愈合困难,并可能造成关节松动不稳,或造成习惯性扭伤、错缝及脱位;若时间过长则会导致局部软组织粘连、肌肉萎缩、骨质脱钙、关节囊挛缩、关节功能障碍等。

固定的位置应有利于肢体的修复和功能活动,一般是与致伤暴力方向相反的筋松弛位,以免再发生骨错缝、筋歪等。如踝关节外翻扭伤则固定于内翻位以利于筋伤愈合及功能恢复。

5)鼓励并指导患者进行功能锻炼:固定后应及时鼓励患者进行功能锻炼,发挥其主观能动性。应循序渐进,逐渐加大运动量,以加快局部肿胀消退,防止关节粘连、肌肉萎缩等后遗症。

6)预防产生压迫性溃疡和压疮:伤后不久,在肿胀达到高峰前固定,患肢会因继续肿胀而出现伤处压迫性肿痛,甚至出现张力性水疱,此时应注意及时调整固定松紧度。在固定时应尽量避免压迫骨突部位,必要时应在骨突部加软垫保护,以防压迫性溃疡形成。同时对于固定时间长、卧床久的患者,应经常翻身活动以防止压疮的发生。

(3)固定的方式

1)绷带固定:是筋伤的常用固定方法,它包括普通绷带固定和弹力绷带固定。普通绷带固定多用于关节附近韧带扭伤,但缺点是固定维持时间不长,容易松弛。弹力绷带除有普通绷带的特点外,还有维持时间长,持续有弹力作用于固定部位,有利于某些分离组织的靠拢或压迫止血的优点,主要用于关节损伤后引起的松动和损伤后血肿的压迫止血,但应注意不宜过紧或过长时间使用,以免产生远端肢体缺血性坏死(图 2-102)。

2)普通胶布固定:此法简单方便,多用于韧带、肌腱损伤或撕裂症(图 2-103)。

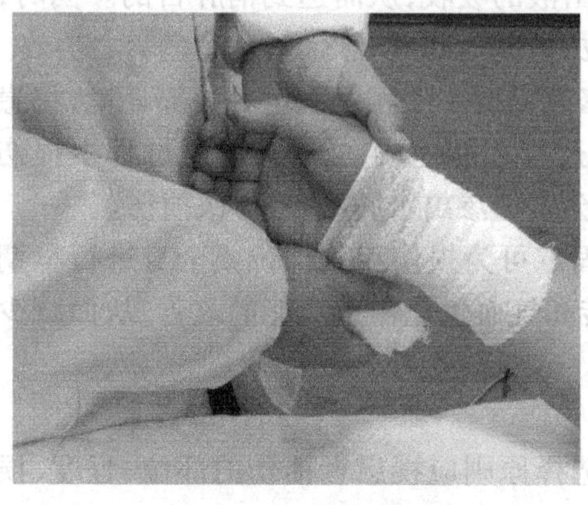

图 2-102　绷带固定

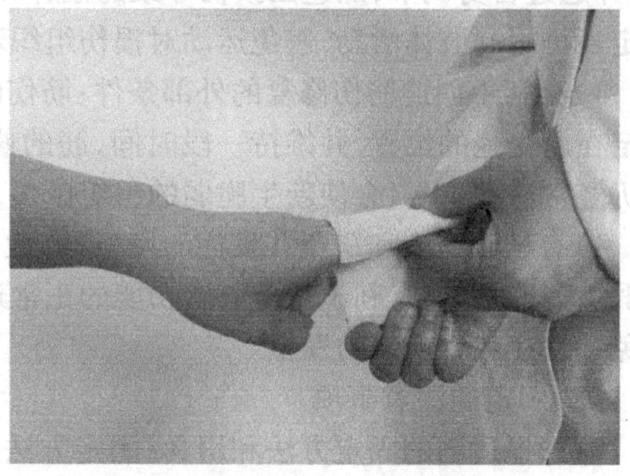

图 2-103　普通胶布固定

3）纸板固定：多用于小关节错缝复位的固定。其优点是简单方便，就地取材，便于制作不同厚度和形状，不易发生压迫性损伤等（图2-104）。

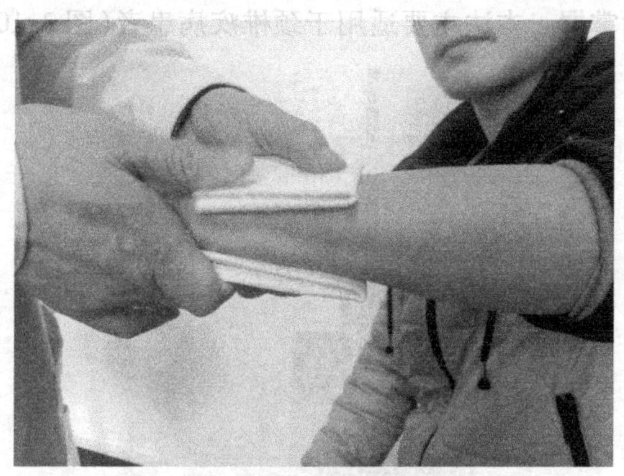

图2-104　纸板固定

4）石膏固定：石膏固定的方法是将石膏绷带浸水后，缠绕在肢体上形成管形或做成石膏托固定肢体。其优点是可根据肢体形状而塑形，且坚固不易变形，固定效果好。但应注意保护好骨突，露出指（趾）端以便观察血运。此法多用于肌腱、韧带断裂及合并骨折的严重筋伤（图2-105）。

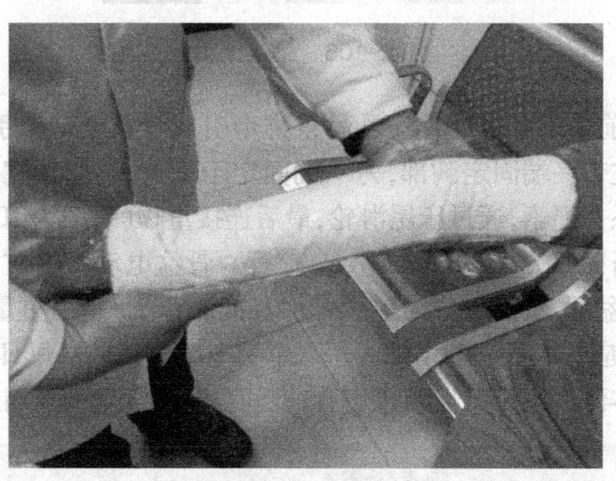

图2-105　石膏固定

知识链接

筋伤特别是关节扭伤，早期要制动，如果早期不予制动，会加重损伤，造成损伤愈合延迟，可能遗留慢性损伤。可根据病情选用绷带、石膏或其他方法给予固定1～2周，使受伤部位的组织得到充分休息，以利于组织修复。但2周后应进行适当的运动，以促进康复。

3. 牵引疗法　是指通过牵引装置利用悬垂重量为牵引力和自身重量为反牵引力，或用机械力量牵引肢体关节，克服肌肉的收缩力以缓解肌肉痉挛，扩大椎体间隙，解除对神经、血管的卡压，从而改善临床症状的一种治疗方法。临床中使用最多的是颈椎牵引和腰椎牵引。

(1)颈椎牵引:又叫枕颌牵引。可分为坐式牵引和卧式牵引两种。一般牵引重量为2~5kg,每次时间一般为10~30分钟,每日1~2次,7日为1个疗程。牵引的重量、时间和次数可根据患者的反应灵活掌握。本法主要适用于颈椎疾病患者(图2-106)。

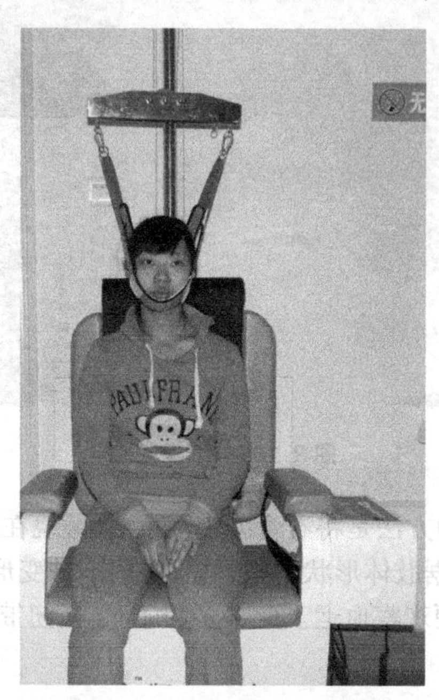

图2-106 颈椎牵引

(2)腰椎牵引:目前临床多采用骨盆悬吊重物牵引或骨盆电动牵引。骨盆悬吊重物牵引方法:患者仰卧,先用皮带一端固定胸部,另一端固定于床头,再用较宽骨盆带固定骨盆,在骨盆带的两侧稍偏后各系一绳索,通过床尾滑轮,最后连接重物(一般为10~20kg)。牵引时间每次约为30~60分钟,隔日1次,7~10次为1个疗程。骨盆电动牵引方法:患者仰卧在牵引床上,分别固定胸部与骨盆部,牵引可分为连续牵引和间断牵引,牵引重量一般相当于自身重量或自身重量再加10kg,应从小量逐渐增加。每次牵引20~30分钟,每日1次,牵引次数可根据患者反应灵活掌握。本法适用于急性腰扭伤、腰椎间盘突出症等腰腿痛患者(图2-107)。

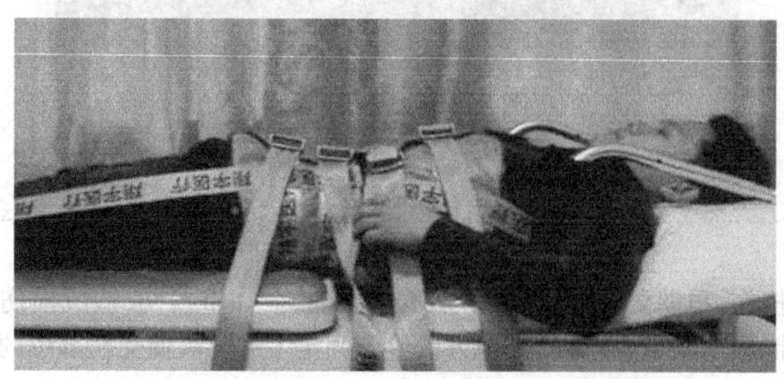

图2-107 腰椎牵引

4. 针灸疗法 是通过针灸相应的穴位,以调整经络、气血、脏腑的功能,从而达到防治疾病目的的一种治疗方法。该疗法历史悠久,流传较广,其内容丰富,针灸方法较多,因此应根据具体临床病证选择应用。

（1）常用针灸疗法

1）毫针疗法：毫针是针刺治病的主要针具，临床应用最广，建议使用一次性毫针，腧穴消毒用75%乙醇溶液或碘伏消毒（图2-108）。

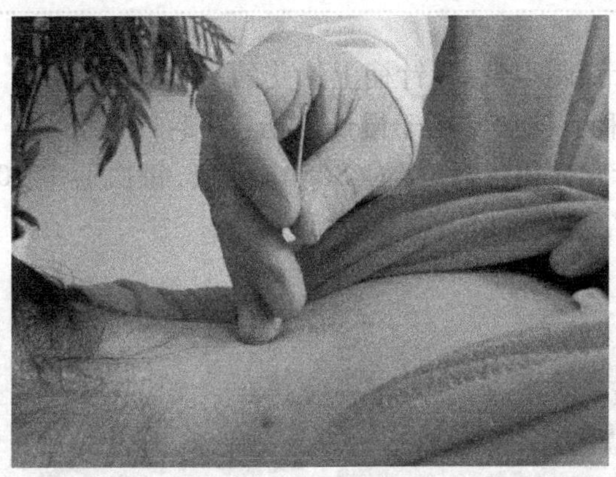

图2-108　毫针疗法

2）腕踝针疗法：是在腕部或踝部的一定刺激部位，用毫针进行皮下针刺治疗疾病的一种方法。该法治疗颈肩腰腿痛等筋伤，具有简单易学、安全无痛、疗效较好的特点（图2-109）。

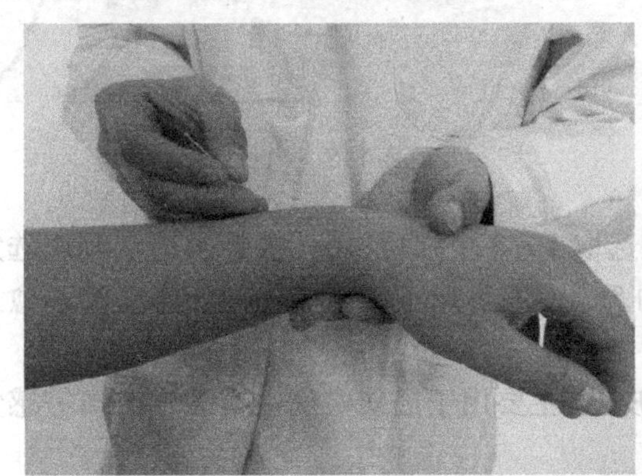
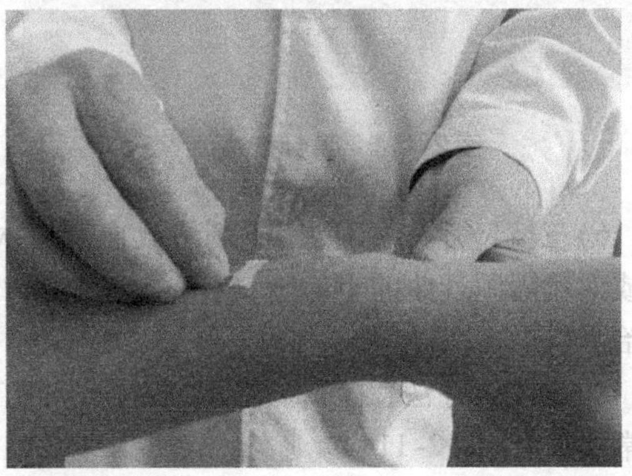

图2-109　腕踝针疗法

3）火针疗法：用特制的火针，在酒精灯上加热，烧至通红后快速垂直刺入穴位，疾速出针的一种治疗方法。用于治疗风湿病、肌肤冷麻等，疗效显著（图2-110）。

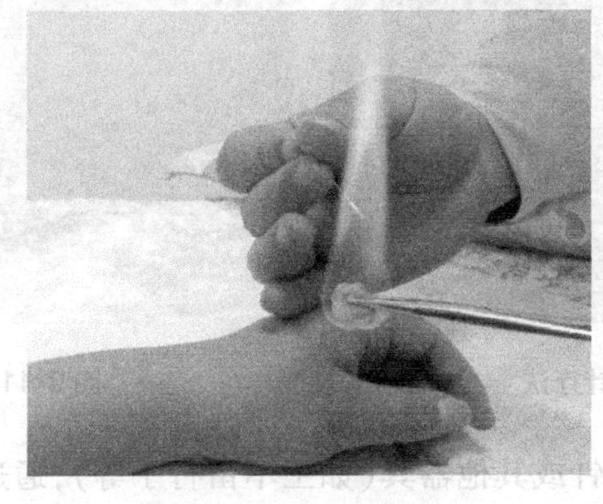

图2-110　火针疗法

知识链接

《灵枢·官针》"焠刺者，燔针则取痹也"，利用火针集针、热于一体，最善温通经脉，散寒除痹。

4）温针疗法：以毫针针刺得气后，针柄上加艾的一种治疗疗法。每次温针30分钟左右，每日1次，7次为1个疗程。该法常用于慢性筋伤（图2-111）。

5）电针疗法：以毫针刺入得气后，接G6805电针仪，每次通电20分钟左右，每日1次，7次为1个疗程，临床上常用于慢性筋伤（图2-112）。

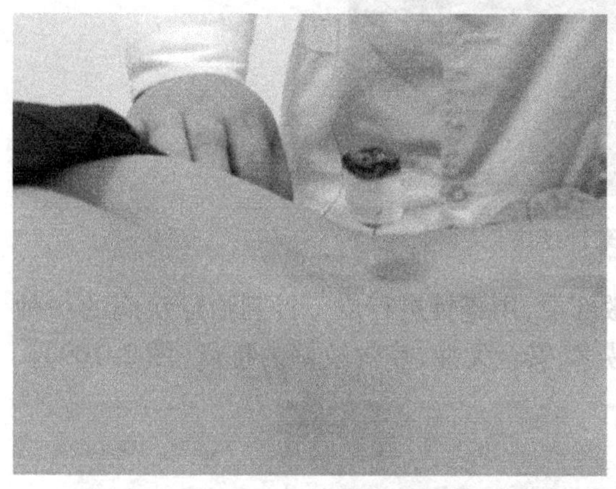

图2-111　温针疗法

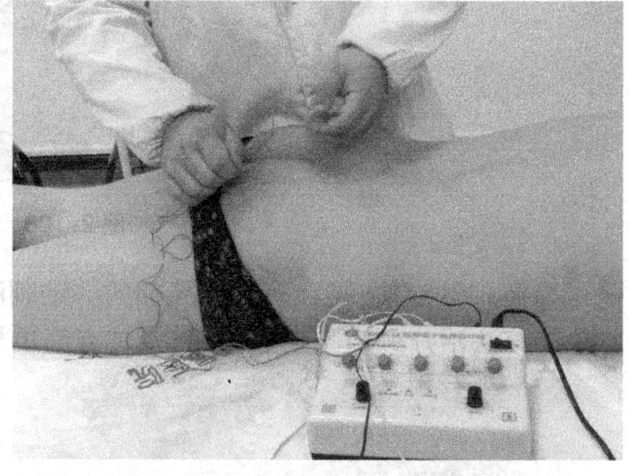

图2-112　电针疗法

6）三棱针疗法：主要用于刺络放血。每次选取1～2个穴位，用三棱针迅速点刺所选穴位或穴位周围迂曲的小静脉，放出少量血液，约5ml左右。用于慢性筋伤及筋伤久治不愈及难治者（图2-113）。

7）皮肤针疗法：又称梅花针。仅用于叩打皮肤，主要用于筋伤疾病中有酸、麻、痛等感觉异常的患者（图2-114）。

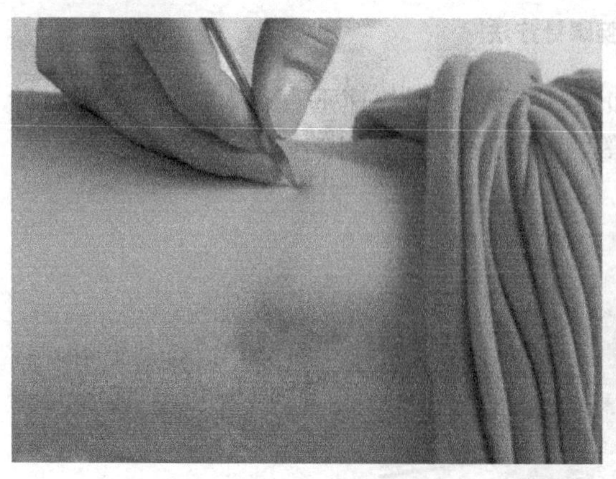

图2-113　三棱针疗法

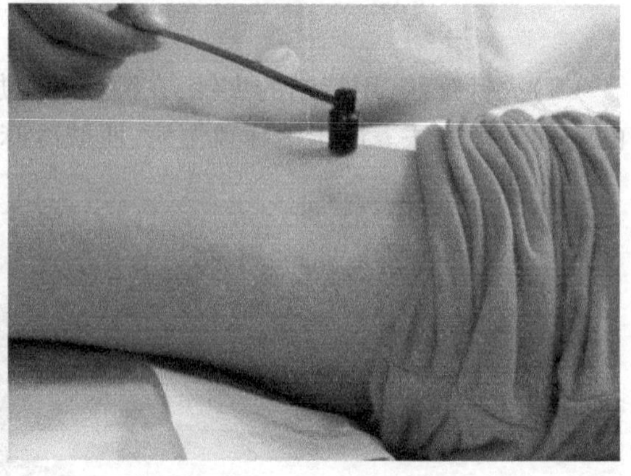

图2-114　皮肤针疗法

8）耳针疗法：是用短毫针或其他器具（如王不留行子等），通过对耳郭穴位进行刺激以防治疾病的一种方法。可用于各种急慢性筋伤（图2-115）。

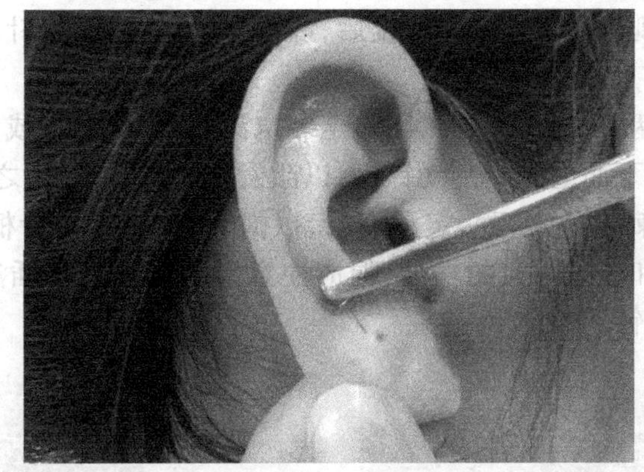

图 2-115 耳针疗法

9)平衡针疗法:是通过针刺外周神经靶点,利用传入神经通路至大脑中枢靶位,使失调紊乱的中枢系统瞬间恢复到原来的平衡状态,从而激发、调动人体机体内的物质能量,促进机体在病理状态下的良性转归,使机体失衡状态得以纠正,达到自我调整、自身平衡、自我修复、自我完善目的以治疗疾病,因此见效神速。

10)灸法:是采用艾炷、艾条等,在人体穴位或患处上,直接或间接地温烤,以温运气血、舒筋通络、扶正祛邪,达到防治疾病目的的一种疗法。目前临床上新灸法为热敏灸疗法,它就是通过艾灸穴位进而出现灸性感传现象,即透热、扩热、传热,局部不热远部热,表面不热深部热,从而达到防治疾病目的的一种艾灸疗法。该疗法治疗各种筋伤疗效显著(图 2-116)。

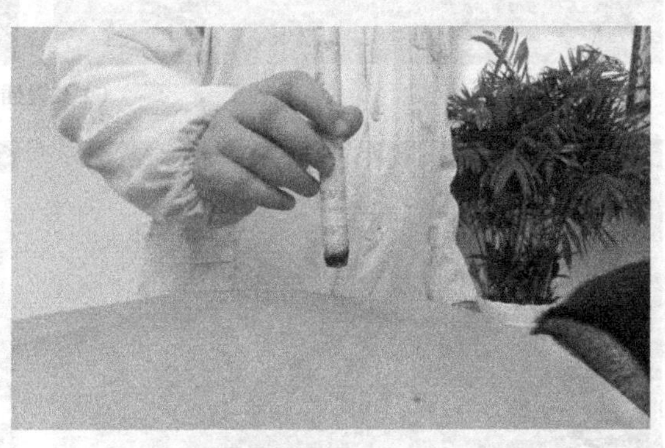

图 2-116 灸法

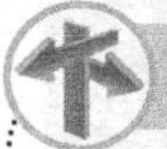

知识链接

《灵枢·官能》说:"针所不为,灸之所宜。"

《医学入门》指出:"凡药之不及,针之不到,必须灸之。"

(2)针刺手法:一般分为基本手法和辅助手法两类(图 2-117)。

1)基本手法

①提插法:指针刺入腧穴至一定深度后,使针在穴内行上下、进退的操作方法。并根据患者体质、病情和不同腧穴决定提插的幅度、层次、频率的快慢及时间的长短等。

②捻转法:指针刺入腧穴至一定深度后,以拇指和食中两指持住针柄,进行前后来回捻转的操作方法。同样应根据患者体质、病情和不同腧穴来决定捻转角度的大小、频率的快慢及时间的长短等。

2)辅助手法

①循法:以手指于所刺腧穴的四周或沿经脉循行的部位进行缓和的循按。此法有催气、行气、通气活血之效,若针下过于沉紧时,用之亦可宣散气血。

②弹柄法：指将针刺入腧穴至一定深度后，以手指轻弹针柄，使针产生轻微震动，以达促催经气速行之效。

③刮柄法：又称划柄法，指将针刺入腧穴至一定深度后，以拇指或食指的指腹抵住针尾，再用拇食或中指爪甲由下而上频频刮动针柄，以激发经气，促使得气之效。

④搓柄法：指将针刺入腧穴至一定深度后，以拇、食及中指持针柄单向捻转，每搓2～5周。此法有行气、催气和补虚泻实的功效，但应注意搓时必须与提插法配合使用，以免使肌纤维缠绕针身而发生滞针。

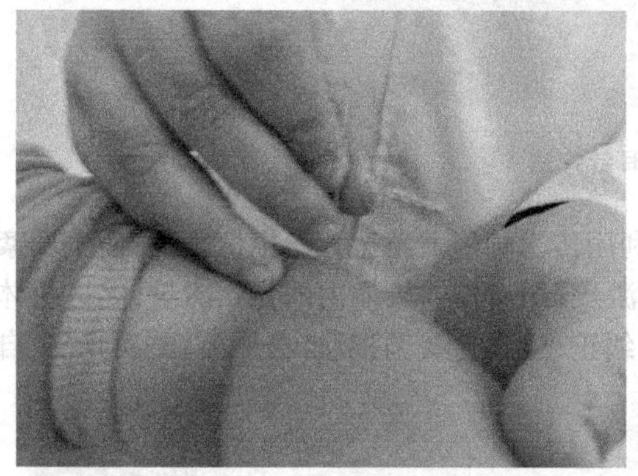
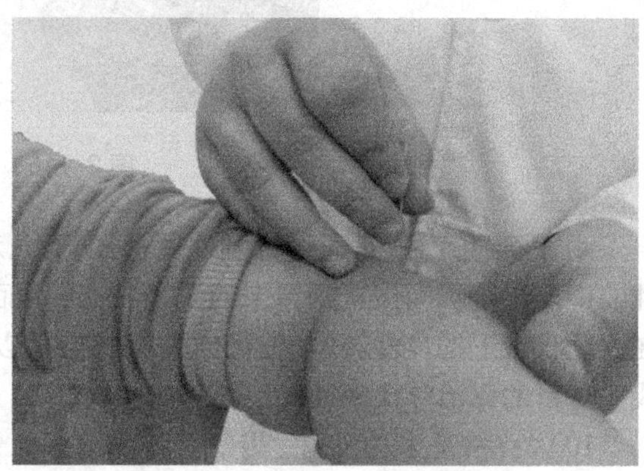

（1）提插法

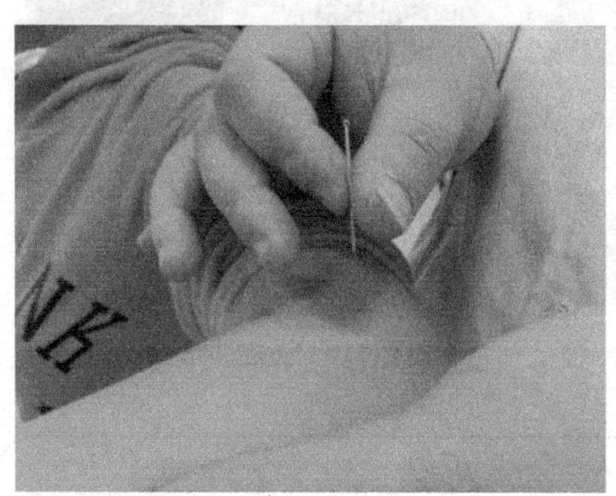
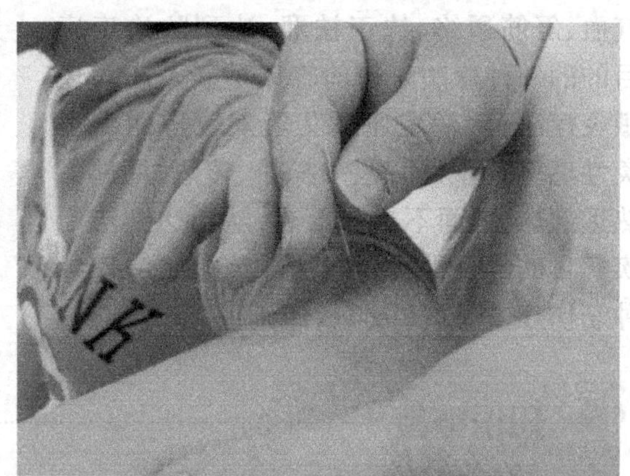

（2）捻转法

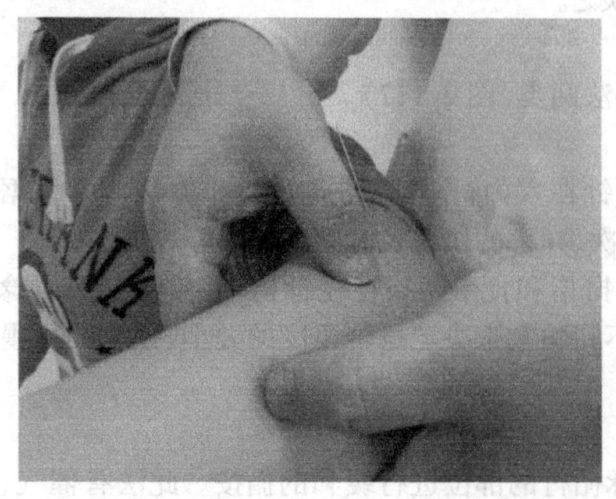
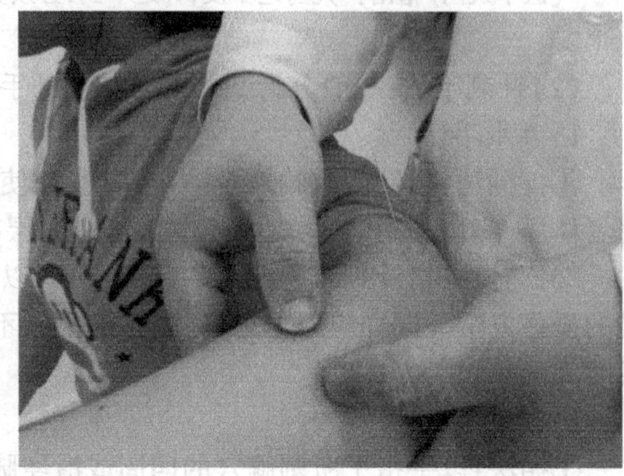

（3）循法

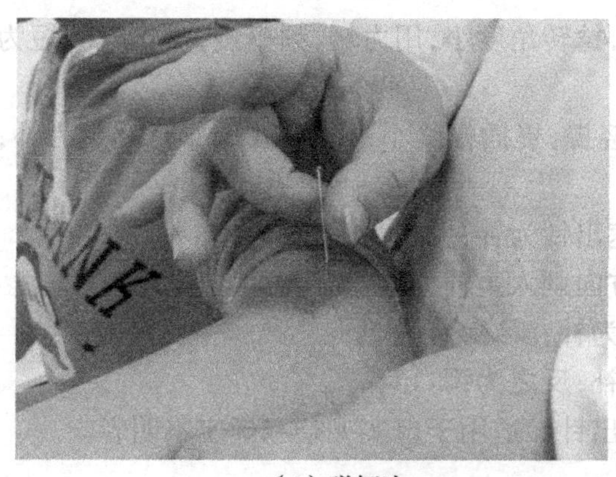

（4）弹柄法

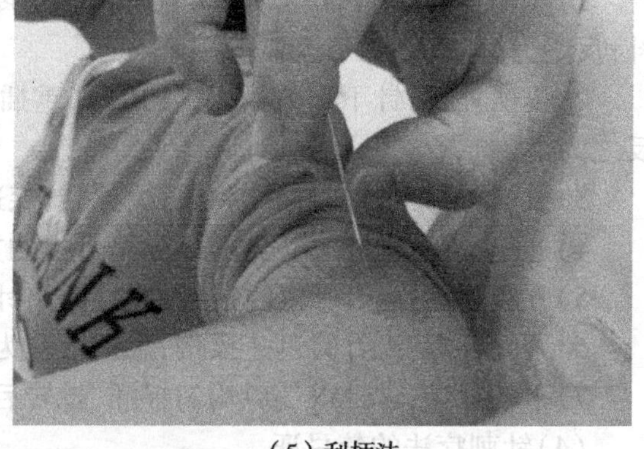

（5）刮柄法

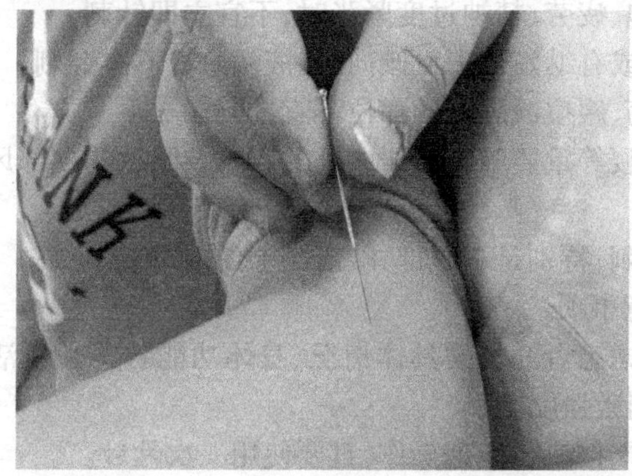

（6）搓柄法

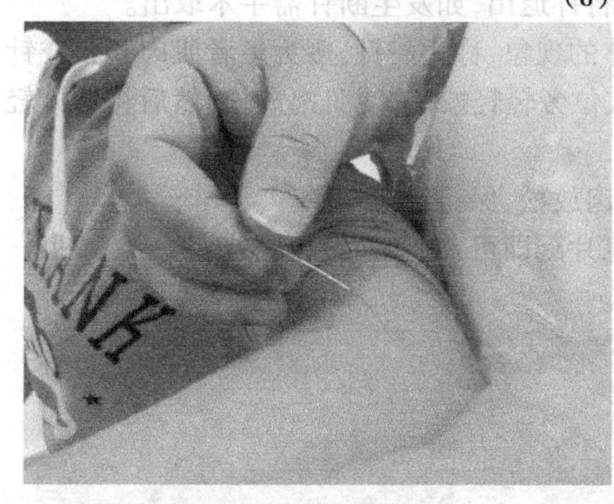

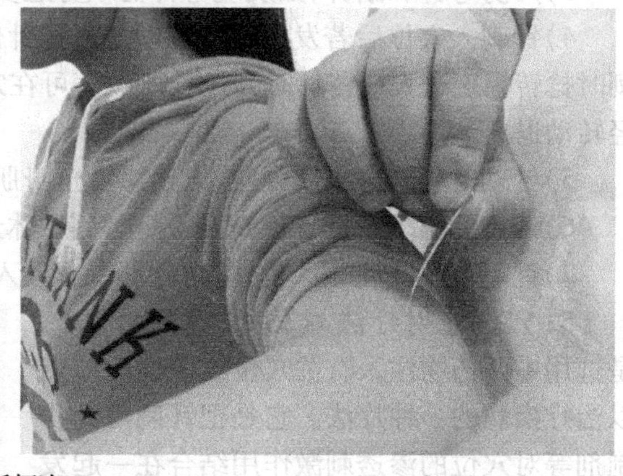

（7）摇柄法

图 2-117　针刺手法

⑤摇柄法：指将针刺入腧穴至一定深度后，手持针柄进行摇动，如摇橹或摇辘轳之状。此法多作行气或出针泻邪之用。

（3）针刺补泻：《素问·厥论》曰："盛者泻之，虚者补之……不盛不虚，以经取之"，补虚泻实、平补平泻，是针灸治病的一个重要环节，也是毫针刺法的核心内容，主要通过针刺手法来体现。所谓针刺手法包括整个进针和出针的过程，尤以进针后的手法为主。现将临床常用的几种单式补泻手法介绍如下。

1）捻转补泻：针下得气后，针柄顺时针左转，捻转角度小，用力轻，频率慢，操作时间短为补；反之为泻。

2）提插补泻：针下得气后，先浅后深，重插轻提，提插幅度小，频率慢，操作时间短为补；反之为泻。

3）疾徐补泻：进针时徐徐刺入，少捻转，疾速出针为补；反之为泻。

4）迎随补泻：进针时针尖随经脉循行去的方向刺入为补；反之为泻。

5）呼吸补泻：患者呼气时进针，吸气时出针为补；反之为泻。

6）开阖补泻：出针时迅速揉按，急闭针孔为补；反之为泻。

7）平补补泻：进针得气后均匀提插，捻转后出针。适用于虚实夹杂和虚实不明者。

（4）针刺疗法的禁忌证

1）患者在过饥、过饱、疲劳、精神过度紧张时，不宜立即针刺。

2）损伤后出血不止或有继发性出血倾向、血液病患者不宜针刺。

3）有皮肤感染、溃疡、瘢痕或肿瘤的部位不宜针刺。

4）对头、胸、胁、背、腰等重要脏腑所居之处的腧穴及眼区和项部风府、哑门穴不宜直刺、深刺。

5）妇女孕期不宜针刺，特别是下腹部、腰骶部上的穴位。

（5）针刺疗法的注意事项

1）针刺时应综合考虑患者筋伤的具体情况、身体功能状态和生活环境条件等多方面因素，严格掌握禁忌证及刺激强度。

2）针刺过程要注意严格执行无菌操作，且要使用一次性针。

3）严防弯针和断针，如发现弯针需顺势逐步将针退出，如发生断针需手术取出。

4）针刺入穴位后若发生不能转动或进退针体的现象，称为滞针，多为患者肌肉紧张或针刺时捻转幅度过大或留针时间过长所致。可在穴位旁轻轻按摩，使肌肉放松，然后将针体轻轻转动退出。

5）针刺时患者多采用卧位，以使患者全身肌肉放松，保持舒适安稳。

6）若患者出现晕针现象，轻者停止针刺，休息片刻即可，重者应做相应处理。

7）针刺过程要注意保暖，防止外邪乘虚侵入。

5. 穴位注射疗法　又称“水针疗法”。是选用中西药物注入有关穴位或阳性反应点以治疗疾病的一种疗法。它是把针刺与药物制剂等对穴位的渗透刺激作用结合在一起发挥综合效能，故能提高疗效。常用药有复方当归注射液、丹参注射液、威灵仙注射液、麝香注射液、祖师麻注射液、夏天无注射液、维生素 B_1 注射液、维生素 B_{12} 注射液、胞二磷胆碱注射液、胎盘注射液、阿托品注射液。每日或隔日1次，7～10次为1疗程，每疗程结束后休息3～5天（图2-118）。

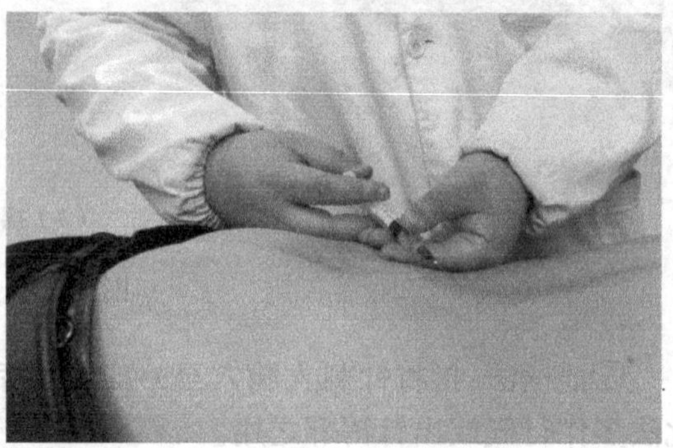

图2-118　穴位注射疗法

6. 封闭疗法　是在损伤或有病变的部位，注射局部麻醉药或加适当的其他药物，从而达到阻滞神经末梢，消除肌紧张，抑制炎症渗出，消肿止痛等作用的一种疗法。它具有良好的局部麻醉和消炎止痛的效果，是筋伤治疗中的一种常用方法（图 2-119）。

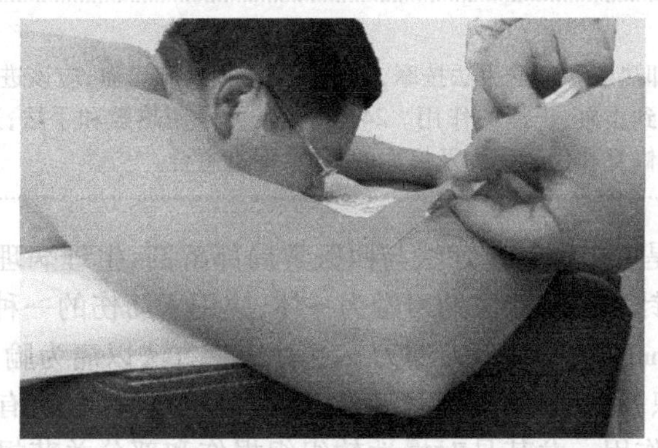

图 2-119　封闭疗法

（1）封闭常用药物

1）1% ~2% 普鲁卡因 3 ~5ml，须作过敏试验。因其毒性低，应当首选。

2）0.5% ~1% 利多卡因 3 ~5ml，普鲁卡因过敏者可选用。

3）类固醇类药物选加上述一种药物

①醋酸确炎舒松-A 5 ~10mg，5 ~7 天 1 次。

②醋酸泼尼松龙 12.5mg，5 ~7 天 1 次。

③地塞米松 5 ~10mg，5 ~7 天 1 次。

④曲安奈德 40mg，15 天 1 次。

⑤复方倍他米松 2mg，15 天 1 次。

（2）封闭常用方法

1）压痛点封闭：是临床上最常用的方法。一般在体表压痛最明显处注射，常能收到较好的局部止痛疗效。

2）神经根封闭：将药物注入神经根部并通过药物浸润麻醉，以缓解因神经根受压或刺激引起的疼痛。常用于颈椎病等。

3）腱鞘内封闭：将药物注入腱鞘内，有消除炎症、松解粘连、缓解疼痛的作用，常用于手指屈肌腱鞘炎、桡骨茎突狭窄性腱鞘炎等病症。

4）硬膜外封闭：将药物注入椎管内硬膜外腔中，可消肿止痛，减轻炎症刺激，使疼痛缓解。常用于因脊神经受压而致腰腿疼痛疾患，如腰椎间盘突出症、腰椎管狭窄症等。

（3）封闭疗法的注意事项

1）必须明确诊断，严格掌握适应证和禁忌证。

2）严格执行无菌操作，防止局部感染发生。

3）封闭部位应准确无误，药物不得进入血管，在胸背部封闭时应防止伤及内脏。

4）临床应根据患者具体情况，合理选择药物和剂量。对糖尿病、溃疡病、高血压、结核病患者禁用类固醇激素药物。另外类固醇类药物不能长期、过多使用，以防产生骨质疏松症及骨骼缺血性坏死。

5）密切观察患者反应，一般如果封闭部位准确，压痛可即刻减轻或消失。如果封闭在张力大的区域，或者封闭出血，疼痛会加重，尤其是当天夜晚，待消肿后，疼痛逐渐减轻。

 **知识链接**

急性筋伤后不要立即热敷和理筋手法按摩，这样会加重损伤和出血，应该进行冰袋等冷疗或弹力绷带加压包扎，这样可以起到止血、止痛的作用。24小时后，可采用热敷和手法，这样可改善局部血液和淋巴循环，有利于组织的修复和代谢产物及瘀血的吸收，促进愈合。

7. 小针刀疗法　是以中医针刺疗法与西医学局部解剖、生理病理学等基础理论相结合为基础，把针刺疗法的针和手术疗法的刀融为一体，应用于筋伤的一种新疗法。小针刀形体似针非针，末端有0.8mm宽的刃，似刀非刀。这种治疗方法以痛为腧，用小针刀刺入病变部位可切开剥离病变组织，治疗肌肉、筋膜、韧带、腱鞘等软组织损伤，有松解筋肉、剥离粘连、解痉止痛、疏通气血的作用。尤其是对慢性软组织损伤和部分关节损伤所引起的组织粘连而导致的顽固性疼痛疗效显著。它具有简、便、验、廉的优点，适用范围广，易为患者接受（图2-120）。

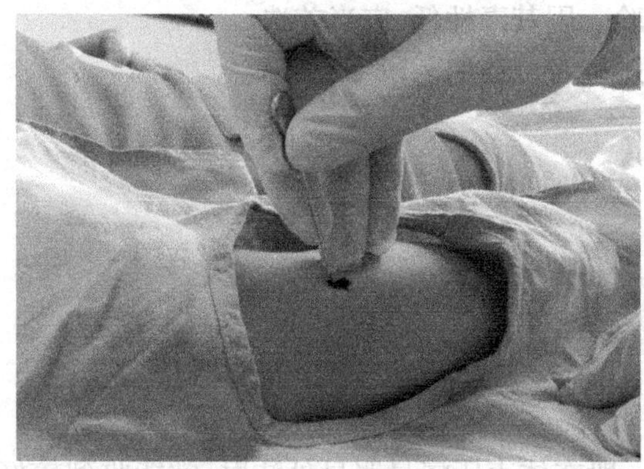
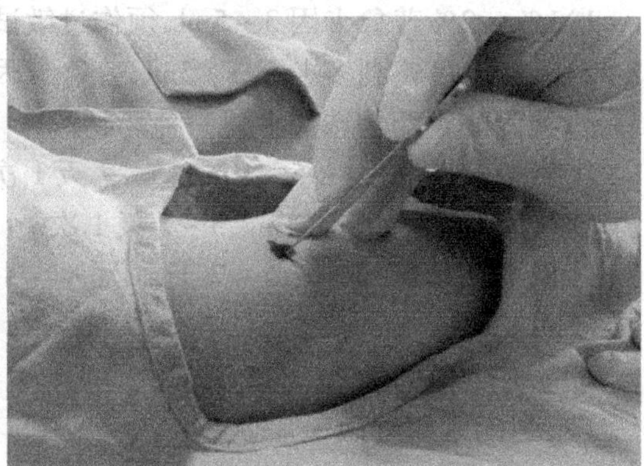

图2-120　小针刀疗法

（1）适应证

1）各种因软组织的粘连、挛缩、瘢痕而引起的四肢躯干各处的一些顽固性疼痛点。

2）因外伤或病理性损伤后遗症产生局部肌肉、韧带紧张挛缩而致使关节功能障碍、骨质增生等。

3）各种滑囊炎、腱鞘炎、滑液囊闭锁症。

4）外伤性肌痉挛和肌紧张。

5）初期骨化性肌炎。

6）因手术而致肌肉、筋膜、韧带等软组织挛缩粘连，功能障碍等后遗症。

（2）禁忌证

1）伴有严重内脏疾患者。

2）伴有发热症状者。

3）血液病或严重出血的患者。

4）施术部位皮肤感染、溃疡、脓肿或肌肉坏死者。

5）施术部位无法避开重要血管、神经、脏器者。

6）年老体弱、妇女妊娠期、月经期患者。

(3)操作方法:小针刀在临床上的应用有它独特的操作方法,小针刀虽为一种闭合性手术,也必须完全按照手术的无菌操作规程进行。

1)小针刀进针四步规程

①定点:在确定病变部位的最明显压痛点处,以紫药水做标记,碘酒、乙醇消毒,铺盖无菌洞巾,同时分清局部解剖标志与结构。

②定向:使刀口线和大血管、神经及肌肉纤维走向平行,刀口压在进针点上。

③加压分离:右手拇、食指捏住针柄,其余三指托住针体,稍加压力不使刺破皮肤,使进针点处形成一长形凹陷,刀口线与重要神经、血管及肌肉纤维方向平行,使神经、血管被分离在刀刃两侧。

④刺入:继续加压感到一种坚硬感时,说明刀口线与重要神经、血管及肌肉纤维方向平行,使神经、血管膨起在针体两侧,稍一加压即可刺破皮肤,刺到需要深度,再施行各种手术。

2)小针刀手术七法

①纵行疏通剥离法:以刀口线与肌肉韧带走行方向平行,刺入患处,当刀口接触骨面时,按附着点的宽窄,分几条线疏剥,不可横行疏通剥离。适宜于粘连压痛点在肌腱韧带附着点处。

②横行剥离法:以刀口线与肌肉韧带走行方向平行,刺入患处,当刀口接触骨面时,做与肌肉韧带走行方向垂直的铲剥,将肌肉或韧带从骨面铲起,当觉得针下有松动感时即出针。适用于肌肉韧带与骨发生粘连者。

③切开剥离法:以刀口线与肌肉韧带走行方向平行,刺入患处,将相互间的粘连或瘢痕切开。适用于肌肉与韧带、韧带与韧带发生粘连的疼痛。

④铲磨削平法:以刀口线与骨刺尖轴线垂直刺入,刀口接触骨刺后将骨刺尖部或锐边削去磨平。适用于关节边缘骨刺的粘连疼痛。

⑤瘢痕刮除法:先自软组织的纵轴切开数条口,然后在切开处反复疏剥 2 ~3 次,刀下有柔韧感时,说明瘢痕已碎,出针。适用于腱鞘壁或肌肉附着点、肌腹处瘢痕粘连产生的疼痛。

⑥通透剥离法:当某处有范围较大的粘连瘢痕,无法进行逐点剥离时,在瘢痕处可取数点进针,进针点都选在肌肉与肌肉或其他软组织相邻的间隙处。当针刀接触骨面时,除软组织在骨的附着点之外,将软组织都从骨面铲起,并尽可能将软组织互相之间的粘连疏剥开来,并将瘢痕切开。

⑦切割肌纤维法:以刀口线与肌纤维垂直刺入,切断少量紧张或痉挛的肌纤维。此法适用于部分肌纤维紧张或痉挛引起的疼痛。

(4)注意事项

1)找准进针点:方法有三种,包括:①确定为小针刀疗法适应证后,最敏感的压痛点即为进针点;②牵拉该处肌肉引起明显疼痛的点即为进针点;③该处肌肉完成某一特定动作而引起疼痛的点即为进针点。

2)小针刀手术时的针感:酸、胀、酥酥感是小针刀的正常针感。疼痛、麻木、触电感都是异常针感,不能进针手术。少数病例,病变组织变性严重,进针、手术没有感觉,通常疗效不好。

3)晕针的预防和处理:患者恐惧紧张、饥饿或体弱者易出现晕针。表现为头晕、心慌、面色苍白、欲吐、脉速、血压一过性下降等。发生晕针时,可使患者立即卧床,注意保暖,2 ~3 分钟即可好转,15 分钟左右恢复正常。仍不见效可掐人中穴及双侧内关、外关穴,一般都能见效。若个别患者无效时,应用中西药物进行常规急救处理。

4)慎用局麻药:通常不用局麻,以防影响针感观察。个别严重疼痛敏感者,仅可表浅皮内局麻，减少进针疼痛。

5）防止针体折断和卷刃：小针刀一般2年应该更换，刀刃变钝须在油石上磨锋利，消毒后再用。

6）严格掌握适应证和禁忌证。

7）勿伤较大神经、血管，腰背、胸壁进针切勿过深。

8. 物理疗法　简称理疗，是指运用各种物理因素作用于机体，引起所需的各种反应，以调节、加强或恢复各种生理功能，影响病理过程，促进康复，从而达到防治疾病的方法。除此之外，还广泛用于疾病的诊断，如红外线热像图、超声波等。

（1）治疗作用

1）镇痛作用：理疗可提高痛阈，祛除各种致痛因素，如炎症的刺激、局部代谢产物与缺血、致痛介质及精神因素等，从而起到镇痛的作用。

2）促进创伤的愈合：物理疗法能改善局部的血液循环，降低局部毛细血管的渗透性，提高白细胞和巨噬细胞的吞噬能力，从而促使局部病变组织从被动充血及瘀血状态逆转为血流通畅的主动充血，以消除组织水肿，促进血肿吸收，改善组织缺氧和营养状况，从而消除炎症反应，促进创面加速愈合。

3）减少瘢痕和粘连形成：瘢痕组织是由于局部血运循环不良，组织结构不正常，神经分布错乱而形成的变性组织；粘连是因炎症渗出后，组织纤维机化而形成的结缔组织。理疗可以减少胶原纤维的形成和玻璃样变性过程，还可以消退瘢痕组织水肿，改善局部组织营养状况，从而减少瘢痕和粘连的形成，还可缓解或消除瘢痕瘙痒、瘢痕疼痛等。

4）避免或减轻筋伤并发症和后遗症：主要是避免关节僵硬及肌肉萎缩。早期开展理疗，可使肌肉得到充分活动，血运通畅，保证肌肉营养供给，并能加速水肿吸收，从而避免肌肉萎缩与关节僵硬的病变。

（2）常用理疗方法分类

1）电疗法：是应用直流电、感应电、低频电、中频电、高频电等作用于人体局部，促进筋伤局部血液循环，消除水肿，加速渗出物的吸收等从而达到消肿镇痛、松解粘连等目的的一种物理疗法。电疗法种类较多，有一定的适应证和禁忌证，临床上应根据不同病情加以选择。它主要适用于各种软组织扭挫伤等（图2-121）。

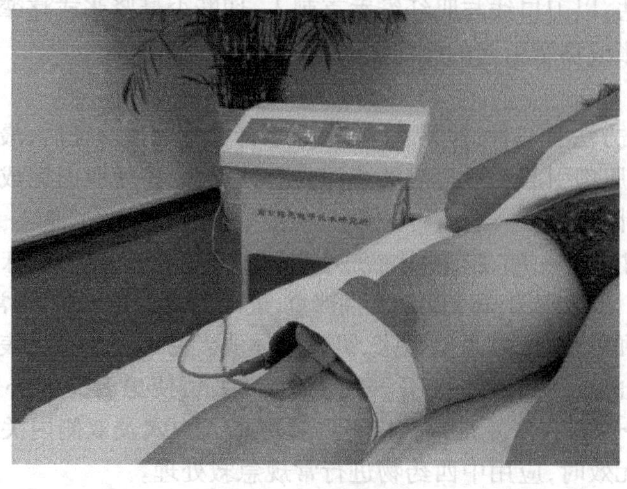

图2-121　电疗法

2）光疗法：可分为红外线疗法、紫外线疗法和可见光疗法。是应用光线照射人体，从而达到治疗目的的一种理疗方法。其机制是利用产生的热效应及化学效应达到促进血液循环，加速组织再生能力和细胞活力，加速炎症产物、代谢产物的吸收及解痉镇痛的目的。适用于软组织挫伤、周围神经损伤、瘢痕硬结、肌肉劳损等症。有出血倾向及高热患者禁用（图2-122）。

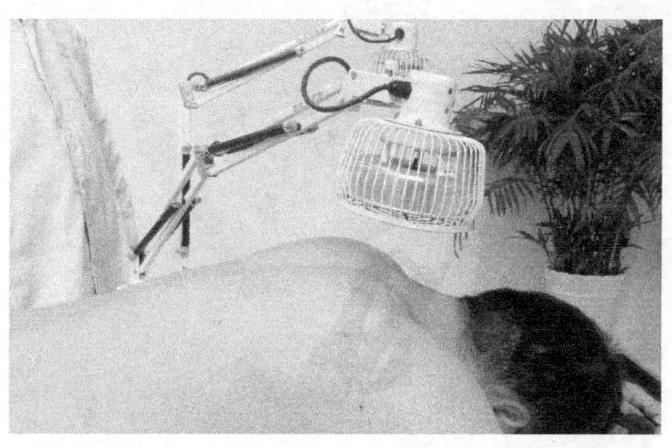

图2-122　光疗法

3）激光疗法：是指应用激光来治疗疾病的一种物理疗法，其治疗作用主要有热效应、机械效应（光压作用）、光化学效应和电磁效应四个方面。目前理疗用的激光器治疗范围较广，适用于软组织扭挫伤等，尚未发现明显的禁忌证（图2-123）。

4）磁疗法：是应用磁场作用于人体来治疗疾病的方法，主要治疗作用有消肿、镇痛、消炎和镇静。常用的有穴位磁疗法、磁按摩法、交变磁场疗法、旋转磁场疗法及磁电综合疗法等，临床上应随症选用。磁疗法适用于软组织扭挫伤，并能减少瘢痕形成及促进瘢痕软化等，目前尚未发现明显的禁忌证（图2-124）。

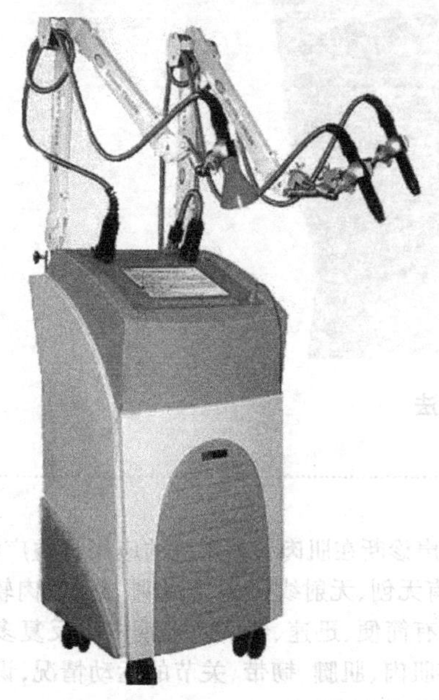

图2-123　激光疗法

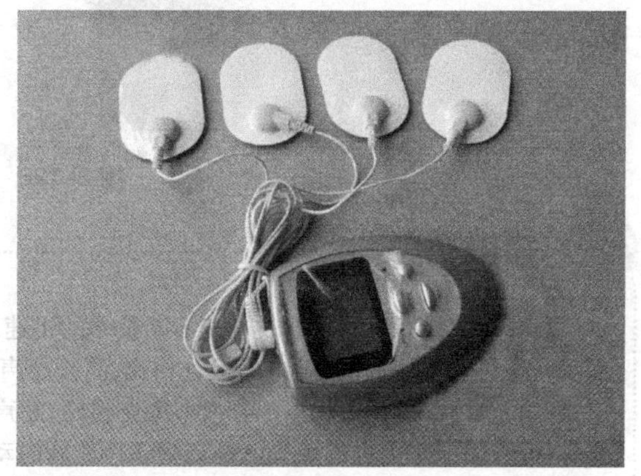

图2-124　磁疗法

5）超声疗法：是指用超声波（频率在20kHz以上）作用于人体，利用其产生的机械作用、化学作用和温热作用而改善血液循环，加强组织营养和促进组织物质代谢的一种理疗方法。超声疗法适用于软组织扭挫伤、各种神经痛、肌炎、关节炎、瘢痕增生、硬结和血肿机化等症。有出血倾向者及血栓静脉炎患者禁用（图2-125）。

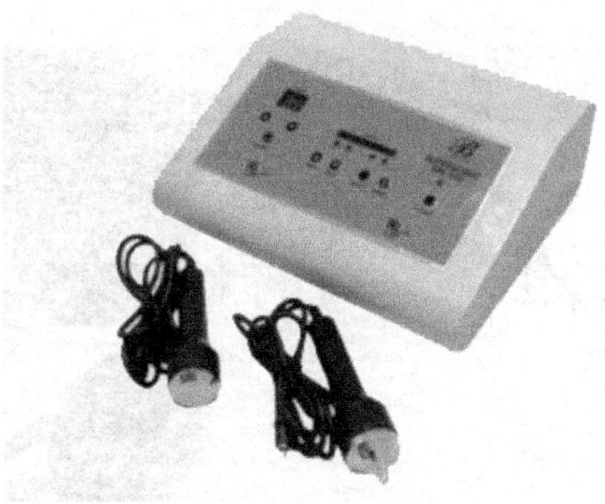

图2-125　超声疗法

6）石蜡疗法：是将伤处涂敷上加温后的石蜡以传导热量至患处，以达到治疗疾病的一种理疗方法。其主要作用是温热和机械压迫，一般无化学性刺激作用，适用于软组织扭挫伤、瘢痕挛缩、粘连等症。感染性皮肤病、出血患者禁用。

临床应用的理疗方法众多，除上述外，还有坎离砂、水疗、冷冻疗法、日光疗法等方法。临床使用时，应根据患者具体损伤情况及具备的条件灵活地选择理疗方法（图2-126）。

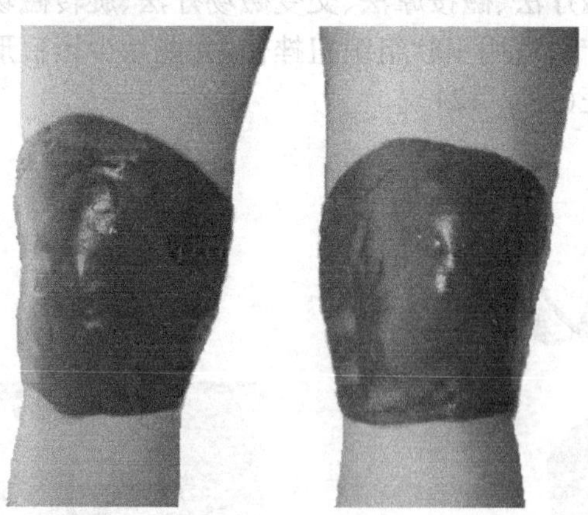

图2-126　石蜡疗法

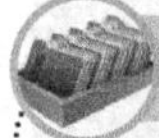

知识拓展

随着超声诊断仪的不断改进和诊断技术的迅速发展，超声诊断在肌肉骨骼系统的应用日益广泛，引起了骨伤科医生的重视。与CT检查相比，高频超声检查具有无创、无射线损伤、能清晰显示肌肉软组织层次关系及内部结构等优点；与MRI检查相比，超声检查具有简便、迅速、经济及短期内可反复多次检查等优点；另一个更大的优势就是高频超声能随时动态观察肌肉、肌腱、韧带、关节的运动情况，识别关节、韧带、肌腱、筋膜等软组织等组织病变，这些都是CT和MRI难以做到的。

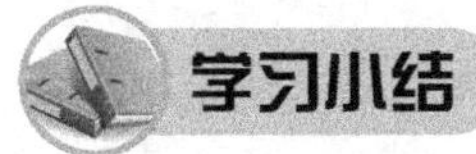

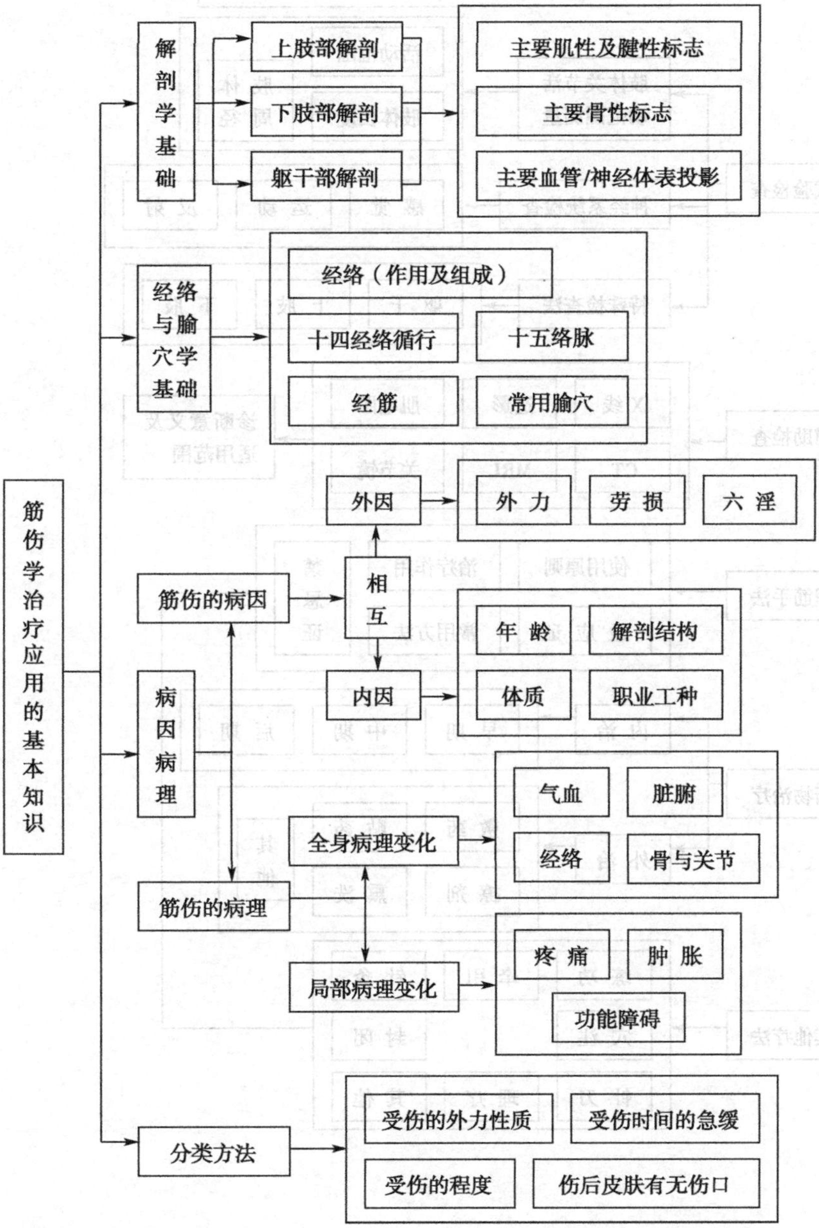

筋伤学治疗应用的基本知识

- 解剖学基础
  - 上肢部解剖
  - 下肢部解剖
  - 躯干部解剖
  - → 主要肌性及腱性标志；主要骨性标志；主要血管/神经体表投影
- 经络与腧穴学基础
  - 经络（作用及组成）
  - 十四经络循行
  - 十五络脉
  - 经筋
  - 常用腧穴
- 病因病理
  - 筋伤的病因
    - 外因 → 外力；劳损；六淫
    - 内因 → 年龄；解剖结构；体质；职业工种
    - （外因与内因相互作用）
  - 筋伤的病理
    - 全身病理变化 → 气血；脏腑；经络；骨与关节
    - 局部病理变化 → 疼痛；肿胀；功能障碍
- 分类方法
  - 受伤的外力性质
  - 受伤时间的急缓
  - 受伤的程度
  - 伤后皮肤有无伤口

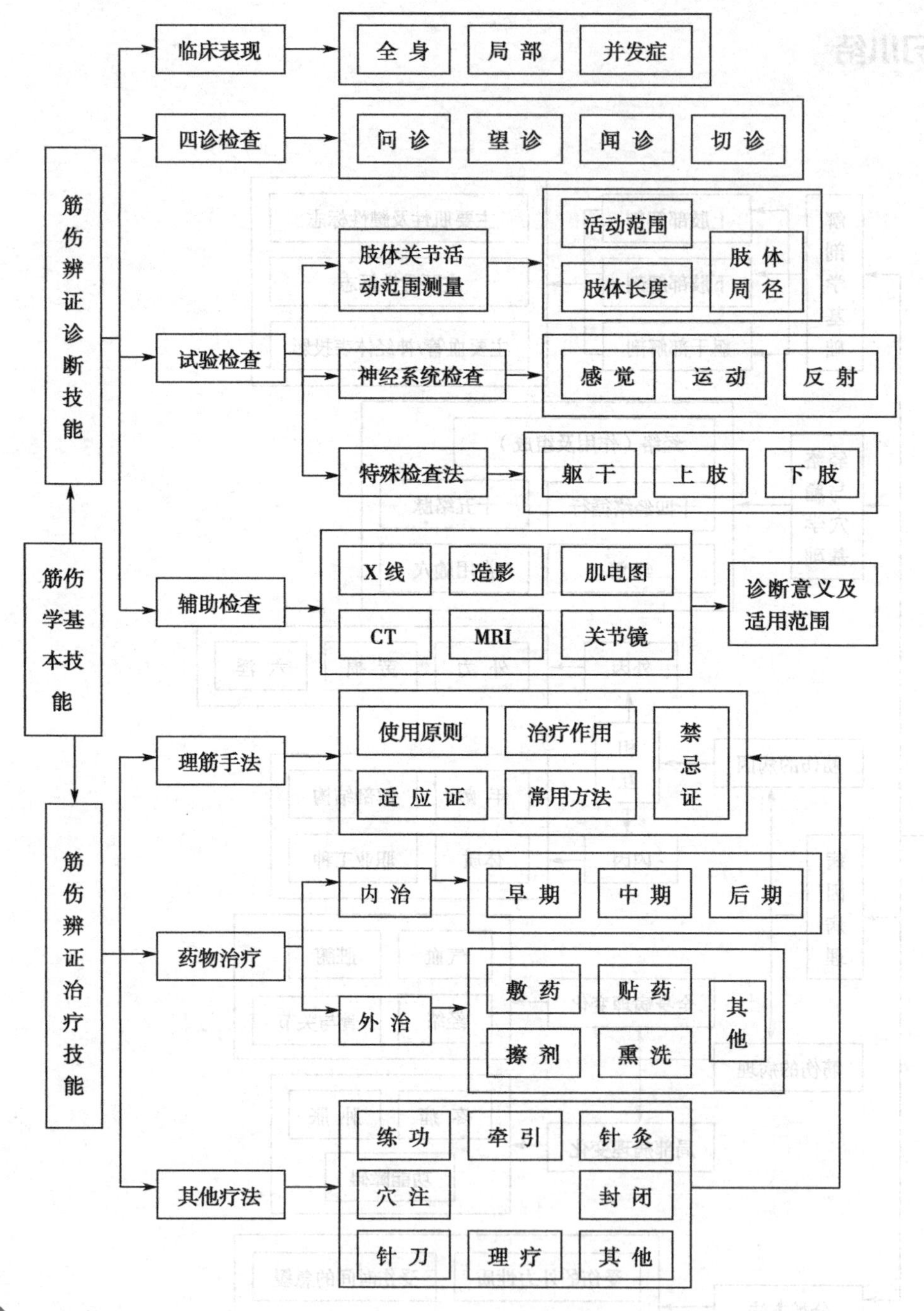

复习思考题

1. 简要叙述足三阳经及任督二脉的主要体表循行路线。
2. 简述躯干部位主要的特殊检查法及临床意义。
3. 临床常见的生理及病理反射有哪些？其阳性说明什么？
4. 概述内治法三期辨证中初期用药的具体治疗方法及代表方剂。
5. 何谓穴位注射疗法？临床常用药物有哪些？

（邹来勇）

第三章　躯干部筋伤 

躯干部筋伤主要包括颈部筋伤、胸背部筋伤和腰骶部筋伤三大部分。

躯干由33个椎骨和23个具有一定弹性的椎间盘构成。其中颈椎7个，胸椎12个，腰椎5个，骶椎5个，尾椎4个，成人骶椎、尾椎各融合成1个。

椎骨的结构除第1、2颈椎外，其余大体相似。前面是负重部分，呈柱状的椎体，椎体之间以椎间盘相连，后面是椎弓和椎板，椎弓上有7个突起，即两侧横突、上下关节突和后侧棘突。相邻椎骨的两侧椎弓之间各有一椎间孔，脊神经由此穿出。椎弓与椎体围成椎孔，并相互连接形成椎管，内有脊髓、马尾神经等。

脊髓发出31对脊神经，即颈神经8对，胸神经12对，腰神经5对，骶神经5对，尾神经1对。

正常脊椎有四个生理弯曲，即颈曲和腰曲向前凸，胸曲和骶曲向后凸，借椎间盘和生理弧度，以缓冲外力对脊柱的冲击和震荡。

脊柱关节突关节的形成及排列方向决定了脊柱的活动方向和范围。颈椎关节突关节近于水平排列，活动范围最大，能伸屈、侧弯和旋转，故颈部容易筋伤；胸椎关节面近乎额状位，胸1～胸10椎间活动范围小，略有伸屈和旋转，不易损伤。胸11、胸12及腰椎关节面为半额状、半矢状位，伸屈、侧屈及旋转活动均较灵活，故易损伤。骶髂关节活动度小，不易损伤。

脊柱的稳定，除椎间盘和关节突关节外，还依赖于其周围的韧带及肌肉。这些韧带有前纵韧带、后纵韧带、黄韧带、横突间韧带、棘间韧带、棘上韧带等；脊柱周围的肌肉有胸锁乳突肌、斜方肌、背阔肌和竖脊肌等。若遭受外来暴力作用及长时间持续劳损等使脊柱内外平衡失调，可导致躯干部筋伤。

第一节　颈部筋伤

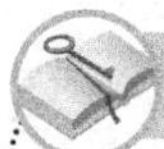

学习要点

1. 掌握落枕、颈椎病的含义、临床特征、诊断要点和辨证治疗及疗效标准。
2. 熟悉颈部扭挫伤、小儿肌性斜颈、颈椎间盘突出症、颈椎小关节错缝的含义、临床特征、诊断要点、手法治疗和疗效标准。
3. 了解颈部扭挫伤、小儿肌性斜颈、颈椎间盘突出症、颈椎小关节错缝的病因病理、预防调护。

颈部筋伤是指颈部的肌肉、筋膜、韧带等软组织受到外来直接暴力、间接暴力或持续劳损等原因所致的损伤，以颈部疼痛、活动障碍为主症的疾病。

颈部介于头、胸和上肢之间，是脊柱活动范围最大的部位，既可前屈、后伸，又能左右侧屈与旋转，故发生损伤的机会也较多。颈部肌筋既是运动的动力，又有保护和稳定颈部的作用。如遭受强大外力或超越颈部肌筋应力的外力持久地作用时，便可引起筋伤，甚至造成骨折、脱位等损伤。

颈部脊柱由7个颈椎构成。除第1、2颈椎椎体之间无椎间盘外，其余颈椎间隙均有1个椎间盘，颈椎椎体较小，上面两侧偏后各有向上的骨性突起称钩突，与上一个椎体下面斜坡合成钩椎关节，防止椎间盘向后突。横突向外侧而偏前，根基部有横突孔，有椎动脉穿过，上面呈凹形与脊神经相适应。

第1颈椎为寰椎，呈环形，无椎体，只有前弓和后弓。两弓的两侧借侧块相连，侧块上面是上关节凹，接枕骨髁，下面是下关节面，与第2颈椎枢椎上关节突构成关节。侧块后面有一横沟，为椎动脉沟，沟的外侧有横突孔，从横突孔向上穿行的椎动脉向内转入此沟进入枕骨大孔入颅。

各颈椎骨由椎体小关节及关节囊、韧带和椎间盘相互紧密地连接在一起。

颈部的肌群有颈阔肌、胸锁乳突肌、菱形肌、斜方肌、头夹肌、半棘肌、肩胛提肌、斜角肌等。颈部的浅筋膜位于皮下，在颈前外侧部的深面有菲薄颈阔肌。颈部的深筋膜位于浅筋膜及颈阔肌的深面，这些肌肉司头和颈肩部的各种活动。如受到外力或劳损，使颈部肌肉张力失去平衡，便产生颈部肌筋等损伤。

颈神经有8对，颈1～颈4前支合成颈丛，颈5～颈8和第1胸神经前支合成臂丛。椎动脉为锁骨动脉的最大分支，穿过颈椎横突孔上行，经枕骨大孔入颅。颈椎椎管内有颈髓。常因颈椎间盘退行性变、颈椎骨质增生等原因刺激或压迫颈部神经根、椎动脉、脊髓等从而产生颈肩臂的疼痛、麻木以及头晕、恶心呕吐、视物不清、肢体肌肉萎缩，甚至瘫痪等。

一、颈部扭挫伤

因各种暴力使颈部过度扭转、牵拉或受暴力直接打击，引起颈部软组织损伤者称为颈部扭挫伤。临床上尤以胸锁乳突肌和斜方肌损伤多见，以伤后颈部疼痛、活动受限为主要临床表现。除筋伤外，或兼有小关节错缝、脱位或骨折，严重者祸及神经根、脊髓，造成肢体麻痛，甚至瘫痪。好发于青壮年。

【病因病理】

多因颈部突然扭转或前屈、后伸而受伤。如乘车时突然减速可使颈部猛然前屈，后伸，造成颈部肌肉、筋膜、韧带等软组织损伤，严重者合并颈椎骨折或脱位，引起脊髓损伤。钝器直接打击引起颈部挫伤较颈部扭伤少见。

知识链接

《杂病源流犀烛》曰："忽然闪挫，必为气之震，震则激，激则壅，壅则气之周流一身者，忽因所壅而聚之一处，气凝则痛……气壅在何处，则血亦凝在何处。"外伤导致气滞血瘀，经络痹阻，不通则痛。

【诊断要点】

1. 主要病史　有明确的扭伤史或暴力直接打击的外伤史。

2. 临床表现　①伤后颈部疼痛，有负重感，转动不灵，疼痛可向肩背部放射。②挫伤者局部疼痛、肿胀及活动障碍等更加严重。③严重者甚至出现瘫痪等脊髓神经损伤症状。

3. 体征检查　①颈部活动受限，以旋转、侧屈为甚。②颈前肌肉、颈后肌肉或斜方肌可触及肌肉痉挛，患处可见局部肿胀，压痛明显。③颈椎小关节错缝时，可在患椎棘突旁有明显压痛点或触及棘突偏歪。④应注意检查手臂麻痛等神经损伤的刺激症状。

知识链接

颈部扭挫伤诊断时应注意检查是否有颈椎寰枢椎半脱位，可根据颈部外伤史、临床症状和摄张口位片观察寰枢椎是否移位来确诊。

4. 辅助检查　X线摄片多无异常改变，但有时可见颈椎生理弧度改变，严重者可见椎体撕脱骨折、棘突骨折等。

【鉴别诊断】

本病临床上应注意与落枕及颈椎病进行鉴别。

1. 落枕　一般无明显的外伤史，醒后颈部疼痛，头偏向患侧，活动受限。查体可见颈部肌肉痉挛压痛，触之如条索状。X线摄片大多无异常改变。

2. 颈椎病　无明显的外伤史，多见于40岁以上中老年患者。反复出现颈痛，活动受限，或有上肢放射性麻木疼痛。部分患者可有头晕、头痛、猝倒、耳鸣、耳痛、视力下降，甚至瘫痪，出现神经根、椎动脉、交感神经受累，甚至脊髓压迫症状。查体颈部活动受限，病变颈椎棘突及患侧肩胛骨内上角部常有压痛。臂丛神经牵拉试验、椎间孔挤压试验阳性，甚至出现肌力及反射改变等脊髓受压体征。X线片可见颈椎生理弧度改变，椎间隙变窄，骨质增生，钩椎关节骨刺形成等。

【辨证治疗】

一般采用手法治疗等非手术疗法，但应注意早期不宜在伤处施手法治疗，以免加重损伤，宜休息2~3天，方可施手法治疗，且应尽量轻柔，严重者行手术治疗。

(一) 手法治疗

治则为舒筋活血、消肿止痛。

患者正坐，医者立于背后，左手扶住患者额部，右手用拇指点按颈部压痛点及风池、风府、天柱、肩井等穴(图3-1)，再在患处由上而下反复推揉数遍。随后轻轻捏拿颈项部肌肉数次(图3-2)，点按、理筋、弹筋后再以颈部拔伸等运动关节类手法搓理结束。

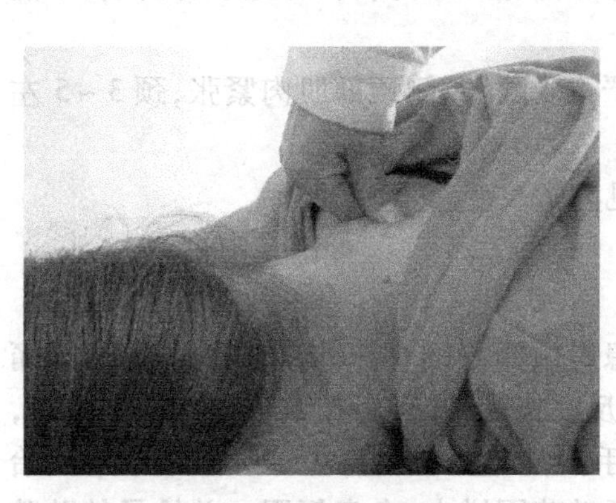

图3-1　点按颈部穴位

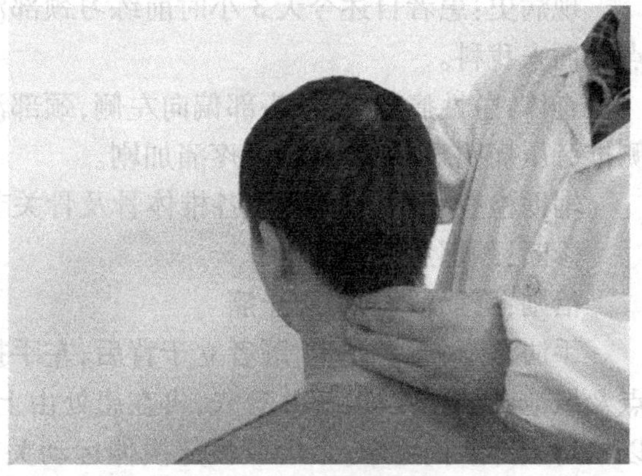

图3-2　颈部捏拿法

(二) 药物治疗

按筋伤内治法三期治疗。疼痛剧烈者，可根据病情酌情使用双氯芬酸钠、布络芬缓释胶

囊，甚至曲马多片等镇痛类药物。

（三）其他疗法

1. 固定疗法　若损伤严重，疼痛剧烈，有神经症状者，应配合颈部牵引，佩戴颈托，卧床休息1周，以减轻肌肉痉挛。

2. 练功疗法　应有意识地放松颈部肌肉，尽量保持头部正常位置，并练习颈部屈伸旋转活动。

3. 针灸疗法　可针刺风池、大椎、天柱、颈部夹脊穴、列缺、悬钟、合谷等穴。

4. 穴位注射疗法　在颈项部取阿是穴、天柱、肩井、天宗、颈部夹脊等穴，使用当归、丹参、麝香等注射液注入穴位。每日或隔日1次，7～10次为1个疗程，每疗程结束后休息3～5天。

5. 物理疗法　可酌情选用离子导入、蜡疗、磁疗、激光、超短波等治疗。

6. 手术疗法　主要针对合并颈椎骨折脱位、颈椎失稳脊髓损伤者。

【预防调护】

1. 做激烈运动或乘车时要注意自我保护，以防颈部损伤。

2. 平时经常做颈部功能锻炼，增强颈部肌力及抗损伤的耐受力。

3. 较重的损伤早期可考虑佩带颈托固定，并卧床休息，注意不宜过早进行颈部旋转活动。

4. 随着症状改善，逐渐做头颈俯仰活动。

5. 注意局部保暖。

【疗效标准】

治愈：颈部肿痛消失，功能恢复正常。

好转：颈部肿痛减轻，功能改善，但活动时仍有不适感。

未愈：症状及体征无改善。

【典型病例】

刘某，男，18岁，学生，2012年12月9日上午就诊。

主诉：颈部过度扭转后自觉疼痛、活动不利3小时。

现病史：患者自述今天3小时前练习颈部活动，头部突然猛力侧转，即觉颈部疼痛，不能点头而来我科。

查体：急性痛苦面容，头部偏向左侧，颈部活动严重受限，左侧颈部肌肉紧张，颈3～5左侧椎旁压痛明显，被动旋转时疼痛加剧。

辅助检查：X线摄片颈椎各椎体骨及骨关节未见异常改变。

诊断：颈部急性扭伤

治则：舒筋活血，消肿止痛

手法治疗：患者正坐，医者立于背后，左手扶住患者额部，右手用拇指点按患侧颈部压痛点及风池、风府、天柱、肩井等穴，再在患处由上而下反复推揉，并轻轻捏拿颈项部肌肉数次，以松解颈部肌肉痉挛，最后以颈部拔伸运动关节类手法，以整复错缝，搓理颈部结束手法治疗。术毕，患者顿感颈部轻松，疼痛明显减轻，颈部活动范围增大，全身舒服。并给予外贴跌打镇痛膏，第3天症状、体征完全消失，颈部活动正常。

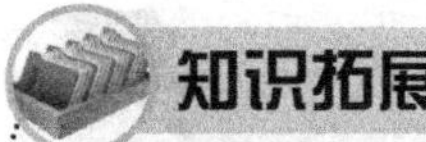

知识拓展

理筋整复手法是治疗颈部扭挫伤的一种较好的治疗方法，通过松筋、理筋、点穴等手法以解除颈部肌肉痉挛，改善血液循环，加速局部新陈代谢，从而促进炎症吸收和组织愈合，并使离位的软组织得以复位，改善颈部神经血管受压状况，使经络疏通，气血运行流畅，疼痛消除，并达到治疗目的。但颈部扭挫伤为急性损伤，临床操作时手法宜轻、巧，忌用蛮力和暴力。

二、落枕

睡眠醒后出现颈部酸痛、活动不利等症状者称为落枕，又称失枕。好发于青壮年，以冬春季多见。症状轻者数日内可自愈，重者病程可延续数周不愈。

【病因病理】

多由于睡眠时枕头过高、过低或过硬，或睡姿不良，头颈过度偏转，使颈部肌肉长时间受到牵拉，复受风寒侵袭，致使气血凝滞，经络受阻而致。

知识链接

《伤科补要》曰："感冒风寒，以患失颈，头不能转。"

《巢氏病源·失枕候》记载："头项有风在筋膜间，因卧而气血虚，值风发动，故失枕。"

【诊断要点】

1. 主要病史　患者平素喜卧高枕、低枕、硬枕或有过度疲劳、感受风寒的病史。

2. 临床表现　①常在醒后出现颈部酸楚疼痛。②头常歪向患侧，活动不利。③颈项不能自由旋转后仰，旋头时常与上身同时转动，以腰部代偿颈部的旋转活动。④疼痛可向肩背部放射。⑤若风寒外束，颈痛项强者，可有恶风、怕冷、头痛等症。

3. 体征检查　颈部肌肉痉挛僵硬，斜方肌、大小菱形肌等处压痛。

4. 辅助检查　X线检查无异常改变或有轻度颈椎生理曲度变直的改变。

【鉴别诊断】

反复落枕者应考虑为颈椎病。

【辨证治疗】

手法治疗对落枕有很好的效果。通过手法可很快缓解肌肉痉挛，消除疼痛，往往经治一次，症状即减轻大半，如配合针灸、药物等疗效更佳。

（一）手法治疗

治则为舒筋活血、温经通络。

1. 揉摩法　用指面或小鱼际揉摩颈项痛点数次，使肌肉痉挛缓解。

2. 点穴法　点按风池、风府、天柱、合谷等穴，每穴约半分钟左右，以解痉止痛。

3. 捏拿弹拨法　捏拿弹拨颈部、肩上和肩胛内侧的肌筋。

4. 牵颈法　医者一手托住患者下颌，另一手托住枕部做颈部拔伸牵引，同时将颈部慢慢旋转、屈伸数次，使颈部肌肉放松（图3-3）。

5. 旋颈法　将颈部旋转至肌肉最紧张时，突然做小幅度有控制范围的快速旋转运动，此时常可听到弹响复位声。临床上应注意动作切忌粗暴（图3-4）。

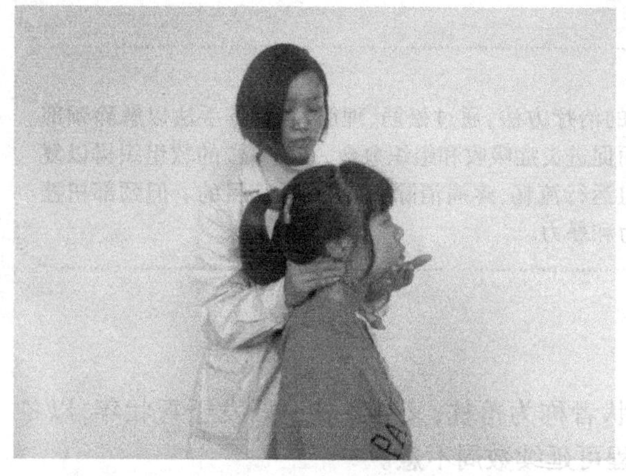
图3-3 牵颈法

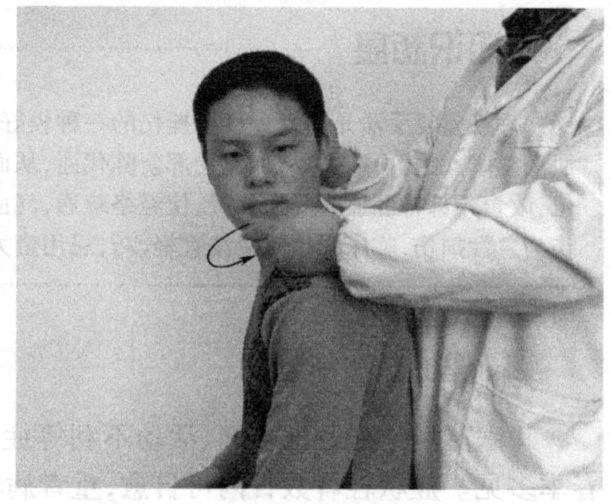
图3-4 旋颈法

6. 拍打法 轻轻地拍打叩击颈项肩背数次,搓理结束。

(二)药物治疗

治宜疏风散寒,活血通络,可用葛根汤、舒筋活血汤加减。有头痛、形寒等表证者,可用羌活胜湿汤加减。外用伤湿止痛膏、解痉镇痛酊等。疼痛较甚时,可内服解痉镇痛药,如复方氯唑沙宗片等。

(三)其他疗法

1. 牵引疗法 采用颌枕带牵引疗法。
2. 练功疗法 嘱患者有意识地做头颈的屈伸、旋转动作。
3. 针灸疗法 可选用外关、后溪、落枕穴为主,配合绝骨、风池、百劳等穴,用泻法。
4. 封闭疗法 在痛点做局部封闭。
5. 穴位注射疗法 在颈项部取阿是穴、大椎、肩井、天宗、风池等穴,使用威灵仙、祖师麻、当归、麝香等注射液注入穴位。每日或隔日1次,7~10次为1个疗程,每疗程结束后休息3~5天。
6. 物理疗法 可酌情应用各种热疗、中药离子导入治疗等。

【预防调护】

1. 睡眠时枕头要适中,枕头高度以肩部至耳部的高度为宜。
2. 保持良好的睡姿,睡眠时以仰卧为主,侧卧为辅,左右交替,头放于枕头中央。
3. 颈部避免过度疲劳,要注意防寒保暖。

【疗效标准】

治愈:颈项部疼痛、酸胀消失,压痛点消失,颈部功能活动恢复正常。

好转:颈项部疼痛减轻,颈部活动改善。

未愈:症状及体征无改善。

【典型病例】

黄某,女,30岁,2013年11月20日就诊。

主诉:晨起后颈部疼痛不适2天。

现病史:患者自述2天前晨起后感觉颈部不适,休息两天未见好转且加重,经刮痧及拔罐后疼痛无改善,现患者转头、低头受限明显,咳嗽及深呼吸痛甚,痛连左肩背部,抬肩时疼

痛加剧,疼痛以肩上和肩前区明显。

查体:颈椎生理幅度变直,颈部活动功能消失。颈椎椎旁压痛广泛、左侧颈肩部肌肉肿胀,可触及明显的肌肉痉挛,臂丛神经牵拉试验及椎间孔挤压试验阴性。

辅助检查:X 线摄片未见明显异常。

诊断:落枕

治则:舒筋活血,温经通络

手法治疗:先用小鱼际揉摩患者颈项痛点数遍,使肌肉痉挛缓解。然后点按风池、风府、天柱、合谷等穴,每穴约半分钟左右,以解痉止痛。再捏拿弹拨颈部及左侧肩上和肩胛内侧痉挛的肌筋。医者一手托住患者下颌,另一手托住枕部作颈部拔伸牵引,同时将颈部慢慢旋转、屈伸数次,使颈部肌肉放松。将颈部旋转至肌肉最紧张时,突然做小幅度有控制范围的快速旋转运动复位(听到弹响复位声)。最后轻轻地拍打叩击颈项肩背数次,搓理结束手法治疗。经治疗 1 次后上症基本消失,再予巩固治疗 1 次,病告痊愈。

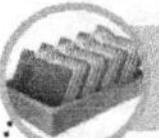

知识拓展

经常落枕者临床上可考虑为颈椎病,临床上治疗落枕的方法很多,但以针灸及手法治疗具有确切的疗效。据王文远教授《平衡针灸疗法》报道,对落枕患者针刺颈痛穴(相当于中渚穴位置)可一针见效。

三、颈椎病

颈椎病又称颈椎综合征、颈肩综合征或颈椎退行性关节炎,是由于损伤或颈椎及其软组织劳损性退变,刺激或压迫颈部神经根、椎动脉、交感神经、脊髓而引起的,以颈、肩、臂疼痛伴手指麻木、头痛、眩晕或出现视物模糊、耳鸣,甚至肢体瘫痪等一系列临床症状为主要特征的疾病。为临床常见病、多发病。40 岁以上多见,起病缓慢,急性少见。临床上分为 6 型:颈型、神经根型、椎动脉型、交感型、脊髓型、混合型,其中神经根型最常见。

【病因病理】

颈部的急性损伤与慢性劳损是颈椎病的常见外因,颈椎的退变是其发生的内因,也是主要原因。这些原因导致了颈椎内外平衡失调,使椎间盘退化、小关节增生改变、韧带肥厚钙化、颈椎骨质增生等,刺激或压迫颈神经根、椎动脉、交感神经、脊髓等软组织,从而产生一系列临床症状和体征。

知识链接

《素问·至真要大论》说:"阴痹者,腰椎头项痛,时眩,病本于肾。"清代医家程杏轩认为"病在肾,则病肩、背、颈项痛",特别强调了颈椎病,其本在肾。

《灵枢·大惑论》云:"邪中其项,因逢其身之虚,其入深,则随目系,以入于脑。入脑则脑转,脑转则引目系急,目系急则眩以转矣。"

【诊断要点】

(一)颈型颈椎病

1. 主要病史 绝大多数患者有落枕病史。

2. 临床表现 以颈部症状为主,颈项强直、疼痛,可有整个肩背部疼痛,颈部功能活动受限。少数患者出现肩与上肢麻木。

3. 体征检查　颈部活动明显受限，颈肩部肌肉广泛性压痛，有时可触及肌肉痉挛，压颈试验可出现阳性。

4. 辅助检查　X线片显示颈椎生理弧度变直，椎体生理前凸减少、消失，甚至反曲，椎体骨质增生，小关节增生等。

5. 鉴别诊断　本病应注意与落枕、肩周炎进行鉴别。

(1)落枕：压痛点位于肌肉(如胸锁乳突肌、斜方肌等)，压痛较明显，在颈背部可触及条索状肌肉隆起，行颈椎牵引时，疼痛不减，有的甚至加重，痛点封闭时症状可减轻或消失。颈型颈椎病压痛点多位于棘突、关节囊部，行颈椎牵引疼痛可减轻。

(2)肩周炎：多发于50岁左右中老年人，夜间痛甚，疼痛部位在肩关节，痛点封闭有效。常有明显的肩关节活动障碍，颈椎X线片无生理前曲变直、关节不稳等颈椎病的常见改变；而颈型颈椎病在肩部往往无明显压痛点，仅有颈部疼痛和活动障碍，肩部活动尚可。

(二)神经根型颈椎病

1. 主要病史　一般有颈部外伤史，或者长期低头、伏案工作等劳损史。

2. 临床表现　颈肩背疼痛，并向一侧或两侧上肢放射。疼痛为酸痛、胀痛或灼痛，伴有针刺或电击样痛。重者为阵发性剧痛，影响工作和睡眠。颈部后伸或咳嗽、打喷嚏、大便时疼痛可加剧。部分患者伴有头晕、头痛、耳鸣，劳累或受寒后易诱发疼痛。上肢沉重，酸软无力，握力减退或持物易坠落。麻木和疼痛部位往往相同，多出现在手指和前臂。

 **知识链接**

皇甫谧《针灸甲乙经》中有很多类似神经根型颈椎病的描述，如“项似拔、项直不可顾、暴挛、肩臂项痛、五指不可屈伸”。

3. 体征检查　颈部活动明显受限，病变颈椎棘突、椎旁和患侧肩胛骨内上角肌、冈下肌常有压痛、放射痛。上肢及手指的感觉减退，可有肌肉萎缩。臂丛神经牵拉试验阳性(图3-5)、椎间孔挤压试验阳性(图3-6)、头顶叩击试验阳性。肱二头肌和肱三头肌腱反射减退甚至消失，检查时应双侧对比。

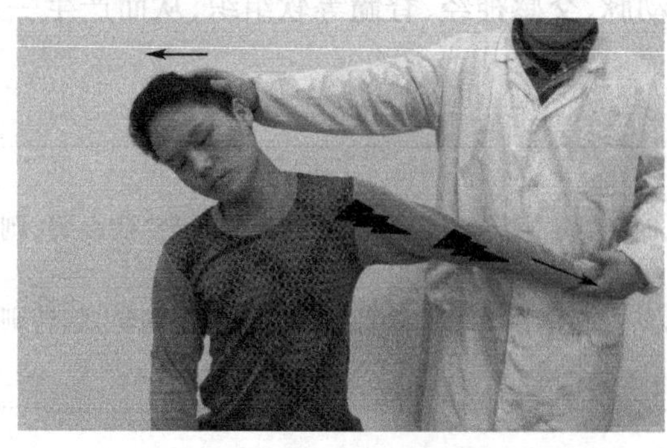

图3-5　臂丛神经牵拉试验

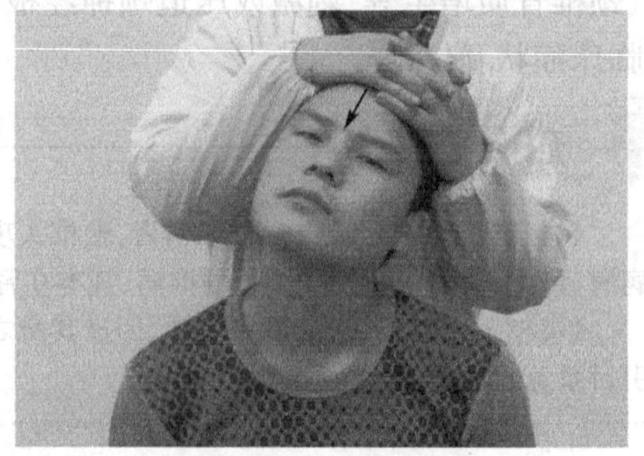

图3-6　椎间孔挤压试验

4. 辅助检查　X线侧位片可见有颈椎生理曲度改变，如生理前突减小、消失或反弓，椎间隙狭窄，骨质增生，项韧带钙化，椎体间可有轻度阶梯样改变。斜位片可见钩椎关节骨刺突向椎间孔，椎间孔变小。

5. 鉴别诊断　临床上应注意与颈椎小关节错缝、项背筋膜炎、肩周炎等病鉴别。

(1)颈椎小关节错缝：有明显外伤史，颈肩痛并向上肢和头枕部放射，颈部僵硬，活动受限。查体病变部位有压痛，棘突偏歪，但X线片往往无明显改变。

(2)项背筋膜炎：颈项部较广泛性压痛，但无明显放射痛，少有麻痛，若有则麻木区不按脊神经节段分布，无腱反射异常。X线片多无异常。

(3)肩周炎：多见于50岁左右中老年人，肩部疼痛、活动受限，但一般不向前臂放射，压痛点多位于肩部，颈部无明显压痛。颈椎X线片无异常。

(三) 椎动脉型颈椎病

1. 临床表现　主要为眩晕、耳鸣、耳聋、恶心、呕吐、猝倒等，常因头部转动或侧弯至某一位置时易诱发或加重。颈肩痛、颈枕痛与神经根型颈椎病相似。

2. 体征检查　颈椎棘突部有压痛，椎间孔挤压试验阴性，但椎动脉扭转试验阳性。

3. 辅助检查　X线检查正位片可见椎体钩椎关节侧方有骨赘，斜位片可见钩椎关节骨质增生，椎间孔变小；椎动脉造影可见椎动脉因钩椎关节骨赘压迫、迂曲、变细或者阻滞；脑血流图可见基底动脉两侧不对称。

4. 鉴别诊断　应与梅尼埃病、位置性眩晕和颅内肿瘤等疾病相鉴别。

(1)梅尼埃病：眩晕发作多与情绪变化及光线刺激有关，前庭功能减退，发作时伴有水平性眼球震颤。缓解后可毫无症状，神经系统检查无异常。

(2)位置性眩晕：患者头部或身体位于某一位置时出现眩晕及眼震颤，只要离开这一位置眩晕即停止，其他神经系统功能正常。

(3)颅内肿瘤：第4脑室或颅后窝肿瘤可直接压迫前庭神经及其中枢，患者转头时也可突发眩晕，但常伴有头痛、恶心呕吐等颅内高压征，血压升高。CT扫描可确诊。

(四) 脊髓型颈椎病

1. 临床表现　以慢性进行性四肢瘫痪为特征，以肢体感觉、运动功能障碍及膀胱直肠括约肌障碍等诸多表现为主要症状。患者表现是从下肢双侧或单侧发沉、发麻开始，随之出现行走困难，下肢肌肉僵硬发抖、腿软、易绊倒、走路不稳或有踩棉花感。上肢也可出现肌肉麻木、无力等感觉运动障碍。甚则四肢瘫痪、小便潴留或失禁。常伴头颈部疼痛、面部发热、出汗异常等。

2. 体征检查　颈部活动受限不明显，上肢活动欠灵活，肌张力可能增高，腱反射(肱二头肌和肱三头肌、髌腱、跟腱反射)可亢进。常可引出病理反射，如霍夫曼征(Hoffman征)、巴宾斯基征(Babinski征)阳性，甚至踝阵挛等。

3. 辅助检查　X线检查颈椎生理曲度改变，颈椎骨质增生，椎间隙狭窄，椎间孔缩小；CT检查可见颈椎椎间盘变性、髓核突出，脊髓受压(图3-7)。此外，肌电图检查对诊断也有帮助。

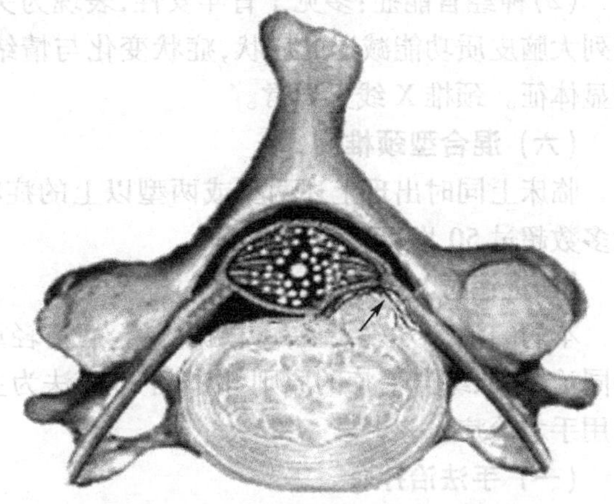

图3-7　颈椎髓核突出脊髓受压

4. 鉴别诊断 本病应注意与脊髓肿瘤、脊髓空洞症、原发性侧索硬化症、肌萎缩性侧索硬化症等进行鉴别。

(1)脊髓肿瘤:脊髓压迫症状呈进行性加重,X线片示椎间孔扩大,椎体或椎弓等骨质破坏,但病变多不侵及椎间盘组织。CT、MRI及脊髓造影可确诊。

(2)脊髓空洞症:好发于青年人,以20~30岁为多见,其病变常见部位为颈胸段,以痛温觉与触觉分离为特征,尤以温觉减退或消失为突出。脊髓造影通畅,但MRI检查可见颈膨大部有空洞形成。

(3)原发性侧索硬化症:临床上可见进行性痉挛性截瘫或四肢瘫,但无感觉障碍。腰穿奎肯施泰特试验通畅,脊髓造影无阻塞现象。

(4)肌萎缩性侧索硬化症:为原因不明的一种运动神经元性疾病,表现为进行性肌萎缩,尤以手部肌肉萎缩显著,从手向近端发展,最后可侵及舌肌和咽部,躯体有运动障碍而无感觉障碍。CT、MRI、脊髓造影显示脊髓无压迫症状。

(五)交感型颈椎病

1. 临床表现 以出现交感神经兴奋的症状为主,如头痛或偏头痛,有时伴有恶心呕吐;颈部酸痛,有沉重感,视物模糊、视力下降、眼窝胀痛,心前区痛、心跳加快、心律不齐,血压升高,肢体发凉、畏寒、多汗等。或出现交感神经抑制症状如头晕、眼花,眼睑下垂、流泪,心动过缓,血压偏低,胃肠蠕动增加或嗳气等。

2. 体征检查 头颈转动时颈部和枕部不适及疼痛的症状可明显加重,压迫患椎可诱发或加重交感神经症状。

3. 辅助检查 X线平片除显示颈椎常见的退行性改变外,颈椎屈、伸位检查可证实有颈椎节段不稳,其中以颈椎3~4椎间不稳最常见。

4. 鉴别诊断 本病要注意与冠状动脉供血不全、神经官能症或自主神经系统功能紊乱等疾病相鉴别。

(1)冠状动脉供血不全:以心前区疼痛、胸闷气短及左上肢尺侧的反应性疼痛为主要症状,无上肢颈脊神经根刺激的其他症状。心电图有改变,口服硝酸甘油类药可缓解症状。

(2)神经官能症:多见于青年女性,表现为头痛、头晕、失眠、记忆力减退、自制力差等一系列大脑皮质功能减退的症状,症状变化与情绪波动密切相关。患者主诉多但客观检查无明显体征。颈椎X线无异常。

(六)混合型颈椎病

临床上同时出现上述两型或两型以上的症状者,可诊断为混合型颈椎病。混合型患者大多数超过50岁,且病程长。

【辨证治疗】

本病的治疗方法很多,可根据分类、病情轻重、发病时间长短等来酌情选择,治疗时要内外同治,采取综合治疗的原则,以非手术疗法为主。若保守无效,特别是对脊髓型颈椎病,可采用手术治疗。

(一)手法治疗

手法是治疗颈椎病的重要方法之一,其治则为舒筋通络、活血化瘀、理筋整复。治疗方法如下。

1. 舒筋通络 患者正坐位。医者用轻柔的按揉、捏拿、弹筋、拨筋、拍打、叩击、点穴等手法在患者颈项两侧及肩部治疗，使紧张痉挛的肌肉放松，从而加强局部气血运行，促进水肿吸收，为下一步手法治疗创造条件。

2. 拉宽椎间隙　用拔伸手法进行颈椎牵引，使颈椎间隙增宽，以扩大椎间孔；同时为恢复颈脊柱力学平衡创造条件。本法主要适用于神经根型颈椎病，脊髓型、椎动脉型慎用。

3. 理筋整复　①患者正坐位，头部前屈至适当的角度。医者一手用拇指按住患椎棘突，一手用肘部托住患者颌部，向前上方牵引，同时向患侧旋转头部。②患者仰卧，肩后用枕垫高。医者立于床头，右手紧托患者枕部，左手托住颌部，将患者头部自枕上拉起，使颈与水平面呈45°角，牵引持续1～2分钟。然后轻轻将头向左右旋转和前后摆动。此时往往可听到整复时的弹响声，但整复时不可追求关节弹响声而使用暴力，否则易致瘫痪，甚至死亡。

4. 活血化瘀　按揉颈椎两侧，上下往返治疗。再用直擦法，治疗颈椎两侧以透热为度，拿肩井、搓理抖上肢而结束治疗。

使用手法治疗颈椎病时动作要轻柔和缓，力度适中，切忌动作粗暴，也不可急骤旋颈和做各种超过生理范围的强制被动运动，以免引起脊髓损伤，四肢瘫痪。特别是对脊髓型颈椎病及有动脉硬化、高血压病的患者尤应注意禁用整复手法。

（二）药物治疗

1. 中药治疗

（1）内服：按照颈椎病的临床特点，一般将其分为痹证型、眩晕型和瘫痪型进行辨证论治。治疗多采用祛风除湿、活血化瘀和舒筋止痛等法。

1）痹证型：以肩颈、上肢的疼痛、麻木为主。治宜温经活血，用桂枝加葛根汤或蠲痹汤加减。

2）眩晕型：以发作性眩晕、头痛或猝倒为主。若属中气虚损者，治宜补中益气，用补中益气汤加减。属痰瘀交阻者，治宜祛湿化痰、散瘀通络，用温胆汤加减。属肝肾不足，肝阳上亢者，治宜补益肝肾、平肝潜阳，用天麻钩藤汤加减。

3）瘫痪型：以下肢运动障碍、颤抖、间歇性发作为主，起病缓慢。治宜活血化瘀、疏通经络，用补阳还五汤加虫类药如全蝎、蜈蚣、穿山甲等。

（2）外用药：可外用止痛搽剂，如外擦黄道益活络油、解痉止痛酊、扶他林软膏（双氯芬酸钠乳膏）等；外贴海马万应膏、奇正消痛贴等。

2. 西药治疗　可内服布洛芬、萘普生、双氯芬酸钠、美洛昔康等解热镇痛药，严重疼痛时可使用曲马多、喷他佐辛（镇痛新）等成瘾性较小的麻醉性镇痛药，并可根据病情酌情选用甘油果糖、甘露醇等利水消肿类药物静脉滴注。

（三）其他疗法

1. 固定疗法　急性发作期患者疼痛较重，应以静止为主，以动为辅，注意休息，佩带颈围或颈托固定1～2周。

2. 牵引疗法　颈椎牵引可以缓解颈部肌肉痉挛，扩大椎间隙，流畅气血，缓解症状，是治疗颈椎病的有效方法，常与手法治疗配合进行。此法用于各型颈椎病，对神经根型效果最好，对椎动脉型或交感型宜采用轻重量牵引，对脊髓型效果较差，有的甚至症状加重，若有不良反应则应立即停止牵引。牵引方法为：轻症患者可采用坐位间断牵引，一般宜取头微前屈位，每日1～3次，每次0.5～1小时，重量从3～4kg开始渐加至5～6kg。重者采用卧位牵

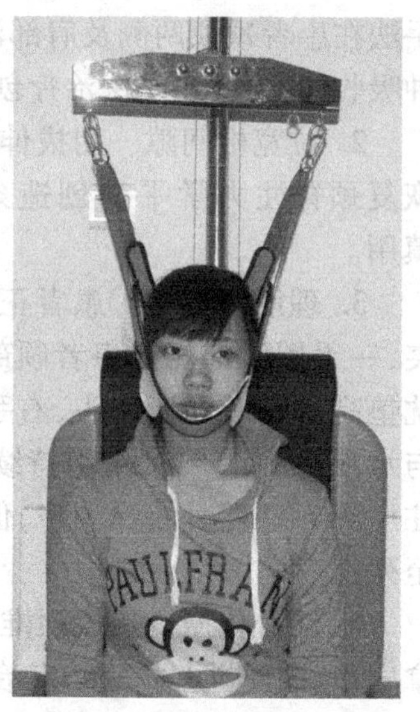

图 3-8　颈椎牵引疗法

引，根据患者性别、年龄、体质强弱、颈部肌肉情况和临床症状酌情处理(图 3-8)。

3. 练功疗法　慢性期以动为主，特别是长期伏案工作者应注意工作间休息，做颈项活动锻炼，如前屈、后伸、左右旋转及左右侧屈等。此外，还可以做体操、太极拳、健美操等运动。

4. 针灸疗法　可取颈部华佗夹脊穴、风池、天柱、大椎、百劳、绝骨等穴辨证施治。

5. 封闭疗法　痛点局部封闭，可用醋酸泼尼松龙 12.5 ~ 25mg 加 1% 利多卡因 4 ~ 6ml 做局部封闭。

6. 中药熏蒸疗法　可行颈椎局部熏蒸，也可根据病情全身熏蒸。

7. 物理疗法　可酌情选用离子导入、超短波、红外线等治疗。

8. 手术疗法　经各种非手术疗法无效，尤其脊髓受压症状无改善或加重者应手术治疗。

【预防调护】

1. 加强颈部功能锻炼，养成良好的用颈习惯。

2. 长期伏案、低头工作者，应在工作 1 ~ 2 小时后，做 10 分钟左右颈肩部活动，以防颈部劳损。

3. 合理用枕，保持良好的睡眠体位。

4. 注意颈部保暖，治疗期间忌食凉性食物，防止风寒侵袭。

5. 积极治疗颈椎相邻器官感染性疾患，如咽炎、中耳炎等，防止颈椎病的发生和加重。

【疗效标准】

治愈：原有各型病症消失，肌力正常，颈、肢体功能恢复正常，能参加正常劳动和工作。

好转：原有各型症状减轻，颈、肩背疼痛减轻，颈、肢体功能改善。

未愈：症状及体征无改善。

【典型病例】

章某，女，42 岁，干部，2013 年 2 月 5 日就诊。

主诉：颈部疼痛伴右上臂放射性疼痛 1 年余，加重一周。

现病史：患者自述从事办公室工作，长期低头伏案。颈部疼痛一年多，过劳时偶有右上肢疼痛，未予治疗。近一周来症状加重，后颈部、右肩及臂、手指麻胀疼痛。经颈椎牵引及针灸治疗效果不显著，遂到我院求治。

查体：颈部活动受限，以向右旋转为甚，颈 4 ~ 5 棘旁右侧周围肿胀，肌肉痉挛压痛明显，可触及颈 5 棘突向右偏歪，压颈试验及臂丛神经牵拉试验阳性。

辅助检查：X 线片示颈椎生理曲度变直，颈 4 ~ 5 呈退行性病变，椎体前后缘骨质增生，颈 4 ~ 5 椎间隙变窄，颈 5 棘突向右偏歪；B 超检查颈椎管正常。

诊断：神经根型颈椎病

治则：活血化瘀，疏通经络，理筋整复

手法治疗：使用按揉、捏拿、点压、㨰、拍等手法松解颈肩臂的软组织，舒筋活血，解除痉挛；用颈椎点推旋转复位法纠正颈 5 棘突向右侧偏歪。经手法治疗 2 次后，颈部疼痛明显减轻。再巩固治疗1周，上症消失，颈部活动功能恢复正常，痊愈。

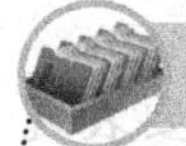

知识拓展

脊髓型颈椎病起病缓慢，病情复杂，脊髓受损后往往出现不可逆的改变，治疗难度大，效果较差。早期的正确诊断，及时合理的治疗可显著增加疗效，提高患者的生活质量。

非手术治疗并非消极，仍然是属积极的治疗，其主要目的是保护颈椎不再受到异常损害，减少创伤，缓解疼痛，并恢复颈椎生理曲度。研究证实，采用局部制动、牵引、理疗，以及服用活血通络药物等可以明显改善颈椎及周围软组织血液循环，减轻神经水肿，消除炎症反应，从而缓解症状。

脊髓型颈椎病如保守治疗无效，经手术干预可能阻止病情恶化，而手术时机的选择是一项非常复杂的理论和临床实践的综合过程，手术时机选择在可能发生严重不可逆转的神经功能丧失之前进行最为合适。

四、颈椎间盘突出症

因急性或反复轻微外伤引起，颈部椎间盘突出刺激或压迫颈部神经根或脊髓，出现颈部疼痛伴上肢放射性疼痛及麻木感，甚至下肢行动不灵，大小便功能障碍等主要临床表现的疾病称为颈椎间盘突出症。主要发生于中年以上的男性，颈椎间盘突出好发于颈椎5、6和颈椎6、7，并以颈椎5、6突出为最多见。过去本病多归于颈椎病范畴之内，20世纪90年代中期以后已把颈椎间盘突出症单列出来。

【病因病理】

颈椎间盘突出症多有明显的颈部外伤史，在本身颈部椎间盘已有退变的基础上轻微损伤也可引起。当颈椎突然过度屈伸或头部受压时，外力致使椎间盘纤维环破裂、髓核突出，压迫颈部神经根或脊髓，从而出现临床症状或体征。

根据椎间盘向椎管内突出位置不同，颈椎间盘突出症可以分为以下三种类型。

知识链接

《张氏医通》云："有肾气不循故道，气逆夹脊而上，致头肩痛。或观书对弈久坐而致脊背痛。"指出长期低头伏案，颈部负荷过度可致颈椎间盘突出症。

（一）侧方型

突出部位在后纵韧带的外侧、钩椎关节的内侧，该处是颈神经根通过的地方，突出的椎间盘压迫脊神经根而产生根性症状。

（二）旁中央型

突出部位偏于一侧，介于脊神经和脊髓之间，突出的椎间盘可以压迫两者，产生单侧脊髓和神经根受压症状。

（三）中央型

突出部位在椎管中央、脊髓的正前方，突出的椎间盘压迫脊髓腹面的两侧，从而产生脊髓双侧压迫症状。

【诊断要点】

1. 主要病史　有快速运动导致颈部扭伤的病史，也有部分患者为慢性劳损史。

2. 临床表现　急性起病多见，患者有典型的外伤史，症状重而明显；少部分起病慢者多无明显外伤史。主要症状为压迫脊神经而引起神经根支配区域的放射性疼痛、麻木等根性症状，或压迫脊髓引起肢体运动、感觉障碍甚至膀胱、直肠功能障碍。症见患者行动不灵，且进行性加重，出现痉挛性瘫痪，大小便功能障碍等。

（1）侧方突出：以颈神经根受压症状为突出临床表现，脊髓受压症状不明显。主要表现为颈部疼痛可放射至肩胛、枕部、上肢部，轻者麻木，重者神经支配区剧烈疼痛，小便或咳嗽时加重。肌肉痉挛疼痛及颈部活动受限（图3-9）。

（2）旁中央突出：以颈神经根和脊髓共同损伤为特征。患者除侧方突出症状及体征以外，尚有单侧脊髓受压症状和体征，即有典型或不典型的 Brown-Sequard 综合征，表现为同侧运动障碍，对侧感觉障碍等（图3-10）。

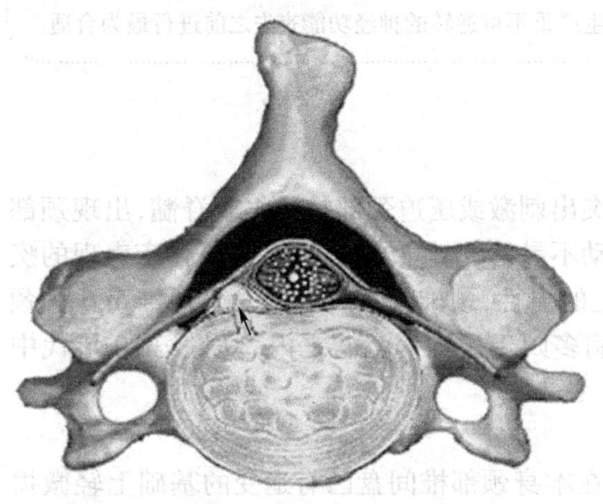

图3-9 侧方突出

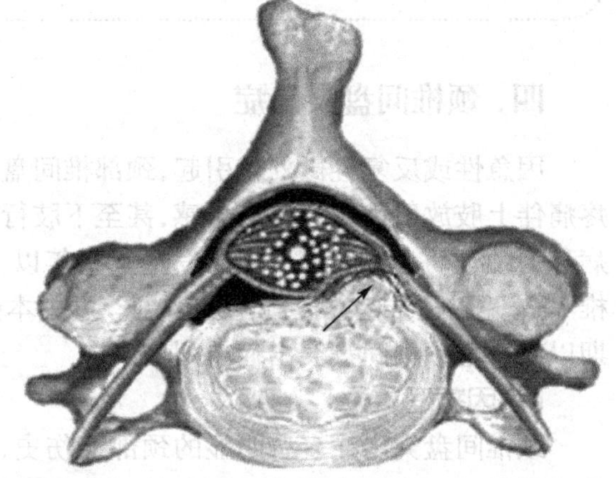

图3-10 旁中央突出

（3）中央突出：以脊髓受压症状为主，患者下肢步态不稳，行走如踩棉花或醉汉步态，严重者可出现两下肢不完全性瘫痪或完全性瘫痪，大小便功能障碍等。也可有椎间盘侧方突出的症状（图3-11）。

3. 体征检查

（1）侧方突出：颈部僵硬，各方向活动受限，但可有一个方向活动自如，颈椎棘突旁压痛明显或伴上肢放射痛，椎间孔挤压试验阳性，分离试验可使疼痛减轻。由于神经根受压的平面不同，其体征也不相同（表3-1）。

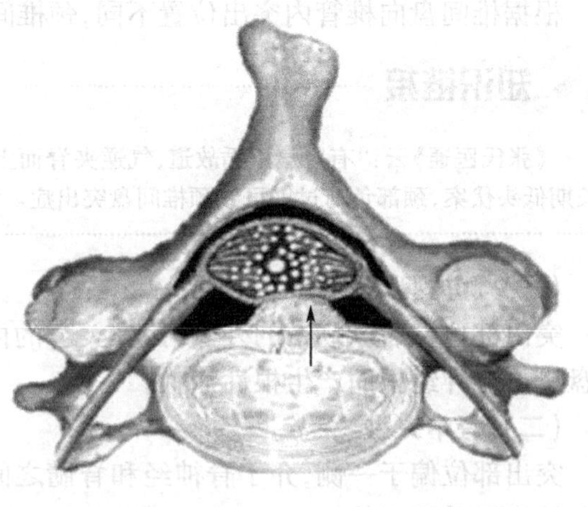

图3-11 中央突出

表3-1 颈椎盘突出症不同神经根受压的临床定位

颈椎间盘突出	颈4-5	颈5-6	颈6-7	颈7-胸1
受压神经	颈5神经	颈6神经	颈7神经	颈8神经
疼痛部位	颈部、肩部和上臂	肩、肩胛内侧	肩胛内侧中部和胸大肌	肩胛内缘、上臂、前臂和手内侧

续表

颈椎间盘突出	颈4-5	颈5-6	颈6-7	颈7-胸1
感觉异常	肩外侧	手桡侧、拇指	手背、食指、中指	上、前臂内侧或环、小指
肌力改变	三角肌或肱二头肌萎缩或减退	肱二头肌萎缩或减退	肱三头肌萎缩或减退	大、小鱼际肌萎缩或减退
腱反射改变	肱二头肌腱反射减退	肱二头肌腱反射减退	肱三头肌腱反射减退	腱反射正常

(2)旁中央突出:除神经根受损体征外,还有巴宾斯基征阳性、腱反射亢进等阳性体征。

(3)中央突出:主要是脊髓受压的体征为主,如受压平面以下皮肤感觉障碍,大小便功能障碍,肌张力增高,腱反射亢进,髌阵挛、踝阵挛、病理反射等。

4. 辅助检查

(1)X线检查:不能显示椎间盘突出,但可以排除颈椎其他器质性改变,如颈椎结核及肿瘤等。能提示椎间盘突出的间接表现,如颈椎生理弧度减少或消失,甚至后突,椎间隙变窄及骨质增生等。X线片包括正侧位和左右斜位。

(2)脊髓造影及脑脊髓液检查:单纯神经根受压的颈椎间盘突出症无脑脊液梗阻,蛋白含量正常。若脊髓部分受压或完全受压则出现脊髓部分梗阻或完全梗阻,脑脊液蛋白增高。临床上常用造影剂为Omnipaque等非离子造影剂。

(3)CT和MRI检查:对颈椎间盘突出症的诊断和定位有重要意义。CT片可显示颈椎椎管的大小及突出物与受累神经根的关系,MRI可显示椎间盘突出对脊髓压迫的范围及程度。

【鉴别诊断】

本病应注意与颈椎病进行鉴别。它们有相似的病理改变,都有颈椎间盘突出的基础,二者均可发生神经根、脊髓受累症状,其区别如下。

颈椎病发病多较缓慢,除突出物为椎间盘外,还有骨赘等退变组织,受刺激的部位除神经根、脊髓外,还有椎动脉、交感神经等周围神经,可引起多个神经平面症状,因此症状多而缓和。其发病年龄偏大,40~60岁多见,发展缓慢,反复发作,X线或CT可见钩椎关节骨赘形成,病变部位有多个椎体。

颈椎间盘突出症的突出物只是突出的椎间盘或髓核,发病较急、症状较剧,多有典型外伤史,发病年龄较轻,多引起单个神经平面症状或一侧上肢症状。若反复发作,病情迁延,出现颈椎骨赘形成与椎间盘组织一同压迫脊神经根或脊髓则形成颈椎病,故临床上有时不易鉴别。过去把它们混为一病,但20世纪90年代以后随着CT和MRI的问世,颈椎间盘突出症则单列出。

【辨证治疗】

本病治疗以非手术综合疗法为主,通过手法、颈椎牵引及药物等治疗,大多数能获得很好疗效。若综合疗法无效,神经根或脊髓压迫症状严重者,应采用手术治疗。

(一)手法治疗

治则为舒筋活血、解痉止痛、理筋整复。通过手法调整失稳颈椎对神经根和颈髓的机械损伤和刺激,消除无菌性炎症,促进神经和脊髓功能恢复。手法治疗多用于侧方突出型椎间盘突出。

1. 放松手法　用轻柔的按揉、捏拿、点压、㨰、拍等手法在颈、肩部、四肢部操作，放松颈部肌肉，解除颈部痉挛。

2. 治疗手法　采用颈椎旋转复位手法（以右侧突出为例）。

患者取坐位，医者立于患者一侧，用右手掌托住患者下颌部，使患者头颈稍前屈及侧屈，左手拇指放在突出的颈椎间盘部位右侧，右手向上用力牵引，并向右旋转至最大限度时，稍用力扳动颈部，同时医者左拇指自右侧棘突向左推动，两手协调配合使之复位。注意操作时手法要轻巧，动作要协调，不可使用蛮力和暴力。

3. 结束手法　轻轻按揉捏拿颈椎两侧及上肢数分钟；擦颈椎两侧，以透热为度；搓理抖上肢，结束手法治疗。

（二）药物治疗

1. 中药治疗　应辨证施治，常分为三型。

（1）气滞血瘀型：患者有典型外伤史，发病急，疼痛剧烈，治宜行气活血、通络止痛，可用桃红四物汤加减。

（2）风寒型：患者起病缓慢，颈项部疼痛麻木，与天气变化有关，治宜祛风散寒、通络止痛，可用羌活胜湿汤加减。

（3）肝肾不足型：患病日久，颈肩酸麻、上肢麻痹等，治宜补益肝肾、强筋壮骨，可用六味地黄丸加减。

还可外用消痛贴、海马万应膏等药外贴。

2. 西药治疗　急性期应用消炎镇痛药，如双氯芬酸钠、塞来昔布等，有很好的止痛效果；严重者可用甘油果糖或甘露醇脱水。

（三）其他疗法

1. 固定疗法　急性期一般要用颈围固定，严重者采用石膏颈围固定。

2. 牵引疗法　解除颈项部肌肉痉挛，缓解或消除炎症水肿，使部分突出物有望回纳。可采用坐位或卧位，患颈微屈位颌枕带牵引，每天1～2次，重量3～5kg，每次30分钟左右，7天为1个疗程。

3. 针灸疗法　根据压迫部位和临床症状可采用局部取穴（如颈部夹脊穴、风池、风府、天柱穴等）与循经远端取穴（曲池、外关、中渚、合谷、环跳等穴）并重，辨证选穴，施用针刺补泻手法。急性期用泻法，缓解期采用平补平泻手法，后期用补法。

4. 封闭疗法　如复方倍他米松5mg加1%利多卡因稀释液，局部痛点封闭。

5. 中药熏蒸疗法　可根据病情辨证使用行气活血、祛风散寒、通络止痛、补益肝肾的中药，行颈椎局部熏蒸。

6. 物理疗法　可酌情选用离子导入、超短波、红外线等治疗。

7. 手术疗法　当保守疗法无效，神经根或脊髓压迫症状严重者，应采用手术治疗，常采用颈后路减压术或颈前路减压、椎间盘摘除、植骨融合等手术。

【预防调护】

1. 乘车时应注意防止紧急制动时引起颈椎挥鞭样损伤。

2. 避免长时间伏案，应适当休息，加强颈部肌肉锻炼。

3. 颈部注意防寒保暖。

4. 睡硬板床，选择合适枕头。

【疗效标准】

治愈：症状和体征消失，肌力正常，颈、肢体功能恢复正常，能参加正常劳动和工作。

好转：症状和体征减轻，颈、肩背疼痛减轻，颈、肢体功能改善。

未愈：症状及体征无改善。

【典型病例】

李某，52岁，干部，2013年1月20日就诊。

主诉：颈肩部及双上肢疼痛麻木半年余，加重1周。

现病史：患者半年前无明显诱因突然出现颈肩部及双上肢疼痛麻木，未予重视，症状逐渐加重，颈肩部及双上肢因疼痛活动受限，近1周来出现双下肢行走不稳，有踩棉花感，特来就诊。

查体：颈椎活动受限明显，压颈试验及双上肢牵拉试验阳性；双侧上肢及左下肢痛觉减退。右手握力为2级，右下肢肌张力增高，其余诸肌肌力正常。双侧肱二头肌和肱三头肌反射及桡骨骨膜反射亢进；双侧膝腱反射及跟腱反射亢进。右侧霍夫曼征阳性，双侧踝阵挛阳性。

辅助检查：CT提示颈4～5椎间盘向后突出，轻度压迫硬脊膜。

诊断：颈椎间盘突出症

治则：舒筋活血，解痉止痛，理筋整复

手法治疗：患者取坐位，医者立于患者背后，先用轻柔的按揉、捏拿等松解手法放松颈部肌肉，解除肌肉痉挛，再用两手协调用力配合使用复位手法使颈4～5椎间盘复位，最后按揉捏拿颈项部两侧及双上肢肌肉。患者经一次治疗后，上症明显减轻，嘱其佩戴颈围固定，并给予中药桃红四物汤加全蝎、蜈蚣、穿山甲等药，内服，一周治疗一次，经5次治疗后，上症消除。

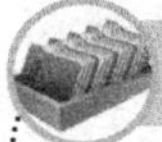
知识拓展

颈椎间盘突出症的治疗分为三大类：保守治疗、微创治疗和开放性手术治疗。绝大多数患者经过系统的保守治疗，症状都会得到改善，治疗时应确立个性化治疗方案。颈椎牵引和颈托的应用可以减轻对神经根的受压和刺激，通过手法按摩可以纠正颈椎失稳。口服活血类药物有助于缓解症状。物理疗法可以消除局部炎症，缓解疼痛。如果经过三个月系统的保守治疗，症状不改善或改善不明显，以及症状反复者，应进行微创治疗。微创治疗颈椎间盘突出症，疗效较为理想，是21世纪颈椎间盘突出症治疗的主流。

常用的微创治疗技术有颈椎间盘胶原酶化学溶解术、颈椎间盘激光气化术、低温等离子髓核消融术、内镜技术下颈椎间盘切除术等。微创不能达到治疗目的可考虑开放性手术治疗。总之，颈椎间盘突出症的治疗除特殊情况外，应按程序进行，即能保守治愈的不做微创手术，能微创治愈的不做开放性手术。

五、颈椎小关节错缝

颈椎小关节错缝是指颈椎关节突发生超过正常范围的侧向微小移动，不能自行复位而导致颈部疼痛、颈椎功能障碍者，亦称颈椎小关节紊乱。临床上易被误诊为颈部扭伤。

【病因病理】

颈椎的关节突较短，上关节面朝上偏于后方，下关节突面朝下偏于前方，关节囊较松弛，可以滑动，且横突之间缺乏横突韧带，因此颈椎的稳定性较小。如颈部扭伤发生痉挛或急刹车时，颈部"挥鞭样"损伤，颈部的慢性劳损以及各种不协调动作或运动，均可使颈椎关节超出正常活动范围而发生侧向滑移，导致周围肌肉失去平衡，关节滑膜嵌顿，棘间和棘上韧带紧张，将关节突关节交锁在移位后的不正常位置上，产生颈椎功能障碍。

【诊断要点】

1. 主要病史　有颈部扭伤、挫伤的明显外伤史，或颈部劳损史及睡眠时枕头过高病史。

2. 临床表现　起病较急，颈部疼痛，活动不利，动则疼痛加剧；头颈向一侧歪斜；严重者可出现双侧或单侧上肢麻木、无力感，部分患者还有头昏、视物模糊、复视等。

3. 体征检查　颈部肌肉痉挛、僵硬、活动受限；头歪向健侧或略前倾，病变关节突及棘突旁处压痛明显，棘突明显偏歪。

知识链接

唐代《仙授理伤续断秘方》中记有："凡左右损处，只相度骨缝，仔细捻捺，忖度便见大概。"这里不仅有骨缝这一名词，而且还提示了损伤后注意对骨缝的检查，也即是对关节处的脱位、半脱位和错缝的区别检查。

4. 辅助检查　X线正位片可见颈椎侧弯，棘突偏离中线；侧位可见颈椎生理曲度变小，关节突与椎体后缘有双影现象。

【鉴别诊断】

本病应与落枕相鉴别。两者均有颈部疼痛，活动不利。但落枕无明显的外伤史，症状也较轻，多因睡眠时枕头过高或过硬或姿势不当引起，晨起后颈部疼痛，头偏向患侧，活动受限。但颈椎小关节错缝大多有明显的外伤史，在患椎棘突旁有明显压痛点，可触及棘突偏歪。

【辨证治疗】

手法复位治疗具有很好的疗效，是其主要治疗方法。也可结合药物、封闭、针灸、固定等方法。

（一）手法治疗

治则为舒筋活血、理筋整复。

1. 舒筋活血手法　用㨰法、揉摩、捏拿、点按等手法，在颈背部反复操作，重点是斜方肌、胸锁乳突肌和头夹肌部位，以缓解肌痉挛，为复位手法做好准备。

知识链接

《医宗金鉴·正骨心法要旨》中有："若脊筋陇起，骨缝必错，则成伛偻之形。当先揉筋，令其和软，再按其骨徐徐合缝，脊膂始直。"

2. 复位手法　主要有以下两种。

（1）对抗复位法：患者俯卧位，头伸至床沿，医者立于患者头前，一手托住下颌，另一手握枕部，另一助手固定患者颈肩部，做缓慢的对抗牵引，在牵引下令患者颈部伸直即可复位。或在两助手对抗牵引下，医者用两手拇指分别放在偏歪棘突左右两侧，在上推偏歪棘突，在下推正常棘突向中间靠拢，使其复位。

(2)旋转复位法:以患侧棘突向右偏歪为例。

1)方法一:患者取坐位,头部前屈35°,再向左偏45°。医者左手拇指顶住偏歪棘突的右侧,右手掌托住患者左面颊部。助手站在患者左侧,左手掌压住患者右颞顶部,根据复位的需要按头部。医者右手掌向上用力使患者头颈沿矢状轴旋转45°,同时左手拇指向左侧水平方向推顶偏歪棘突,常可听到一响声,并且感到指下棘突向左移动。让患者头部处中立位,顺压棘突和项韧带以理顺肌筋,从而结束手法治疗。

2)方法二:患者取坐位,颈部自然放松,向旋转活动受限制方向主动旋至最大角度。医者一手拇指顶住患椎高起的棘突,其余四指放颈旁。另一手掌心握住下颌骨或用前臂掌侧紧贴下颌部,手掌夹住枕后部,然后医者抱住患者头部的手向上牵提和向受限侧旋转头部,同时另一手拇指向颈前方轻顶棘突高隆处,可听到一响声,感拇指下棘突轻轻移位。最后用拇指触摸检查颈椎无偏歪,从而结束手法治疗。

(二)药物治疗

1. 中药治疗　内服主要以行气活血止痛为主,可用活血止痛汤加减。外用奇正消痛贴等。

2. 西药治疗　可用消炎止痛类药物,如吲哚美辛(消炎痛)、布洛芬、双氯芬酸钠等,必要时给予布桂嗪(强痛定)、塞来昔布等强力镇痛剂。

(三)其他疗法

1. 固定疗法　可用颈围进行固定制动,症状严重者可用石膏围领固定2~3周。
2. 牵引疗法　可采用颌枕牵引,力量为3~5kg,每日1次,每次30分钟。
3. 练功疗法　去掉固定后,应加强颈部肌肉锻炼。
4. 封闭疗法　痛点可用醋酸泼尼松龙1ml加1%利多卡因6ml行局部封闭。
5. 针灸疗法　腕踝针可选用上5、上6区,疗效显著。
6. 中药熏蒸疗法　急性期24小时之后可使用颈部熏蒸。
7. 物理疗法　可酌情应用各种热疗、中药离子导入治疗等。

【预防调护】

1. 疼痛剧烈时带颈围睡眠。
2. 去除外固定后,睡眠时颈下或肩下垫枕头,使颈处于伸直位。
3. 注意颈部保暖防寒。
4. 适当休息,避免劳累。

【疗效标准】

治愈:颈痛消失,颈部功能恢复正常。

好转:颈痛减轻,颈部活动功能改善,但活动时仍有不适感。

未愈:症状及体征无改善。

【典型病例】

王某,女,20岁,大学生,2013年4月来诊。

主诉:左侧颈部扭伤后疼痛,活动不利2天。

现病史:患者自述2天前因打球动作不当,次日晨起疼痛明显,颈部活动功能受限,转头困难。

查体:头颈斜向左侧,左侧胸锁乳突肌可触及肌肉痉挛,颈5~6椎旁左侧压痛明显,可触及棘突偏歪。

辅助检查:X 线摄片可见颈椎轻度侧弯,颈 6 棘突偏离中线,侧位片见椎体后缘有双影现象。

诊断:颈椎小关节错缝

治则:舒筋活血,理筋整复

手法治疗:患者取坐位,医者立于患者背后,先用轻柔的按揉、捏拿等松解手法放松左侧颈项部肌肉,解除肌肉痉挛;再用旋转复位法对颈6关节进行复位。手法治疗后,患者当即感觉头颈部可自由旋转,运动度明显增加,建议患者回家热敷,次日复诊,症状基本消除,痊愈。

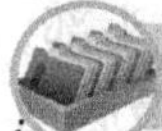

知识拓展

颈椎骨错缝时颈椎关节发生微小的位置改变,有时用肉眼观察并不是很明显,但是根据颈椎关节间隙左右的对称性、轴线平行性、骨突的共线性等特征,还是可以应用影像学技术对颈椎骨错缝进行观测的。

主要观察寰椎侧块与枢椎齿状突构成的寰齿侧间隙左右是否对称,寰枢关节的关节间隙左右是否对称,寰枢关节面是否平行,颈椎棘突轴线是否共线。正常情况下,枢椎齿状突与寰椎两侧块间距离(左右寰齿侧间隙)应相等,寰枢关节间隙对称,寰枢关节间隙的关节面应平行,颈椎棘突轴线应共线。

六、先天性肌性斜颈

先天性肌性斜颈是因一侧胸锁乳突肌挛缩而形成,以患儿头向一侧倾斜,颜面旋向健侧和面部畸形为特征的一种先天性疾患。又称先天性斜颈或原发性斜颈,俗称"歪脖"。

知识链接

先天性肌性斜颈的病变部位常位于胸锁乳突肌的近锁骨附着点。肿块在生后 1 ~2 个月内最大,以后其体积维持不变或略有缩小,通常在 1 年时间内变小或消失。如果肿块不消失,肌肉将发生永久性纤维化并挛缩,如不治疗将导致永久性斜颈。

【病因病理】

本病的病因尚未完全明了,但与损伤有关。如分娩时一侧胸锁乳突肌因产道或产钳挤压受伤出血,血肿机化形成挛缩;或分娩时胎儿头不正,或胎儿在子宫内头部向一侧倾斜,阻碍一侧胸锁乳突肌血运供应,使该肌产生缺血性改变,纤维细胞增生,肌纤维变性,最终全部为结缔组织所代替。

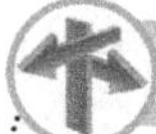

知识链接

不良睡姿可导致婴幼儿斜颈,因为孩子和家长同床睡时,孩子会自然地长时间面向妈妈的一边入睡从而导致一侧颈部肌肉痉挛,引起斜颈。

【诊断要点】

1. 主要病史　患儿可有难产史。

2. 临床表现　出生后 2 周左右颈部一侧发现有条索状肿块,头向患侧倾斜,颜面旋向健侧,日久颜面大小不对称出现畸形等。

3. 体征检查　颈部功能受限，患侧胸锁乳突肌可触及条索状硬块。

4. 辅助检查　X线检查早期颈椎骨关节无改变，晚期可出现颈椎侧弯或胸椎代偿性侧凸。

【鉴别诊断】

本病应注意与骨性斜颈、颈椎结核鉴别。

1. 骨性斜颈　颈部有侧弯畸形，但胸锁乳突肌无挛缩。X线摄片可见颈椎有畸形改变。

2. 颈椎结核　颈部肌肉发生普遍性的保护性痉挛，活动受限，病变颈椎棘突有压痛，可有寒性脓肿或窦道。X线片可见椎体和椎间盘破坏。

【辨证治疗】

本病早发现、早治疗，效果较好；年龄越大及发生面部、颈椎等继发性畸形者，则越难治愈。

（一）手法治疗

治则为舒筋通络、活血消肿。适用于1岁以内的婴儿患者。

知识链接

因颈椎结核、肿瘤、炎症、骨及关节发育异常引起的斜颈和局部肿块，不能用手法治疗。

1. 扳动矫正法　先在患侧胸锁乳突肌做热敷或按摩，然后医者以一手托住患儿枕部，另一手托住下颌，将患儿头部向与畸形相反方向轻柔地进行扳动矫正。扳动时下颌要尽量旋向患侧，枕部旋向健侧。每日做1~2次，如能坚持数月，可获满意疗效。

2. 牵引矫正法　由母亲操作，出生2周后即可开始牵引。患儿置于母亲两大腿部，头在腿外，颈部稍后伸。其母一手扶住患儿锁骨部，另一手置于颞部，一边牵引，一边将面部转向患侧，枕部转向健侧肩峰，每日4~5次，持续数月至1年左右。若其母不能独立进行，可由别人适当协助。

（二）其他疗法

1. 固定疗法　患儿仰卧，面部转向患侧，枕部转向健侧肩峰，周围用小沙袋固定，可在患儿睡眠时进行。且嘱咐患儿父母无论在怀抱、喂奶或睡眠时均应将患儿头部侧向健侧。

2. 手术疗法　年龄超过1岁以上者经保守治疗无效，可行手术矫正，采用胸锁乳突肌切断术，术后用头胸石膏固定或支具头颈部于矫枉过正位3~4周。

【预防调护】

1. 日常生活中采用与头面畸形相反方向的动作以矫正，如喂奶、睡眠的枕垫或用玩具吸引患儿的注意力等。

2. 嘱其家属每日轻揉患儿患侧胸锁乳突肌，每次约15~30分钟，并经常向健侧方向做被动牵拉伸展胸锁乳突肌的运动。

【疗效标准】

治愈：颈部条索状肿块消失，斜颈矫正，颜面对称无畸形，颈部功能正常。

好转：颈部条索状肿块变小，斜颈改善，但颜面尚有不对称，颈部功能改善。

未愈：症状及体征无改善。

【典型病例】

杨某，男，10个月。因头向右肩倾斜9月余，于2012年8月22日入我院诊治。患儿于出生后1个月,其母即发现其头向右肩倾斜,左右颜面不对称。

查体:患儿颈部活动功能受限,头向右肩倾斜,右侧胸锁乳突肌可触及条索状硬块。

辅助检查:X线摄片颈椎骨关节无明显改变,可见胸椎轻度代偿性侧凸。

诊断:先天性肌性斜颈(右侧)

治则:舒筋通络,活血消肿

手法治疗:先在患儿患侧颈项部使用轻柔的按揉手法放松或做热敷放松患侧胸锁乳突肌,然后医者以一手托住患儿枕部,另一手托住下颌,将患儿头部向左侧轻柔地进行扳动与矫正畸形。扳动时下颌要尽量旋向患侧,枕部旋向健侧。治疗3个月后,患儿头颈恢复正常。

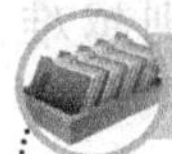 **知识拓展**

目前,非手术治疗先天性斜颈有手法按摩、牵引、理疗等,主要用于出生至1周岁的婴幼儿,对2岁以内的轻型患者亦可酌情选用,在婴儿期如坚持采用非手术疗法,部分患者可以治愈。在儿童期或胸锁乳突肌挛缩不严重者,需手术治疗,可以治愈;如胸锁乳突肌挛缩严重、颜面不对称很明显,且年龄较大患儿也可有明显效果,但不能达到正常。手术治疗有胸锁乳突肌切断术、部分胸锁乳突肌切除术、胸锁乳突肌全切术、选择性周围神经切断术等,治疗越早,效果越好。

第二节 胸背部筋伤

 **学习要点**

1. 熟悉项背部筋膜炎、胸椎小关节错缝、胸部屏挫伤及肋软骨炎的诊断要点、辨证治疗和疗效标准。
2. 了解项背部筋膜炎、胸椎小关节错缝、胸部屏挫伤及肋软骨炎的含义、病因病理。

胸背部筋伤是指胸背部的肌肉、韧带、关节囊等软组织受到外来直接暴力、间接暴力或持续劳损等原因所致的损伤,以胸背疼痛、僵硬、活动受限为主症。

胸背部为颈以下、腰以上的躯干部位。骨性胸廓是由12对肋骨、12个胸椎和1个胸骨,借关节、韧带联结而构成。上7对肋骨通过肋软骨直接附着于胸骨,为真肋。下5对为假肋,第8~10肋骨借助第7肋软骨形成肋弓后再连接于胸骨,第11~12对肋骨前缘游离,为浮肋。肋间神经、血管位于肋骨的下缘。

 **知识链接**

《伤科补要·背脊骨伤》:"背者,自后身大椎骨以下,腰以上通称也。"

脊柱骨背部正中段为胸椎,构成略突向背侧的生理弯曲。各椎骨之间由上、下关节突相互构成胸椎关节突关节。胸椎体两侧接近上缘和下缘处各有一个半圆形的肋凹,与肋骨头互相构成胸肋关节。横突末端有横突肋凹与肋骨的肋结节形成肋横突关节。

胸椎间有软薄的椎间盘位于两椎体之间,前后有前纵韧带和后纵韧带;椎管内容纳胸段脊髓。背部肌肉分3层：浅层上部为斜方肌，下部为背阔肌；中层为大、小菱形肌，肩胛提肌及上、下后锯肌；深层为竖脊肌。

胸背损伤在临床上常见，损伤程度不一。轻者常伤及胸廓部的软组织、骨骼，重者伤及胸腔内的呼吸、循环系统的重要脏器，甚至有生命危险，因此临床上出现胸背部软组织损伤时，一定要注意是否合并有骨折或胸腔内脏器的损伤。骨折及胸腔内脏器损伤的内容在其他教材中讨论，本章着重讨论的是胸背部筋伤。

一、项背筋膜炎

项背筋膜炎是指由项背部筋膜、肌肉、肌腱和韧带等软组织的无菌性炎症而引起，以项背部酸痛、僵硬、运动障碍等为主症的一种病证，又称项背纤维织炎，或肌肉风湿症。常累及斜方肌、菱形肌和肩胛提肌等。

【病因病理】

确切病因尚不明了，临床观察可能与外伤、劳损、风寒湿等因素有关。

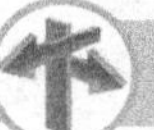**知识链接**

《灵枢·寿夭刚柔》："寒痹之为病也，留而不去，时痛而皮不仁。"

急性外伤或慢性劳损致项背部经络气血损伤，气血运行不畅而致疼痛。久处湿地，贪凉受冷或劳累汗出复感风寒，项背部之经脉凝滞阻遏，则血脉不通，气机受阻而发病，故阴雨天常使疼痛加剧或诱发疼痛。

此外，感冒、麻疹等邪毒感染，邪毒入经络，侵至肌筋膜，亦可致项背部疼痛。

【诊断要点】

1. 主要病史　可有外伤史、劳损史或风寒湿侵袭病史。

2. 临床表现　①多发生于中年女性及伏案工作者。②主要症状为项背酸痛，肌肉僵硬发板，有沉重感，疼痛常与天气变化有关，阴雨天及劳累后可使症状加重。

3. 体征检查　①项背部广泛压痛，多位于肩胛内缘、菱形肌、肩上斜方肌、肩胛提肌等。按压痛点向肩胛背部放射，压痛区可触及痛性硬块或条索物。②叩击痛阴性。③项背部功能受限。

4. 辅助检查　X线检查无阳性体征，血沉、抗"O"正常，类风湿因子多阴性。

【鉴别诊断】

本病应注意与颈部扭挫伤及胸椎骨质破坏性疾病鉴别。

1. 颈部扭挫伤　有明确外伤史，病程短，颈项部检查无结节，按摩疗效好。而项背筋膜炎虽可由外伤引起，但病程较长，背部可找到激痛点并放射。

2. 胸椎骨质破坏性疾病　如感染、肿瘤、结核等，除全身症状外，局部疼痛较剧，尤以夜间为重。压痛多在棘突上而且较深，叩击痛阳性，背部功能受限，严重者可有后突畸形。X线片可见胸椎骨质破坏。

【辨证治疗】

手法治疗效佳，药物治疗、理疗、封闭、针灸、练功疗法等都有一定疗效。若适当选用配合，则疗效更佳。

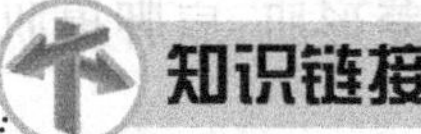

手法、中药内服和项背肌功能锻炼三法联合应用为本病理想的治疗方案。

（一）手法治疗

治则为舒筋通络、活血止痛。

在局部行㨰法、按揉、拿捏、叩击、拍打法为主，以舒筋活络；痛点处可用弹拨手法，以缓解肌肉痉挛，理顺肌筋；最后用搓擦法，以活血止痛。每日1次，症状缓解后逐渐减少按摩次数。有关节突关节移位者，可用推按法或旋转复位法。

（二）药物治疗

1. 中药治疗

（1）内服：属风寒湿阻型，治宜祛风散寒、通络止痛，可用羌活胜湿汤、葛根汤加减；属气滞血瘀型，治宜活血化瘀、行气止痛，可用复元活血汤加减；属肝肾亏虚型，治宜补益肝肾，用六味地黄丸或金匮肾气丸加减。

（2）外用：外用狗皮膏、伤湿止痛膏等。

2. 西药治疗　可内服吲哚美辛、萘普生、美洛昔康等解热镇痛药，也可增加解痉镇痛药，如复方氯唑沙宗片等。

（三）其他疗法

1. 练功疗法　主要是加强项背部锻炼活动，如做体操、五禽戏、太极拳等，以增强项背肌力量，但锻炼时要注意避免受凉或感冒。

2. 针灸疗法　可选风池、大椎、肩髃、肩井、阿是穴等，拔火罐则疗效更佳。

3. 封闭疗法　可用0.5%利多卡因2～3ml加醋酸泼尼松龙12.5mg，行背部痛点封闭。

4. 穴位注射疗法　在项背部取阿是穴、大椎、肩井、天宗、胸部华佗夹脊等穴，使用威灵仙、祖师麻、当归、麝香、丹参等注射液注入穴位。每日或隔日1次，7～10次为1个疗程，每疗程结束后休息3～5天。

5. 中药熏蒸疗法　可根据病情辨证使用行气活血、祛风散寒、通络止痛等中药，行项背部熏蒸。

6. 物理疗法　可酌情选用中药离子导入、超短波、红外线等治疗。

【预防调护】

1. 避免项背部过度疲劳，适当劳逸结合。

2. 加强项背功能锻炼。

3. 注意项背部保暖，防止受凉、感冒。

【疗效标准】

治愈：项背部酸痛消失，无压痛，项背部活动功能正常。

好转：项背部酸痛减轻，压痛缓解，项背部功能改善，但活动时仍有不适感。

未愈：症状及体征无改善。

【典型病例】

张某，女，49岁，2013年7月25日来诊。

主诉：项背部酸痛不适反复发作6年余，加重1个月。

现病史：患者自诉平素体质虚弱，项背部酸痛不适反复发作已6年余，1个月前因受凉而诱发，颈项及背部酸痛、僵硬、有沉重感，变天或劳累后症状加重，项背部活动不利，严重影响工作，经人介绍，特来我院就诊。

查体：触诊可见项背部肌紧张，双侧肩胛骨内缘有广泛压痛，肌肉僵硬，左侧尤甚，并可在左侧肩胛骨内侧缘触及痛性硬块；项背部屈伸活动受限；颈椎间孔挤压试验阴性，臂丛神经牵拉试验阴性。

辅助检查：X 线片未见异常；血沉、抗“O”正常；类风湿因子阴性。

诊断：项背肌筋膜炎

治则：舒筋通络，活血止痛

治疗：在局部行按揉、拿捏叩击等松解手法，以疏通经络；再在压痛区行弹拨、点按手法，以解除肌肉痉挛，理顺肌筋；最后用搓擦法以活血止痛结束手法治疗。考虑到该患者平素体质虚弱，另配合中药葛根汤加黄芪、党参、鸡血藤等中药内服，治疗 3 周，上症消失。

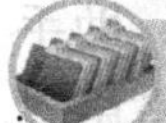

知识拓展

临床上运用手法、针灸、拔罐、小针刀、中药内服外敷等不同疗法治疗项背筋膜炎都取得了良好的疗效，但以手法推拿及针灸为主，其他手段为辅的综合疗法逐渐成为主流，综合疗法较单一疗法疗效优越。近年来日益兴起的小针刀技术，在临床研究中也备受重视，并取得了一定的成果，被部分医家认为是所有疗法中最好的方法之一。

二、胸椎小关节错缝

胸椎小关节错缝是上一胸椎的下关节突与下一胸椎的上关节突所构成的椎间关节，在外力的作用下发生错位，导致胸背疼痛与功能障碍。又称为胸椎小关节紊乱症，或胸椎后关节滑膜嵌顿。

【病因病理】

胸椎的连接是比较稳定的，并且活动度较小，在一般的情况下不易引起损伤。但由于胸椎周围的软组织比较薄弱，当遇到强大的暴力时，则可发生胸椎小关节的错缝。错缝发生后，关节滑膜嵌入错缝的关节腔内，刺激了感觉神经末梢，破坏了脊柱的力学平衡和脊柱运动的协调性，从而导致胸背疼痛与功能障碍的表现。

【诊断要点】

1. 主要病史　患者有抬、扛、提、举及身体扭转或劳损病史。

2. 临床表现　伤后症状开始较轻，数小时或次日加重。胸背疼痛，痛引前胸，有背负重物感，坐卧不宁，走路震动、咳嗽、打喷嚏、深呼吸等均可引起疼痛加剧。

3. 体征检查　患椎及其相邻数个胸椎有深压痛，压痛在棘突上或棘间韧带处。并且可摸到患椎处有筋结或条索状物等软组织异常改变，仔细触摸椎体可发现患椎棘突略高起或偏歪，与正常椎体棘突的距离变宽或略变窄。关节滑膜嵌顿可见胸椎后凸或侧倾的强迫体位。

4. 辅助检查　X 线检查不能作为本病的诊断依据，但可排除胸椎的其他骨病，有助于鉴别诊断。部分患者有患椎棘突偏歪改变。

【鉴别诊断】

本病应注意与引起胸痛的各种内科疾病相鉴别，如心绞痛、胸膜炎等。通过询问病史，结合实验室检查不难区分。

【辨证治疗】

本病的治疗以手法为主,辅以药物及其他疗法。

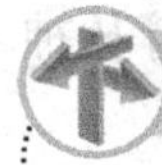 知识链接

部分患者可自愈,不能自愈者,需手法整复。

（一）手法治疗

治则为舒筋通络、整复错缝。

手法应分为两步,先行局部放松手法,如按、揉、㨰、搓、擦等手法,放松胸椎两侧痉挛的组织,再施下列复位手法。

1. 旋转复位法　患者端坐方凳上,两脚分开与肩等宽。以棘突向右侧偏歪为例。助手面对患者站立,两腿夹住患者左大腿,双手压住左大腿根部,维持患者坐位。医者正坐患者之后,以右手从患者胸前向左伸扳握患者左肩上方,右肘部卡住患者右肩。左手拇指用力顶推偏向右侧偏歪之棘突,然后让患者做前屈、右侧弯及旋转动作,待脊柱旋转力传到左手拇指时,拇指用力将棘突向左上方顶推,可感到指下有椎体轻微错动,并伴有响声,表示关节错缝复位(图3-12)。再用拇指从上至下做理筋动作,将棘上韧带理顺。然后再检查偏歪棘突是否已纠正、上下棘间隙是否等宽。如果胸椎小关节错缝后,棘突向左偏歪时,复位方法同上,位置和操作方向相反。

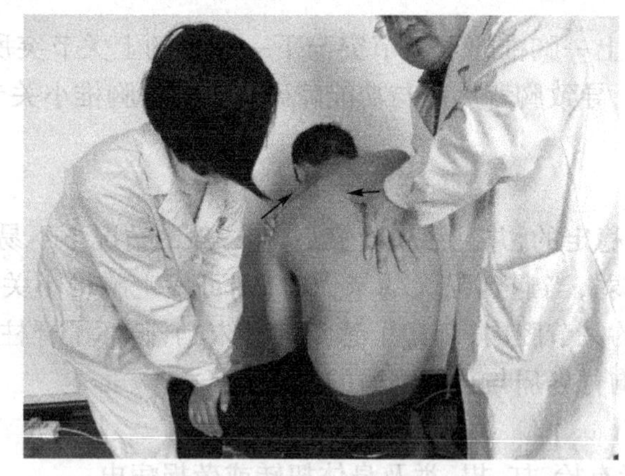

图3-12　旋转复位法

2. 掌推复位法　患者取俯卧位,胸部垫一薄枕,双手抓住床头,一助手握住两踝做对抗牵引。如果患者是因前屈位受伤引起的胸椎小关节错缝,医者两掌重叠按在患椎略后突的棘突上,在助手牵引的同时,医者双手轻巧用力向下按压(图3-13)。可感棘突移动,示已复位。如果胸椎小关节错缝是过伸位受伤引起者,医者将两手掌分别置于患椎上下的棘突处,在助手牵引的同时,医者两手分别向头、臀方向用力推动,可使错缝的小关节复位(图3-14)。常可听到“咯哒”的复位声,复位后即可起床活动。如复位后,患椎处仍有筋结或者有条索状物等异常改变,可进行局部按摩,以理顺筋络,疏通气血,缓解肌肉痉挛而止痛。

3. 膝顶后扳法　患者取坐位,两手指相互交叉,置于颈项部。医者立于患者背侧,一足踩住凳子后侧,同时用膝部顶住患处,双手把持患者双肘,嘱患者深呼吸时,医者两侧顺势后

扳，同时膝顶向前，常可闻及一弹响声。

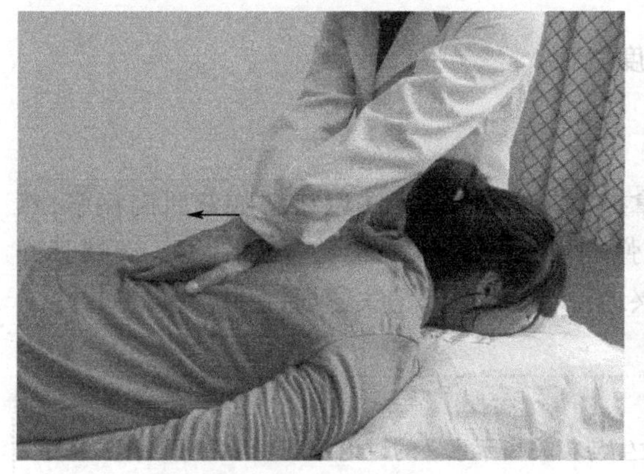
图 3-13　掌推法一

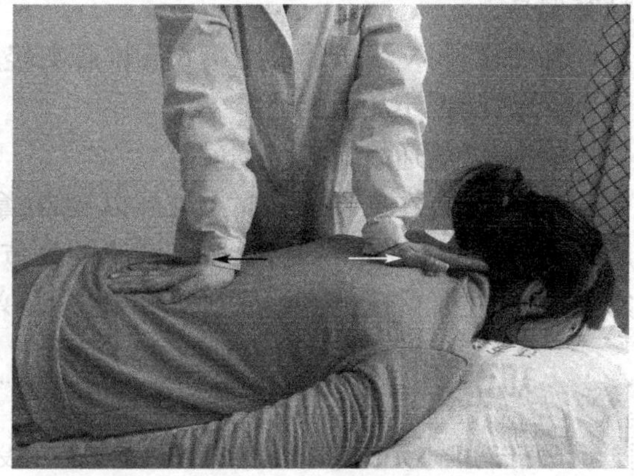
图 3-14　掌推法二

（二）药物治疗

1. 中药治疗　内服以舒筋活血、理气止痛为主，可选用和营止痛汤加减。外用狗皮膏等。

2. 西药治疗　可根据病情内服吲哚美辛、萘普生、美洛昔康、曲马多、喷他佐辛等镇痛药。

（三）其他疗法

1. 练功疗法　患者不必做特殊的功能锻炼，可任其自主活动。

2. 针灸疗法　可采用热敏灸，疗效显著，也可使用温针灸。

3. 封闭疗法　可用 0.5% 利多卡因 2～3ml 加醋酸泼尼松龙 12.5mg，行背部痛点封闭。

4. 穴位注射疗法　在胸背部取阿是穴、章门、期门、胸部华佗夹脊等穴，使用当归、祖师麻等注射液注入穴位。每日或隔日 1 次，7～10 次为 1 个疗程，每疗程结束后休息 3～5 天。

5. 中药熏蒸疗法　可根据病情辨证使用舒筋活血、通络止痛的中药，行胸椎局部熏蒸。

6. 物理疗法　可酌情选用离子导入、超短波、红外线等治疗。

【预防调护】

1. 加强胸背肌锻炼。

2. 注意防寒保暖。

3. 适当休息，避免过度劳累。

4. 睡硬板床。

【疗效标准】

治愈：胸背部疼痛消失，功能恢复正常。

好转：胸背部疼痛减轻，功能改善。

未愈：症状及体征无改善。

【典型病例】

郭某，男，33 岁，2012 年 12 月 11 日就诊。

主诉：胸背部疼痛 7 天，加重 2 天。

现病史：患者自述 10 天前参加单位举重比赛后突感胸背部疼痛，当时并未在意，后症状加重，疼痛牵至前胸，自感上半身沉重，走路、打喷嚏时疼痛明显加剧。

查体:第6~7胸椎棘突压痛明显,旁可触及条索状软组织异常改变,并可触摸第6胸椎棘突偏高。

辅助检查:X线摄片可见第6胸椎棘突轻度偏歪。

诊断:胸椎小关节错缝

治则:舒筋通络,整复错缝

手法治疗:在患者胸背痛点处施以揉摩、拿捏、弹拨等放松手法以松解胸背肌肉痉挛,然后以掌推复位手法进行复位,听到清脆的关节弹响声,患者告知"感觉轻松许多",遂嘱其回家热敷,并注意卧床休息。次日患者复诊,高兴地说"疼痛全部消失了"。

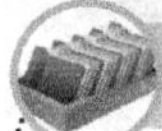

知识拓展

关于胸椎小关节错缝复位手法"咔哒"响声的发生与相关临床意义的讨论:"咔哒"声响是手法整复中常见现象,多将其视为整复成功标志,医师在整复关节后都习惯问患者有无听到响声,并告诉患者"复位"成功,但这一声响出现时,部分患者症状会好转,但也有些患者症状无缓解。实际上是否复位要以临床症状和体征的改善为依据,因此"咔哒"响声认为是复位的标志缺乏令人信服的理论和临床证据。

三、胸部屏挫伤

胸部屏挫伤是指胸部因负重屏气或受外来暴力直接作用胸壁而致胸部气血、经络及胸壁软组织损伤者,前者称胸部屏伤,俗称"岔气",后者称胸部挫伤,两者皆是以胸胁部疼痛、胀闷为主要临床表现的损伤性疾患。

【病因病理】

胸部屏伤,多因屏气用力举重、搬抬重物时用力不当或姿势不良,提拉扭转,筋肉过度牵拉而产生损伤,导致气机运行失常,经络受阻,不通则痛。屏伤多以伤气为主,损伤严重者,则由气及血,产生气血两伤;挫伤多以伤血为主。

【诊断要点】

1. 主要病史　患者有明显的外伤史。

2. 临床表现　①扭伤后数小时或1~2日才出现胸胁部疼痛或肩背部疼痛、胀闷等症状。以伤气为主时呈闷痛,且走窜不定,深呼吸或大声说话可使疼痛加剧,甚至不能平卧,转侧困难。如由气及血可出现咳血、咯血,疼痛固定不移。②挫伤是以伤血为主,疼痛固定不移,呈刺痛,由血及气者伴有窜痛、胸闷等。临床上应注意有无气胸、血胸等并发症出现。③陈伤为伤后失治,则病情缠绵,胸胁隐痛,经久不愈,稍一劳累即可诱发。

3. 体征检查　①扭伤时查体无明显胀痛、瘀斑,局部无压痛点。②挫伤时查体局部肿胀,有瘀斑,压痛明显。③陈伤时查体胸部外无肿形,压痛也不明显。

4. 辅助检查　X线片多无异常改变。

【鉴别诊断】

本病应注意与肋骨骨折鉴别。肋骨骨折时,胸廓挤压试验阳性,可伴有骨擦音。X线摄片可协助确诊。

【辨证治疗】

胸部的屏挫伤治则为理气止痛,活血化瘀。一般以中药内治为主,按伤气、伤血或气血两伤论治。还可以配合外用药物、手法按摩、针灸等治疗。

（一）手法治疗

1. 以伤气为主者，可重点施以摇拍手法。患者正坐，医者先用手指点按内关、缺盆、肺俞等穴。医者再以右手握拉伤侧手指，使该手臂于外展位做由前向后或由后向前摇动6～9次，然后使该臂做快速上下抖动数次。并以同法施于对侧。若有胸闷、呼吸不畅者，医者用拍法用力拍击患者背部数下。

2. 以伤血为主者，可重点施以揉摩手法。患者取卧位，医者用手掌沿肋间隙由前向后施行揉摩数分钟，随后集中于痛点施行揉摩手法。

（二）药物治疗

1. 中药治疗

（1）内服

1）伤气证：治宜疏肝理气止痛，可用柴胡疏肝散加减。

2）伤血证：治宜活血化瘀止痛，可用血府逐瘀汤加减，痛甚加延胡索、郁金、赤芍等。

3）气血两伤证：治宜活血化瘀，理气止痛，可用柴胡疏肝散合血府逐瘀汤加减。

4）胸胁陈伤型：治宜行气破瘀，佐以调补气血，可用活血止痛汤加减。以血瘀为主者，可用三棱和伤汤加黄芪、党参、丹参。

（2）外用：胸部挫伤局部瘀肿疼痛者，宜用消瘀退肿、行气止痛类药膏外敷，可用消瘀止痛膏、伤筋止痛膏等敷贴。

2. 西药治疗　可内服布洛芬缓释胶囊、萘普生、美洛昔康等解热镇痛药，严重疼痛时可使用曲马多、喷他佐辛等成瘾性较小的麻醉性镇痛药。

（三）其他疗法

1. 固定疗法　呼吸咳嗽疼痛加剧，肋间隙压痛明显者，可用绷带或胶布束胸固定；固定应稍紧，但不能影响呼吸。急性期应适当地半卧位休息。

2. 练功疗法　鼓励患者咳嗽，做深呼吸运动，嘱患者尽量下地行走活动，同时在不引起疼痛的情况下，多做上肢活动和扩胸运动。

3. 针灸疗法　取内关、外关、支沟、阳陵泉等穴，用强刺激手法。

4. 封闭疗法　在病变所属的肋间神经处行封闭治疗。

5. 穴位注射疗法　在胸胁部取阿是穴、章门、膻中、鸠尾、外关等穴，使用威灵仙、当归等注射液注入穴位。每日或隔日1次，7～10次为1个疗程，每疗程结束后休息3～5天。

6. 物理疗法　可酌情选用离子导入、超短波、红外线等治疗。

【预防调护】

1. 避免负重过度。

2. 适当休息和练功。

3. 鼓励做深呼吸锻炼，以增加肺活量。

【疗效标准】

治愈：胸胁疼痛、胀闷等症状消失，呼吸畅顺，肺部功能正常。

好转：胸胁疼痛、胀闷症状明显减轻，肺部功能改善，但呼吸时仍有不适感。

未愈：症状及体征无改善。

【典型病例】

钟某，女，57岁，2011年8月就诊。

主诉：搬物后感胸胁疼痛伴胸闷气短2小时。

现病史：患者2小时前搬物负重后，突感胸胁疼痛，深呼吸、咳嗽、转身时疼痛加剧，且疼痛部位走窜不定，影响正常生活，患者无冠心病绞痛史。

查体：胸腹部无明显肿胀、瘀斑；局部无压痛；胸廓挤压试验阴性；舌淡红，苔薄白，脉弦。

辅助检查：X线摄片未见明显异常。

诊断：胸部屏伤

治则：理气止痛

手法治疗：先在患者胸腹部重点施以揉摩手法，再依次点按内关、缺盆、肺俞等穴，牵拉患者左上肢带动手臂并摇动，然后快速抖动上肢数次，并用力怕打患者胸背部数下，以搓理胸部结束手法治疗。

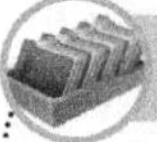

知识拓展

胸部屏挫伤多为气血损伤之证；胸部脉络破损，血溢于络脉之外，以致瘀血停滞，出现胸部局部肿胀疼痛、胸闷不适等症。临床治疗时须注意：①治疗之前，必须摄X线检查，以排除胸部肋骨骨折及气胸、血胸，以免耽误病情。②内服药物治疗时多采用活血化瘀、行气之类，但这一类药物大多能活血通经，故妇女月经过多及孕妇均当慎用或忌用。

四、肋软骨炎

肋软骨炎是指发生在肋软骨部位的一种无菌性炎症，临床上以肋软骨疼痛、肿胀、隆起，经久不愈为特征。又称非化脓性肋软骨炎、胸肋关节软骨炎、胸肋关节综合征。因最早为Tietze报道，故又称泰齐病。中青年女性多见，好发于冬春及秋冬交界季，以第2至第7软骨交接处多见，其中第2肋软骨最多见，临床上大多能自愈。

【病因病理】

病因至今尚未明确。有人认为主要与损伤有密切关系，胸大肌与胸小肌起始于肋骨前段，如突然用力或长期用力可使胸肋附着处产生急性或慢性损伤，引起肋软骨处充血、渗出等无菌性炎症变化，从而产生疼痛、肿胀；或由于上肢反复操作造成胸肋软骨间关节发生微小错位，而导致炎症变化。也有人认为与病毒感染有关，所以又称非化脓性肋软骨炎。

知识链接

中医认为肋软骨炎属胸痹、胁痛范畴，病机为情志不畅、肝郁气滞、风邪侵袭、痹阻经络、气虚血瘀。

【诊断要点】

1. 主要病史　有急性外伤或慢性劳损的病史，或流感或其他病毒性感染的病史。

2. 临床表现　多见于青年女性，好发于冬春3~4月及秋冬交界10~11月。发病有急有缓，病程可长可短，数月或数年可自愈。主要表现为胸骨一侧或两侧肋软骨明显隆起疼痛，深呼吸或咳嗽时疼痛加剧，伴胸前方胀闷不适。

3. 体征检查　肋软骨处明显隆起，触摸坚硬、压痛明显，局部皮温可增高，但局部皮肤不发红。若关节错位者，关节两侧肋软骨有高低不平感。

4. 辅助检查　X线检查无异常改变，实验室检查正常。

【鉴别诊断】

1. 胸壁挫伤　有明显外伤史，局部肿胀疼痛，甚至有瘀斑。

2. 胸壁结核　患者有结核病史及伴有午后潮热、盗汗、体重逐渐减轻、乏力等结核中毒症状，局部有寒性脓肿，有波动感，压痛不明显，穿刺有脓液或干酪样坏死物。胸部X线检查显示肺部或胸膜结核病变，胸壁X线照片显示骨质破坏。

3. 肋软骨肿瘤　良性骨肿瘤生长缓慢，局部症状可与肋软骨炎相似，但其无局部疼痛和压痛不明显。恶性肿瘤生长速度较快，肿瘤表面不规则，X线照片可显示骨质破坏。

【辨证治疗】

本病有自愈倾向，应解除患者思想顾虑。手法具有很好的疗法，临床上还可酌情选用封闭、针灸，内服、外敷中药，理疗等方法。

（一）手法治疗

治则为宽胸理气、活血止痛。

1. 理筋手法　患者仰卧，医者以手掌在患处行揉摩手法，然后用拇指指腹沿肋间疼痛处反复推动按压，力量由轻至重，以患者能忍受为度，最后擦痛点，以透热为度。

2. 复位手法　若有胸肋软骨关节错位者，可行手法复位。

（1）顿拉法：患者仰卧位，医者双手拇指分别按压于凸起的肋骨上下缘，助手双手紧握患侧腕部，嘱患者深吸气，在深吸气末时，助手用力向前、外、上方顿拉患者前臂，医者指下有跳动感，可见凸起复平。

（2）膝顶法：患者坐于矮凳上，医者立于患者后面，用屈曲的膝部抵住错动肋椎关节棘突上，同时用双手扶住双肩，嘱患者抬头挺胸，在吸气末时，双手向后扳动肩部，同时双膝部向前顶压胸椎，常可听到“咯噔”一声及肋软骨的凸起复平。

（二）药物治疗

1. 中药治疗

（1）内服：应辨证施治。

1）瘀血痹阻型：患者有明显外伤史，局部刺痛，拒按、压痛明显，治宜活血祛瘀、舒筋通络，可用复元活血汤加减。

2）气滞型：局部疼痛伴有胸闷不舒，苔白脉弦，治宜疏肝理气，可用逍遥散加瓜蒌、郁金等。

3）热毒内侵型：有流感或其他病毒感染史，可在活血化瘀、疏肝理气基础上加清热解毒药，可用血府逐瘀汤加金银花、连翘、七叶一枝花等。

（2）外用：可外用奇正消痛贴、海马万应膏外贴，或消瘀止痛膏外敷。

2. 西药治疗　如外伤引起，疼痛较剧烈时，可内服布洛芬、双氯芬酸钠等药止痛。

（三）其他疗法

1. 针灸疗法　用腕踝针上1区针刺。也可选用支沟、内关、阿是穴，用泻法。还可采用热敏灸疗法。亦可在病变周围迂曲的小静脉及阿是穴，用三棱针迅速点刺放出少量血液，约5ml左右。

2. 封闭疗法　可用0.5%利多卡因2～3ml加醋酸泼尼松龙12.5mg，行局部痛点封闭。

3. 穴位注射疗法　在胸胁部取阿是穴、章门、期门、膻中等穴，使用当归、丹参等注射液注入穴位。每日或隔日1次，7～10次为1个疗程，每疗程结束后休息3～5天。

4. 物理疗法　可选用蜡疗、中药离子导入、超短波治疗。

【预防调护】

1. 避风寒，防感冒。

2. 消除心理负担，保持心情舒畅。

【疗效标准】

治愈：肋软骨肿痛、隆起消失，无压痛，呼吸功能正常。

好转：肋软骨肿痛、隆起减轻，压痛缓解，呼吸功能改善，但呼吸时仍有不适感。

未愈：症状及体征无改善。

【典型病例】

肖某，男，37岁，建筑工人，2013年12月19日就诊。

主诉：左侧胸部不适伴有一肿块1周。

现病史：患者自述2013年12月27日早晨起床后，忽觉左侧胸部不适，触摸发现左胸上有一肿块，形如核桃大小，推之不动，按压酸胀疼痛，肤色如常，在家自服消炎镇痛药物效果不好，而来我院就诊。

查体：左胸肋软骨处隆起明显，局部肤温偏高，压痛阳性。

辅助检查：X线摄片未见明显异常改变。

诊断：左侧肋软骨炎

治则：宽胸理气，活血止痛

手法治疗：先在左侧胸胁患处行推揉、按压手法，力量由轻至重，以患者能忍受为度，再在压痛点行擦法，至患者感到透热为度。每日治疗1次，治疗1周后左侧胸部肋软骨处疼痛消失，左胸胁部包块变小。1个月后复诊，隆起消失，恢复正常。

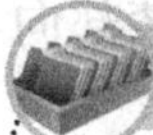

知识拓展

手法、针灸疗法及中医药治疗可缓解肋软骨炎所致的疼痛。对于少数非手术疗法治疗无效、肋软骨肿大明显且症状严重、反复发作、患者心理负担重、不排除恶性病变的患者，应考虑切除病变肋软骨，达到治愈。传统手术方法为骨膜内切除肋软骨，只要求将肿大增粗的肋软骨切除，操作时需注意保留骨膜及胸壁其他组织，不要损伤胸廓内动静脉。目前采用闭合性微创手术方法治疗肿大的肋软骨炎，手术方式为行肋软骨骨膜十字切开或刺孔减压术。

第三节　腰骶部筋伤

学习要点

1. 掌握急性腰扭伤、慢性腰肌劳损、腰椎间盘突出症、腰椎椎管狭窄症、腰臀部筋膜炎的含义、临床特征、诊断要点、鉴别诊断、辨证治疗和疗效标准。

2. 熟悉第三腰椎横突综合征、腰椎退行性滑脱症、腰椎骨质增生症、腰背部筋膜炎、骶髂关节损伤及尾骨痛的诊断要点、手法治疗和疗效标准。

3. 了解第三腰椎横突综合征、腰椎退行性滑脱症、腰椎骨质增生症、腰背部筋膜炎、骶髂关节损伤及尾骨痛的病因病理。

腰骶部筋伤又称损伤腰痛、脊柱性腰痛，是指腰骶椎的筋膜、肌肉韧带、椎间盘、神经、血管、脊髓等软组织因外来直接暴力、间接暴力或持续劳损等原因所致的损伤，以腰骶部疼痛、活动受限为主症。

腰骶部是指躯干背部的下部，上起第12胸椎及第12肋骨之下，下至腰骶关节下缘，是由5个腰椎、1块融合的骶骨和1块尾骨及两侧的髂骨形成的骨性支架。5个腰椎形成一个支柱，两个相邻的椎体由椎间盘相连接。椎体后由上、下关节突连接。前纵韧带、后纵韧带、黄韧带、棘上韧带、棘间韧带与横突间韧带对维持腰椎的稳定起着重要的作用。

腰部的肌肉分为背侧组、前侧组和外侧组。背侧肌有背阔肌和竖脊肌等，前侧肌有腹内、外斜肌和腹直肌等，外侧肌有腰大肌和腰方肌等。腰背筋膜由前、中、后三层组成，具有保护肌肉和加强腰部支持力的作用。

脊髓位于椎管内，由于脊髓发育较脊柱为慢，成年人仅达到第1腰椎的下缘，第2腰椎以下为马尾神经。脊神经由两侧的椎间孔穿出，分为前、后两支。腰1～腰3外侧支感觉神经组成臀上皮神经，分布于臀部皮肤；腰2～腰4脊神经前支构成股神经和闭孔神经，支配大腿的前内侧、小腿和足内侧皮肤的感觉及肌肉的运动；腰4～腰5和骶1～骶3脊神经前支构成坐骨神经，支配大腿的后侧和足外侧皮肤的感觉和肌肉的运动。

腰椎位于活动度很小的胸椎和固定于骨盆中的骶骨之间，承担着上半身的重量，而且还是躯干部最重要的运动枢纽，可做前屈、后伸、侧屈和旋转等各个方向的运动。这种承载和复杂的运动，极易导致局部的损伤。

第5腰椎与骶椎构成的关节称为腰骶关节，沿骶骨底上面做一直线，其与水平线形成的夹角，称为腰骶角，正常为34°。腰骶关节负重最大，较容易发生局部损伤。

骶骨与髂骨之间形成骶髂关节，此关节活动范围微小，平素不易损伤；但女性在妊娠期时，骶髂关节活动范围增大，此时易损伤。

一、急性腰扭伤

急性腰扭伤多系间接暴力如突然扭转、搬运重物等引起腰部肌肉、筋膜、韧带、椎间小关节等的急性损伤，俗称"闪腰""岔气"。古代文献称"瘀血腰痛"。临床上症见伤后立刻腰痛，腰肌紧张，腰部活动功能受限。但不同部位不同组织的损伤其临床表现又不尽相同，临床上分为急性腰肌筋膜损伤、急性腰部韧带损伤和急性腰椎后关节紊乱等。本病多发于青壮年及体力劳动者。

【病因病理】

急性腰扭伤一般为突然遭受间接暴力所致，如搬抬重物用力过度或体位不正、姿势不良而引起腰部肌肉、筋膜、韧带、椎间关节等受到过度牵拉、扭曲、关节错缝、滑膜嵌顿等损伤，气机不畅，瘀血凝滞，不通则痛。

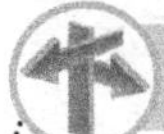

知识链接

《金匮翼》载："瘀血腰痛者，闪挫及强力举重得之。盖腰者，一身之要，屈伸俯仰，无不由之，若一有损伤，则血脉凝涩，经络壅滞，令人卒痛不能转侧，其脉涩，日轻夜重者是也。"

扭伤多发生在腰骶、骶髂关节、椎间小关节或两侧竖脊肌等部位。腰骶关节是脊柱的枢纽，骶髂关节是躯干与下肢的桥梁，体重的压力和外来的冲击力多集中在这些部位，故受伤机会较多。当脊柱屈曲时，两旁的伸脊肌（特别是竖脊肌）收缩，以抵抗体重和维持躯干的位置，这时如负重过大，易使肌纤维撕裂；当脊柱完全屈曲时，主要靠韧带（尤其是棘上、棘间等韧带）来维护躯干的位置，这时如负重过大，易造成韧带损伤。腰部活动过大，椎间小关节受过度牵拉或扭曲，可致小关节错缝或关节滑膜嵌顿。

【诊断要点】

1. 主要病史 一般有明显“闪”“扭”外伤史。

2. 临床表现 ①伤后腰部疼痛剧烈，强直，活动明显受限。②咳嗽、喷嚏、用力解大便时可使疼痛加剧。③腰不能挺直，行走不利。④患者常以两手撑腰，以免加重疼痛。⑤严重者卧床难起，辗转不利。

3. 体征检查 ①腰肌筋膜损伤：腰部各方向活动均受限，并引起疼痛，有局限性压痛，以棘突旁竖脊肌、髂嵴后部或第3腰椎横突处为多见，并可触及肌紧张。②韧带损伤：腰椎前屈受限明显，压痛浅表，压痛在棘突上为棘突韧带损伤，压痛在棘突间为棘间韧带损伤。③椎间关节突损伤：腰部被动旋转活动及后伸受限，疼痛剧烈。脊柱可有侧弯，有棘突偏歪，棘突两侧或一侧稍下方有深在压痛。

4. 辅助检查 X线检查一般无明显病理性改变，但有时可见腰椎生理性前曲消失或有轻度侧弯，棘上、棘间韧带断裂者，可有棘突间距增大。但X线摄片可排除腰椎骨折、脱位。

【鉴别诊断】

本病应注意与腰椎压缩性骨折及脱位进行鉴别。腰椎压缩性骨折及脱位患者多有明显外伤史（一般有坠落史或跌倒时臀部着地损伤史），伤后腰部剧烈疼痛，腰部后突畸形，功能受限。局部压痛及叩击痛明显，X线片可确诊。

【辨证治疗】

本病以手法治疗为主。若同时配合休息、药物、针灸等其他方法综合治疗，可提高疗效。

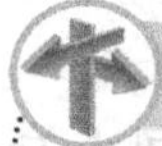

知识链接

急性腰扭伤经正规治疗后，绝大多数可完全愈合。若治疗不及时或损伤过大，易转入慢性腰痛。

（一）手法治疗

治则为舒筋活血、解痉止痛、理筋整复。

1. 舒通筋络

(1)按揉法：患者俯卧位，肢体放松。医者用两手拇指指腹或手掌，自大杼穴开始由上而下按揉，再点按阿是穴、环跳、承扶、委中、承山等穴，疏通经脉（图3-15）。

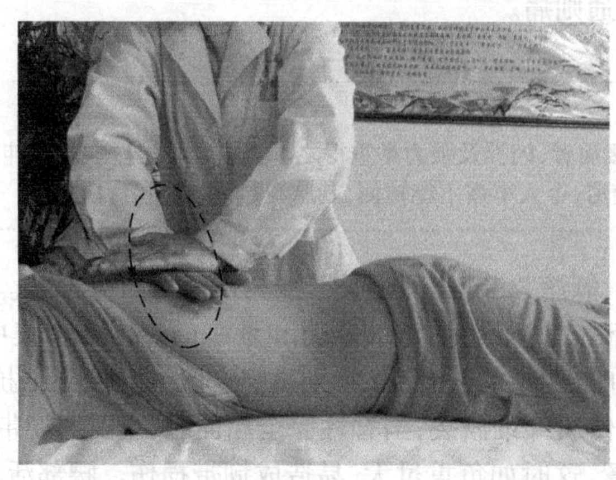

图3-15 按揉法

（2）调理腰肌：擦推两侧腰肌，着重是病变部一侧。由周围逐步向痛点推理，再在痛点上方，将竖脊肌向外下方推理至髂后上棘，反复数次（图3-16）。

（3）捏拿腰肌：捏拿腰部肌肉，捏拿方向与肌腹垂直，从腰1到腰骶部臀肌，重点是两侧竖脊肌和压痛点，反复数遍（图3-17）。

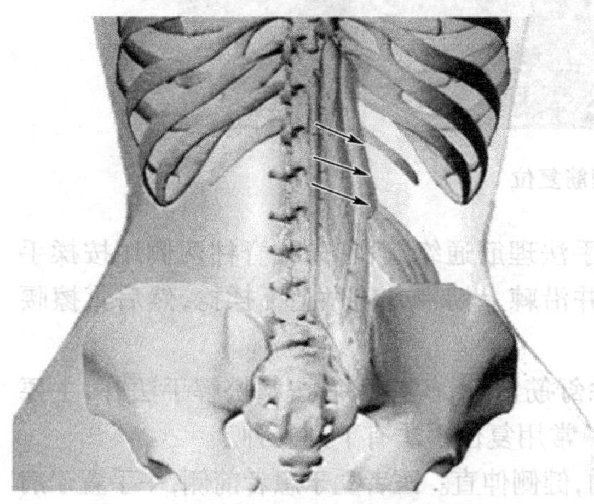

图3-16 调理腰肌

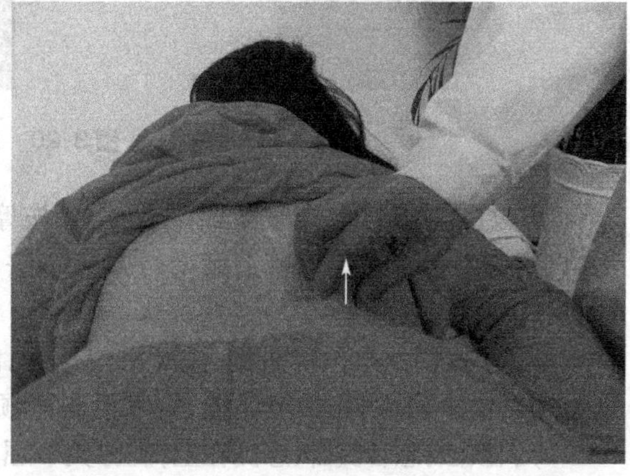

图3-17 捏拿腰肌

（4）按腰扳腿：医者一手按患者腰部，另一手托住小腿，两手配合，下按腰部及托提大腿协调用力，有节奏地使下肢起落数次，随后摇晃、拔伸，有时可听到弹响声。两侧均做（图3-18）。

（5）揉摸舒筋：医者以掌根或小鱼际着力，在患者腰骶部揉摸，以患侧痛点为主，使局部感到微热为宜（图3-19）。

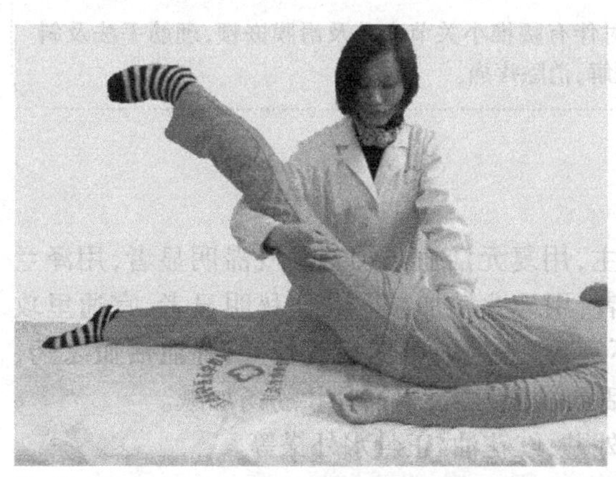

图3-18 按腰扳腿

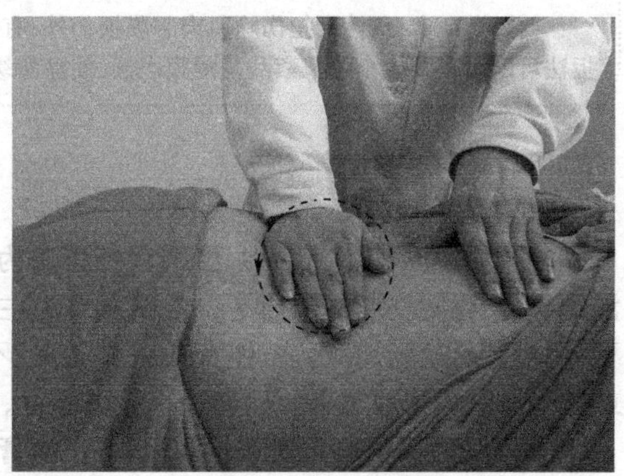

图3-19 揉摸舒筋

2. 理筋整复

（1）若棘上、棘间韧带损伤，属棘上韧带撕裂或从棘突上剥离者可用手法理筋复位（图3-20）。找到患处，嘱患者自然向前弯腰，医者一手拇指按于剥离的棘上韧带上端，向上推按牵引；另一手拇指左右拨动已剥离的韧带，找到剥离面，然后顺着纵轴方向由上而下顺滑按压使其复位。

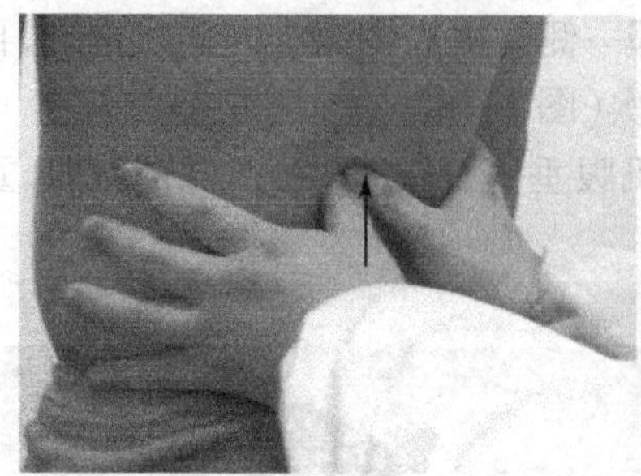
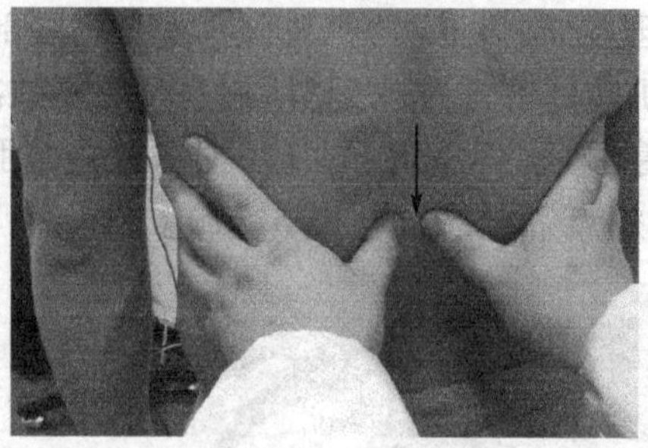

图3-20　理筋复位

(2)如属韧带扭伤未发生断裂者,可用按摩手法理筋通络,医者先在脊柱两侧用按揉手法,再用一手拇指在患部棘上韧带行弹拨手法,并沿棘上韧带方向做上下揉捻,然后直擦腰部督脉,以透热为度。

(3)若为腰椎小关节错缝、关节滑膜嵌顿,除舒筋活血,解痉止痛按摩松解手法外,主要是采用复位手法,纠正关节错缝,解除滑膜嵌顿。常用复位手法有下列几种。

1)斜扳法:患者侧卧,患侧在上,髋膝关节屈曲,健侧伸直。医者立于患者前侧,一手置于肩部,另一手置臀部,两手相对用力扳动腰部。往往可以听到清脆的弹响声,腰痛随之立即缓解。

2)牵抖法:患者俯卧位,一助手双手拉住患者腋下,或嘱患者两手拉住床头沿,医者握患者双踝关节,做对抗牵引,持续1分钟后,再慢慢松开,如此重复数次。最后用力将下肢快速上下抖动数次,使牵引之力传递至腰部,使其复位。临床上也可用旋转定位复位法、背法等手法进行治疗。

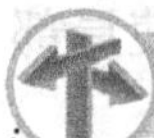 **知识链接**

西医学证实,急性腰扭伤除肌肉肌膜损伤外,有时伴有腰椎小关节紊乱及滑膜嵌顿,理筋手法及斜扳法可以纠正腰椎小关节紊乱及滑膜嵌顿,使痉挛缓解,消除疼痛。

(二)药物治疗

1. 中药治疗

(1)内服:早期治宜活血化瘀,行气止痛为主,用复元活血汤加减。气滞明显者,用泽兰汤加枳壳、香附、乳香、没药等。若以血瘀为主者,用地龙散加减。若便秘明显者,宜通里攻下,用桃仁承气汤加减。若伴有气血虚弱者,不宜攻之过猛,可加补气行气、补血活血之药,或适当加服六味地黄丸。后期治宜补益肝肾、活血强筋为主,用补肾壮筋汤加减。

(2)外用:用消瘀止痛膏外敷;伤湿止痛膏外贴;红花油、正骨水外搽等。

2. 西药治疗　疼痛较剧烈时,可内服布洛芬缓释胶囊、双氯芬酸钠、塞来昔布、曲马多片等镇痛药。

(三)其他疗法

1. 固定疗法　急性期应适当卧硬板床休息1~2周,以减轻疼痛,必要时配合戴腰围或宽布带固定站立行走。

2. 练功疗法　疼痛缓解后做腰部各种功能锻炼,以增强腰部抵抗力。注意棘上或棘间韧带损伤时应避免过度前屈活动。

3. 针灸疗法　局部取穴或循经取穴,常选肾俞、命门、腰阳关、志室、委中、承山、昆仑、阿是穴等穴，多用强刺激手法。或在委中穴行三棱针放血治疗。

4. 封闭疗法　用醋酸泼尼松龙12.5mg加1%利多卡因2ml做痛点封闭，5～7天1次。

5. 中药熏蒸疗法　可根据病情采用活血化瘀、行气止痛，祛风散寒、除湿通络等中药熏蒸腰背部。

6. 物理疗法　可选用蜡疗、中药离子导入，超短波治疗。

【预防调护】

1. 劳动前或运动前做好充分的准备活动，应注意量力而行。
2. 掌握正确的搬持重物姿势。
3. 对于腰部肌力弱者或劳动活动强度大时应佩戴腰围，保护好腰部。
4. 对急性腰扭伤的治疗务必及时、彻底，以防转为慢性。
5. 治疗期间，应卧硬板床，制动3～5天。
6. 注重腰部保暖，以防风寒侵袭。
7. 加强腰部功能锻炼。
8. 在进行练功疗法时，不宜过早进行腰部旋转活动，以防病情加重或反复。

【疗效标准】

治愈：腰部疼痛消失，腰部活动功能正常。

好转：腰部疼痛减轻，腰部活动基本正常。

未愈：症状及体征无改善。

【典型病例】

孙某，男，37岁，搬运工人，2012年10月26日就诊。

主诉：腰部扭伤后疼痛剧烈2天。

现病史：自述昨日因搬抬家具姿势不当致腰部扭伤，当即感到腰部剧烈疼痛，腰不能挺直，难以卧床，辗转不利，被人抬回家，曾施以针灸、推拿治疗，症状未见减轻，现患者腰部仍然剧痛，卧床不起，翻转困难，咳嗽、深呼吸时疼痛加重。

查体：腰部活动明显受限，腰骶部压痛明显，第3腰椎横突触及肌紧张，直腿抬高试验阳性。

辅助检查：X线摄片未见异常。

诊断：急性腰扭伤。

治则：舒筋活血，解痉止痛，理筋整复

手法治疗：在患者患侧腰部施以轻柔的揉摩、点压、直推等手法，以理顺肌筋、解痉止痛，同时配合使用腕踝针治疗方法进行治疗，患者腰痛缓解，嘱其回家后绝对卧床休息。第2天复诊患者腰部疼痛明显减轻，再在患者患处施以点按、拿捏等舒筋通络手法后，给予腰部斜扳法整复错位的小关节，患者腰痛基本消除。继续嘱其卧床休息，并配合内服复元活血汤加田七、延胡索等药7剂。1周后复诊，患者劳动工作恢复正常。

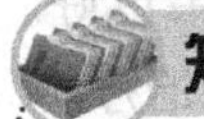

知识拓展

平衡针疗法的腰痛穴位于前额正中，在神庭穴与印堂穴中点。操作方法为：使用3寸毫针，采用提插手法。若双侧腰痛或中间腰痛向下平刺1～2寸，左侧腰痛向右侧平刺，右侧腰痛向左侧平刺，腰上部疼痛向上平刺1～2寸，可不留针，病程较长者可留针20～30分钟。每5分钟行针1次，患者如配合转动腰部则疗效更佳，每日针刺1次。针感：以局限性、强化性针感出现的酸麻胀为主。一般针后疼痛可立即减轻。

二、慢性腰肌劳损

慢性腰肌劳损又称功能性腰痛，中医称为“风湿腰痛”和“肾虚腰痛”等，是指腰部肌肉、韧带等软组织积累性、机械性、慢性损伤，临床上以腰部隐痛，反复发作，劳累后加重，休息后减轻为主症的疾病。

【病因病理】

西医学认为本病主要因腰部过度负重或腰部姿势不良，或腰部急性损伤后失治或误治，或腰椎先天性畸形等造成腰部肌肉、韧带等的平衡失调而引起。

中医认为劳逸不当，气血失调，筋骨活动不当，或汗出当风，露卧贪凉，寒湿侵袭，痹阻经脉，或肝肾亏损，气血不足，筋骨失养等，是产生“风湿腰痛”和“肾虚腰痛”的主要病因病理。

知识链接

《金匮翼·肾虚腰痛》：“肾虚腰痛者，精气不足，足少阴气衰也……其症形羸气少，行立不支，而卧息少可。无甚大痛，而悠悠戚戚，屡发不已。”

【诊断要点】

1. 主要病史　患者有腰部慢性劳损史。

2. 临床表现　①腰部隐痛，时轻时重，反复发作。②劳累后加重，休息后减轻。③腰部喜暖怕凉，腰痛变化常与天气变化有关。④弯腰困难，若勉强弯腰则腰痛加剧，适当活动或变动体位后腰痛减轻。⑤常喜两手捶腰，以减轻疼痛。

3. 体征检查　①脊柱外形一般无异常，但有时可见生理前曲变浅。②腰部功能多无障碍，严重者可能受限。③直腿抬高试验阴性，神经系统检查无异常。④单纯性腰肌劳损的压痛点，常位于棘突两旁竖脊肌处，或髂后部或骶骨后面的竖脊肌附着点处；若有棘上或棘间韧带损伤，压痛点则位于棘突或棘间上。

4. 辅助检查　X线多无异常，可有轻度脊柱腰段的生理弯曲改变。有时可发现先天性异常如骶椎隐性裂等。

【鉴别诊断】

本病应注意与第三腰椎横突综合征进行鉴别。第三腰椎横突综合征患者腰痛或腰臀部弥散性疼痛，并向大腿后侧扩散，但不超过膝部；晨起或弯腰时疼痛加重，时感翻身与步行困难，有局限性压痛，压痛点在第3腰椎横突尖端，多数可在该处触及纤维性软组织硬化。直腿抬高试验阳性，但加强试验阴性。X线摄片可见第3腰椎横突过长。

【辨证治疗】

手法治疗与练功疗法是治疗的最佳选择。如能结合药物治疗、针灸疗法则效果更好。封闭疗法、牵引疗法、小针刀疗法、理疗等对本病的治疗也有较好效果，一般不需手术治疗。

（一）手法治疗

治则为舒筋活络。其手法大致与急性腰部扭伤的按揉、捏拿、提腿扳动等手法相同。对于寒湿为主或老年腰痛，则宜在痛点周围做揉摩按压和弹拨捏拿，并擦肾俞及痛点，慎用提腿扳动等较重的手法。需要强调的是，手法应轻快、柔和、稳妥，忌用强劲暴力，以免加重损伤。

（二）药物治疗

1. 中药治疗

知识链接

清·徐灵胎《兰台轨范》："腰痛原虚者固多，而因风湿痰湿、气阴血凝者亦不少，一概蛮补，必成固疾，不可不察。"

(1)内服

1)肾虚型：肾阳虚者，治宜温补肾阳，用金匮肾气丸加减；肾阴虚者，治宜滋补肾阴，用知柏地黄丸、大补阴丸加减。

2)气滞血瘀型：治宜活血化瘀、行气止痛，用地龙散加杜仲、续断、桑寄生、狗脊等。

3)风寒湿型：治宜祛风散寒胜湿，可用独活寄生汤或羌活胜湿汤加减。

4)湿热型：治宜清化湿热，用三妙汤加薏苡仁、生地黄、豨莶草之类。

(2)外用：可用外擦药，如正红花油、正骨水等；或外贴伤湿止痛膏、狗皮膏等膏药。

2. 西药治疗　可内服布洛芬、萘普生、美洛昔康、塞来昔布等解热镇痛药。

（三）其他疗法

1. 练功疗法　可行仰卧五点、三点或拱桥式锻炼，俯卧位的飞燕式锻炼，以及做腰部前屈、后伸、左右侧屈与旋转活动。

2. 牵引疗法　行腰椎牵引每次30分钟，每日或隔日1次，10次为1个疗程。

3. 针灸疗法　取肾俞、命门、腰阳关、委中、承山、昆仑等穴位针灸，痛点拔火罐。

4. 封闭疗法　在劳损组织部位行局部封闭，每周1次，一般2～4次为1个疗程。

5. 穴位注射疗法　在腰部取阿是穴、肾俞、志室、阳陵泉等穴，使用复方丹参、当归等注射液注入穴位。每日或隔日1次，7～10次为1个疗程，每疗程结束后休息3～5天。

6. 中药熏蒸疗法　可根据病情使用祛风散寒、除湿通络，补益肝肾、强壮筋骨等中药熏蒸腰背部。

7. 物理疗法　可采用红外线、超短波、频谱仪或中药离子导入等法。

8. 小针刀疗法　较顽固的腰肌劳损患者可考虑用本法。

【预防调护】

1. 平时应注意加强腰背肌功能锻炼，适当参加户外活动或体育锻炼。

2. 在日常生活和工作中，注意腰部的正确姿势，以防产生腰肌劳损。

3. 睡硬板床，注意腰部保暖，防止受凉，节制房事等。

【疗效标准】

治愈：腰痛症状消失，腰部活动自如。

好转：腰痛减轻，腰部活动功能基本恢复。

未愈：症状及体征无改善。

【典型病例】

傅某，男，46岁，大学教师，2013年11月11日就诊。

主诉：腰部隐痛不适3月余，加重3天。

现病史：患者自诉长期伏案工作，3个月前由于过劳引起腰部不适，自觉腰部隐痛，劳累后加重，休息后缓解，近3天来上症逐渐加重，夜间为甚，喜暖怕冷，特来我院就诊。

查体：腰部脊椎生理前曲轻度变浅，双侧腰肌僵硬，可触及肌肉痉挛。腰椎活动尚可，直腿抬高试验及加强试验阴性。

辅助检查：X线摄片腰部骨质无明显异常。

诊断：慢性腰肌劳损

治则：舒筋通络，理筋止痛

手法治疗：先在腰部行按揉、㨰推等手法，以舒通筋脉，调理腰肌，再捏拿腰肌，点按及弹拨两侧腰肌，反复数遍，最后施以按腰扳腿法和掌根擦腰部痛点处结束手法治疗。考虑到该患者患病时间较长，局部配合使用针灸加火罐治疗。患者经上述治疗后腰痛当即明显缓解，一周以后腰部疼痛消失。

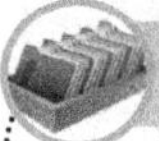

知识拓展

慢性腰肌劳损是临床常见病及多发病，以长期反复发作性腰部疼痛为主要症状，查体无明显的器质性病变。一般认为其常由于急性腰扭伤后，或长期反复腰部损伤，再加之受寒冷刺激，或久居潮湿等原因所致，病程长、反复发作、迁延难愈，患者十分痛苦，国外尚无特效的治疗方法，国内采用多种非手术疗法治疗，如手法、针灸、中药内服外敷、物理疗法等，取得了较为满意的疗效。但每种疗法都有不同的优缺点，单一疗法与综合疗法相比往往效果欠佳，综合疗法能够更好地提高疗效，缩短疗程，总有效率提高。综合治疗疗效更佳，是现在治疗本病运用比较多的方法，而其中理筋手法与针灸的配合是临床最常用的疗法，值得推广。

三、第三腰椎横突综合征

第三腰椎横突综合征是以第三腰椎横突部有明显压痛为特征的慢性腰痛，又称第三腰椎横突周围炎，或第三腰椎横突滑囊炎。本病好发于青壮年，尤以体力劳动者最为多见。

知识链接

目前国外暂时没有第三腰椎横突综合征这一名词术语，从国外文献来看，主要以下腰痛以及非特异性下腰痛等来定义和管理腰部疼痛。

【病因病理】

本病的病因主要与腰部的急性扭伤和慢性劳损有关。

第三腰椎位于各腰椎的中点，处于腰曲前凸顶点，是腰椎活动的中心，其大小及两侧的横突最长，横突末端有腹横肌、腰背筋膜、腰大肌和腰方肌等附着其上。当腰腹肌强力收缩时，此处承受力最大，易使附着点撕裂致伤。而臀上皮神经发自腰1～腰3脊神经后支的外侧支，穿过横突间隙及横突的腰背筋膜深层，分布于臀部及大腿后侧皮肤，故腰3横突处周围组织损伤可产生腰臀痛及腿部疼痛。

【诊断要点】

1. 主要病史　有急性腰扭伤或慢性腰部劳损史。

2. 临床表现　腰痛或腰臀部弥散性疼痛，向大腿后侧扩散，但不超过膝部。晨起或弯腰疼痛，有时翻身及步行困难。

3. 体征检查　第三腰椎横突尖端处有局限性压痛，有时可触及纤维性组织硬结，这是第三腰椎横突综合征的诊断根据。直腿抬高试验阳性，但加强试验阴性。

4. 辅助检查　X 线摄片可见第三腰椎横突过长，有时左右横突不对称。

【鉴别诊断】

本病应注意与腰椎间盘突出症进行鉴别。本病的压痛点在第三腰椎横突末端，且可触及软组织硬结；而腰椎间盘突出症压痛点在椎间隙旁，叩击痛明显，并向下肢放射。本病下肢疼痛表现不同于腰椎间盘突出症，虽可呈根性分布，直腿抬高试验可为阳性，但加强试验、屈颈试验为阴性，亦无肌力减退、皮肤感觉减退等症状。

【辨证治疗】

本病以非手术治疗为首选，若采用封闭疗法后，再行手法治疗，不仅患者痛苦小，容易耐受，且疗效更佳。如再配合练功疗法，效果更加显著。临床上也可酌情使用药物疗法、针灸、封闭、理疗等。

（一）手法治疗

治则为疏通经络、活血止痛。

1. 患者俯卧，医者在患侧腰 3 横突部由上而下，由轻到重反复施用㨰法、按揉、捏拿法等以解除局部肌肉紧张。

2. 医者双手点按大肠俞、肾俞、腰眼等穴，以酸胀为度。

3. 由浅入深垂直弹拨患侧软组织硬结。

4. 最后用小鱼际直擦患侧腰 3 横突处，以透热为度，结束手法治疗。

（二）药物治疗

参见慢性腰肌劳损的治疗。

（三）其他疗法

1. 固定疗法　初起卧床休息，起床活动采用腰围固定。治疗期间避免或减少腰部过度屈伸及旋转活动。

2. 练功疗法　急性症状缓解后，即可加强腰部功能锻炼，即双手叉腰，两手拇指向后顶按腰 3 横突，并揉按局部，然后做腰部旋转及屈伸活动。临床观察凡所有坚持功能锻炼的患者，病程明显缩短，复发概率少。

3. 针灸疗法　阿是穴为主穴，深刺 4 ~ 8cm。也可使用热敏灸。

知识链接

《灵枢·经筋》在论述十二"痹"的治疗时，反复提出"治在燔针劫刺，以知为数，以痛为腧"。"以痛为腧"是指治疗经筋病应以疼痛之处作为针刺的腧穴。

4. 封闭疗法　在压痛点最明显处，用醋酸泼尼松龙 12.5mg 加 1% 利多卡因 2ml 行浸润注射。

5. 穴位注射疗法　在腰部取阿是穴、肾俞、志室、委中等穴，使用麝香、祖师麻等注射液注入穴位。每日或隔日 1 次，7 ~ 10 次为 1 个疗程，每疗程结束后休息 3 ~ 5 天。

6. 中药熏蒸疗法　根据病情可使用祛风散寒、除湿通络，补益肝肾、强壮筋骨等中药熏蒸腰背部。

7. 物理疗法　可选用蜡疗、中药离子导入、超短波治疗。

8. 小针刀疗法　在疼痛最明显处，用针刀进行剥离松解粘连。

9. 手术疗法　顽固病例经非手术治疗无效，影响正常生活和工作时可采用横突周围软组织松解术或第三腰椎横突剥离或切除术的手术方法。

【预防调护】

1. 急性期应卧床休息，起床活动时用腰围保护。

2. 治疗期间应避免腰部过度屈伸和旋转活动。

3. 平素加强腰背功能锻炼。

4. 睡硬板床，注意防寒保暖。

【疗效标准】

治愈：腰痛消失，功能恢复。

好转：腰痛减轻，活动功能基本恢复，劳累后仍有不适感。

未愈：症状及体征无改善。

【典型病例】

姜某，女，36 岁，于 2013 年 12 月 18 日就诊。

主诉：固定性右侧腰背疼痛 1 年余，加重半月。

现病史：患者自述 1 年前开始出现右侧腰臀部痛，有时牵涉右大腿外侧疼痛，但不过膝。活动后疼痛加重，休息时可以缓解。曾于外院诊断为腰肌劳损，经理疗、推拿及对症抗炎止痛治疗，效果不佳，病情多有反复。近半个月来上症加重，故来我院诊治。

查体：腰部活动受限，右侧腰肌紧张，右第三腰椎横突尖有敏感的压痛点，可触及一蚕豆大小纤维性组织硬结，直腿抬高试验阳性，加强试验阴性。

辅助检查：X 线摄片见第三腰椎特别细长。

诊断：右第三腰椎横突综合征。

治则：疏通经络，活血止痛。

手法治疗：患者俯卧，在患侧腰 3 横突部由上而下，由轻到重反复施用按揉、捏拿法等手法以解除患侧腰部肌肉紧张，垂直弹拨右侧软组织硬结，再点按大肠俞、肾俞、腰眼、阿是穴等穴，最后用掌根直擦右侧腰 3 横突痛点处，以透热为度，结束手法治疗。手法后再在阿是穴上针刺加留罐治疗，每日一次，共治疗 2 周，患者腰部功能恢复正常。

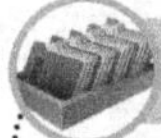

知识拓展

小针刀治疗第三腰椎横突综合征的操作：患者取俯卧位，腹部下垫薄枕，减少腰椎前屈，充分暴露治疗部位，在腰部第三腰椎横突部寻找最痛点，用甲紫药水定点。常规消毒后，铺洞巾，戴无菌手套。在最痛点处进针，针刀刀口与后正中线平行，于定点处垂直刺入皮肤，缓慢逐层深入，直达横突背面骨面上，行纵行切割及纵行摆动，横行切割及横行摆动，然后再将针刀向外移至横突尖端，沿尖部外端及上、下端边缘行切开剥离，使横突与周围筋膜组织之间有松动感后拔针。术后让患者仰卧做屈髋屈膝法、腰背肌牵拉法及腰部斜扳法，进一步松解粘连。1 次为 1 个疗程，最多 3 次，每次间隔时间为 5～7 天。

四、腰椎间盘突出症

腰椎间盘突出症是指腰部椎间盘纤维环部分或全部破裂，髓核突出，压迫神经根或脊髓等，引起以腰痛伴下肢放射性疼痛等症状为特征的一种病变，又称腰椎间盘纤维环破裂症，简称“腰突症”（图 3-21）。属中医“腰腿痛”“痹证”范畴。其主要病因与腰椎间盘退行性改变及外力作用有关。好发于青壮年，以 20～40 岁居多，其发生的常见部位为腰 4～腰 5、腰 5～骶 1椎间盘。

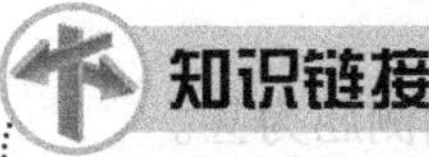

《医学心悟》:“腰痛拘急,牵引腿足。”

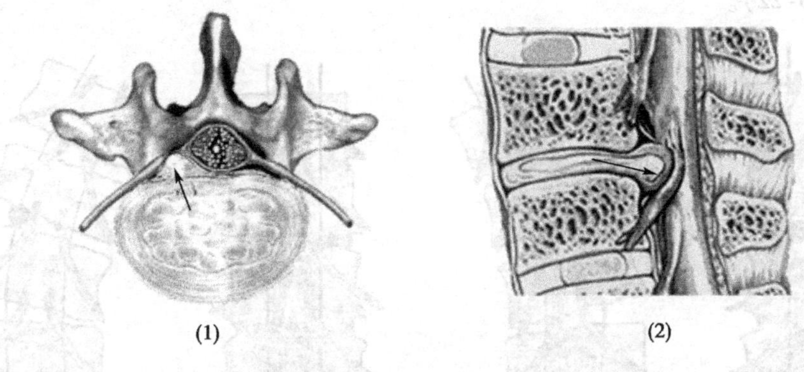

图3-21 腰椎间盘突出症

【病因病理】

退变、外伤是本病的主要病因。腰椎间盘由纤维环、透明软骨和髓核组成,20岁以后逐渐退变,是造成椎间盘容易破裂的内因。急性或慢性损伤为发生椎间盘突出的外因,损伤后纤维环发生破裂,髓核从裂隙中突出,压迫脊神经根或脊髓,从而产生一系列临床症状。

多数腰椎间盘突出症为单侧发病,髓核自后纵韧带一侧突出压迫脊神经根,产生同侧症状;少数髓核自后纵韧带两侧突出,出现双下肢症状,多为一先一后,一轻一重,似有交替现象。亦有椎间盘由后中部突入椎管而出现中央型或偏左或偏右,出现马鞍区麻痹、大小便障碍等马尾神经压迫症。

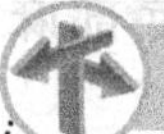 知识链接

《杂病源流犀烛·腰脐痛源流》曰:“腰痛,精气虚而邪客病也……肾虚其本也。”

《诸病源候论》曰:“肾气不足,受风邪之所为也,劳伤则肾虚,虚则受于风冷,风冷与正气交争,故腰脚痛。”可见外伤与风寒湿邪是导致椎间盘突出的外因。

【诊断要点】

1. 主要病史 患者常有腰部损伤史或着凉史。

2. 临床表现

(1)腰痛伴下肢放射痛为其主要症状。

(2)腰部疼痛反复发作,沿患侧臀部、大腿后侧、小腿外侧和足背外侧放射,程度轻重不等,严重者卧床不起,翻身困难,咳嗽、喷嚏或大便用力时因腹压升高而疼痛加重。

(3)屈髋屈膝卧床休息可使疼痛减轻。

(4)病程长者其下肢有麻木感。

(5)多数为单侧下肢痛,也可双侧疼痛,椎间盘突出较大或中央型者出现马鞍区麻木、大小便障碍等马尾神经受压症状。

(6)临床上也有少数患者起始是腿痛,从未感到腰痛。

3. 体征检查

（1）腰部运动障碍：急性期各方向活动均受限，慢性期以前屈和向患侧侧屈为甚。

（2）腰部僵硬畸形：患侧腰肌痉挛，腰椎正常生理曲度减少或消失甚至后凸，脊柱侧弯，当椎间盘突出物位于神经根外侧，腰椎向健侧倾斜；如果突出物位于神经根内侧，则腰椎向患侧倾斜（图 3-22）。

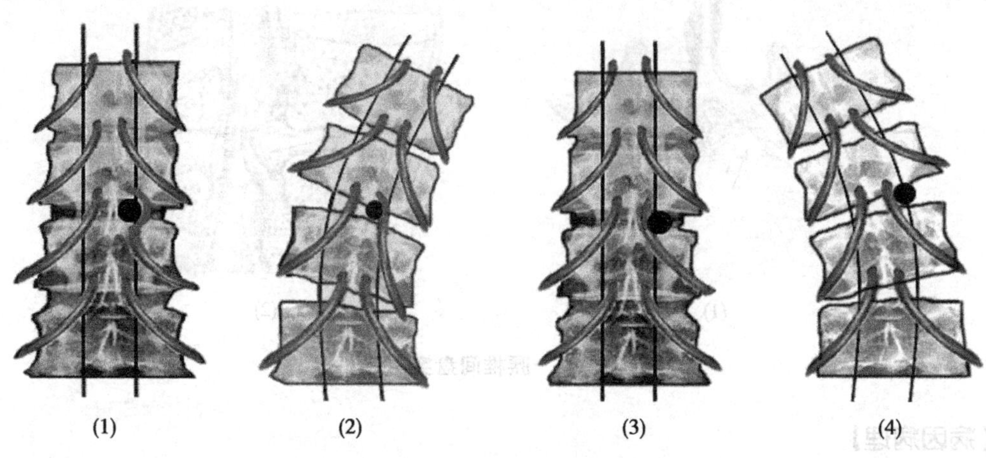

图 3-22　脊柱侧弯

（3）压、叩痛阳性：在腰椎棘突旁 1.5～2.0cm 处有深压痛，并可向下肢放射，叩击放射痛阳性。压痛点的位置有定位意义，若俯卧压痛不明显，则可取站立后伸位再压。

（4）肌力、感觉与反射的改变：早期痛觉过敏，病程日久感觉减退，肢体麻木，肌力减弱，反射减退或消失。如腰 2、腰 3 神经根受压，股四头肌肌力减退，膝反射减弱；如腰 4 神经根受压，膝及跟腱反射减弱；如腰 5 神经根受压，伸踇肌力减退，大腿后侧或外侧、小腿外侧、足背侧感觉改变；如骶 1 神经根受压屈踇肌力减退，小腿后侧、足底部麻木，跟腱反射减弱。

（5）屈颈试验阳性，直腿抬高及加强试验阳性（图 3-23），屈髋伸膝试验阳性，挺腹试验阳性。高位椎间盘突出股神经牵拉试验阳性。

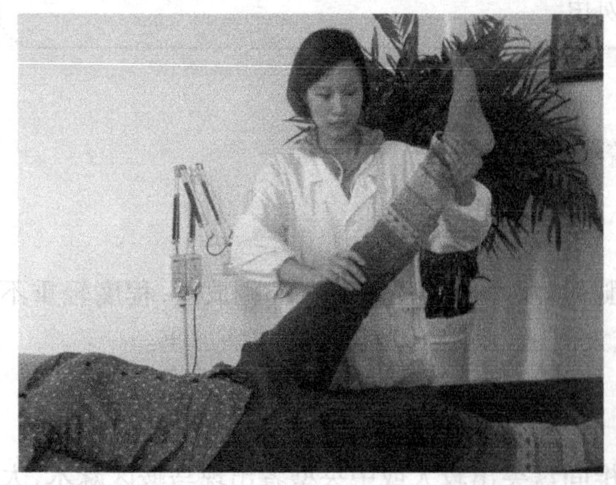
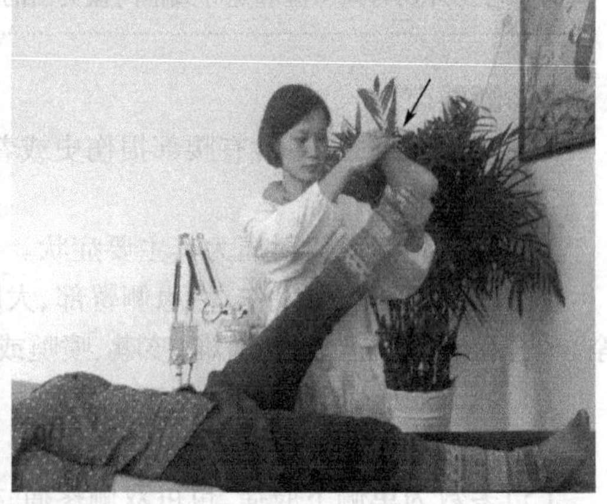

图 3-23　直腿抬高试验及加强试验

4. 辅助检查

(1) X线检查:常规摄腰部正侧位片可排除腰椎骨病,如腰椎肿瘤、结核等。正位片可见腰椎侧凸、椎间隙变窄且两侧不对称;侧位片可见腰椎正常生理弧度减少或消失,椎间隙改变,多呈前窄后宽。

(2)肌电图检查可判定受损的神经根。

(3) CT或MRI及椎管内造影检查可明确诊断,对突出物定位及排除其他病变有重要意义。

知识链接

腰椎间盘突出症应严格诊断程序和诊断标准,临床医生应该始终把临床理学检查放在首位,CT及MRI在腰椎间盘突出症的诊断中虽有重要意义,但不能盲目依赖,切不可误将影像学检查取代一切。临床上应重视体格检查,详细询问患者的病史和仔细体格检查是诊断的主要程序,有很大一部分病例,从病史特点及体检即可初步诊断。

【鉴别诊断】

腰椎间盘突出症与其他腰痛的鉴别要点见表3-2。

表3-2 腰椎间盘突出症与其他腰痛的鉴别要点

病名	临床表现	体征检查	X线摄片检查
腰椎间盘突出症	腰痛伴下肢放射痛,咳嗽、喷嚏及解大便时可加剧,休息时减轻,多为青壮年	腰部僵硬,脊柱侧弯,压、叩痛阳性,直腿抬高试验阳性,下肢肌力、感觉及反射改变	脊柱侧凸,腰椎前突消失,椎间隙变窄,左右不对称
急性腰扭伤	有明显外伤史,腰痛剧烈,活动明显障碍,一般无下肢放射痛	腰肌痉挛,腰部功能受限,局部压痛明显,压痛点封闭后疼痛可减轻或消失	脊柱变直或保护性侧凸
慢性腰肌劳损	腰部隐痛、酸痛,喜捶背,反复发作,劳累后加重,休息减轻,常与天气变化有关	腰部功能多无障碍,脊柱外形一般无异常,腰部压痛广泛,常位于两旁竖脊肌	大部分正常
腰椎椎管狭窄症	多为中老年人,腰腿痛伴有典型间歇性跛行,卧床休息后症状可明显减轻或消失	主诉症状多,但体征少,脊柱后伸体位疼痛加重	椎管造影、CT或MRI检查可确诊
腰椎骨质增生症	多为老年人,腰腿酸痛,晨起腰僵硬,活动后稍减	腰部活动功能尚可,腰部压痛点不明确,直腿抬高试验阴性	多数椎体边缘唇状增生,椎间隙变窄
腰椎骨质疏松症	老年人多见,腰部钝痛或剧痛(压缩骨折)	脊柱活动受限,可出现圆背畸形	骨质疏松,椎体呈双凹形或楔形

续表

病名	临床表现	体征检查	X线摄片检查
强直性脊柱炎	好发于青年，早期腰部僵硬疼痛伴坐骨神经痛，开始从骶髂关节发病，逐渐上行	腰椎僵硬，各方向活动均受限，骨盆分离及挤压试验阳性	早期骶髂关节边缘模糊，后期脊柱呈竹节样变
腰椎结核	有结核病史，可有腰腿痛，夜间更甚，常伴低热、盗汗、消瘦乏力等	腰肌痉挛，脊柱活动受限，可有后突畸形和寒性脓肿，拾物试验阳性	腰大肌阴影增宽，椎体破坏，椎间隙变窄等
腰椎转移性肿瘤	腰痛剧烈，夜间尤甚，可出现全身消耗性表现	根据转移的情况，体征各异	椎体骨质破坏，但椎间隙多无明显改变
妇科疾患（如子宫异位）	腰骶部疼痛，常伴下腹部疼痛，并与月经期有明显关系	腰部一般无明显体征	正常
泌尿系疾患（如肾结石）	腰痛伴有尿频、尿急、尿痛、尿血	肾区有叩击痛	正常

【辨证治疗】

腰椎间盘突出症的治疗方法很多，应根据不同的病情辨证选择适宜的方法。其治疗方法分为非手术疗法及手术治疗，其中绝大多数患者经过非手术治疗可缓解和治愈；只有少数症状重，经非手术疗法效差、反复发作及中央型突出者才需手术治疗。临床证明，采用中西医结合的综合保守疗法，其疗效明显优于单一方法的治疗。

（一）手法治疗

手法治疗能解除肌肉痉挛，调整椎间盘和神经根的位置，松解神经根粘连，促使部分突出的椎间盘回纳，从而达到治疗目的。中央型椎间盘突出慎用手法。

1. 常规手法

(1)舒筋手法

1)擦法：患者俯卧，医者立其侧，在背腰及患者臀腿部，自上而下，反复施用㨰法，重点为患侧腰部。

2)按揉法：医者用指面或掌面按揉脊柱两侧膀胱经，至患肢承扶穴；改拿捏手法，下至承山穴，反复数遍。

3)拨揉法：医者弹拨并揉动患者腰部痛点及患肢部，反复数遍。

4)按压法：医者叠掌按压脊柱部，从胸椎到骶椎反复数遍。

5)拍击法：医者拍击患侧腰骶及患肢部，反复数遍。

(2)整复手法

1)俯卧扳肩法：医者一手按住腰部，另一手抓住肩部，将肩向后伸位扳拉，按于腰部之手同时用力下按，两手协调用力，可听到弹响声，左右各做1次。

2)俯卧扳腿法：患者俯卧，医者一手按住腰部，另一手托住患者两腿或单腿，使其下肢尽量后伸。两手相对用力扳动，可听到弹响声，左右各做1次。

3)腰部斜扳法：患者侧卧，在上的下肢屈曲，贴床的下肢伸直。医者一手扶患者肩部，另一手同时推髂部向前，两手反向用力使腰部扭转，可闻及或感觉到“咔嗒”弹响。

4）牵引按压法：患者俯卧，两手扶住床头。一助手于床头抱住患者肩部，另一助手拉患者两踝，向两端对抗牵引数分钟。术后医者立于患侧用拇指或掌根按压痛点部位，力量由轻到重。此法使椎间隙进一步增宽，髓核回纳。

5）旋转复位法：患者端坐于方凳上，两足分开与肩等宽。以患者的右侧为例。助手面对患者，两腿夹持固定患者左腿。医者立于患者身后，右手经患者腋下绕至颈部，左拇指顶推偏歪的腰椎棘突右侧，右手压患者颈部，使其腰部前屈 60°～90°，再向右旋转。右拇指同时发力向棘突左侧顶推，可感觉或闻及椎体轻微错动弹响（图 3-24）。

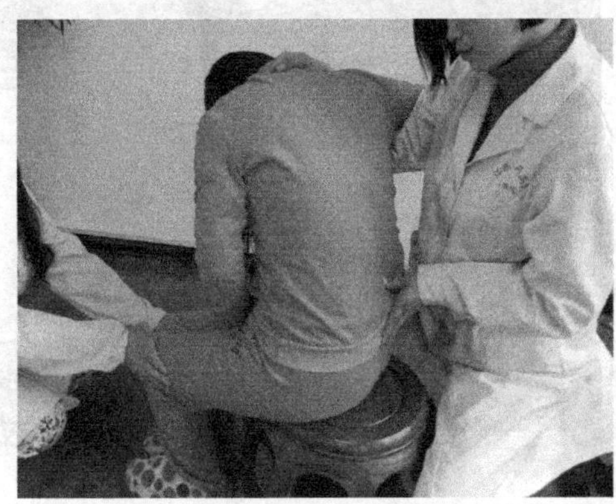

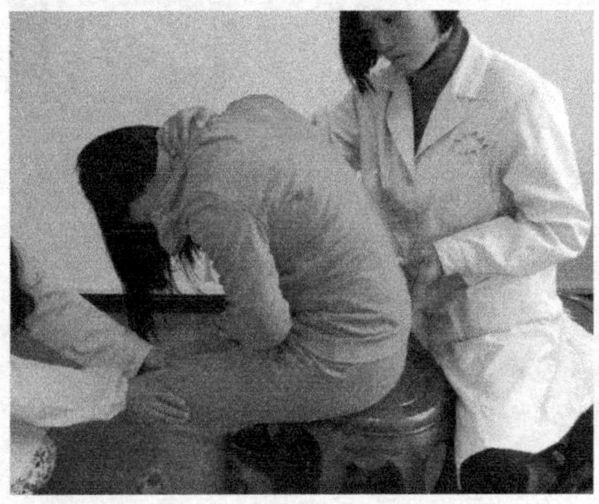

图 3-24 腰椎旋转复位法

（3）结束手法

1）牵引抖动法：患者俯卧，两手扶住床头。医者双手握住患者两踝，用力牵引并上下抖动下肢，带动腰部，再行按摩下腰部（图 3-25）。

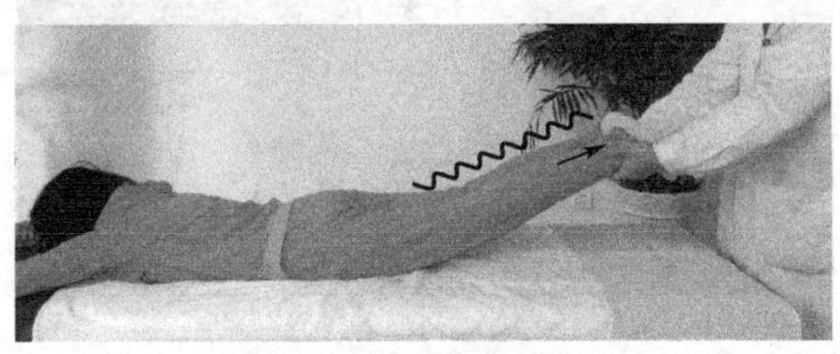

图 3-25 牵引抖动法

2）滚摇牵腿法：患者仰卧，两髋膝屈曲。医者一手扶患者两踝，另一手扶患者双膝，将腰部旋转滚动，再将双下肢用力牵拉，使腿伸直，反复数次（图 3-26）。

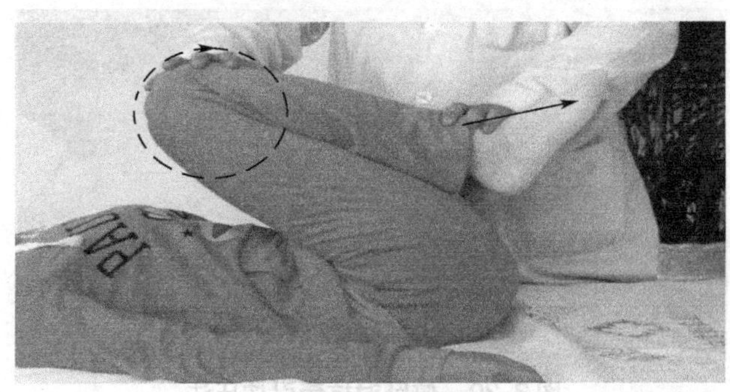

图 3-26 滚摇牵腿法

2. 麻醉推拿手法　以硬膜外麻醉较为安全，麻醉后具体手法如下。

(1)直腿抬高法：患者仰卧位，两助手分别拉住患者两腋部和两踝，做对抗牵引，然后将患肢屈髋屈膝、旋转髋关节 3～4 圈后，再将患肢最大限度抬高，并将踝关节充分背屈 3 次；健侧同法也做 3 次(图 3-27)。

(2)侧卧抬单腿法：患者侧卧位，患侧在上，医者立于患者身后，以一侧手臂托起患侧大腿，另一手压住患者腰部，先转动髋关节 2～3 圈，然后在髋关节外展 30°位置下做后伸动作 2 次。换体位做另一侧(图 3-28)。

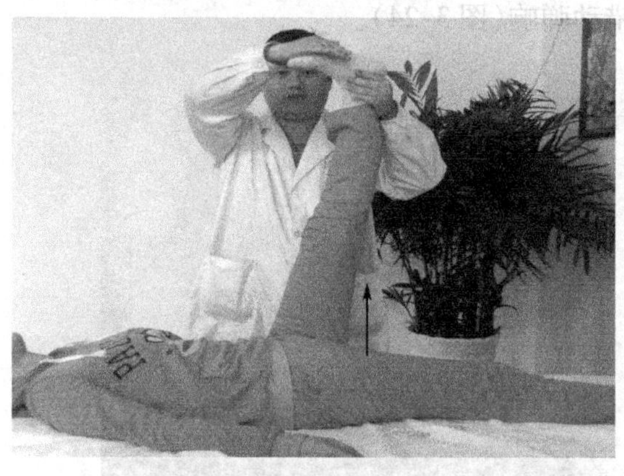

图 3-27　直腿抬高法

图 3-28　侧卧抬单腿法

(3)俯卧摇双腿法：患者俯卧位，医者一手臂托住患者两腿，另一手压住患腰，将两下肢摇动 2～3 周，然后过伸腰部 2～3 次(图 3-29)。

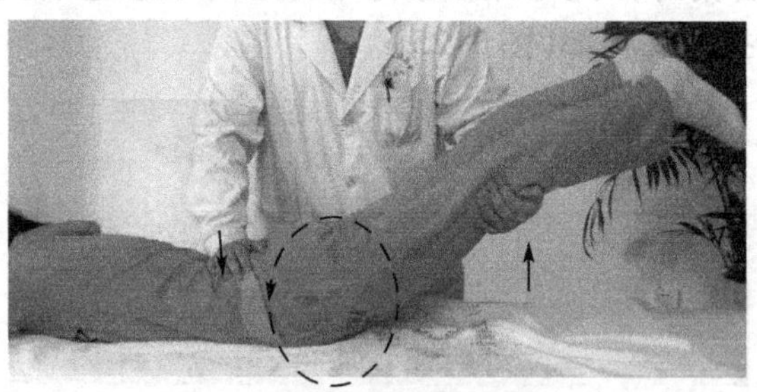

图 3-29　俯卧摇双腿法

(4)俯卧对抗牵引按压法：患者俯卧，两助手再次对抗牵引，同时医者以掌根部按压病变椎体棘突部，共做 3 次，每次约 1 分钟(图 3-30)。

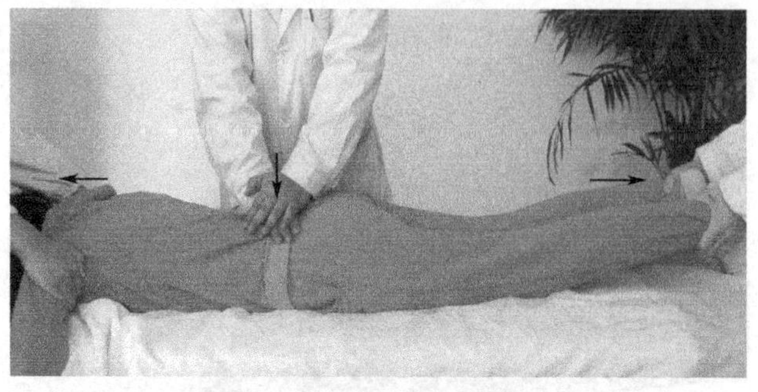

图 3-30　俯卧对抗牵引按压法

在麻醉下施行手法治疗应密切观察麻醉反应，手法结束后严格按照麻醉术后护理。麻醉效果消失后，患者可有腰痛、腹胀等反应，但以后腰痛逐渐减轻。一般应严格卧硬板床休息2~3周。

（二）药物治疗

1. 中药治疗

（1）内服：宜辨证施治，一般分为气滞血瘀、风寒夹湿及肝肾亏虚型等。急性期或初期中药治宜活血止痛为主，可用舒筋活血汤加减。慢性期或晚期治宜补益肝肾、温通经络，可用补肾壮筋汤加减。

（2）外用：用麝香止痛膏，外搽正红花油等。

2. 西药治疗　疼痛剧烈时，可用西药对症处理，如内服布洛芬、萘普生、双氯芬酸钠、美洛昔康、塞来昔布等解热镇痛药；严重疼痛时可酌情选用曲马多、喷他佐辛等成瘾性较小的麻醉性镇痛药，以及采用甘油果糖250ml或20%甘露醇250ml配合地塞米松5~10mg静滴，每日1次，连续使用3~7天。

（三）其他疗法

1. 固定疗法　急性期间严格卧床休息（大小便均不下床或坐起），3周后症状可基本缓解。待症状基本消失后在戴腰围保护下起床活动，临床上腰围使用时间不宜过久，以3~6周为宜。

2. 练功疗法　症状缓解后应积极进行腰背肌的功能锻炼，可采用五点或三点支撑法、拱桥式、飞燕式、仰卧屈膝屈髋、抱膝压胸、倒走等，以增强腰腿部肌力，避免腰部过度前屈及劳累。

3. 牵引疗法　主要采用骨盆牵引法（图3-31），适用于早期患者或反复发作的急性患者。患者仰卧于病床，缚骨盆牵引带，每侧各用10kg重量做牵引。一般牵引重量及牵引时间可结合患者感受而调节，每日1次，每次约30分钟。

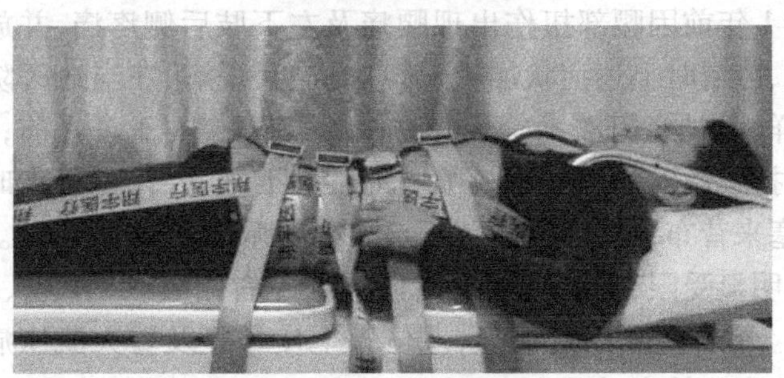

图3-31　骨盆牵引法

4. 针灸疗法　常用肾俞、环跳、殷门、委中、承山、阳陵泉、命门、阿是穴等穴位，每日1次。也可用当归、红花、川芎注射液行穴位注射，慢性期可配合温灸法。

5. 封闭疗法　用醋酸泼尼松龙12.5mg加1%的利多卡因5ml，做椎间孔内封闭或硬膜外封闭，1周1次，3~5次为1个疗程。

6. 中药熏蒸疗法　可根据病情使用行气活血，祛风散寒、除湿通络，补益肝肾、强壮筋骨等中药熏蒸腰背部。

7. 物理疗法　可根据病情酌情使用离子导入、磁疗、超短波、音频等。

8. 髓核溶解法　是将一种酶注入椎间盘内以溶解病变的髓核组织，从而减轻对神经根的压迫。目前常用的药物有木瓜凝乳蛋白酶和胶原蛋白酶，但应注意过敏反应。

9. 手术疗法　经非手术治疗无效、症状严重及中央型突出压迫马尾神经者，应考虑手术治疗。可根据具体情况采用椎板间开窗术、半椎板切除术、椎间融合术、经前路髓核摘除术、后路扩大减压及髓核切除术等方式。

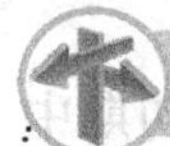

知识链接

腰椎间盘突出症手术适应证：①病史超过三个月，严格保守治疗无效或保守治疗有效，但经常复发且疼痛较重者；②首次发作，但疼痛剧烈，尤以下肢症状明显，患者难以行动和入眠，处于强迫体位者；③合并马尾神经受压表现；④出现单根神经根麻痹，伴有肌肉萎缩、肌力下降；⑤合并椎管狭窄者。

【预防调护】

1. 改正不良的劳动和生活姿势。
2. 改善居住环境，注意保暖防寒，做到饮食起居有节。
3. 加强腰背、腹肌功能锻炼，禁止弯腰用力和扭腰等活动。
4. 睡硬板床。
5. 节制房事等。

【疗效标准】

治愈：腰腿痛消失，直腿抬高70°以上，能恢复原工作。

好转：腰腿痛减轻，腰部活动功能改善。

未愈：症状及体征无改善。

【典型病案】

李某，男，46岁，搬运工，2013年5月13日就诊。

主诉：腰痛及左下肢后侧疼痛1年，加重3个月。

现病史：患者于1年前因腰部扭伤出现腰痛及左下肢后侧疼痛，并放射至左踝部，呈持续性发作，天气变化、劳累时上述症状加重，休息时症状缓解，在当地医院行口服药物（具体药物名称及剂量不详）及神经阻滞术等治疗，症状逐渐缓解。3个月前，患者无明显诱因出现上述症状加重，呈持续性发作，咳嗽、打喷嚏时症状明显，并伴有行走时左下肢无力感，在当地口服腰痛宁及塞来昔布，症状缓解不明显，难于入睡，要求入院治疗。

查体：腰部活动明显受限，腰前屈20°，后伸10°，左右侧弯10°，$L_{3\sim4}$、$L_{4\sim5}$、$L_5\sim S_1$棘间及左侧椎旁有压痛，$L_{4\sim5}$椎旁左侧压痛明显，左侧臀上皮神经及臀大肌压痛，腰部叩击试验阳性，腰后伸试验阳性，直腿抬高试验L 30°（+），R 50°（+），屈颈试验及左侧屈髋伸膝试验（+），膝腱反射L（+）R（-），跟腱反射L（+）R（-），左脚踇趾背伸肌力4级。

辅助检查：X线可见L_3、L_4、L_5骨质增生明显；CT可见腰$L_{4\sim5}$椎间盘向左侧突出。

诊断：1. 腰椎间盘突出症（$L_{4\sim5}$）

2. 腰椎骨质增生症（L_3、L_4、L_5）。

手法治疗：给予轻柔理筋手法㨰法、按揉法、拨揉法、按压法、拍击法等放松患侧腰骶及患肢部，同时用20%甘露醇250ml配合地塞米松5mg静滴，每日1次，并嘱其绝对卧床休息。手法后患者自觉腰痛及左下肢放射疼痛当即减轻，当晚患者症状明显改善，能安眠。每日治疗一次，连续3天后上症基本缓解。停静滴药，继续使用上述理筋手法并加用整复手法扳法，巩固治疗四天，患侧腰痛及左下肢后侧疼痛消失，要求出院。嘱其回家后注意休息，避免腰部过度前屈及劳累受寒，加强腰部拱桥式、飞燕式、仰卧抱膝压胸、倒走等功能锻炼，以增强腰腿部肌力。一月后随访，患者已恢复工作。追踪随访患者三年未见复发。

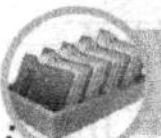

知识拓展

关于腰椎间盘突出症的诊断问题主要是根据临床表现、体检结果加上现代检查作出判断。X线片、椎管造影、椎间盘造影、CT及MRI在腰椎疾患的诊断中各有千秋。X线片主要看整个腰椎骨质改变情况等，CT主要观察骨的微细结构、椎间盘是否有突出、椎管是否有狭窄等，但在观察整体方面不如X光片和MRI。MRI对腰椎间盘突出症的诊断具有明显优点，对软组织的分辨率高，观察并排除脊柱肿瘤方面有其独到的作用。

腰椎间盘突出症治疗一般分为保守类、微创介入类、开放手术类三种。建议首先保守治疗，能保守不手术，手术是最后的治疗方法。一般保守治疗建议根据患者的情况，可以选择手法、牵引、针灸、微波、红外线、中频电疗、中药熏蒸疗法、小针刀、中西医药物治疗和练功等方法保守治疗。治疗时需要睡硬板床，避免腰部扭伤、过度疲劳、受寒、受湿等。对于保守疗法治疗无效、严重影响日常工作和生活者，需要进行手术治疗。西医学采用臭氧、经皮激光椎间盘减压术、椎间孔镜与臭氧和射频消融相结合治疗等微创介入治疗技术。

五、腰椎椎管狭窄症

腰椎椎管狭窄症是指腰椎椎管、神经根通路及椎间孔的骨性或纤维性结构变形或狭窄，而引起马尾神经或神经根受压，并产生相应的临床症状者，又称腰椎椎管狭窄综合征。临床上以长期反复腰腿痛和间歇性跛行为主要特征。好发于中老年人，约80%发生于40～60岁之间，男性多于女性，体力劳动者多见。

【病因病理】

本病病因主要为原发性和继发性两种。原发性腰椎椎管狭窄是由先天性或发育性因素而致的腰椎椎管狭窄，临床上少见。后天性腰椎椎管狭窄最常见的原因是腰椎退行性变，如腰椎骨质增生、小关节肥大、黄韧带及椎板肥厚等，使腰椎椎管容积狭小。此外，陈旧性腰椎间盘突出、脊椎滑脱、腰椎骨折脱位复位不良、椎板切除术后等，也可引起腰椎椎管狭窄。由于椎管容积狭小，压迫马尾神经或神经根而发病。如有外伤炎症、静脉瘀血等因素，可使症状加剧。

知识链接

1858年Charcot认为下肢血管病变导致骨骼肌供血不足也能引起间歇性跛行，故间歇性跛行又分为神经性间歇性跛行和血管性间歇性跛行两大类。1949年Boyd指出血管性间歇性跛行症仅在行走后才发生大腿或小腿肌肉痉挛性疼痛，经休息后临床症状即可减轻。而因椎管狭窄症使腰骶神经根受压，所引起的间歇性跛行又称神经源性间歇性跛行症。

中医认为腰椎管狭窄症的病理机制与肝肾亏虚、风寒湿邪侵袭、气滞血瘀有密切的关系。

【诊断要点】

1. 临床表现 ①主症为长期反复的腰腿痛和间歇性跛行。②间歇性跛行是本病的主要特征。当站立和行走过久时，出现腰腿痛或麻木无力，疼痛和跛行加重，甚至不能继续行走。若躺下、蹲下或骑自行车时疼痛可自行消失，继续行走则出现同样症状。③腰痛主要在下腰部及骶部，疼痛的性质为酸痛、刺痛或烧灼痛，有的可放射到大腿外侧或前方等处。多为双侧，也可左右交替出现。④病情严重者可引起尿急和排尿困难，两下肢不完全瘫痪，马鞍区麻木，肢体感觉障碍等。

2. 体征检查 ①腰椎椎管狭窄症患者常无明显体征，主诉多、体征少，症状和体征不一致是本症的另一特征。②在患者伸腰运动或活动后立即检查，体征可能明显些。③有的表现类似腰椎间盘突出症，脊柱生理前凸减弱或侧弯，但大多数较轻。④直腿抬高试验阳性者少，常为两侧性或一侧轻一侧重。⑤部分患者可出现下肢肌肉萎缩，以胫前肌及伸踇肌最为明显，小腿外侧痛觉减退或消失，跟腱反射消失，膝反射无变化。⑥如有马尾神经压迫者可出现马鞍区麻木、肛门括约肌松弛无力或男性阳痿。

3. 辅助检查 X线摄片正侧位及左右斜位片有助于诊断。常在腰4～5、腰5～骶1之间可见椎间隙狭窄、骨质增生、小关节突肥大、腰骶角增大、椎体滑脱等现象。脊髓造影有重要诊断意义，CT与MRI可确诊。

知识链接

对于腰椎椎管狭窄症的诊断目前并不难，只要抓住其两方面：一是典型的临床症状和马尾神经功能受损的体征；二是相应的影像学改变；二者缺一不可！但必须排除腰椎间盘突出症、腰椎滑脱等其他疾病。正确的诊断对其治疗方法的选择以及治疗后的康复至关重要。

【鉴别诊断】

本病应与腰椎间盘突出症相鉴别。

【辨证治疗】

非手术治疗是本病的首选治疗措施，运用手法、针灸、理疗、固定与休息、练功疗法等综合措施较单一方式治疗效果更加明显。若经正规非手术治疗无效及马尾神经受压出现大小便功能障碍者，应行手术治疗。

（一）手法治疗

治则为舒筋活血、松解粘连。常用手法有腰臀部㨰法、点压、按揉、拿捏、弹拨法等，但手法操作应轻柔，禁用强烈的旋转手法，以免加重病情。除上述治疗腰腿痛的一般手法外，还可根据病情和患者体质选用以下手法。

1. 腰部按抖法 两助手分别握住患者两腋下部及足踝部行对抗牵引，医者双手重叠置于患处，进行按压抖动20次左右。力量均匀，幅度要适中（图3-32）。

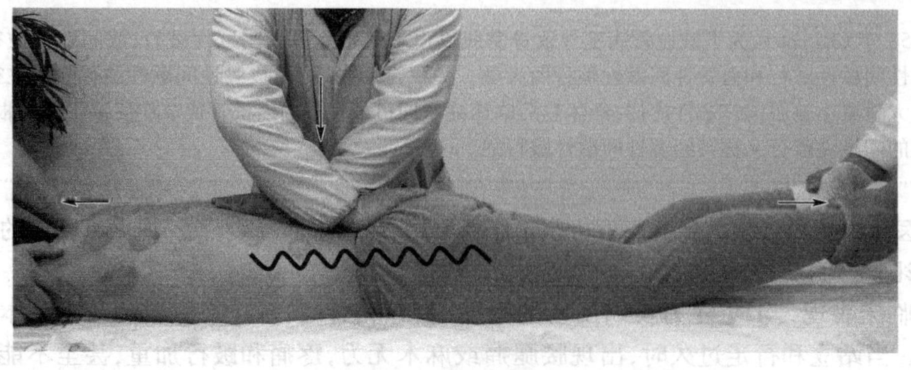

图3-32 腰部按抖法

2. 蹬腿牵引法　患者仰卧,医者立于患侧。以右下肢为例。医者一手握住患肢踝前方,另一手握住小腿后方,使髋膝关节呈屈曲位,双手配合使之顺时针或逆时针方向旋转活动3～5圈,然后嘱患者配合用力,迅速向上做蹬腿活动,医者顺着蹬腿方向向上牵引患肢3～5次(图3-33)。

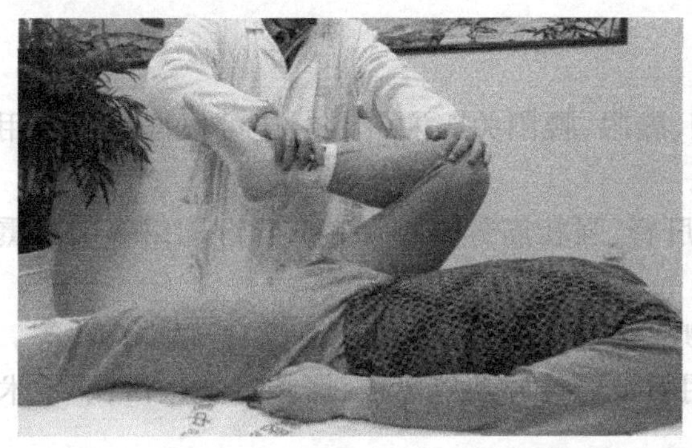

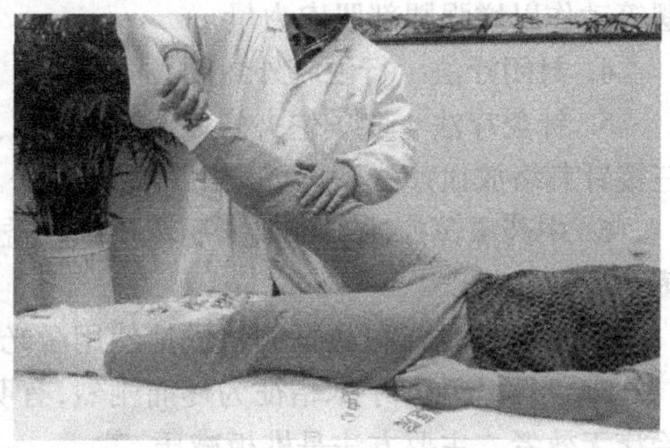

图3-33　蹬腿牵引法

3. 直腿屈腰法　患者仰卧或两腿伸直端坐于床,两足朝向床头端。医者面对患者立于床头,尽量用两大腿前侧抵住患者两足底部,然后以两手握住患者两手,用力将患者拉向自己身前,再放松回到原位,一拉一松重复10次左右(图3-34)。

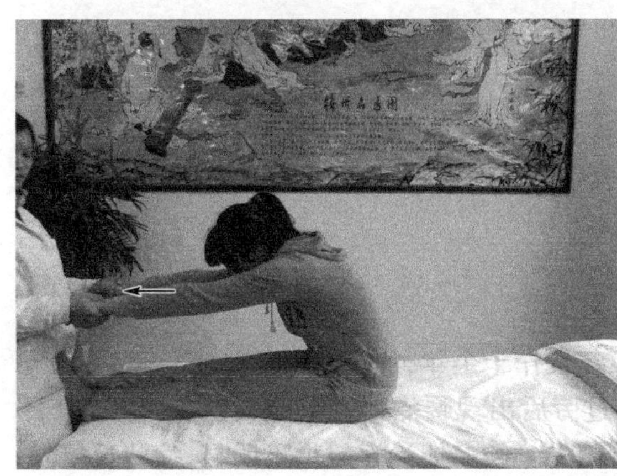

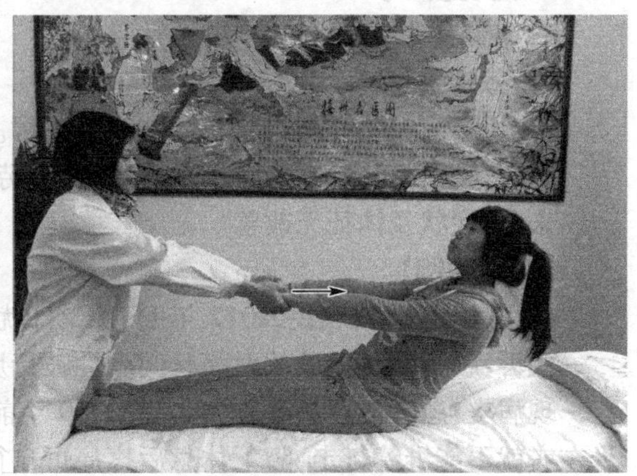

图3-34　直腿屈腰法

(二)药物治疗

1. 中药治疗

(1)肾虚型:偏于肾阳虚者宜温补肾阳,用右归丸或金匮肾气丸加减;偏于肾阴虚者宜滋补肾阴,用左归丸或六味地黄丸加减。

(2)外邪侵袭型:属寒湿腰痛者,治宜祛寒除湿,温经通络。偏于风湿者以独活寄生汤为主;寒邪重者以麻桂温经汤为主;湿邪偏重者,以加味术附汤为主;湿热型腰痛者治宜清热化湿,以三妙汤加减。

2. 西药治疗　可内服布洛芬缓释胶囊、吲哚美辛、塞来昔布等解热镇痛药,严重疼痛时可使用喷他佐辛等成瘾性较小的麻醉性镇痛药。

（三）其他疗法

1. 固定疗法　急性期宜卧床休息，必要时可腰部制动固定。

2. 牵引疗法　行骨盆牵引，缓解神经根受压。

3. 练功疗法　病情缓解后宜加强腰腹肌锻炼，还可练习行走、下坐、蹬空增力、侧卧外摆等动作以增强腿部肌肉力量。

4. 封闭疗法　行硬膜外封闭。

5. 针灸疗法　取华佗夹脊穴、肾俞、命门、腰眼、腰阳关等穴针刺。还可根据病情使用三棱针刺络放血疗法。也可选用热敏灸疗法。

6. 中药熏蒸疗法　可根据病情使用补益肝肾、强壮筋骨，祛风散寒、除湿通络等中药熏蒸腰背部。

7. 物理疗法　可根据病情酌情使用激光疗法、石蜡疗法、电疗法、磁疗、音频电疗法等。

8. 手术疗法　手术指征为疼痛剧烈，有明显神经传导功能障碍，影响日常生活，非手术治疗无效者。主要方法是椎板减压。

【预防调护】

1. 治疗期间应注意卧床休息。

2. 活动时可用腰围保护，但后期一定要注意加强腰背肌功能锻炼。

3. 注意腰部保暖，避免风寒。

4. 睡硬板床。

5. 节制房事。

【疗效标准】

治愈：腰、臀腿痛症状消失，功能恢复正常。

好转：腰、臀腿痛减轻，腰部功能改善，但劳累后仍有疼痛感。

未愈：症状及体征无改善。

【典型病例】

吴某，男，59 岁，农民，2012 年 11 月 3 日就诊。

主诉：腰痛伴左下肢放射痛且间歇性跛行反复发作十余年，加重 10 天。

现病史：患者自述从事重体力劳动，10 年前过劳后出现腰痛伴左下肢放射痛，行走 1 千米左右就不能继续行走，蹲下休息后疼痛可自行消失。经多处治疗效果不明显，症状反复发作，近 10 天上症加重，出现左侧腰腿持续性疼痛，不能行走、不能站立，经理疗、口服药物、静脉点滴药物等无效，曾去市内某大医院就诊，建议手术治疗，因顾虑手术治疗费用高、创伤大、后遗症多，为求保守治疗，经人介绍而来我院就诊。

查体：腰椎生理前凸变小；腰部活动尚可，腰 4 ~ 5 及腰 5 ~ 骶 1 左侧椎旁后伸位时压痛明显伴左下肢放射痛；跟腱反射消失，左膝反射正常；左下肢肌肉较右侧轻度萎缩、痛觉减退，左直腿抬高试验阴性。

辅助检查：X 线检查可见腰 4 ~ 5 及腰 5 ~ 骶 1 椎间隙变窄；腰 4、腰 5 及骶 1 骨质增生明显；CT 显示腰 4、5 及腰 5 骶 1 椎管狭窄。

诊断：腰椎椎管狭窄症

治则：舒筋活血，松解粘连

手法治疗：在患者左侧腰臀部患处用揉法、点压、拿捏、弹拨等手法各数次以放松腰部肌筋。然后用腰部按抖法、蹬腿牵引法、直腿屈腰法等手法以松解粘连。每天治疗 1 次，首次治疗后上症得到明显改善，嘱其注意休息，睡硬板床，并配合内服中成药腰痛宁加六味地黄丸治疗1周，患者左侧腰腿痛及间歇性跛行基本消失，7天为1个疗程，每疗程后休息3天，共治疗4个疗程，恢复正常生活及工作。

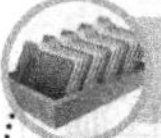

知识拓展

脊柱微创手术是指经非传统手术途径并借助医学影像、显微内镜等特殊手术器械和仪器对脊柱疾患进行诊断和治疗的微创技术和方法。应用于脊柱外科领域的微创技术主要分为两类：一是指经皮穿刺脊柱微创技术（如经皮穿刺椎间盘切除术、经皮激光汽化椎间盘消融术等）；其二是指需借助内镜系统进行操作的脊柱微创技术（如内镜辅助下的颈、腰椎间盘切除术等）。作为一门新型技术，有创伤较小、疗效确切、术后并发症较少、不破坏脊柱稳定性、患者痛苦少、恢复快等优点，故深受广大脊柱临床工作者的青睐及腰椎椎管狭窄症患者的欢迎，代表了腰椎椎管狭窄症治疗的新方向！

六、腰椎退行性滑脱

腰椎退行性滑脱是由于腰椎退变而引起的椎弓完整地向前、向后或向侧方移位，移位距离一般不超过椎体的4/5，临床以腰痛或臀腿痛为主要症状，又称腰椎假性滑脱。本病常见于45岁以上的女性，病程长者可达数年至数十年。

【病因病理】

腰椎退行性滑脱好发于第4和第5腰椎。

随着年龄增大，尤其是妇女更年期后，腰椎间盘退变，关节突磨损，韧带退化，弹性降低，使脊柱结构变得松弛，使腰椎失稳，从而产生代偿性位移（滑脱），造成椎管狭窄，卡压神经根或压迫马尾神经，产生腰腿痛等。

【诊断要点】

1. 临床表现　主症为腰痛或臀腿痛，疼痛呈酸痛、牵拉痛，有麻木或烧灼感。少数可有马尾神经受压症状，而见下肢乏力，会阴部麻木感，大小便障碍。

2. 体征检查　腰部活动受限，滑脱棘突可有压痛，滑脱节段可触及“台阶感”；若坐骨神经受压者，直腿抬高试验及加强试验阳性，个别患者有骶尾部麻木感及泌尿生殖功能障碍。

3. 辅助检查　X线片可发现椎体向前或向后移位，应力位X线片及CT、MRI有重要诊断意义。

【鉴别诊断】

应注意与腰椎真性滑脱（腰椎峡部裂）进行鉴别，X线及CT、MRI可进行确诊。

【辨证治疗】

本病以非手术治疗效佳。可采用手法治疗为主，理筋手法治疗退行性腰椎滑脱效果较好，轻度滑脱者即刻效果明显，治疗应和腰腹肌功能锻炼相结合，也可配合药物疗法、针灸疗法等以提高疗效；若非手术疗法无效且出现马尾神经受压者可采用手术疗法。

（一）手法治疗

治则为舒通筋络、整复滑脱。

1. 舒通筋络　可采用㨰法、按揉、点压、捏拿、弹拨手法等缓解腰部肌肉痉挛，为整复滑脱做好准备。

2. 整复滑脱　可采用旋转复位扳法、牵引抖动法、滚摇牵腿法等，参见“腰椎间盘突出症”。临床上应注意手法宜刚柔相济，轻快稳妥，力度适中，切忌强力按压和扭转腰部，以免造成严重的损伤。

（二）药物治疗

1. 中药治疗

（1）气滞血瘀型：治宜活血化瘀、行气止痛，可用桃红四物汤或身痛逐瘀汤加减。

（2）肝肾亏虚型：偏阴虚者宜滋补肝肾，可用左归丸或六味地黄丸加减；偏阳虚者宜温补肾阳，可用右归丸或金匮肾气丸加减。

（3）寒湿型：宜祛寒除湿、温经通络，可用独活寄生汤加减。

2. 西药治疗　应根据病情使用阿司匹林片、布洛芬缓释胶囊、复方氯唑沙宗片等解痉镇痛剂。

（三）其他疗法

1. 练功疗法　加强腰腹肌锻炼，如飞燕式、拱桥式等。

知识链接

无论是非手术还是手术治疗，腰背部功能锻炼都起着加强脊柱稳定性、防止复发、巩固疗效的重要作用。

2. 针灸疗法　采用针刺疗法可取华佗夹脊穴、肾俞、志室、腰阳关、阿是穴等穴，还可使用热敏灸疗法。

3. 封闭疗法　可酌情使用醋酸泼尼松龙 12.5mg 加 1% 的利多卡因 5ml，做椎间孔内封闭或硬膜外封闭，1 周 1 次，3～5 次为 1 个疗程。

4. 中药熏蒸疗法　根据病情使用祛风散寒、除湿通络，补益肝肾、强壮筋骨等中药熏蒸腰背部。

5. 物理疗法　可根据病情酌情使用离子导入、磁疗、超短波、音频电疗法等。

6. 手术疗法　严重的脊椎滑脱症，经保守治疗无效者可行手术治疗。

【预防调护】

1. 加强腰背功能锻炼，如练习弓步压髋功和爬行功。

2. 避免弯腰搬重物及突然转身和不恰当的腰部锻炼。

3. 保暖防寒，注意休息。

4. 睡硬板床。

【疗效标准】

治愈：腰、臀腿部疼痛及异常感觉消失，无压痛，腰部功能活动恢复正常。

好转：腰、臀腿部疼痛及异常感觉减轻，压痛缓解，腰部活动功能改善，但劳累后仍有不适感。

未愈：症状及体征无改善。

【典型病例】

黄某，女，68 岁，2013 年 11 月就诊。

主诉：双侧腰臀部酸胀疼痛 6 年，加剧半个月。

现病史：自述双侧腰臀部疼痛 6 年余，劳累后加重，休息时减轻，反复发作，半个月前由于受寒出现双侧腰臀部疼痛明显，伴有双下肢牵拉痛、酸胀、灼热不适感，活动后明显，行走不利，特来就诊。

查体:腰椎后伸受限明显,腰 4 ~5 棘突旁压痛明显,并可触及明显的"阶梯感",叩击痛阳性并伴下肢放射痛,左下肢肌力较右侧轻度减弱,直腿抬高试验阳性。

辅助检查:X 线摄片可见腰 5 椎体向后移位。

诊断:腰椎退行性滑脱

治则:舒筋通络,整复滑脱

手法治疗:先用点按、捏拿、弹拨手法等缓解患部肌肉痉挛,再采用旋转复位扳法、牵引抖动法、滚摇牵腿法等对腰 4 ~5 椎体进行复位。患者经 1 个疗程(7 天)治疗后,双侧腰臀部酸胀疼痛明显改善,3 个疗程后上症消失,恢复正常。嘱其继续注意休息,加强腰部功能锻炼。后随访 1 年,未见复发。

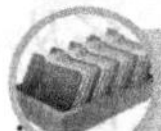

知识拓展

脊柱滑脱为一个或多个椎体较下位相邻椎体向前或向后移位。向前移位者称前滑脱,向后移位者称后滑脱。国内多采用 Meyerding 法将相邻下位椎体上缘分四份,根据滑脱椎体移位程度分为四度。椎体移位较下位相邻椎体上缘比度小于 1/4 为Ⅰ度,大于 1/4 且小于 2/4 为Ⅱ度,大于 2/4 且小于 3/4 为Ⅲ度,大于 3/4 为Ⅳ度。

七、腰椎骨质增生症

腰椎骨质增生症是指中年以后发生的一种腰部慢性退行性疾病,临床上以腰背酸痛、僵硬不灵活,晨起较重,稍活动后疼痛减轻为主要特征。常见于中老年人,X 线摄片见腰椎椎体边缘唇形变或骨赘形成为其诊断标志和依据,又称腰椎肥大性脊柱炎、腰椎退行性脊柱炎、腰椎老年性脊柱炎和腰椎骨关节病等。腰椎骨质增生是一种生理性保护改变,一般无临床症状。临床上应对患者症状和体征仔细检查分析,不可轻易把腰痛和腰椎骨质增生联系在一起,以免加重患者精神负担。

知识链接

绝大多数 60 岁以上的人拍片时均可发现腰椎的骨刺形成、椎间隙狭窄等退变老化现象,有骨质增生不一定产生临床症状,而且骨质增生的严重程度与临床症状严重程度不一定成正比。

【病因病理】

按致病因素分为原发性和继发性两种。原发性腰椎骨质增生主要为中老年人的生理退行性变,是发生本病的主要原因,为本病内因。继发性腰椎骨质增生大多继发于腰椎的损伤和腰部的劳损,为导致本病的外因。两者均可导致腰部椎间盘退变,弹性减弱,同时引起周围韧带松弛、关节不稳定,致使椎体不断受到创伤刺激,日久形成骨刺。

中医学认为本病是由于人过中年而肾气渐衰,复感风寒湿邪留滞经络,或因强力劳作伤及气血,使气血瘀阻、经脉凝滞不通所致。

【诊断要点】

1. 临床表现 ①多见于 40 岁以上的中老年人,大多数腰椎骨质增生的患者可长期没有症状,往往因轻微扭伤、过度劳累、搬提重物或偶然无意识不协调动作而致急性腰痛时,经 X 线摄片才诊断为本病。②主症为腰背酸痛,僵硬不灵活,晨起时、久坐、久立症状较重,稍活动后疼痛减轻，但活动稍久，尤其是疲劳后及阴雨天症状反而加重。③腰部活动不利，但被动活动基本达到正常。④急性发作时，腰痛较剧且可牵掣到臀部及大腿。若骨刺压迫或刺激马尾神经时，可出现下肢麻木无力、感觉障碍等症状。

2. 体征检查　①腰椎生理弧度减小或消失，甚至出现反弓。②脊柱僵硬，活动受限。③局部肌肉痉挛，有轻度压痛，一般无放射痛。④腰部后伸试验阳性，直腿抬高试验一般可接近正常。

3. 辅助检查　X线检查为诊断腰椎骨质增生症的主要依据，可见腰椎椎体边缘有不同程度增生，严重者形成骨桥，椎间隙变窄，生理弧度改变。

【鉴别诊断】

本病应与强直性脊柱炎进行鉴别。强直性脊柱炎以青少年多见，50岁以上少见。多从骶髂关节开始发病，病变逐步向上发展，可累及胸椎、颈椎，逐渐转成脊柱强直，HLA-B_{27}可阳性。X线检查骶髂关节模糊或消失，椎旁韧带钙化，出现"竹节样"改变等。

【辨证治疗】

手法治疗效佳，能明显改善症状，若配合内服药物、针灸、练功疗法、休息等可提高疗效。

（一）手法治疗

治则为舒筋通络、行气活血、解痉止痛、滑利关节。

1. 滚揉腰背法　患者俯卧位，医者用滚法施于腰部病变处及腰椎两侧，自上而下反复数遍，然后用掌根按揉数遍，以缓解肌痉挛。

2. 弹拨止痛法　医者用拇指在腰背痛点处做与肌纤维走行方向垂直的弹拨，以松解粘连，再结合局部痛点按压阿是穴、肾俞、命门、腰阳关等穴，以达解痉止痛目的。

3. 腰椎扳法　患者俯卧，医者先行腰椎后伸扳法扳动腰椎数次，然后用腰椎斜扳法，左右扳动各1次，以滑利关节。

4. 牵引抖动法　患者俯卧，两手扶床头，医者双手握住患者两踝，用力牵引并上下抖动下肢，带动腰部。

5. 滚摇牵腿法　患者仰卧，两髋膝屈曲，医者一手扶患者两踝，另一手扶患者双膝，将腰部旋转滚动，再将双下肢用力牵拉，使腿伸直。

6. 活血通络法　患者俯卧位，医者以红花油为介质，在腰部督脉及两侧膀胱经施擦法，再横擦腰骶部，以透热为度。

（二）药物治疗

参照慢性腰肌劳损的治疗。

（三）其他疗法

1. 固定疗法　急性期可卧床休息1~2周，使用腰围固定。

2. 牵引疗法　可配合使用腰椎骨盆牵引。

3. 练功疗法　急性期过后即行腰部前屈、后伸、侧屈和旋转等功能锻炼，应循序渐进，持之以恒。

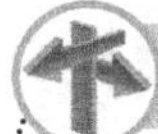

知识链接

凡是坚持腰背肌锻炼的患者，尤其是每日多次者，其疗效和预后远远优于不锻炼者。

4. 针灸疗法　采用针刺疗法可取肾俞、志室、命门、腰阳关、阿是穴等穴。还可使用热敏灸疗法。

5. 穴位注射疗法　在腰部取阿是穴、肾俞、阳陵泉、委中等穴，使用复方丹参、胎盘等注射液注入穴位。每日或隔日1次，7～10次为1个疗程，每疗程结束后休息3～5天。

6. 中药熏蒸疗法　可根据病情使用祛风散寒、除湿通络，补益肝肾、强壮筋骨等中药熏蒸腰背部。

7. 物理疗法　可根据病情酌情使用离子导入、磁疗、蜡疗、激光疗法等。

8. 小针刀疗法　可根据病情在腰部行小针刀松解术。

【预防调护】

1. 保持正确的工作姿势和体位。
2. 加强腰部功能锻炼。
3. 注意休息，避免过度劳累。
4. 保暖防寒，节制房事。
5. 睡硬板床。

【疗效标准】

治愈：腰背酸痛、僵硬等症状消失，腰部活动功能正常，后伸试验阴性。

好转：腰背酸痛、僵硬等症状减轻，腰部活动功能改善，但活动后仍有不适感，后伸试验(±)。

未愈：症状及体征无改善。

【典型病例】

邓某，男，58岁，2011年11月5日就诊。

主诉：腰部酸痛僵硬、活动不利8年余，加重1个月。

现病史：患者自述8年前有轻度腰痛，晨起时腰部酸痛僵硬不灵活，稍活动后减轻，久行或着凉后症状加重。曾在当地医院服药、理疗等效果不佳。1个月前，搬抬重物后腰痛加重，休息后疼痛稍减，腰部活动不利。

查体：腰椎生理幅度变直，脊柱僵硬活动受限，腰椎3、4、5棘突旁及两侧肌肉轻度压痛，局部肌肉痉挛，腰部后伸试验阳性，直腿抬高阴性。

辅助检查：X线摄片可见腰2～5椎体前缘唇样骨质增生，第4、5腰椎间隙变窄。

诊断：腰椎骨质增生症。

治则：舒筋通络，行气活血，解痉止痛，滑利关节

手法治疗：在腰部依次使用㨰揉、拿捏、弹拨等手法各反复数次以疏通经络、活血止痛、解除痉挛，然后使用腰椎扳法以滑利关节，再用牵引抖动法以进一步松解腰肌痉挛，最后在腰骶部及腰部两侧膀胱经使用擦法结束手法治疗。治疗1周后，自觉疼痛明显减轻。共施治2周，症状、体征消失，腰部活动自如。随访至今，未见复发。

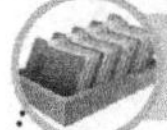

知识拓展

腰椎骨质增生症可采用经筋疗法治疗。经筋疗法由经筋手法、经筋针刺、拔罐疗法、辅助治疗四部分组成，贯彻以"查灶诊病，消灶治病"的诊疗法则，对腰椎骨质增生症患者结合X线片和临床症状进行"查灶"取穴(治疗部位)。"经筋病灶"一般多于腰1至腰5椎体棘突旁、腰三横突点以及腰、臀、腿等部位可出现肌筋拘紧压痛点，或形成条索状筋结状态，触压有异常疼痛或向下肢放射，即定为"筋结病灶

点”。经筋“查灶”定位后，先采用点、按、推、揉等理筋手法，对“筋结病灶点”进行重点“松筋解结”，并对足太阳膀胱经筋、足阳明胃经筋、足少阳胆经筋及其循行部位的腰腿段进行全线松筋理筋。在肌筋充分松解后，采用30号1～2寸毫针进行“固灶行针”，即用左手拇指尖切压固定病灶点，右手持针行刺，要求“针达病灶”，使病灶点出现明显的酸、胀、麻、痛感或向周围放射后即可出针。再加拔火罐10分钟左右即可，针对筋结病灶还可采用对症的药物外用如艾灸等物理方法以增强疗效。每天治疗1次，1周为1个疗程。

八、腰背部筋膜炎

腰背部筋膜炎是指腰背部筋膜、肌肉、肌腱、韧带等软组织的一种无菌性炎症，临床上以腰背部酸痛、僵硬、活动不利，与天气变化有关，且劳累后加重，休息后减轻为主要临床特征的一种腰背部慢性疼痛性病症，又称腰背部肌纤维组织炎、腰背部风湿病、腰背肌筋膜综合征。多见于女性及中老年患者。

【病因病理】

本病的发生多与感受风寒湿邪或慢性劳损或急性扭闪、跌挫损伤等因素有关，致使腰背部筋膜、肌肉、肌腱、韧带等组织紧张，导致局部组织血管收缩、缺血、微循环障碍，从而产生无菌性炎症。

中医认为风寒湿邪侵袭人体或人体遭受急、慢性损伤后致使腰部筋膜、肌肉、肌腱等软组织气血痹阻而发病。

知识链接

《素问·痹论》曰：“风寒湿三气杂至，合而为痹也。”风寒湿三气入络，经脉痹阻，气滞血瘀，筋脉失养，故见肌肤、肌肉麻木、疼痛。

【诊断要点】

1. 主要病史　有急性外伤史或劳损史或外感风寒湿邪等病史。

2. 临床表现　①多发生于女性及中老年人。②主要症状为腰背部酸痛或胀痛，肌肉僵硬、板结，有沉重感，活动不利，疼痛多与天气变化有关，每遇阴雨天气加重。晨起时痛甚，稍活动后减轻，过劳后症状加剧。腰痛有时向下肢传导，但痛不过膝。③急性期腰部疼痛较重，腰部僵硬、活动明显障碍。

3. 体征检查　腰背部压痛广泛或有局限性激痛点（特定压痛点），急性期腰部肌肉僵硬，功能障碍，有时可触及条索状改变。激痛点封闭时疼痛立刻缓解或消失。

4. 辅助检查　X线可排除骨与关节病变，一般无异常改变。化验多为正常，有时抗“O”和血沉稍高。

【鉴别诊断】

本病应与腰背扭挫伤鉴别。腰背扭挫伤，有明确外伤史，疼痛剧烈，功能障碍等症状较重，病史短，局部无结节。而腰背部筋膜炎虽可由外伤引起，但病程较长，腰背部可找到激痛点，按压该处可引起疼痛并放射，但痛不过膝，疼痛多为酸痛、胀痛，与天气变化及劳累有关。

【辨证治疗】

本病以非手术治疗为主，要针对病因采取有效措施，防治结合。手法治疗效佳，若配合药物、理疗、练功等疗效更佳，还可采用封闭疗法、小针刀手术等，无效者可行软组织松解手术。

（一）手法治疗

治则为舒筋通络、解除痉挛。

患者取俯卧位，医者用双手拇指或手掌按揉腰背部膀胱经及其主要腧穴如肾俞、命门等，㨰推及捏拿腰背部，自上而下反复操作，重点弹拨腰背部痛点，理顺肌筋，再推摩腰背部，擦痛点及肾俞、命门，拍打搓理腰背，从而结束手法治疗。必要时斜扳牵抖腰部。

（二）药物治疗

宜辨证施治。

1. 中药治疗　应辨证施治。

(1)内服

1)风寒湿邪型：腰背酸痛，遇寒痛增。治宜祛风散寒、除湿通络，可用麻黄附子细辛汤加减。

2)气血凝聚型：腰背板硬刺痛，活动后痛减，治宜行气活血、化瘀通络，可用桃红四物汤加减。

3)气血亏虚型：腰背酸痛，劳累后疼痛加重，休息后减轻，治宜补气补血，可用八珍汤加减。

4)肝肾亏虚型：腰背酸痛日久，伴双膝乏力，治宜补肝肾、强筋骨，可用独活寄生汤加减。

(2)外用：可外用坎离砂、联邦镇痛膏、伤湿止痛膏、代温灸膏等。

2. 西药治疗　可用解痉止痛剂，如复方氯唑沙宗片、双氯芬酸钠等。

（三）其他疗法

1. 固定疗法　急性期应注重休息，睡硬板床，必要时佩带腰围。

2. 练功疗法　疼痛缓解后可做腰部各种功能锻炼以增强腰部抵抗力。

3. 针灸疗法　可使用热敏灸疗法或针刺疗法，采用局部取穴配合远部取穴，取阿是穴、肾俞、命门、腰眼、环跳等穴。

4. 封闭疗法　行痛点封闭疗效较佳，5～7天1次，4次为1个疗程。

5. 中药熏蒸疗法　可采用祛风散寒、除湿通络的中药熏蒸腰背部。

6. 物理疗法　可酌情应用各种热疗、中药离子导入治疗等。

7. 小针刀术　可在腰背痛点及粘连点行小针刀松解术。

8. 手术疗法　非手术疗法无效，局部条索状改变明显者，可行局部软组织松解术。

【预防调护】

1. 注意加强腰背功能锻炼。

2. 注意休息，睡硬板床。

3. 防寒保暖，避免外伤。

【疗效标准】

痊愈：腰背酸痛消失，腰部活动自如。

好转：腰背酸痛减轻，活动明显改善，但活动后仍有不适感。

未愈：症状及体征无改善。

【典型病例】

邹某，女，47 岁，某工厂维修工人，2013 年 9 月 20 日就诊。

主诉：腰背部酸痛 1 年，加重 3 天。

现病史：患者自述腰背部酸痛 1 年，未经诊治，近 3 天来感疼痛加重，肌肉僵硬、沉重感，活动不利，疼痛多与天气变化有关，每遇阴雨天气疼痛加重。晨起时痛甚，活动后疼痛减轻，过劳后症状加重。腰痛有时向下肢传导，但痛不过膝。

查体：腰部活动功能尚可，腰背部广泛压痛，两侧竖脊肌可触及肌肉较紧张。

辅助检查：X 线检查未见明显异常；实验室检查可见血清、抗"O"和血沉轻度偏高。

诊断：腰背部筋膜炎

治则：舒筋通络，解除痉挛

手法治疗：双手手掌按揉患者腰背部膀胱经以疏通经络，点压肾俞、命门、腰眼、腰阳关等穴以缓解疼痛，再滚推及捏拿腰背部，重点弹拨腰背部痛点，理顺肌筋，最后推摩腰背部，擦痛点及肾俞、命门穴，拍打搓理腰背结束手法治疗。治疗 1 周疼痛消失，嘱其保暖，加强腰背部功能锻炼，再巩固治疗 1 周，症状痊愈。

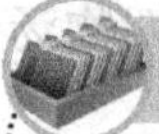
知识拓展

西医学认为腰背筋膜炎是因外伤或慢性劳损而使腰背肌筋膜及肌组织发生水肿、渗出、局部微循环障碍以及纤维性变的一种常见病和多发病，临床以腰背部疼痛、酸痛，局部肌肉变硬，有时可触及硬结或条索状物等为主要表现。

西医治疗本病的方法主要有红外线照射、中频脉冲电疗法、超短波疗法、微波疗法、高压脉冲直流电刺激、激光等物理疗法，还有注射疗法及内服镇痛剂、肌肉松弛剂、抗抑郁药物及皮质类固醇激素等方法，临床上多将数种方法综合使用，以提高临床疗效。

九、腰臀部筋膜炎

腰臀部筋膜炎又称臀上皮神经炎，是指臀上皮神经在走行中受到牵拉、压迫等损伤而造成的以腰臀部疼痛伴有条索状物为主要临床特征的疾病。是临床上常见"臀腿痛"原因之一，属中医学"筋出槽"范畴。

【病因病理】

臀上皮神经由腰 1～3 脊神经后支的外侧支组合而成，经竖脊肌外缘穿出腰筋膜，向下越过髂嵴，进入臀上部，在腰 4 棘突与髂嵴最高点连线外 1/3 的下方，呈散状分布。在日常生活与工作中，如突然腰骶部扭转、屈伸或局部受到直接暴力的撞击，使臀上皮神经在髂嵴下方一段走行中损伤或发生微细解剖移位，致使臀部局部软组织损伤，引起充血、水肿，继而机化致瘢痕挛缩，压迫或牵拉臀上皮神经，由此产生临床症状。

知识链接

臀上皮神经炎被认为是臀上皮神经离位所致，但手术及病理学证实条索状物并非是神经组织，而是纤维组织慢性炎症形成的。

【诊断要点】

1. 主要病史　绝大多数患者有腰臀部闪伤、劳损或感受风寒史。

2. 临床表现　患侧腰臀部疼痛，呈酸痛、刺痛或撕裂样痛。急性期疼痛较剧烈，且可向大腿窜痛，但痛不过膝，无下肢麻木症状。疼痛部位较深，区域模糊，没有明显的分布界线。弯腰受限，行走不便。患者常诉起坐困难，尤以改变体位时，感觉腰部使不上劲，疼痛加重，多不能直接起坐，需双手扶物或他人扶持方能起坐。

3. 体征检查　①患侧臀上部及下腰部肌肉呈板状，臀上皮神经分布区压痛明显。②在髂嵴最高点内侧 2～3cm 处可触及一滚动高起的"条索状"物，触压时感觉酸、麻、胀，刺痛难忍。③对侧下肢直腿抬高受限，但无神经根刺激征。

【鉴别诊断】

1. 腰椎间盘突出症　主症为腰痛伴下肢放射痛，且疼痛可放射至小腿和足部，臀部无条索状物。查体：脊柱侧弯，腰椎椎旁有压痛及叩击痛阳性，直腿抬高试验阳性，下肢肌力及感觉异常。

2. 腰椎管狭窄症　患者有典型的间歇性跛行，腰前屈或下蹲时腰腿痛可缓解。后伸时腰痛加剧，正好与臀上皮神经损伤症状相反。且患者主诉症状多，查体时体征较少。

3. 梨状肌综合征　患者臀痛部位深在，并向下肢放射，压痛点在臀中部的梨状肌投影区，梨状肌紧张试验阳性（做大腿内收、内旋时腰腿疼痛加重，外展外旋时疼痛缓解）；患者腰部并无明显压痛点。

知识链接

用普鲁卡因做压痛点局部封闭后疼痛减轻或消失者，表示腰臀部肌筋膜炎为原发病变。若腰臀部疼痛减轻或消失而腿痛无改变者则为神经根病变所致，常为腰椎间盘突出症的症状之一。

【辨证治疗】

本病的治疗以非手术疗法为主。手法及封闭疗效显著，也可选用中药外治、针灸、理疗、小针刀术等。

（一）手法治疗

治则为舒筋通络、活血止痛。

（1）根据臀上皮神经的表面投影或压痛点行手法复位。患者坐位，双手扶膝，医者坐其后，用拇指触诊法找到异常滚动或高起的条索状物后，再仔细摸清原位的沟痕，一拇指将臀上皮神经向上牵引，另一拇指将其按压回原位。然后再顺其走行方向推压数遍，多数患者当即显效。

（2）对于慢性或感觉风寒湿者，可采用腰背部筋膜炎的手法治疗。

（二）药物治疗

1. 中药治疗　宜辨证施治。

（1）气滞血瘀型：治宜行气活血止痛，可用活血止痛汤加减。

（2）肝肾亏虚型：治宜补肝肾，可用壮筋养血汤加减。

外用寒痛乐、坎离砂、消痛贴或伤湿止痛膏等。

2. 西药治疗　可选用消炎镇痛类药，如双氯芬酸钠、新癀片、尼美舒利分散片等。

（三）其他疗法

1. 封闭疗法　疗效佳，可用 1% 利多卡因 4ml 加泼尼松龙 25ml，在条索状物痛点处行局封治疗，5～7 天 1 次，4 次 1 个疗程。

2. 针灸疗法 局部取阿是穴、肾俞、命门、腰眼、环跳、秩边等，远取委中、阳陵泉、三阴交、太溪、昆仑等穴。

3. 中药熏蒸疗法 可采用行气止痛、活血化瘀或补益肝肾、强壮筋骨等中药熏蒸腰臀部。

4. 物理疗法 可酌情应用各种热疗、中药离子导入治疗等。

5. 小针刀术 可在腰臀部痛点处行小针刀松解术。

6. 手术疗法 对非手术疗法无效者，可行臀上皮神经切除术或臀部软组织松解术。

【预防调护】

1. 适当进行腰部运动锻炼。

2. 腰臀部要注意防寒保暖。

3. 疼痛较甚时，注意休息，睡硬板床。

【疗效标准】

治愈：腰臀痛消失，功能恢复，无反复发作。

好转：腰臀痛减轻，腰部功能改善，但劳累或弯腰时腰臀部仍有不适感。

未愈：症状及体征无改善。

【典型病例】

沈某，男，41岁，2013年4月5日就诊。

主诉：右侧腰臀部持续性疼痛一月余。

现病史：患者自述1个月前无明显诱因出现右侧腰臀部疼痛，呈持续性，阵发加重，以翻身、行走时疼痛较剧，侧卧时疼痛可减轻。疼痛呈烧灼样、针刺样；部位较局限，主要位于右侧腰部及臀部，不向右下肢放射，无麻木、乏力症状。

既往史：腰臀部闪伤史3年余，未予治疗。否认药物及食物过敏史。

查体：腰4～5右侧横突压痛明显，且可触及条索状物；弯腰受限，起坐困难。

辅助检查：X线摄片未见明显异常改变。

诊断：右侧腰臀部筋膜炎

治则：舒筋通络，活血止痛

手法治疗：在患者右侧腰臀部压痛点行手法复位。患者坐位，双手扶膝，医者坐其后，用拇指触诊法找到高起的条索状物后，仔细摸清原位的沟痕，一拇指将右臀上皮神经向上牵引，另一拇指将其按压回原位。然后再顺其走行方向推压数遍。手法配合针灸治疗，患者当即显效，症状明显减轻。

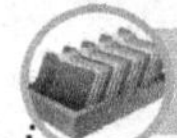

知识拓展

腰臀部筋膜炎是临床上的一种常见病、多发病，临床上易与梨状肌综合征、第三腰椎横突综合征、腰椎间盘突出症等相混，都是因为骨骼肌肌筋膜触发点卡压造成，准确的诊断是治疗效果的关键！但要首先排除腰臀部的结构性改变，如腰椎间盘突出症、腰椎椎管狭窄症等。B超和MRI作为客观诊断标准可见腰臀部受累肌增厚，肌电图可见受累肌的自发电位等，但由于客观的诊断指标费用较高，患者难以接受，因此仍以主观指标作为腰臀部筋膜炎的主要诊断依据，临床上见腰臀上部局限性压痛点，触压时局部强烈的酸痛，腰臀部牵涉性痛但痛不过膝等。

十、骶髂关节损伤

骶髂关节损伤是指骶骨与髂骨的耳状关节面，因外力而造成该关节及其韧带拉伤，临床上症见骶髂部疼痛和功能障碍者，又称骶髂关节骨错缝或错位、骶髂关节半脱位、骶髂关节劳损等，是引起下腰痛的常见原因之一。多见于重体力劳动者、中老年人及孕妇，常因间接暴力所致。

【病因病理】

1. 急性损伤　突然滑倒，单侧臀部着地或弯腰负重时突然扭闪，使骨盆部位产生旋转剪力，作用于骶髂关节，当外力使骶髂关节活动超过正常生理范围时，轻者可引起关节周围韧带损伤，重者可造成半脱位。孕妇由于黄体酮的分泌，使韧带松弛，稳定性减弱，轻微外伤或分娩可导致关节损伤。

2. 慢性劳损　长期弯腰工作或抬举重物，使骶髂关节负重增加，可促使骶髂关节退行性变，在某种诱因下易发生骶髂关节损伤。骶髂关节损伤依据损伤机制不同分为前移（错）位和后移（错）位两种，但前移（错）位较少见，后移（错）位最为常见。

【诊断要点】

1. 主要病史　有明显外伤史或劳损史。

2. 临床表现　①患者骶髂关节疼痛，有或无臀部或下肢放射痛。②坐位或行走时，常用手掌托住患侧臀部，躯干向患侧倾斜，患者不敢负重，甚至不能独立行走，呈"歪臀跛行"的特殊姿势。③患者常以健侧臀部坐凳，坐位弯腰时疼痛不甚。④平卧不适，翻身困难。卧位常采取患肢髋膝关节半屈曲之健侧卧位，患肢主动或被动伸屈明显受限并剧烈疼痛。

3. 体征检查　患侧髂后上棘较健侧凹陷（前错位）或高凸（后错位），骶髂关节、髂后上棘深在压痛及叩击痛，4 字试验、骨盆分离试验、单髋后伸试验、骶髂关节扭转试验阳性。

4. 辅助检查　X 线片可显示骨盆倾斜，伤侧髂骨移位，两侧关节间隙不等宽，患侧骶髂关节密度增高或降低等。

【鉴别诊断】

本病应注意与急性腰扭伤、强直性脊柱炎、骶髂关节结核等病进行鉴别。

1. 急性腰扭伤　有腰部外伤史，腰部疼痛及活动功能障碍，但压痛点多位于竖脊肌，骨盆分离、挤压试验、床边试验等检查均为阴性。

2. 强直性脊柱炎　早期腰骶部疼痛、活动不利，但以男性青年为多，可有轻度贫血、血沉增高、HLA-B_{27}多阳性，X 线片示脊椎呈竹节样改变等。

3. 骶髂关节结核　无明显外伤史或仅有轻微外伤史，有全身症状，如低热、盗汗、消瘦等。

【辨证治疗】

以手法治疗为主，辅以药物治疗、练功疗法、理疗、热敷等。

（一）手法治疗

治则为疏通经络、理筋整复。

推拿治疗常能收到良好的疗效。基本手法是先以掌揉或擦法，在腰骶部施术，然后行点压、按揉、捏拿、弹拨等手法，以舒筋通络，放松腰背肌肉。然后根据关节移（错）位类型选用复位手法，具体如下。

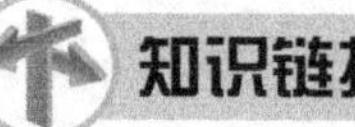

《医宗金鉴·正骨心法要旨·胯骨》所述:“宜手法推按胯骨复位,将所翻之筋向前归之,其患乃除。”

1. 骶髂关节后移(错)位常用复位手法

(1)俯卧单髋过伸复位法:患者俯卧位,医者站于患侧,一手向下压住患侧骶髂部,一手托起患侧下肢膝关节部,先缓慢旋转患肢数次,使患侧骶髂呈过伸位,两手对称用力做相反方向骤然扳动,此时可闻及关节复位响声(图3-35)。

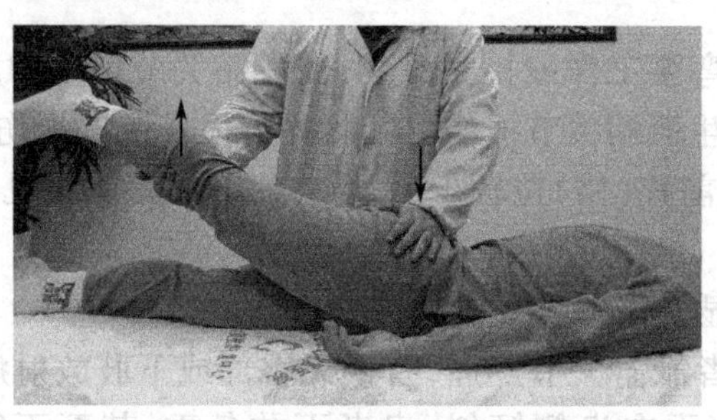

图3-35 俯卧单髋过伸复位法

(2)侧卧单髋过伸复位法:患者侧卧,患肢在上屈髋屈膝,健肢在下自然伸直。医者站其后,一手向前抵住患侧骶髂关节,一手握住患侧踝部,使患肢过伸,两手同时用力做相反方向推拉,可闻及关节复位响声(图3-36)。

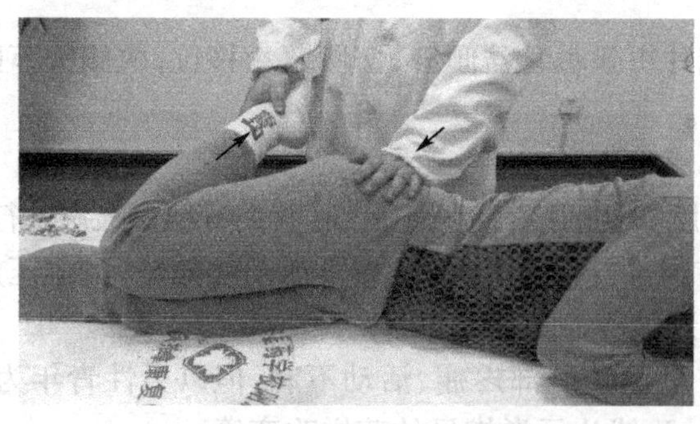

图3-36 侧卧单髋过伸复位法

(3)牵拉按压复位法:患者俯卧,助手握患者踝部向后上方牵引,医者双掌叠按其患侧骶髂关节,在牵拉的同时向下按压,可听到关节复位声。

(4)推送复位法:患者俯卧,一助手两手叠放在患者健侧的坐骨结节上准备向上推;医者立于助手对面,双手重叠按于患侧髂后上棘,准备用力下推,两人同时相对用力即可复位(图3-37)。

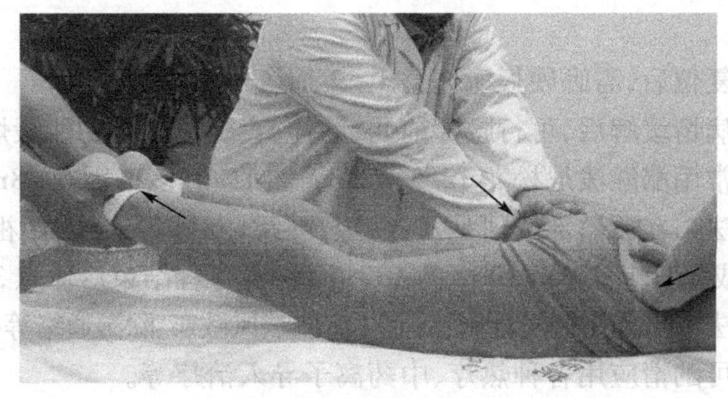

图 3-37 推送复位法

(5)足蹬手拉复位法:患者俯卧位,医者立于患侧,用右足跟放在患侧坐骨结节向上用力蹬,双手握住患足踝向下同时用力牵拉下肢,使其复位(图 3-38)。

(6)牵抖法:患者俯卧位,双手抓住床头。医者立于床尾,两手分别握住患者两踝,向下牵引身体,在牵引的同时抬高下肢,使腹部稍离开床面,然后左右摆动下肢数次。在摆动的过程中,上下抖动下肢数次,使其复位。

2. 骶髂关节前移(错)位常用复位手法 患者仰卧,助手按压健侧伸直的膝关节,医者立于患侧,一手握患侧踝关节,另一手扶按患侧膝关节,屈伸患侧髋膝关节数次,再向对侧季肋部过屈患侧膝关节,趁患者不备用力下压,此时常可闻及复位声(图 3-39)。

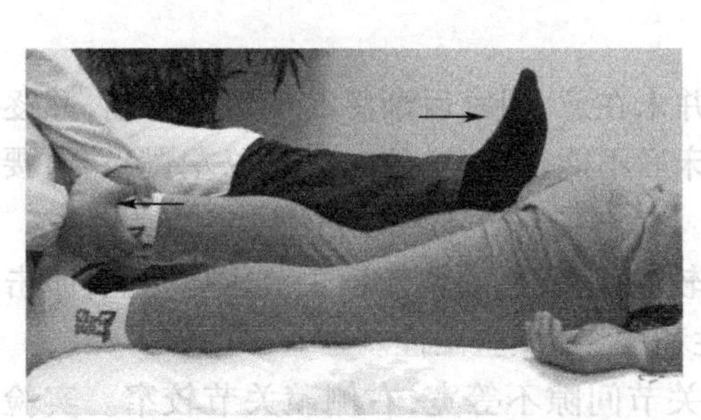

图 3-38 足蹬手拉复位法

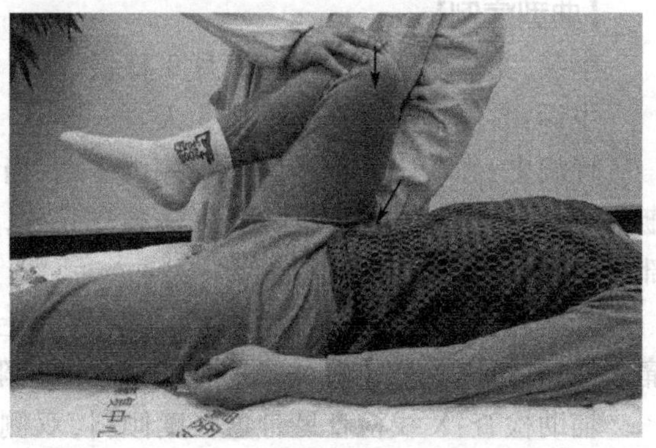

图 3-39 仰卧单髋过屈复位法

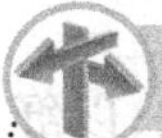

知识链接

理筋正骨手法治疗骶髂关节损伤效果较好,对早期半脱位患者,手法能立竿见影,立即复位。但对后期患者,手法很难复位,因此,对这类患者只要抓住早期治疗,就往往能起到事半功倍的效果。

(二)药物治疗

1. 中药治疗 急性损伤治宜行气止痛、活血化瘀,可用活血化瘀汤加减;慢性劳损宜补益肝肾、强壮筋骨,可用补肾活血汤加减。

2. 西药治疗 可内服萘普生、双氯芬酸钠、塞来昔布胶囊等解热镇痛药,严重疼痛时可根据病情酌情选用喷他佐辛等成瘾性较小的麻醉性镇痛药。

（三）其他疗法

1. 固定疗法　复位后，需卧硬板床休息 1～2 周。

2. 练功疗法　病情缓解后，可行腰部前屈、后伸、直腿屈腰等功能锻炼。

3. 封闭疗法　常用醋酸泼尼松龙 12.5～25mg 加 1% 利多卡因 6～8ml 行痛点封闭。

4. 穴位注射疗法　在骶髂部取阿是穴、秩边、环跳、八髎等穴，使用祖师麻、麝香等注射液注入穴位。每日或隔日 1 次，7～10 次为 1 个疗程，每疗程结束后休息 3～5 天。

5. 中药熏蒸疗法　可采用行气止痛、活血化瘀或祛风散寒、除湿通络等中药熏蒸骶髂部。

6. 物理疗法　可酌情应用各种热疗、中药离子导入治疗等。

【预防调护】

1. 应注意纠正日常生活中的不良姿势。
2. 加强腰部和髋部的功能锻炼。
3. 治疗初期应注意休息及避免久坐。
4. 注意保暖，防寒，忌食生冷，节制房事。
5. 睡硬板床。

【疗效标准】

治愈：骶髂部疼痛消失，腰腿活动自如。

好转：腰骶痛减轻，功能改善。

未愈：症状及体征无改善。

【典型病例】

李某，女，23 岁，2013 年 11 月 9 日就诊。

主诉：右侧臀部跌伤后疼痛 3 天。

现病史：患者 3 天前爬山不慎摔倒坐地，当时并未在意，回家后渐感右侧臀部疼痛，并逐渐加重，昨天晨起时，翻身困难，无法独立起床，起床后不能行走，坐位时只能以左臀坐凳，腰部活动尚可；今日特来我科就诊。

查体：患者呈“歪臀跛行”姿势，右侧髂后上棘较左侧高凸；右侧骶髂关节压痛明显，叩击痛阳性；右骶髂关节扭转试验及骨盆分离试验阳性和“4”字试验阳性。

辅助检查：X 线检查见骨盆轻度倾斜，双侧髋关节间隙不等宽，右侧髋关节较窄。实验室检查发现血常规检查有轻度贫血、血沉偏高。

诊断：骶髂关节错缝

治则：舒筋通络，理筋整复

手法治疗：先以掌揉在患者右侧骶髂部施术，然后行点压、按揉、捏拿、弹拨等手法，以舒筋通络，放松骶髂肌肉。然后用侧卧单髋过伸复位手法对右侧骶髂关节进行复位。患者当即告知疼痛明显减轻，未见歪臀跛行姿势，嘱其回家热敷，注意局部保暖及休息。隔日复诊，症状完全消失。

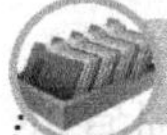

知识拓展

骶髂关节是躯干与下肢负荷传递的枢纽，占整个骨盆功能的 60%。骶髂关节毗邻关系复杂，涉及泌尿系、肠道、腰骶部的神经丛、入盆的大血管等重要结构，骶髂关节损伤容易引起多器官功能障碍综合征。骶髂关节损伤的治疗效果对骨盆功能的恢复有决定性的意义，大多采用保守治疗。

十一、尾骨痛

尾骨痛是指尾骨部、骶骨下部及其相邻肌肉或周围软组织的疼痛，又称尾痛症。可由多种疾病引起，为临床常见病。好发于女性，与女性局部解剖生理有关，男女之比约为1:5.3。

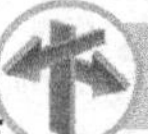

知识链接

女性高发的原因：女性骶骨较宽，较短，其向前倾斜弧度较男性小，尾骨较为后移，较男性在骨盆的位置偏低，因此更容易受伤；当女性怀孕后，盆骨韧带比较松弛，尾骨在生产时容易被推出移位引致痛症；女性生产过程中，出现产伤性尾骨痛，多为初产或难产后以及助产人员的操作粗暴所致。尤其耻骨弓狭窄当胎头通过骨盆出口后三角时，尾骨前方遭受压力较大，容易造成骶尾关节扭伤甚至骨折。

【病因病理】

外伤后，不论是造成骨组织损伤（如尾骨骨折、损伤），还是单纯的局部软组织挫伤，或是慢性积累性劳损（如长期坐位等），均可导致尾骨部的炎症、出血、水肿，并压迫尾骨周围神经末梢，从而产生疼痛。另外盆腔的感染、尾骨骨髓炎、肿瘤等也是产生尾骨痛的原因，但临床较为少见，不在此论述。

【诊断要点】

1. 主要病史　部分患者有明显外伤史，也有无明显诱因者。

2. 临床表现　①本病的主症是尾部疼痛，多为局限性，有时也有整个骶部、臀上部、下腰痛，甚至沿坐骨神经分布区疼痛。②疼痛的轻重与体位及坐姿、坐具等均有关系。立位、走路因尾骨部不受力，疼痛较轻。坐硬凳时疼痛，常采用半侧臀部坐凳。由站位到坐位，或由坐位到站位均会使疼痛加剧。③咳嗽、解大便时痛甚，卧床休息时痛减。

3. 体征检查　外观多无异常，但大多数患者骶尾关节部、尾尖部或附着于尾骨两侧边缘的肌肉可有压痛，肛门指检尾骨活动时疼痛加剧。

4. 辅助检查　X线检查无异常，但可排除尾骶部的其他骨性病变。

【鉴别诊断】

本病应注意与尾骨骨折脱位及尾骨结核肿瘤相鉴别，X线可确诊。

【辨证治疗】

尾骨痛的治疗应以中西医外治保守治疗为主，若保守疗法无效，疼痛严重，影响工作生活者，可考虑手术治疗。

（一）手法治疗

治则为舒筋通络、活血止痛。

患者取左侧卧位，髋、膝关节尽量屈曲。医者右手带手套，以右手食指伸入肛门内，直接放至尾骨、骶骨下部。然后手指向左右方向按摩骶尾骨两侧及肌肉，以缓解肌肉痉挛。按摩手法宜轻柔，逐步加重按摩力量。

（二）药物治疗

1. 中药治疗　宜舒筋活血、消肿止痛，用舒筋活血汤加减。同时可用海桐皮汤煎水熏洗或坐浴，每日2～3次，每次坐浴半小时。亦可用吲哚美辛栓塞入肛门。

2. 西药治疗　可酌情内服布洛芬缓释胶囊、双氯芬酸钠、塞来昔布、曲马多等镇痛药。

（三）其他疗法

1. 固定疗法　本病无需固定，但要注意适当休息，坐位时宜用橡皮圈垫起。

2. 练功疗法　急性期过后可缓慢步行，做腰前屈、后伸及臀大肌收缩锻炼。

3. 封闭疗法　常用醋酸泼尼松龙 12.5～25mg 加 1% 利多卡因 6～8ml 行痛点封闭。

4. 穴位注射疗法　在尾骶部取阿是穴、八髎、长强等穴，使用祖师麻、当归、丹参等注射液注入穴位。每日或隔日 1 次，7～10 次为 1 个疗程，每疗程结束后休息 3～5 天。

5. 物理疗法　可酌情应用各种热疗、中药离子导入治疗等。

6. 手术疗法　必要时行手术治疗。

【预防调护】

1. 加强腰臀肌功能锻炼。

2. 适当休息，避免久坐。

3. 防寒保暖，节制房事。

【疗效标准】

治愈：尾骶部疼痛消失，无压痛，站坐活动自如，肛门指检正常。

好转：尾骶部疼痛减轻，压痛缓解，站坐活动时仍有不适感。肛门指检(±)。

未愈：症状及体征无改善。

【典型病例】

李某，女性，30 岁，2013 年 9 月 12 日就诊。

主诉：跌伤后尾骨部疼痛剧烈 5 天。

现病史：患者自述行走时不慎跌倒坐地，致尾骨部疼痛剧烈，在某医院就诊经内服中药及在尾骶骨处外贴麝香止痛膏，症状未见明显减轻，且出现臀部酸胀下沉感，坐位时疼痛加重，起坐困难，行走不便，小心翼翼，咳嗽、大便时如临刑具，痛楚万分；经人介绍搀扶就诊。

查体：尾骨外观未见明显异常，尾骨双侧肌肉压痛。肛门指诊时，尾骨疼痛剧烈。

辅助检查：X 线摄片未见尾骶骨半脱位及骨折。

诊断：尾骨痛

治则：舒筋通络，活血止痛

手法治疗：嘱患者取左侧卧位，髋、膝关节屈曲。医者右手带一次性无菌手套，以右手食指伸入肛门内放至尾骨及骶骨下部，然后用手指按摩骶尾骨两侧及肌肉，以缓解肌肉痉挛，最后用中指向后扳动并点压尾骨部，使错缝关节复位。操作时手法宜轻柔，逐步加重按摩力量。术毕患者即感疼痛明显减轻，顿感轻松自如，行走不用搀扶。嘱其隔日治疗 1 次，3 次后症状消失，病告痊愈。

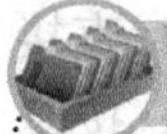

知识拓展

骶尾骨骨折或脱位：无移位的尾骨骨折或脱位，可采用臀部垫气圈卧床休息 3～5 周，内服活血化瘀中药和外敷消肿止痛药贴等对症治疗，饮食上忌食辣椒、芥末等刺激性食物，以软食和有利于排便食物为主，如配合粗纤维蔬菜等。有移位的尾骨骨折或脱位，可试行直肠指检复位法，但由于肛周肌肉牵拉而不稳定，易再度移位。部分患者后遗"尾骨痛"，尽量保守治疗，必要时切除尾骨。多数患者术后疼痛消失，少数患者仍有疼痛，可对症治疗。

学习小结

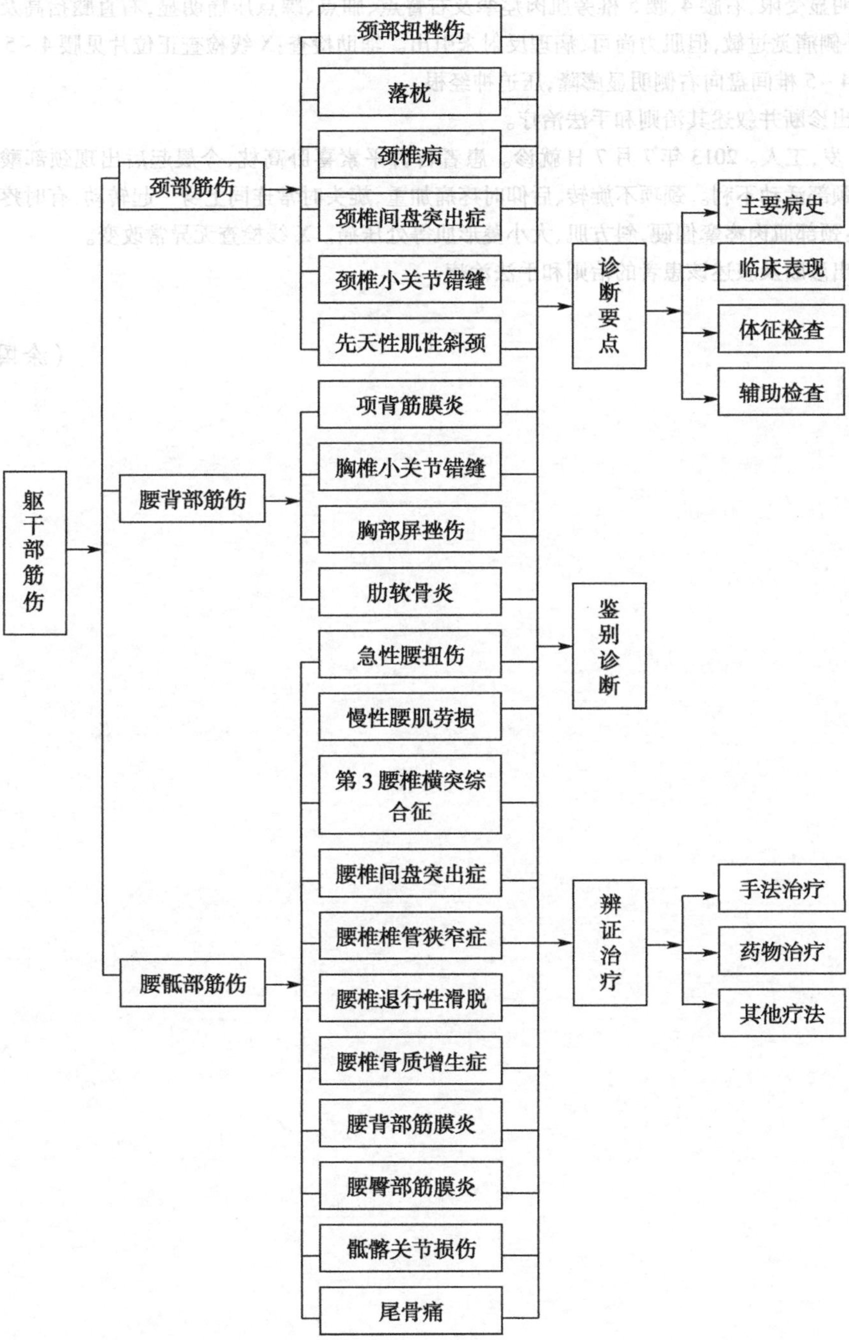

- 躯干部筋伤
  - 颈部筋伤
    - 颈部扭挫伤
    - 落枕
    - 颈椎病
    - 颈椎间盘突出症
    - 颈椎小关节错缝
    - 先天性肌性斜颈
  - 腰背部筋伤
    - 项背筋膜炎
    - 胸椎小关节错缝
    - 胸部屏挫伤
    - 肋软骨炎
  - 腰骶部筋伤
    - 急性腰扭伤
    - 慢性腰肌劳损
    - 第3腰椎横突综合征
    - 腰椎间盘突出症
    - 腰椎椎管狭窄症
    - 腰椎退行性滑脱
    - 腰椎骨质增生症
    - 腰背部筋膜炎
    - 腰臀部筋膜炎
    - 骶髂关节损伤
    - 尾骨痛
- 诊断要点
  - 主要病史
  - 临床表现
  - 体征检查
  - 辅助检查
- 鉴别诊断
- 辨证治疗
  - 手法治疗
  - 药物治疗
  - 其他疗法

复习思考题

1. 试述腰椎间盘突出症的诊断要点。
2. 简述颈椎病的手法治疗。
3. 叙述第三腰椎横突综合征的鉴别诊断。

4. 患者叶某，男，37岁，武警队员，2013年11月12日就诊。因突发腰痛及右下肢后侧放射性疼痛5天前来我院就诊。现病史：5天前做示范演习时，突发腰痛，并向右下肢放射，出现右下肢麻痛，以小腿外侧为甚，活动受限，咳嗽时疼痛加重，休息时减轻，但行走困难，遂来我院就诊。查体：面容痛苦，右下肢跛行步态，腰椎僵硬，活动明显受限，右腰4、腰5椎旁肌肉痉挛及右臀点、腘点、踝点压痛明显，右直腿抬高及加强试验阳性，右小腿外侧痛觉过敏，但肌力尚可，病理反射未引出。辅助检查：X线检查正位片见腰4～5椎间隙变窄；CT检查腰4～5椎间盘向右侧明显膨隆，压迫神经根。

请对该患者作出诊断并叙述其治则和手法治疗。

5. 于某，女，57岁，工人。2013年7月7日就诊。患者自诉平素喜卧高枕，今晨起后出现颈部酸楚疼痛，头常歪向左侧，颈部活动不利。颈项不旋转、后仰时疼痛加重，旋头时常连同上身一起转动，有时疼痛向肩背部放射。查体：颈部肌肉痉挛僵硬，斜方肌、大小菱形肌等处压痛。X线检查无异常改变。

请对该患者作出诊断及叙述该患者的治则和手法治疗。

（涂国卿）

第四章　上肢部筋伤

上肢部筋伤包括肩部筋伤、肘部筋伤、腕与手部筋伤三大部分。

第一节　肩 部 筋 伤

学习要点

1. 掌握肩周炎的含义、临床特征、病因病理、诊断要点和鉴别诊断、辨证治疗和疗效标准。
2. 熟悉肩部扭挫伤、冈上肌肌腱炎、肱二头肌长头肌腱炎、肱二头肌短头肌腱炎、肩峰下滑囊炎及肩袖损伤的诊断要点、手法治疗和疗效标准。
3. 了解肩部扭挫伤、冈上肌肌腱炎、肱二头肌长头肌腱炎、肱二头肌短头肌腱炎、肩峰下滑囊炎及肩袖损伤的病因病理和预防调护。

肩部筋伤是指肩部的肌肉、韧带、关节囊、滑液囊等软组织受到外来直接暴力、间接暴力或持续劳损等原因所致的损伤，以肩部疼痛、活动障碍为主症。

肩部是上肢与躯干的连接部，为上肢运动的基础，包括肩胛骨、锁骨、肱骨，由韧带、关节囊、肌肉相互连接而形成的四个关节，即肩肱关节、肩锁关节、胸锁关节、肩胛胸壁关节(图4-1)。

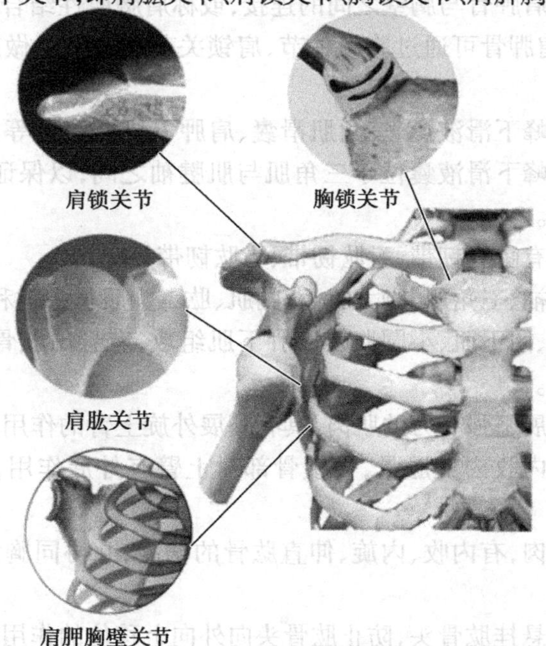

图4-1　肩部四关节

肩肱关节是由肩胛骨的关节盂与肱骨头连接而成的球窝关节。关节盂为一上窄下宽的长圆形凹面，盂面上被覆一层中心薄边缘厚的玻璃样软骨。关节盂之上下各有一突起，为盂上和盂下结节，分别为肱二头肌长头及肱三头肌长头附着处。肱骨头(图4-2)为半圆形的关节面，向后、上、内倾斜，肱骨大结节朝向外侧，构成结节间沟的外壁，小结节朝向前侧，构成结节间沟的内壁，两者之间为结节间沟。肱二头肌的长腱，经过结节间沟，可随肱骨内收、外展，旋转活动上下滑行。

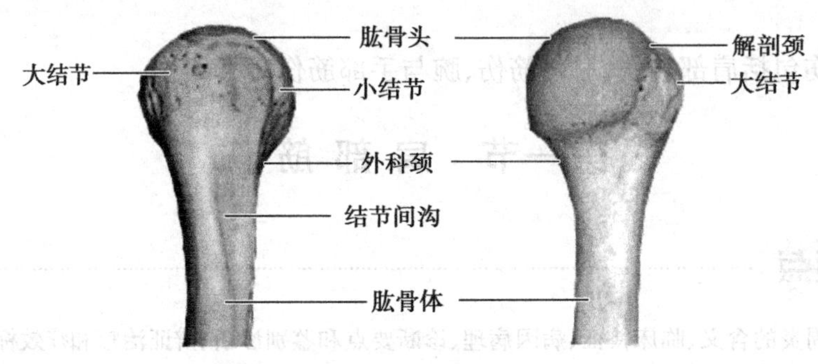

图4-2　肱骨头

胸锁关节为肩肱关节与躯干相连的唯一关节，是由锁骨内端与胸骨柄的锁骨切迹和第一肋骨间所形成的摩动关节，对其后部的重要器官如大血管、气管、食管有保护作用。此外该关节对肩肱关节的活动起一定的作用。

肩锁关节是由肩峰内端及锁骨肩峰端，借关节囊、肩锁韧带、三角肌等连接组成。肩锁关节有两种功能，一方面可使肩胛骨垂直向上或向下，另一方面能使肩胛骨关节盂向前或向后。

肩胛胸壁关节是由肩胛骨与胸壁之间的连接，或称肩胸肌性结合。其实它并无关节，而是由丰富的肌肉联系，肩胛骨可通过胸锁关节、肩锁关节在胸壁上做旋转运动，活动范围约在60°左右。

肩关节滑液囊有肩峰下滑液囊、三角肌滑囊、肩胛下肌滑液囊等，其中以肩峰下滑液囊在临床上意义最大。肩峰下滑液囊位于三角肌与肌腱袖之间，以保证肱骨大结节顺利地通过肩峰下进行外展活动。

肩肱关节囊的韧带有喙肩韧带、盂肱韧带、喙肱韧带等。

肩部的肌肉有肌腱袖、三角肌、胸大肌、背阔肌、肱二头肌长头腱和冈上肌。

肌腱袖系由冈上肌、冈下肌、小圆肌及肩胛下肌组成，有悬吊肱骨、稳定肱骨头、协助三角肌外展肩关节的功能。

三角肌为肩关节外展坚强有力的肌肉，具有外展外旋上臂的作用。

胸大肌主要作用为内收内旋肱骨，仅锁骨部对上臂有外展作用，并与三角肌协同前屈上臂。

背阔肌为三角形肌肉，有内收、内旋、伸直肱骨的功能，并协同胸大肌，使肱骨内收向胸壁靠拢。

肱二头肌长头腱有悬挂肱骨头，防止肱骨头向外向上移位的作用等。

冈上肌起于肩胛骨冈上窝的内侧2/3部分，向外侧行走，经过肩峰下止于肱骨大结节上部，有协助三角肌外展上肢的作用。

肩关节的运动比较复杂，各关节既有单独的运动，又有其相互之间的密切联系，肩部关节可以协同完成内收、外展、前屈、后伸、内外旋转、上举运动，以及这些运动连续起来的旋转活动。在四肢关节中，肩关节活动最为频繁，活动范围最大，因此在日常生活及工作中，造成急性损伤及慢性劳损的机会也多，故肩部筋伤为临床常见的病证之一。

一、肩部扭挫伤

肩部因受到过度牵拉、扭捩或外力的直接打击、碰撞而致肩关节周围软组织的损伤，以肩部疼痛、肿胀、功能障碍为主症的疾病称为肩部扭挫伤。损伤的部位多见于肩部的上方或外上方，以闭合性损伤为常见。本病可见于任何年龄。

【病因病理】

间接暴力引起肩关节过度牵拉、扭捩，导致肩部关节囊、肌腱、韧带、筋膜的损伤或撕裂；或直接暴力如重物的打击、碰撞、挤压等作用于肩部，引起肌肉、脉络损伤或撕裂。伤后脉络破损，血溢脉外，气血凝滞，瘀肿疼痛，功能障碍。

【诊断要点】

1. 主要病史　有明显的肩部外伤史。

2. 临床表现　①伤后肩部肿胀，疼痛，活动受限。②轻者1周内症状明显缓解。③严重者肿痛剧烈，若伴有组织的部分纤维断裂或并发小的撕脱性骨折者，症状可迁延数周。

3. 体征检查　①局部压痛，肩关节功能障碍。②挫伤者皮下青紫瘀斑明显，肿胀较重；扭伤者瘀肿较轻。

4. 辅助检查　X线检查一般无异常改变，但可排除骨折、脱位等。

【鉴别诊断】

1. 肱二头肌长头肌腱炎和腱鞘炎　起病缓慢，疼痛以肩前部明显，可向上臂和颈部放射，有局限性深压痛，部位以肱骨结节沟为主，肱二头肌抗阻力试验阳性。

2. 肱二头肌腱断裂　有明显外伤史，突然感到局部撕裂性剧痛，可有肿胀、瘀斑，肌腱断裂部位可触及凹陷畸形。断裂处瘀斑，肿胀，不能主动屈肘，肌力减退，肌腹松软。

3. 肱骨大结节骨折　有明显外伤史，伤后肩部青紫、肿痛、骨擦音、畸形、异常活动，X线可明确诊断。

【辨证治疗】

手法治疗效佳，但急性期手法宜轻，待疼痛缓解手法可加重。其他疗法如内服药物、针灸、封闭疗法等，可配合使用。

（一）手法治疗

治则为舒筋通络、活血止痛。

1. 点穴法　在患肩前后、内外寻找阿是穴，予以轻柔按压手法，缓解疼痛。

2. 推摩法　医者握住患侧手腕，另一手用推摩法从肩下推至肘，再往上推至肩，重复数次，以理顺肌筋。

3. 弹拨法　弹拨肩部痛点以解痉、舒筋止痛。

4. 旋肩疗法　患者取坐位，医者立于患者身后，右手虎口托于其右腕上，医者屈肘内收带动患者屈肘，由下向肩前上举，再外旋、外展、后伸放下，反复数次，以促使筋肉归位（图4-3）。

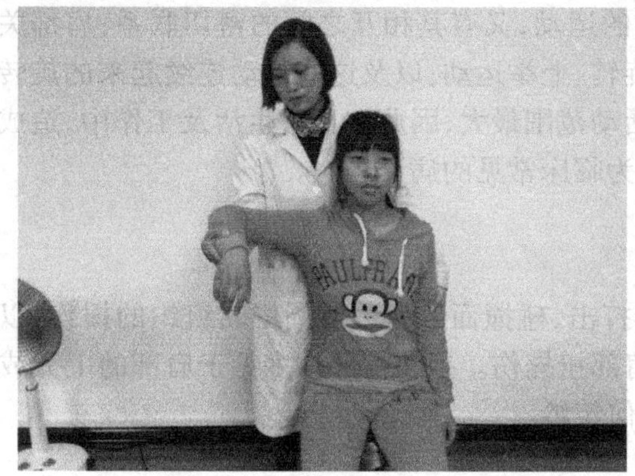

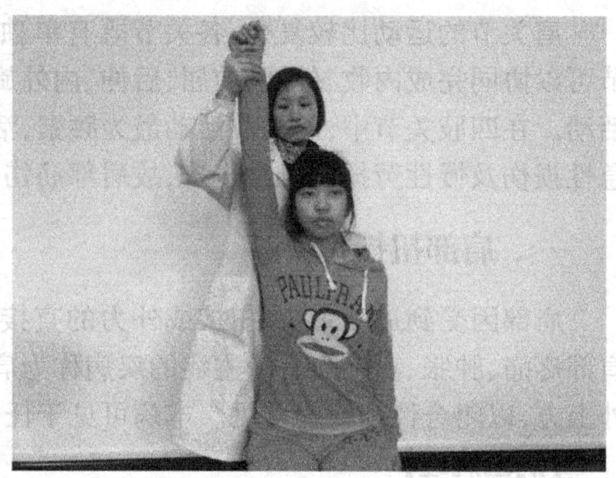

图 4-3　旋肩疗法

5. 牵抖法　医者双手握住患肢腕部，在患者肩部肌肉放松下牵抖肩部。

6. 搓理法　搓理肩部结束手法治疗。

（二）药物治疗

1. 中药治疗

（1）内服：损伤初期，肿痛明显，治宜行气活血、消肿止痛，可用舒筋活血汤加减；后期肩部以酸胀痛为主，治宜祛风散寒、舒筋通络，可用舒筋丸加减。

（2）外用：用正骨水、跌打万花油等外擦，外敷消瘀膏等。

2. 西药治疗　可内服吲哚美辛、萘普生、双氯芬酸钠、塞来昔布等解热镇痛药，严重疼痛时可根据病情酌情选用曲马多、喷他佐辛等成瘾性较小的麻醉性镇痛药。

（三）其他疗法

1. 固定疗法　急性期肿痛剧烈时，可用肩人字形绷带包扎，再用三角巾将患肢屈肘 90°位悬吊胸前，限制患肩活动 1～2 周。

知识链接

肩关节扭挫伤常伴发肩部撕脱性骨折及小关节错缝，需采用固定疗法，但固定时间不宜过长，以免因局部经络不通、气血凝滞而导致肩关节周围炎的发生。

2. 练功疗法　早期不宜做肩关节大幅度运动；中后期要逐渐加强肩关节运动，主要是肩部外展、内收、前屈、后伸、外旋、内旋和环旋等运动，以防肩关节周围炎的形成。

3. 针灸疗法　以肩井、肩髃、肩髎、天宗、阿是穴等为主穴，早期以泻法为主。

4. 封闭疗法　常用醋酸泼尼松龙 12.5～25mg 加 1% 利多卡因 6～8ml 行痛点封闭。

5. 穴位注射疗法　在肩部取阿是穴、肩井、秉风、天宗等穴，使用祖师麻、威灵仙等注射液注入。每日或隔日 1 次，7～10 次为 1 个疗程，每疗程结束后休息 3～5 天。

6. 物理疗法　可酌情应用各种热疗、中药离子导入治疗等。

【预防调护】

1. 肩部扭挫伤的初期忌热敷，可用冷敷，中后期加强肩部功能锻炼，如甩肩、爬墙等锻炼方法。

2. 注意保暖防寒。

【疗效标准】

治愈:肩部肿痛消失,功能恢复正常。

好转:局部肿胀瘀斑基本消失,功能改善,但活动仍有疼痛。

未愈:症状及体征无改善。

【典型病例】

廖某,女,18 岁,学生,2011 年 8 月 22 日就诊。

主诉:右肩跌伤后肿痛伴活动受限 2 天。

现病史:2 天前该生进行宿舍大扫除时,从凳子上不慎突然跌倒,右肩部撞于桌角,当时痛不可忍,关节不能动弹,后逐渐肩部肿胀,不敢触摸。曾使用芬必得胶囊内服和外贴麝香止痛膏,症状未见明显改善,即来医院就诊。

查体:右肩关节局部肿胀,可见皮下青紫瘀斑明显。右肩前部压痛明显,关节活动明显受限。

辅助检查:X 线摄片无明显异常改变。

诊断:右肩部挫伤

治则:舒筋通络,活血止痛

手法治疗:以轻柔手法按揉患侧右肩前后、阿是穴,以缓解疼痛,然后在局部行推摩法、弹拨法以理顺肌筋、解痉止痛,再用旋肩疗法数次,以滑利关节,最后给予牵抖法、搓理法结束手法治疗。经治疗 1 次后,症状明显减轻。施治 3 天后,症状消失。再巩固治疗 4 次,患肩痊愈。

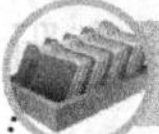

知识拓展

巨刺法为古代针刺九法之一。《灵枢·官针》曰:“巨刺者,左取右,右取左。”据考证,“巨”为“互”的误用字。巨刺法即为左侧有病取右侧穴,右侧有病取左侧穴的交叉刺法。

临床上治疗肩部扭挫伤常针刺中平穴(经外奇穴),即针刺肩痛穴。

定位:位于腓骨小头与外踝连线的上 1/3 处,或者足三里下 1.5 寸偏于腓侧。

解剖:在腓骨长肌与趾总伸肌之间,深层为腓骨短肌,布有胫前动静脉肌支和腓浅神经。

取穴原则:交叉取穴,左病取右,右病取左。

针刺特点:以针刺腓浅神经或腓深神经出现的针感为宜。

针感:以触电式或放射性针感向足面、足趾或外踝关节方向传导。

手法:上下提插针刺法。

二、肩关节周围炎

肩关节周围炎是指肩关节的周围肌肉、肌腱、韧带、关节囊等软组织的无菌性炎症,以肩关节疼痛和功能障碍为主要特征,简称肩周炎。因好发于中老年人,尤以 50 岁左右年龄人发病率最高,又称五十肩、老年肩;晚期肩部功能障碍又称冻结肩、肩凝症等。

【病因病理】

中医学认为本病多由于年老体弱,肝肾亏损,气血不足,筋肉失养,若受外伤或感受风寒湿邪,导致肩部经络不通,气血凝滞,不通则痛。

西医学认为外伤或劳损及内分泌紊乱等原因引起局部软组织发生充血、水肿、渗出、增厚等炎性改变,若得不到有效治疗,久之则肩关节软组织粘连形成,甚至肌腱钙化导致肩关节活动功能严重障碍。

知识链接

有关肩周炎的病因病理，至今仍未明了，目前仍处于探讨之中，认识并不统一。

【诊断要点】

1. 主要病史　患者常有肩部外伤、劳损或着凉史。

2. 临床表现　①好发于中老年人，尤其是50岁左右者，女性多见。②多数为慢性起病，患者先感到肩部、上臂部轻微钝痛或酸痛。③肩部酸痛逐渐加重甚至夜间痛醒，部分呈刀割样痛，可放射到上臂和手。④肩部疼痛早期为阵发性，后期为持续性，甚至穿衣、梳头受限。⑤晨起肩部僵硬，轻微活动后疼痛减轻。疼痛可因劳累或气候变化而诱发或加重。⑥若身体营养状态不良，单侧起病后可出现双侧性病变，或病痛治愈后又复发。

3. 体征检查　①肩部广泛压痛，压痛点位于肩峰下滑囊，肱骨大、小结节，结节间沟，肩后部和喙突等处。②肩关节各方向活动均受限，但以外展、外旋、后伸最明显。粘连者肩关节外展时，出现明显的耸肩（扛肩）现象。③病程长者可见肩部周围肌肉萎缩，以三角肌最为明显。

4. 辅助检查　X线检查一般无异常。后期可出现骨质疏松，冈上肌钙化，肱骨大结节处有密度增高的阴影，关节间隙变窄或增宽等。

【鉴别诊断】

1. 神经根型颈椎病　主症为颈项部疼痛伴上肢放射性疼痛麻木，肩部无明显压痛点，肩关节活动无异常，椎间孔挤压试验、分离试验、臂丛神经牵拉试验阳性，颈椎X线片多有阳性改变。

2. 风湿性关节炎　多见于青少年，疼痛呈游走性，常波及其他多个关节，且具有对称性特点。肩关节活动多不受限，活动期血沉、抗“O”升高，严重者局部可有红肿、结节，抗风湿治疗效果明显。

3. 冈上肌肌腱炎　肩部外侧疼痛，压痛点局限于肱骨大结节（冈上肌止点）处，当患侧上臂外展至60°~120°范围时出现明显疼痛，超过此范围则无疼痛。

4. 项背筋膜炎　主症为项背酸痛，肌肉僵硬发板，有沉重感，疼痛常与天气变化有明显关系，但肩关节活动无障碍，压痛点多在肩胛骨的内侧缘。

【辨证治疗】

本病多能自愈，但时间较长，患者痛苦。其治疗应贯彻动静结合的原则，早期患者以疼痛为主，应减少肩关节活动；中后期以活动障碍为主，以手法治疗为主，配合药物、理疗及练功等方法。

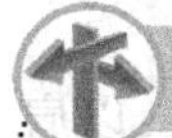

知识链接

鉴于肩周炎病因病机的复杂性，综合疗法是治疗此病的主要方法。一般都是“复合疗法”优于“单纯疗法”，“新疗法”优于“旧疗法”。

（一）手法治疗

治则为消除疼痛、松解粘连、恢复肩关节活动功能。

1. 按法　点按肩髃、肩井、天宗、缺盆、曲池、外关、合谷等穴。

2. 推法　医者一手抬起患肢前臂，另一手掌指着力从前臂外侧经肩部向背部推数次，

再从前臂内侧向腋下推数次。

3. 揉法　医者一手扶住患肢上臂部,另一手掌用拇指着力按揉上臂和肩部,重点揉肩部。

4. 拨法　医者用拇、食、中指对握患侧三角肌,做垂直于肌纤维走行方向拨动数遍;然后医者一手按拨肩关节痛点,另一手将患肢做前屈、后伸及环转活动。

5. 摇肩法　医者一手扶住患肩,另一手握住前臂远端做环转摇动拔伸。

6. 提拉法　医者立于患者背后,一手扶住健侧肩部,另一手握住患肢前臂远端,从背后向健肩牵拉上提,逐渐用力,以患者能忍受为度。

7. 搓抖法　嘱患者患侧肌肉放松,医者双手紧握患侧腕部,稍用力拔伸,做上下波浪状起伏抖动数次,再由肩部到前臂反复搓动数遍,从而结束手法治疗。

(二)药物治疗

1. 中药治疗

(1)内服

1)风寒型:肩部疼痛,关节活动轻度受限,感受风寒后疼痛加重,得温痛减,舌质淡,苔薄白,脉浮紧或弦。治宜祛风散寒,舒筋通络。可用三痹汤或桂枝加附子汤加减。

2)瘀滞型:肩部疼痛或肿胀,入夜尤甚,肩关节活动功能受限,舌有瘀点,苔薄白或薄黄,脉弦或细涩。治宜活血化瘀、行气止痛。可用身痛逐瘀汤加减。

3)气血亏虚型:肩部酸痛,劳累后痛剧。关节活动受限,部分患者伴有肩部肌肉萎缩,舌质淡,苔薄白,脉细弱或脉沉。偏气虚者症见少气懒言,四肢无力,治宜益气舒筋、通络止痛,可用黄芪桂枝五物汤加减;偏血虚者症见头晕眼花,心悸耳鸣等,治宜养血舒筋、通络止痛,可用当归鸡血藤汤加减。

(2)外用:常用海桐皮汤熏洗,外贴狗皮膏或奇正消痛贴等。

2. 西药治疗　疼痛剧烈时可内服解热镇痛剂及解痉止痛药,如双氯芬酸钠、复方氯唑沙宗片等。

(三)其他疗法

1. 练功疗法　早期疼痛较重,要适当减少活动。中后期要加强肩关节各个方向的运动。如手指爬墙法(图4-4)、环绕练习法(图4-5)、手拉滑车法(图4-6)等。

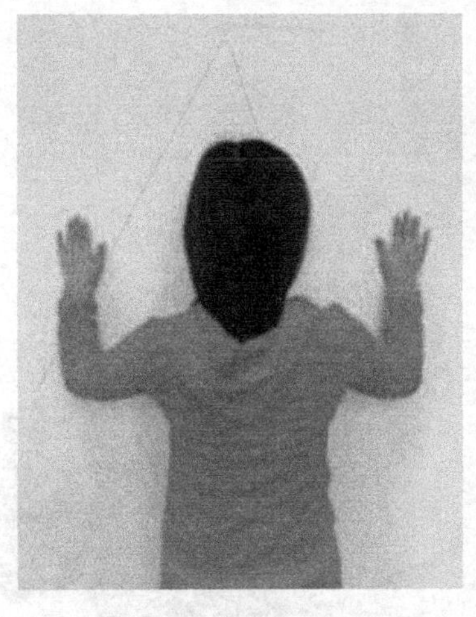
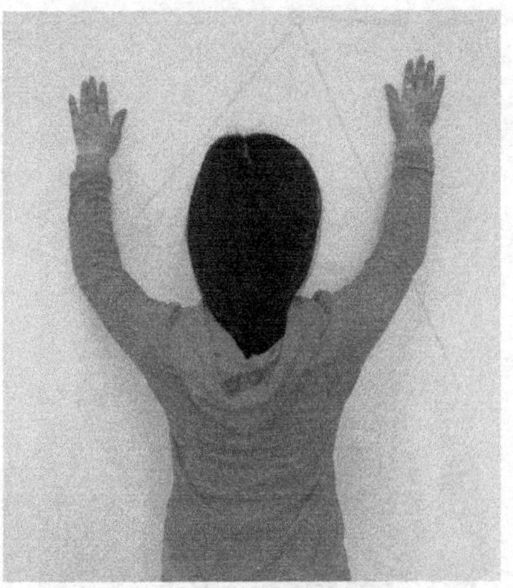

图4-4　手指爬墙法

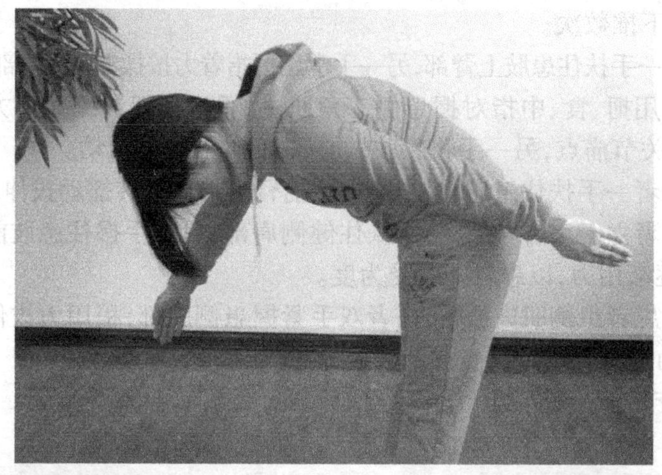

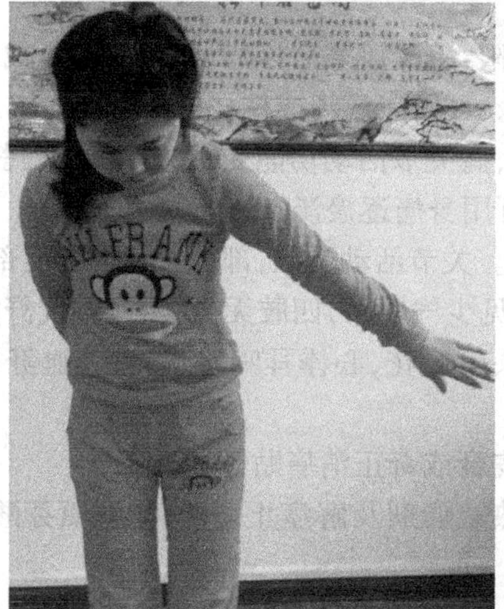

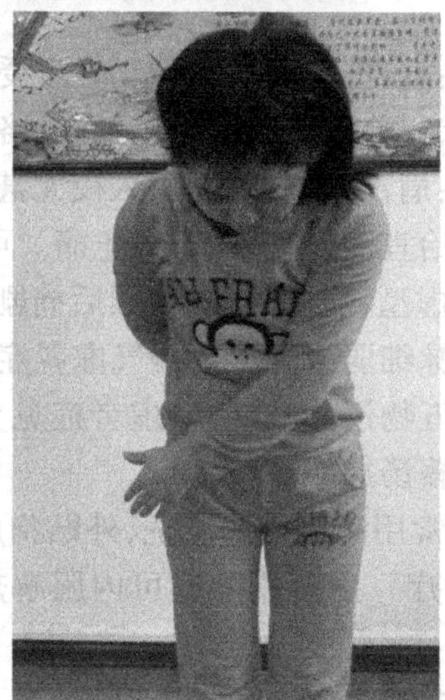

图 4-5　环绕练习法

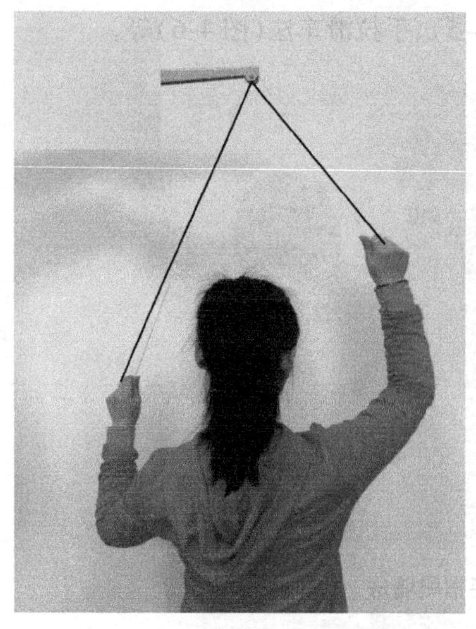

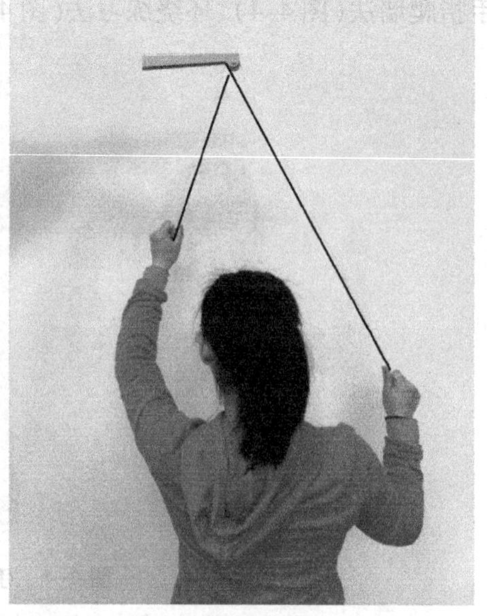

图 4-6　手拉滑车法

2. 针灸疗法　取阿是穴、肩井、肩髃、肩髎、臂臑、条口等穴用温针灸，也可使用热敏灸，疗效较佳。

3. 封闭疗法　醋酸泼尼松龙 25mg 加 1% 利多卡因 5ml 行痛点封闭，每周 1 次，3～5 次为 1 个疗程。

4. 穴位注射疗法　在肩部取阿是穴、秉风、天宗、肩髃、肩髎等穴，使用祖师麻、夏天无等注射液注入。每日或隔日 1 次，7～10 次为 1 个疗程，每疗程结束后休息 3～5 天。

5. 物理疗法　可酌情应用各种热疗、中药离子导入治疗等。

6. 小针刀疗法　在肩周痛点行切开剥离法或通透剥离法。

【预防调护】

1. 急性期以疼痛为主，肩关节被动活动尚有较大范围，应减轻持重，减少肩关节活动；慢性期关节粘连要加强肩部功能锻炼。

2. 平时注意保暖防寒，并经常进行肩关节的自我锻炼活动。

【疗效标准】

治愈：肩部疼痛消失，肩关节功能完全或基本恢复。

好转：肩部疼痛减轻，活动功能改善。

未愈：症状及体征无改善。

【典型病例】

刘某，男，51 岁，农民，2009 年 7 月 11 日就诊。

主诉：左肩部疼痛 2 年余，加重 1 个月。

现病史：2 年前无明显诱因发生左肩疼痛，未予重视。1 个月前逐渐加重，活动极度困难，左手不能上举摸头、后伸穿衣，夜间痛甚，影响睡眠。在当地医院治疗无效，由在本校就读的儿子带领父亲来我院就诊。

既往史：高血压史、脑中风史。

查体：痛苦面容，左肩活动受限，上举 15°，外展 20°，后伸 15°；左肩部压痛广泛，以肱骨大、小结节，结节间、喙突下压痛明显，左斜方肌轻度压痛。

辅助检查：X 线摄片可见左肩关节轻度骨质疏松，冈上肌有钙化，肩关节关节间隙变窄。

诊断：左肩关节周围炎

治则：消除疼痛，松解粘连

手法治疗：先用点按法点按左肩肩髃、肩井、天宗、阿是穴等穴以疏通经络，再在患肩肩关节及左上肢施以推法、揉拨法、摇肩法、提拉法以松解粘连、活血止痛，最后用搓抖法结束手法治疗。因患者肩关节疼痛病史较久，故辅以针刺治疗。7 天为 1 个疗程，每疗程结束后休息 2～3 天。1 个疗程后疼痛明显缓解，左肩关节及上肢活动有明显改善。治疗 2 个疗程后进一步好转。在治疗 3 个疗程后疼痛症状基本消失，左肩关节及上肢活动恢复正常。

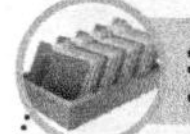
知识拓展

肩周炎的治疗方法多种多样，各具特色，疗效各有千秋，不加筛选地将一种疗法用于所有患者并不合适，需辨证论治。目前，手法治疗已被公认为肩周炎的首选治疗方法。但手法在治疗过程中可见并发肩部软组织撕裂、肱骨大结节骨折等。单纯的针灸治疗对肩关节炎镇痛具有很好的疗效，但不能松解肩关节粘连。手法推拿对粘连期肩周炎的关节活动改善效应优于针刺疗法。各种疗法在治疗中均有一定的局限，所以近年来临床多采用多种疗法相结合的综合疗法治疗肩周炎。这样不但可以发挥每种单一疗法的长处，同时可以取长补短，弥补各种疗法的不足之处，使治疗效果达到最佳。目前综合疗法治疗肩周炎是主流疗法。

三、冈上肌肌腱炎

冈上肌肌腱炎是指劳损和轻微外伤后逐渐引起的肌腱退行性改变，以肩部外展60°~120°时疼痛为主要特征，又名冈上肌腱综合征、外展综合征。好发于中年以上的体力劳动者、家庭妇女和运动员。

【病因病理】

冈上肌在肩关节肌群中，是肩部力量集中的交叉点，受力于四方，因此是比较容易劳损的肌肉。尤其在肩部外展时，冈上肌肌腱必须穿过肩峰下面和肱骨头上面的狭小间隙，因受到喙肩韧带和肩峰的摩擦，容易挤压摩擦损伤而产生肌腱无菌性炎症，炎症发生后很容易使冈上肌钙化而变脆弱。退变的腱纤维常因外伤或肌肉突然收缩，而发生完全或不完全断裂。

 知识链接

冈上肌肌腱炎属中医"痹证""筋痹"范畴。常由感受风寒湿邪、劳损、外伤等致病，因营卫不调，气血不足，经脉不充，冈上肌腱失其濡养，以及筋脉受到长期压迫，气血瘀滞，从而产生退化而致肩部疼痛、肿胀、"疼痛弧"等一系列症状和体征。病情迁延可致患肩发生肌肉萎缩现象。

【诊断要点】

1. 主要病史　患者常有轻微的外伤史或受凉史。

2. 临床表现　①好发于中年以上及从事长期肩关节外展、上举动作的职业者。一般起病缓慢。②肩部外侧疼痛，肩部活动、用力、受寒时加剧。有时疼痛可放射到三角肌止点。③钙化性冈上肌肌腱炎急性期比单纯冈上肌肌腱炎的疼痛更为明显。

3. 体征检查　①急性期肩关节外上部可见肿胀，局部肌肉痉挛。②压痛点在冈上窝的外上部分肱骨大结节止点处。③日久可见三角肌及冈上肌萎缩。④肩关节外展60°~120°时受限，并出现明显疼痛，即所谓"疼痛弧"（图4-7），它是冈上肌肌腱炎的典型特征。⑤肩关节其他活动不受限制。

4. 辅助检查　X线检查一般无异常，病程长者，偶见冈上肌肌腱钙化，骨质疏松。

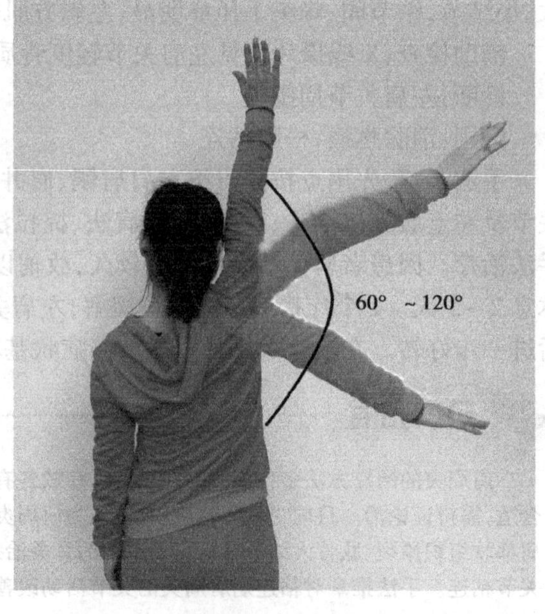

图4-7　疼痛弧

【鉴别诊断】

1. 肩关节周围炎　肩部疼痛夜间为甚，肩部压痛点广泛，疼痛不限于肩外展60°~120°，而是肩关节主动和被动活动均受限。

2. 肱二头肌长头腱鞘炎　常有肩部牵拉、扭曲史或过劳史，肩前部疼痛，肩部活动时疼痛加重，常能触及轻微摩擦感，肱骨结间沟处压痛明显，肱二头肌抗阻力屈肘时疼痛加重。

3. 肩袖断裂　多因投掷运动等外伤而致肩顶部疼痛，并向三角肌止点放射，伴肱骨大结节近侧或肩峰下区域压痛，主动外展受限。将患肢被动外展上举到水平位后，不能主动地维持此种体位。

【辨证治疗】

以手法和药物治疗为主，或酌情配合其他疗法。

（一）手法治疗

治则为活血散瘀、消肿止痛、舒筋通络、理顺筋结。急性期以轻柔手法为主，慢性期手法稍重。

1. 拿法　拿捏颈项部、肩部、上臂部，自上而下，疏松筋结。

2. 揉摩法　以颈项及肩部为重点，自上而下揉摩，以舒筋活络。

3. 摇肩法　患者坐位，医者立于患侧，握住患肢腕部，由前向后摇动肩部，范围由小到大。

4. 牵抖法　患者取坐位，上肢放松，医者双手握住患者腕部，在向下牵引的同时，手臂用力均匀抖动患肢数次。

（二）药物治疗

1. 中药治疗

(1)内服

1)瘀滞证：肩部疼痛，痛处固定拒按，肩部活动时可闻及摩擦音，舌质黯红，或有瘀斑，苔白或薄黄，脉弦或细涩。治宜活血散瘀、通络止痛，可用舒筋活血汤或活血舒筋汤加减。

2)虚寒证：肩部酸痛，劳累后疼痛加重，遇寒痛剧，得温痛缓，舌质淡，苔薄白，脉沉细无力。寒甚者宜温经散寒，可服小活络丹；体弱血虚者宜补气补血，可用当归鸡血藤汤加减。

(2)外用：局部疼痛肿胀者，外敷消瘀止痛膏；局部疼痛畏寒者，可用温经通络膏。亦可用海桐皮汤熏洗患处。

2. 西药治疗　根据病情可内服萘普生、吲哚美辛、塞来昔布等解热镇痛药，严重疼痛时可酌情使用曲马多等成瘾性较小的麻醉性镇痛药。

（三）其他疗法

1. 固定疗法　急性发作的较重病例，可用三角巾悬吊患肢于胸前，做短期制动。

2. 练功疗法　急性期宜避免做肩外展外旋等用力动作。疼痛缓解后应加强肩关节功能锻炼，做前后左右甩手(图 4-8)、上下通臂、弯肱拔刀、外展外旋等动作练习。

3. 针灸疗法　取天宗、肩髃、曲池等穴，用泻法提插捻转，至肩臂产生酸痛胀麻感，留针 20 分钟，可使用热敏灸，以疏风通络，温经散寒。

4. 封闭疗法　用醋酸泼尼松龙 12.5 ~25mg 加 2% 利多卡因 2ml 做局部封闭。

5. 穴位注射疗法　在肩部取阿是穴、秉风、天宗等穴，使用夏天无等注射液注入穴位。每日或隔日 1 次，7 ~10 次为 1 个疗程，每疗程结束后休息 3 ~5 天。

【预防调护】

1. 中年人尤其是平时缺乏锻炼者，在肩部活动时要避免突然、强力的动作，特别是在大角度的外展、后伸、上举等动作时更要注意，以防止本病的发生。

2. 本病早期应注意休息，中后期要加强肩部功能锻炼，以防肩周炎的形成。

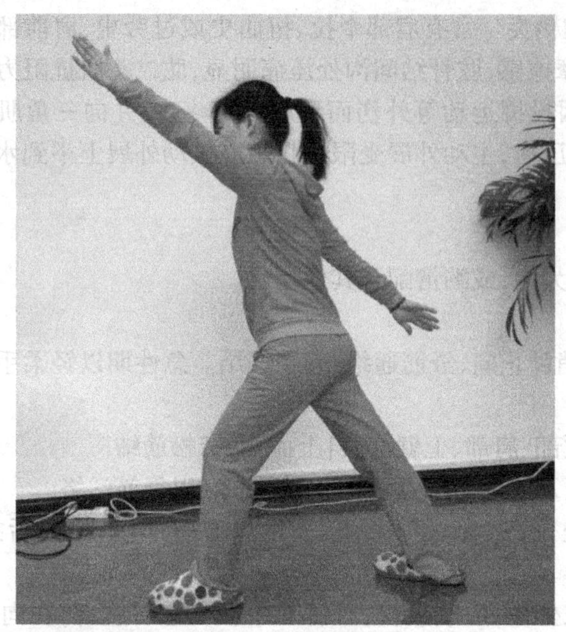

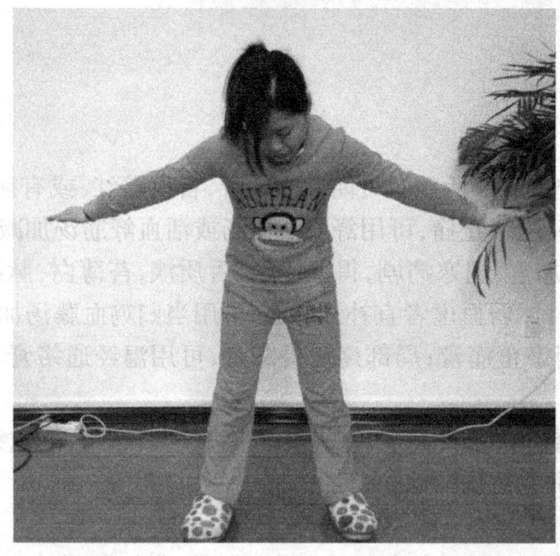

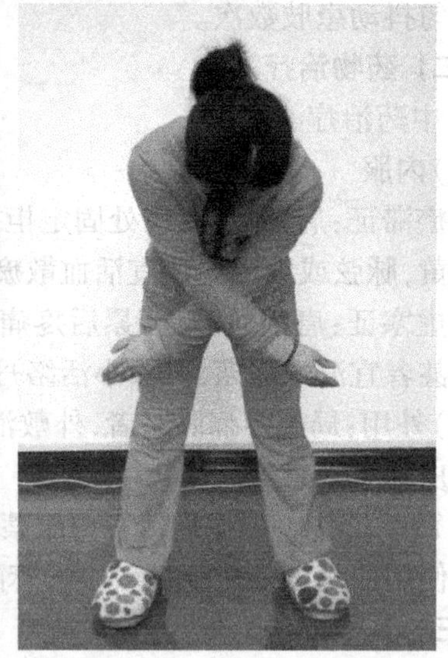

图 4-8　前后左右甩手

3. 注意肩部保暖防寒。

【疗效标准】

治愈：肩部疼痛及压痛消失，肩关节活动功能恢复正常。

好转：肩部疼痛减轻，功能改善。

未愈：症状及体征无改善。

【典型病例】

徐某，男，52 岁，举重教练，2012 年 10 月 15 日就诊。

主诉：左肩部外侧疼痛 1 年，加重 10 天。

现病史：患者在某市体育局担任举重教练 23 年，1 年前感左肩部酸胀疼痛，至今未予任何治疗。10 天前，患者自感上述症状加重，尤其左肩部活动及用力时疼痛明显，受寒疼痛加剧,有时疼痛会沿着右手臂放射。

查体:颈部活动尚可,左冈上肌轻度萎缩,左肩部活动受限,左上肢冈上窝至肱骨大结节处压痛明显;疼痛弧试验阳性。

辅助检查:X 线摄片可见颈椎 X 线片无明显异常,左肩 X 线片冈上肌肌腱可见轻微钙化。

诊断:左冈上肌肌腱炎

治则:活血通络,理顺肌筋

手法治疗:先自上而下拿捏、揉摩左侧颈项部、肩臂部,以活血通络、理顺肌筋,再用摇肩法由前向后摇动左肩部,以滑利关节,然后医者双手在握住患者左上肢腕部向下牵引的同时,手臂用力均匀抖动患肢数次,最后擦左肩部痛点以结束手法治疗。每天治疗 1 次,治疗 3 次后,左肩部疼痛、活动受限明显减轻。嘱其注意配合休息和肩部保暖,共治疗 1 个月,症状痊愈。

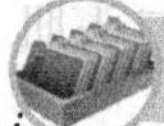

知识拓展

西医学认为,冈上肌起于冈上窝,止于肱骨大结节。在肩部外展活动时冈上肌肌腱必须穿过肩峰下和肱骨头上面的小间隙,经磁共振成像证实在肩部外展 60°~120°体位时,肩峰和肱骨头之间距离最短,因此冈上肌容易受到喙肩韧带和肩峰的摩擦挤压损伤,从而产生肌腱无菌性炎症。关于冈上肌肌腱炎的防治,关键还是在于预防。对于冈上肌的治疗,既有单一疗法,又有综合疗法,其疗效均好于单一疗法,已经成为一种趋势。

四、肱二头肌长头腱鞘炎

肱二头肌长头腱鞘炎是指肱二头肌长头腱在肩部长期过量的活动中遭受摩擦而发生退变、粘连,导致肌腱滑动功能发生障碍,以肩前部肱骨结节沟处疼痛,肩关节活动受限为主要临床特征的疾病,又称为肱二头肌长头滑膜炎。好发于 40 岁以上中年人,易继发肩周炎。

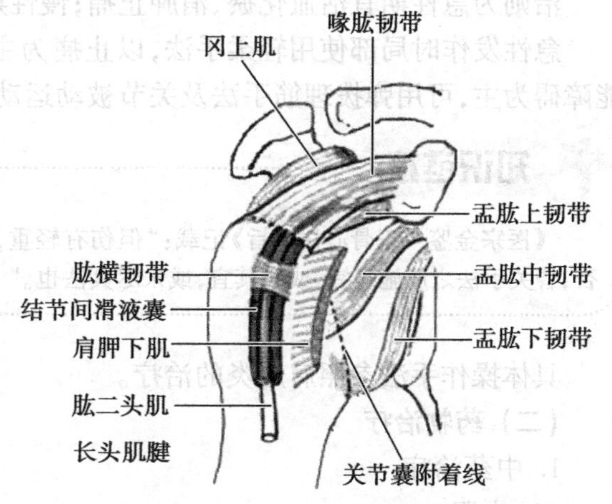

图 4-9　肱二头肌长头肌腱

肱二头肌长头肌腱为一长圆形腱,起于肩胛盂上结节,行经肩关节囊内,随后穿出关节,沿肱骨结节间沟与横韧带形成的骨性纤维管道中通过(图 4-9)。

【病因病理】

本病以肩部从事重体力劳动或过度运动者,如搬运工,或从事投掷、棒球运动等职业者为多见。因长期、反复使肩关节处于活动范围极限的用力转肩活动,肱二头肌长头肌腱在腱沟中反复过度地磨损而致腱鞘充血、水肿、增厚,导致粘连和肌腱退变。在此基础上,肩部的过度牵拉或扭捩等轻微外伤或不慎感受风寒均可引起明显的临床症状。

【诊断要点】

1. 主要病史　常有肩部牵拉或扭曲等轻微外伤史、过劳史及感受风寒史。

2. 临床表现　①多数呈慢性发病过程。②肩前部疼痛，主要位于肱骨结节间沟处，可向上臂和颈部放射。③凡做能使肱二头肌长头肌腱发生滑动的动作，如肘关节屈伸时，疼痛加重。④肩部活动不利。

3. 体征检查　①肩前部肱骨结节间沟处有局限性深压痛，肩部肌肉痉挛。②上臂外展、外旋、后伸等运动明显受限。③肱二头肌活动时，常能触及轻微的摩擦感。④肱二头肌抗阻力试验（肱二头肌长头肌腱紧张试验）阳性，即抗阻力屈肘旋后位时，肩前部内侧疼痛。

4. 辅助检查　X线检查一般无异常发现，有时可发现肱骨结节间沟变浅、狭窄，沟底或侧面有骨赘形成。

【鉴别诊断】

1. 肱二头肌长头肌腱滑脱　有急性外伤史，伤后有局部疼痛，肩前肿胀，前臂旋后位伸肘时疼痛加剧，检查时可用一手固定患手于屈肘90°位，并做外展、外旋；另一手在肱二头肌腱最上端处触摸，可以明显感觉到肌腱在腱沟内滑动，并发出弹响声和局部疼痛。

2. 肱二头肌长头肌腱断裂　有明显外伤史，伤后突然感到局部撕裂性剧痛，局部青紫瘀斑，肿胀明显，肌腱断裂部位可能凹陷，屈肘功能明显受限。

【辨证治疗】

以手法和药物治疗为主，可配合其他方法治疗。

（一）手法治疗

治则为急性期宜活血化瘀、消肿止痛；慢性期宜理筋通络、松解粘连。

急性发作时局部使用轻柔手法，以止痛为主，忌用弹拨等强刺激手法；慢性期以改善功能障碍为主，可用弹拨理筋手法及关节被动运动类手法，使肌筋平顺舒整。

知识链接

《医宗金鉴·正骨心法要旨》记载："但伤有轻重，而手法各有所宜。其痊可之迟速，及遗留残疾与否，皆关手法之所施得宜，或失其宜，或未尽其法也。"

具体操作手法参照肩周炎的治疗。

（二）药物治疗

1. 中药治疗

(1)内服

1)瘀滞证：多见于急性期，肩部疼痛剧烈，局部压痛明显，可触及硬结钝厚或活动有摩擦感，舌质黯红，苔薄白，脉弦或细涩，治宜祛瘀通络，可用舒筋活血汤加减。

2)寒湿证：肩部沉重酸胀冷痛，局部肿胀，遇寒痛增，得温痛缓，舌质淡红，苔白滑，脉弦滑，治宜温经散寒、除湿通络，可用羌活胜湿汤加减。

3)气血亏虚证：多见于慢性期，局部酸痛，怕冷，劳累后疼痛加重，关节活动明显受限，或有肌萎缩，皮肤苍白，伴头晕、眼花、心悸等，舌质淡，苔白，脉沉细无力，治宜益气补血、温经通痹，可用黄芪桂枝五物汤加减。

(2)外用：急性疼痛者，外敷消瘀止痛膏；局部沉重冷痛者，可用海桐皮汤熏洗患处，每日1～2次。

2. 西药治疗　可根据病情酌情选用双氯芬酸钠、塞来昔布、尼美舒利分散片、芬太尼、喷他佐辛等镇痛药。

（三）其他疗法

1. 固定疗法　急性期用三角巾悬吊，将患肢肘关节固定于屈曲90°位。

2. 练功疗法　待症状缓解后，可逐渐加强患肢功能锻炼，以前屈上举活动为主，同时可做摇肩、晃肩与摆肩运动。

3. 封闭疗法　用醋酸泼尼松龙25mg加2%利多卡因2～4ml做局部痛点封闭。在使用时应直接将药液注射到肱二头肌长头腱鞘内，每周1次，共2～3次。

4. 穴位注射疗法　在肩部取阿是穴、肩髃、肩井、肩髎、臂臑、曲池等穴，使用夏天无、当归等注射液注入。每日或隔日1次，7～10次为1个疗程，每疗程结束后休息3～5天。

5. 物理疗法　可酌情选用离子导入、超短波、激光等治疗。

6. 手术疗法　对慢性疼痛持久，反复发作，经保守治疗无效者行手术治疗。

【预防调护】

1. 肩部从事重体力劳动或过度运动者，避免在肩关节处于活动范围极限的情况下用力转肩活动，以防本病发生。

2. 早期肩部疼痛明显时，应避免上臂旋转、外展、上举和后伸等活动，中后期肩痛缓解后，逐步进行肩关节外展、后伸、回旋等功能锻炼。

3. 注意肩部保暖防寒。

【疗效标准】

治愈：肩部疼痛及压痛点消失，肩关节功能恢复。

好转：肩部疼痛减轻，功能改善。

未愈：症状及体征无改善。

【典型病例】

刘某，男，47岁，建筑工人，2013年3月17日就诊。

主诉：左肩疼痛3年余，加重1个月。

现病史：患者3年前因骑摩托车上班受风寒，引起左肩轻微疼痛，后经常感到疼痛，且遇冷疼痛加重，但未予任何治疗措施。近1个月来，患者自感左肩前部疼痛明显加重，偶放射至左颈部和左上臂。

查体：左上臂外展、后旋、后伸时，活动受限；左肩前部可触及肌肉痉挛，肩前部及结节间沟处有局限性压痛点，左肘关节屈伸时疼痛加重，臂丛神经牵拉试验阴性。

辅助检查：X线摄片未见异常。

诊断：左肱二头肌长头腱鞘炎。

治则：理筋通络，松解粘连。

手法治疗：医者先用自上而下拿捏、揉摩患者左颈项部、肩部、上臂部，以疏通经络，再对患者左肩部病灶点以弹拨理筋手法，以松解粘连，最后握住患者左上肢腕部向下牵引，同时手臂用力均匀抖动患肢数次，擦左肩部痛点结束手法治疗。术毕后患者自觉左肩疼痛大减，肩部、上肢轻松，肩关节自主运动基本不受限。每天治疗一次，1周后左肩疼痛基本消失。考虑患者病程较长，嘱其注意左上肢及肩部保暖，晚睡前予患处热敷，以防复发。巩固治疗2周，随访3个月未复发。

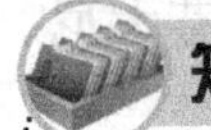

知识拓展

肩部功能评估评分，采用 Mallet 评分方法，对肩部的五个基本动作行量化评价。

1. 肩外展　>90°为 3 分，30°～90°为 2 分，<30°为 1 分。
2. 肩中立位外旋　>20°为 3 分，0°～20°为 2 分，<0°为 1 分。
3. 手到颈项　“容易”为 3 分，“困难”为 2 分，“不能”为 1 分。
4. 手到脊柱　T_{12}水平为 3 分，S_1 水平为 2 分，“不能”为 1 分。
5. 手到嘴　肩内收<40°为 3 分，部分喇叭征 2 分，完全喇叭征 1 分。

上述 5 个动作满分为 15 分，分值越高，肩关节活动越好。

五、肩峰下滑囊炎

肩峰下滑囊炎系由于外伤或长期劳损退变，使滑囊壁发生充血、水肿、渗出、增生，甚至粘连等无菌性炎症，以肩部疼痛、活动受限和局限性压痛为主要临床特征的疾病。

肩峰下滑液囊又称三角肌下滑液囊，该滑液囊分为肩峰下和三角肌下两部分。肩峰下滑液囊位于肩峰、喙肩韧带与冈上肌之间；三角肌下滑液囊位于三角肌上部与冈上肌腱止点之间，这两个囊在儿童时可以由一薄膜分隔开，在成年人一般互通为一体（图 4-10）。肩峰下滑液囊为人体最大的解剖滑液囊，具有滑利肩关节、减少摩擦的作用。

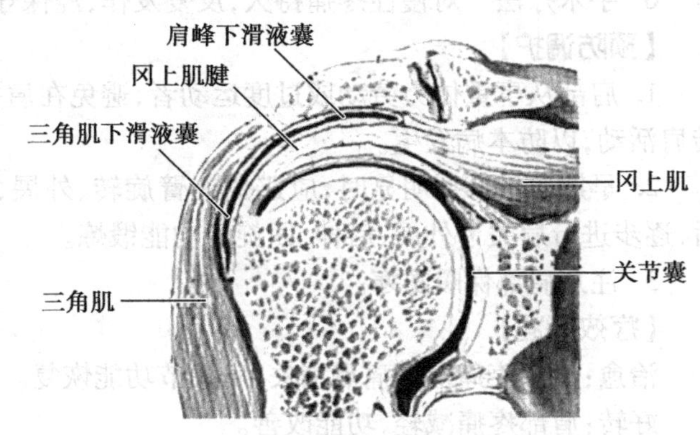

图 4-10　肩峰下滑液囊

【病因病理】

直接暴力、间接暴力或劳损均可引起肩峰及三角肌下滑囊炎，但本病大多继发于肩关节周围的软组织损伤和退行性病变。

肩峰下滑液囊组织夹于肩峰与肱骨头之间，长期反复摩擦可引起损伤。滑膜受到损伤后，发生充血、水肿和滑液分泌增多，形成滑液囊积液。日久慢性炎症残存，不断刺激，滑膜增生，囊壁增厚；滑液分泌减少，组织粘连，从而影响肩关节外展、上举及旋转活动。

【诊断要点】

1. 主要病史　常有肩部外伤史或劳损史。

2. 临床表现　①主要症状为肩部疼痛、活动受限和局部压痛。②急性发病者肩部疼痛广泛，逐渐增剧，夜间痛甚，影响睡眠。慢性发病者疼痛多不剧烈。③活动时疼痛加重，尤以外展和外旋时为著。为减轻疼痛，患者常使肩处于内收和内旋位。④疼痛一般位于肩外侧深部并涉及三角肌的止点，亦可向肩胛部及颈、手等处放射。

3. 体征检查　①压痛点多在肩峰下、大结节处，常可随肱骨的旋转而移位。亦可在三角肌范围内出现压痛。②肩关节外展超过 120°后，因滑囊完全移动至肩峰内难以触到，故压痛点消失。③当滑液囊肿胀和积液时，可发现肩外形圆隆，三角肌前缘形成一隆起的圆形肿块，按之疼痛，重者有波动感或局部温度略升高。病程日久可见肩部肌肉萎缩。

4. 辅助检查　X线检查一般无异常表现，后期可见冈上肌的钙化阴影。

【鉴别诊断】

1. 冈上肌肌腱炎　压痛点在肩外侧冈上肌止点肱骨大结节处，肩关节外展120°以上后痛点消失，"疼痛弧"表现典型。

2. 肩关节结核　局部酸痛，常伴有低热、盗汗、消瘦、贫血等结核体征，肩部肌肉萎缩，活动功能多方向受限。血沉加快，X线片可见骨质破坏，关节间隙变窄。

【辨证治疗】

以手法和药物治疗为主，辅以其他疗法。临床上大多数患者可通过非手术治疗获得痊愈，个别患者滑膜明显肥厚经非手术治疗无效者可考虑手术治疗。

（一）手法治疗

治则为舒筋活血、消肿止痛。适用于亚急性期或慢性期。用旋肩手法（见肩部扭伤挫伤手法治疗）使该滑液囊在肩峰、三角肌与肱骨头之间进行间接按摩，促进炎症吸收与粘连松解。再于局部施行分拨理筋手法理顺筋络、行气活血。

 知识链接

急性期以轻柔手法为主；慢性期可选用中等刺激手法；粘连及肌萎缩期，应采用较重刺激量手法并配合运动关节类手法。手法操作每日1次，每次20～30分钟；7天为1个疗程，每疗程结束后休息3～5天。

（二）药物治疗

1. 中药治疗

（1）内服

1）瘀滞证：多见于急性期，肩部肿胀，疼痛拒按，夜间疼痛尤为明显，局部可触及波动之肿块，舌质黯红，苔薄黄，脉弦，治宜活血通络止痛，可用桃红四物汤加减。

2）虚寒证：多见于慢性期，肩部酸胀疼痛，劳累后疼痛加重，畏寒喜温，神疲乏力，可触及质软之肿块，舌质淡苔薄白，脉沉细，治宜温经散寒、养血通络，可用当归四逆汤加减。

（2）外用：急性期用消瘀膏或三色敷药外敷，急性期过后改用海桐皮汤煎水热熨。

2. 西药治疗　可内服阿司匹林、萘普生、双氯芬酸钠、美洛昔康等解热镇痛药，严重疼痛时可根据病情酌情选用芬太尼、喷他佐辛等成瘾性较小的麻醉性镇痛药。

（三）其他疗法

1. 固定疗法　急性期应将患肢短期固定，用颈腕吊带悬吊患肢，1周左右即可。

2. 练功疗法

（1）耸肩环绕：两臂自然下垂，两肩先做向上耸肩动作，然后做顺时针或逆时针方向环行运动。

（2）马桩式站立：下身不动，全臂用力，两手自胸前由内下→前上→外后→下内翻转，先是前臂旋后手心向内，继是前臂旋前手心向外，方向相反，左起右落。

（3）坐靠背椅仰卧练习法：单摆双臂或双手相嵌，手心翻转向上，左右摆动，按向上向后

的要求，逐渐增加练习的高度来增进疗效。

3. 拔罐疗法 用于慢性期，可除去恶血及祛除风寒湿邪，有助气血疏通，促进筋伤恢复。

4. 针灸疗法 可使用温针灸，也可采用热敏灸，疗效显著。

5. 封闭疗法 滑液囊肿大者，可先行穿刺抽液，囊内注射醋酸泼尼松龙25mg加2%利多卡因2ml，每周1次，3次为1个疗程。

6. 中药熏蒸疗法 可采用局部熏蒸治疗。

7. 小针刀疗法 在肩峰下触摸肩峰及三角肌下滑囊位置做好标记。用小针刀对准滑囊刺破前壁，拔出小针刀后再用拇指加压驱散滑囊内滑液，并加压包扎。

8. 手术疗法 经长期非手术疗法无效，疼痛仍剧烈，严重影响工作者，可考虑手术治疗，如滑囊切除术或肩峰切除术等。

【预防调护】

1. 加强保护意识，避免肩部外伤。

2. 本病大多继发于肩关节周围软组织损伤和退行性病变等，故应积极治疗原发病以防本病的发生。

3. 急性期应尽量减少活动；慢性期要适当进行功能锻炼，以利恢复。

4. 注意肩部保暖防寒。

【疗效标准】

治愈：肩部无疼痛及压痛，肿块消失，功能恢复正常。

好转：肩部疼痛减轻，肿块缩小或基本消失，功能改善。

未愈：症状及体征无改善。

【典型病例】

郭某，男性，35岁，2013年11月就诊。

主诉：右肩部肿痛1年，加重4天。

现病史：患者自述右肩部疼痛1年，入夜痛甚，白天症状减轻，与天气变化有关，右肩部外伸时疼痛加剧，后伸时活动基本正常。曾口服氯唑沙宗片、布络芬缓释片等，症状稍有缓解，但仍反复发作，近日来因气温骤降，症状明显加重，右肩关节运动困难，夜间痛甚，影响睡眠，特来我院就诊。

既往史：有右肩关节挫伤史2年。

查体：右肩关节肿胀，可触及明显波动感。肩峰下、大结节处压痛明显，但在外展超过120°时压痛点消失。右肩外展、外旋时疼痛加重。

辅助检查：X线摄片未见明显异常改变。

诊断：右肩峰下滑囊炎

治则：舒筋活血，消肿止痛

手法治疗：用㨰法、按揉、拿捏等手法放松右肩关节，以舒筋活血，然后用旋肩手法使该滑液囊在肩峰、三角肌与肱骨头之间进行间接按摩，以促进炎症吸收与粘连松解，最后再在右肩局部施以点压、弹拨等手法以理顺筋络、消肿止痛。治疗后当即疼痛缓解，晚上即能入睡。每日治疗1次，患者经治疗3次后疼痛减轻，外展、外旋活动有明显改善。治疗10次后疼痛消失，活动恢复正常，基本痊愈。随访1年，未见复发。

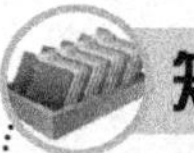
知识拓展

疼痛评分标准：数字评分法（VAS）是将疼痛的程度用0至10共11个数字表示，0表示无痛，10代表最痛，患者根据自身疼痛程度在这11个数字中挑选一个数字代表疼痛程度。

0分：无疼痛；

1～3分：有轻微的疼痛，患者能忍受；

4～6分：患者疼痛并影响睡眠，尚能忍受；

7～10分：患者有渐强烈的疼痛，疼痛剧烈或难忍；

10分：代表最痛，无法忍受。

六、肩袖损伤

肩袖又称肌腱袖、肌腱帽等，由冈上肌、冈下肌、肩胛下肌及小圆肌四个肌腱组成。肩袖环绕着肱骨头的上端，将肱骨头纳入关节盂内，使关节稳定，并协助肩关节外展，且有旋转功能，故又名肩胛旋转袖（图4-11）。肩袖损伤在肩部筋伤中并不少见，肩袖肌腱随着年龄的增长发生退变或累积性损伤导致的肌腱变性变脆，弹性和伸展性降低，以致在轻微外力的作用下即可造成损伤，临床上急性期以肩痛剧烈有撕裂声；慢性期以肩部钝痛，上举外展，外旋受限为主要特征。长期从事需用臂力工作的人，如举重者、棒垒球投手等易发病。多见于40岁以上的男性患者。

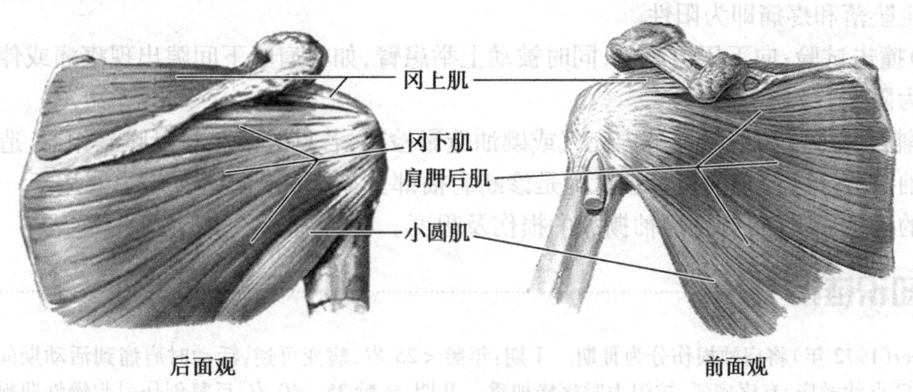

图4-11　肩袖的组成

【病因病理】

本病病因主要是急性损伤、积累性损伤或退行性变。由于腱袖受肩峰保护，直接暴力很少造成腱袖破裂。多因上肢外展，手掌着地骤然内收或手持重物肩关节突然外展、上举而发生破裂。

肩袖肌腱随着年龄的增长而出现肌腱组织退化，而创伤及积累性损伤则加速了肩袖退化和促进了断裂的发生。

肩袖断裂分为不完全断裂与完全断裂两大类。不完全断裂仅发生在腱袖某一部分，又分为肌腱表面浅层断裂、深层表面断裂和肌腱内纤维断裂3型。不完全性断裂处理不当或未能修复常发展为完全性断裂。

【诊断要点】

1. 主要病史 常有肩部急性损伤史、重复性或累积性损伤史。

2. 临床表现 ①急性期当肩袖破裂时，患肩疼痛剧烈，自觉有撕裂响声，疼痛呈持续性，局限于肩顶，有时向三角肌止点放射，局部肿胀，青紫瘀斑明显。②慢性期呈自发性钝痛，夜间疼痛加重，不能卧向患侧。由于疼痛和肌肉紧张而影响肩关节活动。

3. 体征检查

(1)压痛点：冈上肌腱损伤时，压痛点在大结节顶部。冈下肌腱损伤时，压痛点在大结节顶部的外侧。肩胛下肌腱破裂时，压痛在大结节的前下方。

(2)弹响声：患者在上举和旋转上臂时可感到有弹响声，被动活动时弹响较粗糙。完全断裂者，弹响更明显。慢性肩部滑膜囊炎时亦可发生类似弹响。

(3)肌萎缩：早期无明显的肌萎缩。病史超过3周以上，肩周肌肉有不同程度的萎缩，以三角肌、冈上肌及冈下肌较常见，尤以冈下肌明显。

(4)裂隙：完全断裂者，可以触及断裂的裂隙。

(5)疼痛弧：患部肩关节外展60°~120°范围内出现肩前方或肩峰下区疼痛，小于60°或大于120°时疼痛不明显。此征对肩袖挫伤和部分撕裂有一定诊断意义。

(6)关节活动异常：以上举外展、外旋受限为明显。当肩袖破裂较大或完全断裂时，患者不能外展上臂，只能做耸肩动作。

(7)肩坠落试验：被动抬高患臂至上举90°~120°范围内，撤除支持，若患臂不能自主支撑而发生坠落和疼痛即为阳性。

(8)撞击试验：向下压迫肩峰，同时被动上举患臂，如在肩峰下间隙出现疼痛或伴有不能上举时为阳性。

4. 辅助检查 X线做关节内充气或碘油造影检查，若见关节腔与滑膜囊相通，造影剂外溢为肩袖破裂。关节镜的检查被认为是诊断肩袖部分撕裂的"金标准"，主要用于一些诊断较困难的病例；MRI可判别肩袖撕裂的损伤及程度。

知识链接

Neer(1972年)将肩袖损伤分为Ⅲ期。Ⅰ期：年龄<25岁，病变可逆，活动时肩痛到活动期间痛，肩峰前上区点状触痛，有疼痛弧，抗阻力时疼痛加重。Ⅱ期：年龄25~40岁，反复创伤引起慢性肌腱炎，持续性肩痛，常于夜间加重，体征与Ⅰ期相似但更重。Ⅲ期：包括完全性肌腱撕裂，年龄在40岁以上，病史长，从轻度肩痛到严重肩痛，夜间为甚。肩活动范围从正常到严重受限，被动活动时明显。

【鉴别诊断】

1. 肱二头肌长头肌腱断裂 断裂多位于肱骨结节间沟中的肌腱处。急性外伤性断裂时可听到肌腱断裂的响声，继而出现肩部剧痛，并沿向上臂前侧放射至肘，屈肘无力，局部出现隆凸和凹陷畸形。按压肌腹时有压痛，肌力减弱。

2. 肩关节周围炎 起病缓慢，肩周钝痛或酸痛，夜间加重，甚至痛醒，部分呈刀割样痛，可放射至前臂或手部、颈、背部；肩部广泛压痛，活动以外展、外旋、后伸障碍最明显，甚至出现扛肩现象。肩关节造影有助于鉴别诊断。

3. 冈上肌腱炎 临床表现与肩袖损伤极为相似。用1%的利多卡因封闭痛点，若封闭后疼痛消失，冈上肌腱功能恢复，即为炎症；若功能仍不能恢复，则可能为断裂。

【辨证论治】

治疗方法的选择取决于肩袖损伤的类型及损伤时间。

新鲜的和比较小的肩袖破裂损伤，保守治疗有效。完全性断裂应行手术修补，且于伤后3周以上、肌力恢复不满意时进行为宜。此时断端已形成坚强瘢痕，有利于进行肌腱修复和止点重建。

（一）手法治疗

治则为舒筋活血、通络止痛。主要用于急性损伤后期及解除固定后。在肩部前缘施以揉摩和㨰按手法，并配合肩外展及上举被动运动，弹拨并理顺肩袖肌腱，擦痛点，最后搓理肩部而结束手法治疗。

（二）药物治疗

1. 中药治疗

（1）内服

1）血瘀气滞型：肩部肿胀，或有皮下瘀血，刺痛不移，夜间痛剧，关节活动障碍，舌黯或有瘀点，脉弦或沉涩，治宜活血祛瘀、消肿止痛，可用活血止痛汤加减。

2）肝肾亏损型：无明显外伤史，肩部酸软无力，活动受限，肌肉萎缩，舌淡，苔薄白，脉细或细数，治宜补益肝肾、强壮筋骨，可用补肾壮筋汤加减。

3）血不濡筋型：伤后日久未愈，肌萎筋缓，肩部活动乏力，面色苍白少华，舌淡苔少，脉细，治宜补血荣筋，可用当归鸡血藤汤加减。

（2）外用：早期外贴跌打膏或接骨止痛膏等，后期配合舒筋活血散外洗。

2. 西药治疗　可内服尼美舒利分散片、吲哚美辛、双氯芬酸钠、塞来昔布等解热镇痛药，严重疼痛时可使用芬太尼等成瘾性较小的麻醉性镇痛药。

（三）其他疗法

1. 固定疗法　新鲜的和比较小的肩袖破裂损伤，可在局部封闭下，用手法将肩部置于外展、前屈、外旋位，用肩人字形石膏固定，使撕裂肩腱袖的边缘接近，以待愈合。固定3～4周后拆除石膏，若肩部肌力和外展活动程度均有增加者，可再用外展支架固定3～4周，以保证撕裂处获得牢固的愈合。

2. 练功疗法　固定期间宜做握拳和腕部练功，解除固定后应积极练习肩部功能。

3. 封闭疗法　肩袖损伤局部疼痛较剧烈的患者，可行局部痛点封闭。

4. 物理疗法　可酌情应用各种热疗、中药离子导入治疗等。

5. 手术疗法　对于完全断裂或陈旧性断裂的患者，非手术治疗一般无效，应考虑手术修补。

【预防调护】

1. 对于40岁以上的男性长期从事用臂力工作或运动者，如举重、棒垒球投手运动员等，在肩部活动时要避免突然外展、上举等强力的动作。

2. 青年人要加强自我保健意识，避免肩部外伤。

3. 发病后3个月内应避免提举重物和攀援等动作。

4. 肩部练功时应循序渐进，逐步加大功能锻炼。

5. 注意肩部保暖防寒。

【疗效标准】

治愈：肩部肿胀疼痛消失，无压痛，肩关节功能恢复。

好转：肩部肿痛减轻，功能改善，但活动时仍有不适感。

未愈：症状及体征无改善。

【典型病例】

张某，男，45 岁，2012 年 7 月 20 日就诊。

主诉：右肩部拉伤后肿痛、功能障碍 1 天。

现病史：患者自述昨日打网球时不慎拉伤，当即感右肩部有撕裂感，疼痛剧烈，不敢活动。右肩部肿胀，无上肢放射性疼痛。

查体：右肩部皮下青紫瘀斑明显、肿胀较甚；右肱骨大结节处及结节间沟压痛；右肩关节被动上举、外展、外旋活动明显受限，外展 60°～120°范围肩部疼痛剧烈；撞击试验阳性；肩坠落试验阳性。

辅助检查：X 线碘油造影检查可见右肩关节腔与滑膜腔相通。

诊断：急性右肩袖损伤

治则：舒筋活血，通络止痛

治疗：因为此患者为新鲜损伤且疼痛剧烈，先在右肩局部痛点行封闭，患肩疼痛明显减轻。再将肩部置于外展、前屈、外旋位，用肩人字形石膏固定 2 周后拆除石膏，患者肩部肌力和外展活动程度均有增加。继续外展支架固定 2 周，以促进右肩袖撕裂处的愈合。待解除固定后，在患侧右侧肩部前缘施以揉摩等手法，再弹拨并理顺肩袖肌腱并配合肩外展及上举被动运动，擦痛点，最后搓理肩部而结束手法治疗。共治疗 5 周痊愈。

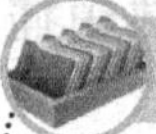

知识拓展

临床上肩袖损伤的范围、程度并不与肩部疼痛成对应关系。有些肩部疼痛症状典型患者，磁共振检查肩袖损伤并不严重。而另外一些磁共振表现为完全撕裂的患者却症状轻微。因肩峰下滑囊炎症反应和炎症介质的释放是导致临床疼痛症状的重要原因。临床上应重视无症状或症状轻微的肩袖损伤，应及早诊断和治疗，避免加重损伤，导致肩部功能障碍。对于症状轻微的肩袖损伤可采用非手术疗法，如手法治疗、内服外用药物治疗、理疗、康复锻炼等，以获得较好效果，不必根据影像学、磁共振表现采用手术治疗。当保守治疗无效或效果不理想时，患者通过手术清除病变组织及修复肩袖，恢复肩关节功能。

第二节 肘部筋伤

学习要点

1. 掌握肱骨外上髁炎的含义、临床特征、病因病理、诊断要点、鉴别诊断及辨证治疗和疗效标准。

2. 熟悉肘部扭挫伤、肱骨内上髁炎、尺骨鹰嘴滑囊炎及肘关节骨化性肌炎的诊断要点、手法治疗和疗效标准。

3. 了解肘部扭挫伤、肱骨内上髁炎、尺骨鹰嘴滑囊炎及肘关节骨化性肌炎的病因病理和预防调护。

肘部筋伤是指肘部的肌肉、肌腱、韧带、关节囊等软组织受到直接暴力、间接暴力或因持续劳损等所致的损伤，以肘部疼痛、活动不利为主要临床特征。

肘部介于上臂与前臂之间，是由肱尺关节、肱桡关节和桡尺近侧关节组成的屈戌关节，其主要功能是屈伸运动，活动范围为0°～145°。完成屈肘运动的肌肉有肱肌、肱二头肌、肱桡肌和旋前圆肌等，完成伸肘运动的肌肉有肱三头肌和肘肌。腕和手部的屈肌皆起于肱骨内上髁，伸肌起于肱骨外上髁。肱二头肌经肘关节前面止于桡骨上端，肱三头肌经肘关节后面止于尺骨鹰嘴。旋前圆肌起于肱骨内上髁，止于桡骨中部的外侧。旋后肌起于肱骨外上髁和尺骨的上部，止于桡骨上1/3处的前面。使肘关节旋前的肌肉是旋前圆肌和旋前方肌，肘关节旋后的肌肉有肱二头肌和旋后肌等。

肘关节是由肱骨远端、尺骨近端、桡骨头三部分组成。肱骨下端扁而宽，前有冠状窝，后有鹰嘴窝，两窝之间仅有一层极薄的骨片相隔。窝下方内侧为滑车，亦称内髁；外侧为肱骨小头，亦称外髁，两髁连成一块，与肱骨长轴形成向前30°～50°的前倾角（图4-12）。肘关节伸直时呈现10°～15°携带角（图4-13）。肱骨下端两侧之隆起部为内、外上髁，内上髁为前臂屈肌总腱附着部，外上髁为前臂伸肌总腱附着部。桡骨小头被附着在尺骨的桡骨切迹前后缘的环状韧带拴套于切迹内，构成桡尺近侧关节。桡骨颈的内后方粗隆部有肱二头肌肌腱附着，起屈肘及前臂旋后作用。肘关节伸直时，肱骨内外上髁与尺骨鹰嘴三点在一条线上，屈肘90°时此三点则形成一个等腰三角形为肘三角（图4-14）。

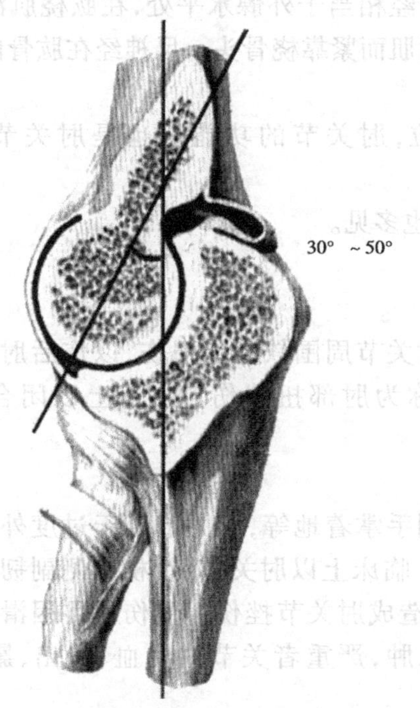

图4-12　前倾角

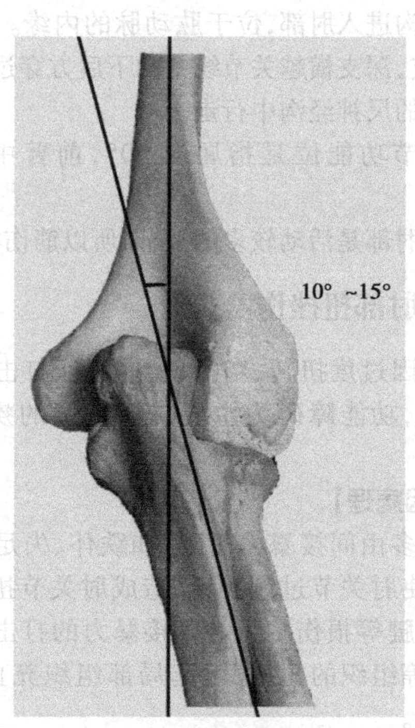

图4-13　携带角

肘关节的两侧有坚强的桡、尺侧副韧带，前方有环状韧带。环状韧带有稳定桡尺近侧关节和防止桡骨头脱位的作用。

肘关节的血供来自肱动脉分支相吻合的动脉网。肱动脉在桡骨颈水平分为桡动脉和尺动脉，肘关节动脉网由肱动脉、桡动脉和尺动脉的分支在肘关节前后而形成。

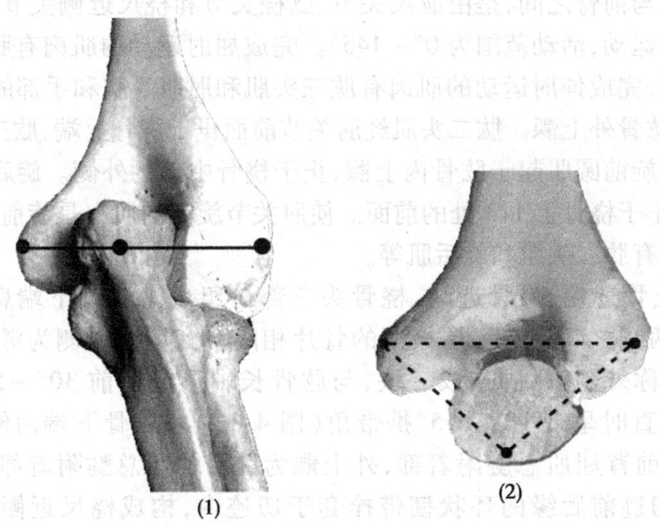

图4-14　肘后方的三点标志

肘关节的神经系由肌皮神经、正中神经、桡神经、尺神经的分支组成。正中神经在肱二头肌内侧沟进入肘部，位于肱动脉的内缘。桡神经相当于外髁水平处，在肱桡肌深面分出浅、深两支，深支横越关节线并向下后方穿过旋后肌而紧靠桡骨头。尺神经在肱骨内上髁和鹰嘴之间的尺神经沟中行走。

肘关节功能位是指屈肘90°，前臂中立位，肘关节的功能位也是肘关节的固定位置。

由于肘部是活动较多的关节，所以筋伤机会也多见。

一、肘部扭挫伤

肘部因过度扭转、牵拉或受碰撞、打击致肘关节周围软组织损伤，以伤后肘部肿痛，青紫瘀斑，功能障碍为主要临床特征的疾病称为肘部扭挫伤。临床上以闭合性损伤常见。

【病因病理】

本病多由间接暴力所致，如跌仆、失足滑倒手掌着地等，肘关节处于过度外展、伸直位置，迫使肘关节过度扭转，造成肘关节扭伤。临床上以肘关节囊、桡尺侧副韧带、环状韧带和肌腱等损伤多见。直接暴力的打击，可造成肘关节挫伤。受伤后可因滑膜、关节囊、韧带等组织的扭挫，引起局部组织充血、水肿，严重者关节内出血、渗出，影响肘关节的功能。

【诊断要点】

1. 主要病史　有明显的肘部外伤史。

2. 临床表现　①伤后肘部疼痛、肿胀、青紫瘀斑，活动功能障碍。肘部肿胀常因关节内积液、鹰嘴窝脂肪垫炎或肱桡关节后滑膜囊炎而逐渐加重，以致伸肘时鹰嘴外观消失。②部分严重的肘部扭挫伤，有可能是肘关节脱位后已自动复位，只有关节明显肿胀，而无脱位征，易被误认为单纯扭伤。

3. 体征检查　①肘关节呈半屈曲位，肘部可见弥散性肿胀，多以肘后较明显。②局部有压痛，压痛点往往在肘关节的内后方和内侧副韧带附着部。③若关节囊、韧带和筋膜有撕裂性损伤，做肘关节被动活动时有关节松动的不稳定感（韧带断裂者更为明显），并引起肘部剧烈疼痛。

4. 辅助检查　X线检查骨质无明显异常，但表现为有软组织肿胀的阴影。

【鉴别诊断】

应与肘关节骨折及桡骨小头半脱位进行鉴别。

1. 肘关节骨折　肱骨小头、滑车、桡骨小头等骨折时，常有剧烈疼痛，肿胀明显，畸形，可触及骨擦音等，X线可确诊。

2. 桡骨小头半脱位　多见于5岁以内的小儿，有明显的肘部牵拉史，患肢不能抬举，桡骨小头压痛明显，手法整复后即刻缓解。

【辨证治疗】

手法治疗效果较佳，可辅以其他方法治疗。

（一）手法治疗

治则为活血祛瘀、消肿止痛、理筋整复。

伤后即来诊治者，宜在轻度牵引下将肘关节做1～2次0°～140°的被动伸展，这对于微细的关节错位可起到整复作用。若肘关节伸直受限，医者一手握住腕部，另一手握住肘部，在拔伸牵引下可做肘关节前臂旋后摇法，在患者能忍受的情况下，尽量将肘关节伸直，拿肘之手同时用手指揉捻肱三头肌在鹰嘴的附着部位。

若肘关节屈曲受限时，医者一手拿患腕，另一手握住肘部，在肘关节相对拔伸下，尽量将肘关节被动屈曲，同时拿肘之手在肱骨内上髁下方做揉法治疗。注意此法不宜反复做，更不能做猛烈的被动屈伸，这样虽能拉开粘连，但同时可能引起血肿，以后粘连更加厉害，甚至引起血肿钙化。

伤后1周内，由于肿胀较明显，一般宜用轻柔的手法治疗。触摸到痛点，以两手掌环抱肘部，手掌部对应压痛点1～2分钟，有减轻疼痛的作用，最后用轻度的按摩手法舒理局部。

（二）药物治疗

1. 中药治疗　早期治宜活血祛瘀、消肿止痛，内服桃红四物汤加减，外敷消瘀止痛膏；中、后期可采用中药熏洗，方选上肢损伤洗方或海桐皮汤。

2. 西药治疗　若需镇痛可根据病情内服布洛芬、萘普生、双氯芬酸钠、美洛昔康、芬太尼、喷他佐辛等镇痛剂。

（三）其他疗法

1. 固定疗法　对于严重的肘关节扭挫伤，治疗初期患肢以三角巾悬吊或用石膏托固定肘关节于屈曲90°的功能位，时间约1～2周，以限制肘关节的屈伸活动。

知识链接

肘关节是固定后最易产生粘连的大关节。

2. 练功疗法　早期做握拳活动，中后期做肘关节屈伸活动。

3. 针灸疗法　选曲池、孔最、少海、小海等穴，用泻法。

4. 物理疗法　可用红外线照射，每日1次，每次30分钟，能促进血循环及血肿吸收。

5. 手术疗法　若肘关节尺或桡侧副韧带完全断裂者，宜手术治疗，行韧带吻合术。

【预防调护】

1. 预防肘部扭挫伤主要应避免肘关节的用力不当，如突然、猛烈地用力和遭受外力打击。

2. 损伤一旦发生，首先要给予患肢固定，三角巾悬吊即可。

3. 伤后肘部注意保暖防寒。

4. 解除固定后要适当开始进行功能锻炼。

【疗效标准】

治愈：肘关节疼痛肿胀消失，肘关节活动功能恢复正常。

好转：肘部肿胀、疼痛减轻，肘关节功能改善。

未愈：症状及体征无改善。

【典型病例】

俞某，男，52岁，工人，2012年6月8日就诊。

主诉：右肘关节碰撞后肿痛3天。

现病史：患者3天前于工厂搬运重物右肘关节被重物碰撞，回家后感觉右手肘部轻微疼痛，特别是做扭毛巾、提开水瓶等动作时吃力。次日晨起感症状明显加重，发现右上肢肘关节局部肿胀、瘀青，肘关节活动困难，特来我院进行治疗。

查体：右肘关节可见青紫瘀斑、肿胀明显，活动受限；右肘关节外后方向压痛明显。

辅助检查：X线摄片右肘部骨质无明显异常，但可见软组织肿胀的阴影。

诊断：右肘关节挫伤

治则：活血祛瘀，消肿止痛

手法治疗：先在轻度牵引下将患侧右肘关节做1次0°～140°的被动伸展，以整复关节，局部症状明显减轻，再加用按揉、推拿、弹拨压痛点等手法以活血祛瘀、消肿止痛。再用手掌部对应按压肘部痛点1～2分钟以镇痉止痛；最后擦右肘部痛点结束手法治疗。治疗当天，症状明显减轻。5天后，症状基本消失，痊愈。

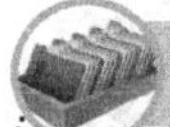

知识拓展

儿童肘部扭挫伤如处理不当可能导致肘关节强直甚至畸形。因为小儿肘关节局部供血十分丰富，软组织比较细嫩、松软，组织的成纤维细胞反应和毛细血管的渗透性较成人强，一旦发生损伤，出血比其他部位更为严重，波及范围较广，易出现血肿快；早期如果行手法推拿不当会促使出血加剧，形成较大血肿。即使后期血肿已消，反复地被动屈伸肘关节及手法治疗，势必造成儿童肘关节周围肌肉、韧带、血管网牵拉、撕裂损伤，血肿机化甚至形成瘢痕和骨化性肌炎，从而导致肘部功能障碍。

二、肱骨外上髁炎

肱骨外上髁炎是由于各种急慢性损伤造成肱骨外上髁周围软组织的无菌性炎症，以肘外侧疼痛、压痛局限为主要临床特征。又名肱骨外上髁综合征、肱骨外上髁骨膜炎、前臂伸肌总腱炎、肱桡关节滑膜炎，因多发生于网球运动员，故又称“网球肘”。属中医学“伤筋”“痹证”范畴。

【病因病理】

肱骨外上髁炎的发病原因及机理目前尚不清楚。本病发生可因急性损伤与慢性劳损而引起，临床上慢性劳损多见。多由体质素弱、气血亏虚、感受风寒湿邪侵袭而痹阻经筋，致血不荣筋，筋骨失养而发病。

知识链接

《古今医鉴》曰："病臂病为风寒湿所搏；或睡后手在被外为寒邪所袭，遂令臂痛……有血虚作臂痛者，盖血不荣于筋故也……"

清·胡廷光《伤科汇纂》曰："臂膊之中曰肘尖，凸凹上下骨镶粘，直而不曲筋之病，屈若难伸骨有嫌。"

1. 急性损伤　前臂在旋前位时，腕关节突然猛力做主动背伸活动，使前臂桡侧伸腕肌强烈收缩，造成伸腕肌起点骨膜撕裂而发生本病。

2. 慢性劳损　旋前位时，腕关节经常反复地做背伸活动，使桡侧腕长、短伸肌经常处于紧张状态，牵拉刺激其附着部的软组织，致局部充血、水肿、机化、粘连等而形成本病。

【诊断要点】

1. 主要病史　患者常有肘部急性损伤或慢性劳损病史。

2. 临床表现　①多见于从事某种特殊职业或工种的人，如网球运动员、建筑工人、纺织工人以及家庭妇女等。②症状往往逐渐出现，开始时常表现为做某一动作时，肘外侧酸痛，休息后缓解。以后疼痛为持续性，并且逐渐加重。轻者不敢拧毛巾，重者提物时出现突然失力现象，晨起时肘关节僵硬。③部分患者疼痛可牵连上臂、前臂及腕部。

3. 体征检查　①局部无肿胀，肘关节屈伸活动一般不受影响，但有时前臂旋前或旋后时局部疼痛。②压痛点局限，常在肱骨外上髁部、肱桡关节部位或桡骨小头部位，压痛可向桡侧伸肌总腱方向扩散。③网球肘试验阳性。即肘、腕、指屈曲，前臂被动旋前逐渐伸直时，肱骨外上髁部出现疼痛。

4. 辅助检查　X线检查无异常表现，病程长者可见骨膜反应，骨膜外有少量钙化点。

【鉴别诊断】

1. 肘关节扭挫伤　有明显外伤史，伤后肘部弥漫性肿胀、疼痛、青紫瘀斑，肘关节呈强迫性半屈曲位，肘部屈伸及前臂旋转动作均受限，压痛点往往在肘关节内后方和内侧副韧带附着部等。

2. 风湿性关节炎　除肘痛外还有其他关节疼痛，且范围广泛，具有对称性、多发性、游走性等特点，无确定压痛点，关节障碍不明显，网球肘试验阴性，血沉快，抗"O"阳性。

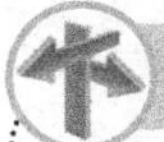

知识链接

临床上应注意心脏疾患、颈椎病及颈背和肩胛骨背面和臂部的肌肉损伤经久未愈等引起肱骨外上髁疼痛。

【辨证治疗】

对肱骨外上髁炎的治疗，要防治结合，以防为主，特别是那些可引起疼痛或加重症状的动作要少做。本病非手术疗法多可收到很好的疗效。仅有少数病程长，疼痛剧烈，严重影响上肢活动功能，经多种保守治疗无效者才考虑手术治疗。

（一）手法治疗

治则为活血祛瘀、舒筋通络。本病早期手法不宜过重，急性期过后可加重手法刺激，如弹拨分筋法等。

1. 㨰法　沿前臂伸腕肌、指伸肌走行由上而下往返数次。

2. 揉法　由前臂外侧经肘向肩部做揉法，重点揉肘部痛点处。

3. 点按法　点按肘髎、曲池、手三里、列缺、合谷、阿是穴等。

4. 屈伸法　屈伸肘关节同时做前臂被动旋转运动。

5. 弹拨法　沿前臂伸肌群垂直方向行弹拨手法，重点弹拨肘部痛点处，反复数遍。

6. 擦法　擦肘外侧肱骨外上髁痛点处，以透热为度。

（二）药物治疗

1. 中药治疗　对体弱者治宜补气补血，内服当归鸡血藤汤加黄芪、桂枝等。外敷消肿止痛膏或用海桐皮汤煎水熏洗。

2. 西药治疗　可酌情内服阿司匹林、萘普生、对乙酰氨基酚（扑热息痛）等解热镇痛药，严重疼痛时可酌情使用曲马多、喷他佐辛等成瘾性较小的麻醉性镇痛药。

（三）其他疗法

1. 固定疗法　急性期可适当固定，选择三角巾悬吊或前臂石膏固定2周左右。

2. 练功疗法　急性期适当制动，待疼痛明显缓解后逐步开始肘关节功能锻炼，如握拳、屈肘、旋前、用力伸直出拳等运动。

3. 封闭疗法　用醋酸泼尼松龙12.5～25mg加1%利多卡因4～6ml，做痛点及其周围注射。每3～5日1次，可连续封闭2～3次。适用于病程短的患者。

4. 穴位注射疗法　在肘部取阿是穴、手三里、手五里等穴，使用夏天无等注射液注入穴位。每日或隔日1次，7～10次为1个疗程，每疗程结束后休息3～5天。

5. 针灸疗法　可在肘部周围找到青筋行三棱针放血治疗，或找到阳性反应点行火针治疗。

6. 小针刀疗法　在肱骨外上髁处找准痛点，纵行通透剥离、松解粘连。

7. 手术疗法　对于严重病例，非手术疗法无效者，可考虑手术治疗。

【预防调护】

1. 避免肘部剧烈活动，注意休息。

2. 疼痛发作期应减少活动，必要时可做适当固定。

3. 待疼痛明显缓解后，应及时解除固定并逐渐开始肘关节功能锻炼。

【疗效标准】

治愈：疼痛压痛消失，持物无疼痛，肘部活动自如。

好转：疼痛减轻，肘部功能改善。

未愈：症状及体征无改善。

【典型病例】

吴某，女，36岁，酒店服务员，2010年7月4日就诊。

主诉：左侧肘关节外侧酸痛无力1周。

现病史：患者从事服务员工作2年余，1周前上班端菜时出现左侧肘关节外侧疼痛，打毛衣时加重，左肘部酸痛，前臂无力，甚至持重物落地。

查体：左肘部局部无红肿，左肱骨外上髁及周围均有压痛；左侧网球肘试验阳性。

辅助检查：X 线摄片可见左肘骨膜外轻微钙化。

诊断：左侧肱骨外上髁炎

治则：活血祛瘀，舒筋通络

手法治疗：医者在左肘外侧采用按揉、拿捏手法以舒筋通络，放松局部肌肉，然后使用点按、弹拨等手法以松解粘连、缓解疼痛，最后擦左肘部痛点结束手法治疗。同时配合针灸疗法：取局部阿是穴、手三里、手五里等穴。隔日 1 次，5 次为 1 个疗程，2 个疗程后症状基本消失，3 个疗程后症状痊愈。

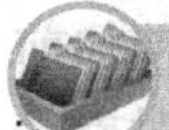

知识拓展

中医治疗肱骨外上髁炎的临床报道颇多，有药物疗法（内服外治）、非药物疗法（针灸、小针刀、手法治疗等）、综合疗法等；且各种治疗方法简单，安全有效，无毒副作用，患者易于接受，疗效确切。目前各种疗法远期疗效观察还有待加强，操作规范也尚未统一，治愈标准尚缺乏科学的、权威的和定量的客观指标。因此，探索出一套规范的、权威的、定性定量的治愈肱骨外上髁炎的客观指标及远期疗效确切的治疗方法，仍然是摆在广大医疗工作者面前的重要课题。

三、肱骨内上髁炎

由于急性损伤或慢性劳损等引起肱骨内上髁周围软组织的无菌性炎症，以肘部内侧疼痛不适、屈腕为甚为主要临床特征的疾病称为肱骨内上髁炎。本病又称高尔夫球肘，多见于青壮年体力劳动者。其发病率比肱骨外上髁炎小得多。

【病因病理】

肱骨内上髁是前臂屈肌总腱附着点，由于长期劳累，腕屈肌起点反复受到牵拉刺激，引起肱骨内上髁屈肌腱附着处慢性损伤从而产生无菌性炎症。跌仆受伤时，腕关节处于背伸，前臂处于外展旋前姿势时引起肱骨内上髁肌肉起点撕裂，伤后血肿，炎性肌化、粘连或钙化。

【诊断要点】

1. 主要病史　多有肘部劳损或急性外伤史。

2. 临床表现　①起病缓慢，初起时在劳累后偶感肘内侧疼痛，日久则加重。②疼痛可向上臂及前臂尺侧腕屈肌放射。尤其在前臂旋前和主动屈腕时疼痛为甚。③肢体功能受限表现为屈腕无力，患肢不敢提物，甚至不敢用力握拳。④由直接碰撞伤引起者，以疼痛为主，肱骨内上髁可有红肿，前臂旋前受限，屈腕受限。⑤对外伤引起合并肘部创伤性尺神经炎者，出现前臂及手的尺侧疼痛、麻木，无名指及小指的精细动作不灵活，严重者可出现尺神经支配的肌力减弱。

3. 体征检查　①肱骨内上髁处压痛阳性。②屈腕抗阻力试验阳性，即做抗阻力的腕关节掌屈和前臂旋前动作可引起患处疼痛。③旋臂伸腕试验阳性：主动用力伸指、伸腕的同时，前臂旋后也可诱发肱骨内上髁处疼痛。

4. 辅助检查　X 线检查多属阴性，严重者可见骨膜增生。

【鉴别诊断】

1. 肘部骨关节炎　多见于中年以上的患者，为退行性疾病。因肘部长期紧张用力所致局部酸痛不适，不限于一侧，晨起或屈肘支撑时症状明显，肿痛无力，屈伸时可闻及“咿扎”声。X线可见关节间隙狭窄，脱钙，骨边缘硬化，有游离体。

2. 肘部尺副韧带损伤　肘部受展旋应力作用，常伤及尺侧副韧带的前束及后束，合并滑膜损伤，关节肿胀，内侧间隙压痛，伸肘屈肘外翻痛阳性。X线可见关节间隙增大。

【辨证治疗】

本病非手术疗法效果很好，内服外用中药、热敷、理疗等可酌情配合使用。

（一）手法治疗

治则为舒筋通络、活血止痛。

1. 屈伸旋转法　先在肘部痛点及其周围做揉摩手法，共约3～5分钟，然后医者一手托住患肘的内侧，一手握住患肢的腕部，先做单纯的肘关节屈伸，数次后再做肘关节屈伸加前臂旋转的动作。即从直肘旋后位快速变为屈肘旋前位，再从直肘旋前位快速变为屈肘旋后位。如此反复3～5次即可。

2. 弹拨法　以右侧为例。医者与患者相对而坐，左手握患肢，右手在肘关节内侧痛点先用指揉法，放松周围软组织，然后用单侧拇指垂直屈肌附着点行分筋、拨络手法，以松解周围粘连。

（二）药物治疗

同“肱骨外上髁炎”。

（三）其他疗法

1. 练功疗法　可做伸肘、屈肘及前臂旋后和过伸运动等。

2. 针灸疗法　取曲泽、尺泽、小海、少海等穴，用泻法，强刺激。也可在肘部周围找到青筋行三棱针放血治疗，或找到阳性反应点行火针治疗。

3. 封闭疗法　用醋酸泼尼松龙12.5mg加2%利多卡因2ml做局部痛点封闭。

4. 穴位注射疗法　在肘部取阿是穴、少海、小海等穴，使用丹参等注射液注入穴位。每日或隔日1次，7～10次为1个疗程，每疗程结束后休息3～5天。

5. 固定疗法　在制动时需将患肢固定于腕屈曲位，使前臂屈肌松弛并充分休息。

6. 小针刀疗法　在肱骨内上髁处找准痛点，纵行通透剥离，松解粘连。

知识链接

治疗时依据“经筋为病，以痛为腧”的原则，通过小针刀刺入肘部痛点病灶处，采用纵行疏通剥离、横行铲剥手法以松解粘连，从而恢复肘部损伤部位的正常功能活动。

7. 手术疗法　对于严重病例，非手术疗法无效者，可考虑手术治疗。

【预防调护】

1. 治疗期间避免用力握物、屈腕、前臂内旋等动作。

2. 局部保暖防寒。

【疗效标准】

治愈：疼痛压痛消失，持物无疼痛，肘部活动自如。

好转：疼痛减轻，肘部功能改善。

未愈：症状及体征无改善。

【典型病例】

龚某,男,27岁,2013年7月11日就诊。

主诉:右肘内侧劳累后疼痛6个月,加重15天。

现病史:患者从事高尔夫球专业,毕业后一直于某健身中心高尔夫球俱乐部上班,6个月前上班时由于劳累后感右上肢肘内侧疼痛,当时并未在意。近半个月来,患者自感症状加重明显,右上肢肘关节在活动时痛甚,且疼痛向上放射,右上肢屈腕无力,不敢提重物,特来我院就诊。

查体:右肱骨内上髁处无明显肿胀;右肱骨内上髁压痛明显;屈腕抗阻力试验阳性。

辅助检查:X线摄片右肘可见轻度骨膜增生。

诊断:右肱骨内上髁炎

治则:舒筋通络,活血止痛

手法治疗:先在患者右肘部痛点及其周围做揉摩手法以放松肘部周围软组织,然后做单纯的肘关节屈伸活动数次,再做肘关节屈伸加前臂旋转的动作,如此反复数遍,最后在患侧右肘关节内侧痛点处使用弹拨等手法,以分筋和松解周围粘连,擦痛点结束手法治疗。手法治疗后,当即疼痛减轻。经治疗1周后,症状痊愈。

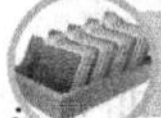 **知识拓展**

Mayo肘关节功能评分标准:主要是根据疼痛、活动范围、稳定性、日常活动四个方面进行评分,总分为100分。

(1)疼痛(45分):①无疼痛,45分;②轻度疼痛:偶有疼痛,30分;③中度疼痛:偶尔疼痛,需服用止痛剂,活动受限,15分;④重度疼痛:丧失活动能力,0分。

(2)活动范围(20分):①活动范围在100°以上,20分;②活动范围在50°~100°,15分;③活动范围在50°以下,5分。

(3)稳定性(10分):①稳定:没有明显的内翻外翻不稳,10分;②中度不稳:内外翻不稳<10°,5分;③重度不稳:内外翻不稳>10°,0分。

(4)日常活动(25分):①梳头,5分;②吃饭,5分;③个人卫生,5分;④穿衣,5分;⑤穿鞋,5分。

100分为完全正常;90分为优;75~89分为良;60~74分为可;低于60分为差。

四、尺骨鹰嘴滑囊炎

尺骨鹰嘴滑囊炎是指肱三头肌腱附着于鹰嘴处的两个滑囊,因外伤或劳损而引起充血、水肿和渗出、囊内积液等主要病理改变,临床上以肘后鹰嘴处出现囊性包块,疼痛,肘部活动不利为主要临床特征的外伤性劳损性病变。本病常发生于经常用肘支持、用力工作的人,常见于矿工、学生,故又称矿工肘、学生肘。另外该病的解剖部位主要在肘后部滑囊,故还称为肘后滑囊炎。

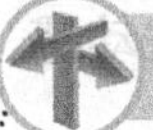 **知识链接**

尺骨鹰嘴有两个滑囊具有临床意义:一个位于肱三头肌肌腱与肘后韧带和鹰嘴之间,另一个位于肱三头肌在鹰嘴的止点和皮肤之间,后者常发生滑囊炎。

【病因病理】

本病可因肘部急性损伤和慢性损伤所致。

急性损伤后，滑液囊出现充血，水肿和渗出液增加，渗液积聚使滑膜囊膨胀隆起，且渗出液常为血性。慢性损伤者多因肘部长期摩擦或碰撞，引起两个滑液囊渗液、肿胀等变化。滑液囊受慢性刺激，囊壁肥厚，囊腔内绒毛样形成，偶有钙质沉着。

【诊断要点】

1. 主要病史　患者常有肘部外伤史或经常用肘后支撑用力工作的劳损史。

2. 临床表现　主要表现为肘后鹰嘴部有囊性包块，逐渐增大，无疼痛，或疼痛不重，做肘后部支撑动作时可诱发疼痛，肘关节活动无影响。

3. 体征检查　①急性损伤可出现局部红肿呈半球形隆起，皮温稍高，有压痛，有囊性感。其软硬程度与囊内积液的多少有关，但肘关节的屈伸及前臂旋转均无障碍。②慢性滑液囊炎为逐渐出现囊性包块，常在多次损伤后偶然发现，肿物在尺骨鹰嘴下，多为圆形或椭圆形，压痛不明显，质软，有弹性感，边缘清楚，表面光滑，推之略可移动，穿刺可抽出无色清亮黏液。

4. 辅助检查　X 线检查一般无异常，但晚期可见钙化阴影，尺骨鹰嘴结节变尖。

【鉴别诊断】

1. 肘关节结核　肘部漫肿，无固定痛点及压痛点。中后期肘关节呈强迫性半屈曲位，重者伴低热、盗汗、血沉加快等全身性结核中毒症状，运动受限。X 线可见骨质破坏，关节液结核菌培养阳性，抗结核治疗有效。

2. 风湿性关节炎　发病急，自发痛，多有游走性，多关节性，肘关节呈弥漫性肿胀，皮色潮红，皮温高，压痛点不确定，无局限性囊性包块，血沉增快，抗“O”阳性，抗风湿治疗有效。

3. 尺骨鹰嘴骨折　有明确外伤史，局部肿胀明显，疼痛剧烈，青紫瘀斑，可闻及骨擦音，X 线摄片可确诊。

【辨证治疗】

手法治疗效佳，可辅以其他疗法，如药物治疗、封闭疗法等，保守治疗无效时可考虑手术治疗。

（一）手法治疗

治则为消肿散结。

早期滑囊炎可用拨挤压按法，先伸后屈，将囊壁压破，驱散滑液，效果较好。至中后期，滑囊壁增厚，慎用手法，以免加重病情。

（二）药物治疗

1. 中医治疗

（1）内服

1）气滞血瘀型：有肘部外伤史，伤后肘后方尺骨鹰嘴上方有条索状物，质软，有波动感，被动活动疼痛加剧。治宜活血祛瘀、消肿止痛，可用舒筋活血汤加减。

2）气虚血瘀型：肘外后方尺骨鹰嘴上方逐渐出现肿物，轻度压痛，肘关节屈伸运动多不受限，舌质淡，苔薄，脉沉细无力。治宜补气活血通络，可用补阳还五汤加姜黄、鸡血藤、丹参等。

(2)外用:云南白药以酒调敷患处。

2. 西药治疗　可内服对乙酰氨基酚、萘普生、双氯芬酸钠、塞来昔布等解热镇痛药。

(三)其他疗法

1. 固定疗法　急性滑囊炎时可采用三角巾将肘关节悬吊于胸前或石膏托固定制动。

2. 练功疗法　对于肘关节功能低下者,可做前臂旋前屈伸与旋后屈伸锻炼,每日3次。

3. 封闭疗法　先做囊内穿刺抽尽积液,然后囊腔内注入醋酸泼尼松龙25mg加1%利多卡因2ml,局部加压包扎。每周1次,3次为1个疗程。

4. 物理疗法　可酌情应用各种热疗、中药离子导入治疗等。

5. 小针刀疗法　用小针刀对准滑囊最高点处刺入,用拇指按压驱散滑液后加压包扎。

6. 手术疗法　保守治疗无效后,可行滑液囊切除术。

【预防调护】

1. 要加强自我保护意识,避免局部肘部外伤和肘部过度用力而劳损,以防本病的发生。

2. 肘部保暖防寒。

【疗效标准】

治愈:肘部无疼痛及压痛,肿块消失,功能恢复正常。

好转:肘部疼痛减轻,肿块缩小或基本消失,功能改善。

未愈:症状及体征无改善。

【典型病例】

赵某,男,56岁,2013年8月11日就诊。

主诉:右肘尖摔伤后肿痛1个月,加重5天。

现病史:患者自诉1个月前不慎跌倒,右肘尖着地,当即右肘尖部轻度肿胀、轻微疼痛,所以并未在意。5天前患者发现局部肿胀较前明显增大,呈球形隆起,自感害怕,特来医院就诊。

查体:右肘尖有明显的红肿,触之肤温略高,质软,有弹性感,边界清楚、表面光滑,推之可移动,局部轻度压痛,肘关节屈伸、旋转活动尚可。

辅助检查:X线摄片无明显异常改变。

诊断:右侧慢性尺骨鹰嘴滑囊炎

治则:消肿散结

治疗:先在患者患处行局部穿刺抽液,并注入德宝松1ml加1%利多卡因2ml,再予加压包扎,患者症状当即得到了控制。第二天治疗时,配合使用轻柔的弹拨、挤压、点按等手法以消肿散结,巩固治疗2周,患者患处肿块消失,痊愈。

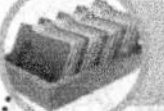

知识拓展

尺骨鹰嘴滑囊炎根据其病因、性质可分为创伤性尺骨鹰嘴滑囊炎、化脓性尺骨鹰嘴滑囊炎、结核性尺骨鹰嘴滑囊炎、类风湿性尺骨鹰嘴滑囊炎等。

一般来说,尺骨鹰嘴滑囊炎在X线平片上不易有阳性发现,但超声检查则可以准确描绘出滑囊囊肿的构成及毗邻关系,做出定位诊断。关节腔穿刺滑膜液检查对诊断有重要意义。造影和CT扫描检查等均有助于诊断或鉴别,但费用较高。

五、肘关节骨化性肌炎

肘关节骨化性肌炎是指肘关节及附近软组织外伤后出现骨化现象，临床上以肘部及周围肿胀、疼痛，肘关节功能障碍，甚至强直为特征的一种疾病。又称肘关节外伤性骨化性肌炎、肘关节创伤性骨化、肘关节周围骨化等。是肘部损伤最严重的并发症之一，多发生于儿童。

【病因病理】

肘关节损伤后局部形成血肿，由于血肿未被吸收而机化为纤维组织及软骨组织，是形成本病的关键因素之一。

肘关节骨化性肌炎，常在一次较大的外伤之后发生，也可以因多次的扭挫伤后形成，尤其是严重的肘关节脱位及骨折，反复复位或处理不当，更易形成本病。

儿童肘部损伤机会较多，若处理不当，多次强行手法整复，可加重骨膜及其周围软组织损伤，使骨膜下血肿更广泛地向肌肉组织内扩散和沟通，经钙化、骨化后，在关节邻近的软组织内可形成广泛的钙化或骨化组织，从而形成本病。

【诊断要点】

1. 主要病史　有肘关节明显的外伤史，或有伤后反复复位或处理不当的病史。

2. 临床表现　①早期肘关节局部肿痛较甚，数日后急性症状可明显减轻或完全消失，但关节活动难以完全恢复。②有时局部症状缓解后，但复又出现肿胀、疼痛。③随着时间的推移疼痛可减轻，但肿胀不见好转。④在肘关节附近发现软组织肿块，逐渐增大并变硬，约8周后停止生长。⑤肘关节活动受限，日益加重，甚至强直。

3. 体征检查　①肘部可触及坚硬肿物，表面不光滑。②关节功能受限，严重者强直。

4. 辅助检查

(1)X线：早期无异常，一般在伤后3~6周左右可见到骨化影，开始为云雾状，以后密度增高，逐渐构成骨性轮廓。

(2)ECT放射性核素骨扫描：可以早期发现此病，在伤后1周可见到局部的核浓集现象，早期诊断价值很高。

(3)化验室检查：在骨块形成的初期可见到血清碱性磷酸酶的升高。

【鉴别诊断】

1. 肘关节骨痂　有肘关节骨折病史，骨痂部位在骨折附近，与骨干相连。而肘关节骨化性肌炎不一定有骨折病史，骨化部位在肌肉附近，不与骨干相连。

2. 进行性骨化性肌炎　是一种先天性疾病，无外伤史。纤维组织反复的发炎，在肌腱和肌肉纤维间隔内发生骨化。所有的横纹肌均可波及，多发于背部肌肉组织，以后逐渐蔓延全身。

3. 肘部骨性关节炎　无明显外伤史，肘部活动受限，一般无强直现象。在肘部软组织内触不到实质性包块，无固定压痛点。X线检查可见肘关节间隙变窄，边缘有骨刺形成，在骨关节周围无团状阴影。

4. 肘部骨肿瘤　无明显肘部外伤史，对肘关节活动的影响较轻。X线检查显示肿瘤体与骨骼为一体，无间隙存在，肿瘤部分骨结构紊乱，恶性肿瘤还可见到骨膜反应及软组织浸润影。如临床中难以鉴别时，可做病理切片确诊。

【辨证治疗】

肘关节骨化性肌炎一旦确诊后，其最主要的措施是停止一切足以使血肿扩大的疗法，以控制它的形成和发展。早期治疗应根据不同病情选择适当的疗法，如局部仍有肿痛，活动时及活动后疼痛加剧，则不宜过多活动。若上症不明显，即可进行适当手法治疗，禁用重手法。

（一）手法治疗

治则为舒筋通络、松解粘连。

1. 松筋法　选用揉摩、推捋、搓擦等轻柔手法缓解肘部肌痉挛，松解肘关节周围软组织粘连。

2. 摇肘法　在肘关节周围即肱骨内上髁、外上髁，尺骨鹰嘴或肱二头肌腱附着点等部位寻找压痛点。医者一手拿握患者腕部做摇肘动作，另一手拇指分别放在压痛点部位行揉、拨、弹等手法。屈侧痛点在伸直位施行，伸侧痛点在屈曲位施行。此法可解除肘关节周围软组织的粘连、挛缩，促使肘关节功能恢复。

3. 扳肘法　适用于肘关节软组织挛缩而致屈伸障碍的患者（以左侧为例）。若患者肘关节伸直障碍时，医者右手握住上臂下端，左手握住患侧腕部，再轻轻用力一扳，使肘关节伸直，在此位置持续30秒。若屈肘困难，医者右手固定患者上臂下端，左手握住手腕，推前臂远端，令其被动屈肘，维持20秒，尽可能增加屈曲度。此法只做一次，不能反复操作。

（二）药物治疗

1. 中医治疗

（1）内服

1）血肿瘀积型：肘部肿痛拒按，局部瘀斑，活动受限。舌质黯有瘀斑，苔薄白，脉弦。治宜活血止血、消瘀止痛，可用桃红四物汤加土鳖虫、元胡、田七等。

2）气虚血瘀型：肘关节前方肿胀硬实，无波动感，关节拘急，屈伸受限，舌质黯，脉弦细或涩。治宜补气活血，可用补阳还五汤加减。

（2）外用：早期可用奇正消痛贴外贴、消瘀止痛药膏外敷。后期可用上肢损伤洗方或海桐皮汤煎水熏洗患肢。

2. 西药治疗　肘关节严重损伤后的早期可服用二磷酸盐、布络芬缓释胶囊等药。

（三）其他疗法

1. 固定疗法　较严重的关节扭挫伤，肘关节或其附近的骨折、关节脱位复位后必须固定，可采用夹板或石膏固定，但固定时间应掌握恰当，一般不宜过长。

2. 练功疗法　在未成熟期，练功活动只能量力而行，仅允许在无痛的情况下做主动、轻缓的功能活动，使其活动范围逐渐恢复。切勿做被动性牵拉或强力活动治疗。

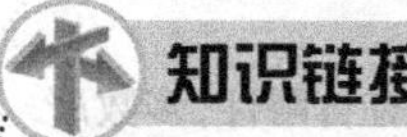

临床医生需加强对肘关节骨化性肌炎的预防，该病不光是由肘部原始损伤造成，反复暴力整复和被动牵拉同样会导致本病的发生。肘部伤后的处理和制动后的功能锻炼也极为重要，应正确指导患者或家属帮助进行治疗后康复锻炼，但肘关节功能锻炼切不可急于求成，禁止进行强力被动扳压肘关节以免诱发肘关节骨化性肌炎。

3. 封闭疗法　待骨化已基本成熟，可以做骨化病灶内的封闭，药物为1%利多卡因2ml加透明质酸酶1500U，局部注射，每周1次，5次为1个疗程。

4. 穴位注射疗法　在肘部取阿是穴、手三里、曲池、尺泽等穴，使用复方丹参、夏天无等注射液注入。每日或隔日1次,7~10次为1个疗程,每疗程结束后休息3~5天。

5. 物理疗法　肘关节创伤后应先给予冷敷,出血停止后热敷。还可用TDP、频谱仪等方法治疗。

6. 手术疗法　骨化性肌炎早期不宜行手术切除骨块,若确有骨块妨碍关节活动者,可行手术切除。

【预防调护】

1. 肘部骨折及脱位后应正确及时地整复,复位后应妥善固定。复位应在24小时内,避免反复多次复位。

2. 康复期严禁被动活动及施行粗暴的手法按摩。

【疗效标准】

治愈:肘部肿物、疼痛消失,肘关节功能恢复正常。

好转:肘部肿物变小,疼痛减轻,肘部功能改善。

未愈:症状及体征无改善。

【典型病例】

周某,男,29岁,2011年10月14日就诊。

主诉:右肘摔伤后部肿痛、活动僵硬3个月。

现病史:患者于3个月前右肘不慎摔伤,当时在本地某医院治疗并行三角巾悬吊固定2个月,右肘关节疼痛基本消失,但肘关节活动明显不利,近1个月来患者感右肘关节变僵,活动受限日益加重,特来我院咨询并就诊。

查体:右肘关节肤温正常,较左侧有明显肿胀,压痛广泛,右肘关节活动僵硬,屈伸功能基本消失。

辅助检查:X线摄片右肘关节密度增高,可见骨性轮廓,但右肘关节间隙尚存。

诊断:右肘关节骨化性肌炎

治则:舒筋通络,松解粘连

手法治疗:先用揉摩、推捋、捏拿等松筋手法,以缓解右肘部肌痉挛,再用弹拨法以解除右肘部周围软组织的粘连及挛缩,最后施以摇法、屈伸扳肘法以尽可能增加右肘关节屈伸活动度,促使肘关节功能恢复。每天治疗1次,7次为1个疗程,每疗程结束后休息3天。2个月以后右肘关节屈伸活动功能明显改善,指导患肢功能锻炼,再巩固治疗1个月后,患者肘关节无压痛,屈伸活动基本正常,效果非常满意。

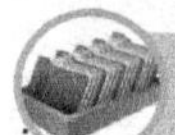

知识拓展

目前,对于肘关节骨化性肌炎并没有特效的治疗方法,因为该病的病因尚不明确,有自限性,多数严重影响肘关节活动,甚至导致强直,预后较差。本病最佳治疗方案应该是预防继发畸形和早期系统保守治疗,以期最大程度地保留肘关节活动功能。很多医家认为对于早期未成熟型,手法治疗确有良好效果,只要严格掌握其适应证即可。晚期成熟型可采用手术治疗,关键是要把握好手术时机,一定要等到肘部骨化性肌炎成熟,但手术本身又是此病的诱因之一,故对手术治疗应持慎重态度。练功疗法对于肘部肢体功能的恢复至关重要,但应注意要绝对避免强力过度被动屈伸活动,以防损伤肘关节,导致本病的再次发生。

第三节　腕与手部筋伤

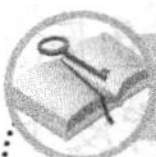

学习要点

1. 掌握腕管综合征、腱鞘囊肿、桡骨茎突狭窄性腱鞘炎及屈指肌腱腱鞘炎的含义、临床特征、诊断要点、鉴别诊断、辨证治疗和疗效标准。

2. 熟悉腕部扭挫伤、掌指及指间关节扭挫伤、腕三角软骨损伤及桡侧伸腕肌腱周围炎等的诊断要点、手法治疗和疗效标准。

3. 了解腕部扭挫伤、掌指及指间关节扭挫伤、腕三角软骨损伤及桡侧腕伸肌腱周围炎等的病因病理和预防调护。

腕与手部筋伤是指腕手部的肌肉、韧带、关节囊等软组织受到外来直接暴力、间接暴力及因持续劳损等所致的损伤，以腕手部疼痛、活动障碍为主症。

腕部位于前臂与手之间，腕部是由桡腕关节、腕中关节、腕掌关节和桡尺远侧关节组成的复合关节，它是前臂屈、伸肌腱及血管、神经分布到手的径路，具有传导压力以及屈伸、旋转运动等功能。

腕前浅表有近、中、远三条横纹。屈腕时腕前中线为掌长肌腱，桡侧为桡侧腕屈肌腱，尺侧为尺侧腕屈肌腱。桡侧腕屈肌腱与桡骨茎突间可触及桡动脉，尺神经位于指浅屈肌腱和尺侧腕屈肌腱之间。

腕深层掌侧有腕掌侧韧带、腕横韧带(图 4-15)。腕横韧带与腕骨沟共同构成腕管。通过腕管的结构有正中神经及指浅、深层肌腱各 4 条，加上拇长屈肌腱，共 9 条肌腱。

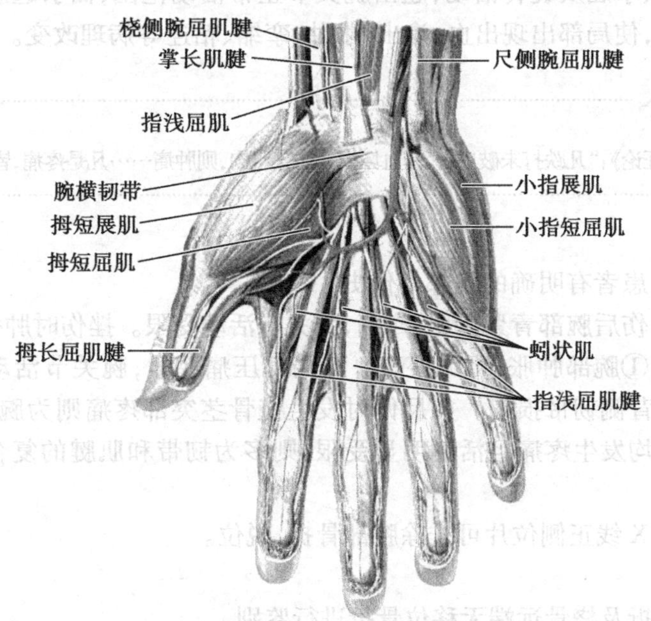

图 4-15　腕、手、掌面的结构

腕背侧韧带与桡、尺骨远端形成骨性纤维鞘管，容纳伸肌腱，由尺侧向桡侧依次为尺侧腕伸肌腱、小指固有伸肌腱、指总伸肌腱与食指固有伸肌腱、拇长伸肌腱、桡侧腕长伸肌腱、桡侧腕短伸肌腱、拇长展肌腱与拇短伸肌腱。

手部包括手掌、手背、手指。

手掌的中央凹陷,即手心。手心的两侧呈鱼腹状隆起,桡侧为大鱼际,尺侧为小鱼际。中间的凹窝包含屈肌腱、蚓状肌及骨间肌。手背局部的皮肤薄而松弛,指伸肌腱在手背皮下清晰可见。

手指借掌指关节与手掌相连。手指掌侧皮肤较厚,富有汗腺和指纹,指腹处神经末梢丰富,触觉灵敏,可辨别物体的质地和形态。指浅屈肌腱有屈曲近节指骨的作用。指深屈肌腱有屈曲远侧指间关节的作用。

腕部的功能位为背伸腕部于30°,没有尺、桡偏移。手指并拢握拳,将前臂和拳平放在桌面上,食指的纵轴与前臂的纵轴在一直线上。

手的功能位为腕关节背屈(伸)30°位,掌指关节屈曲30°~45°,指关节半屈位,而拇指微屈对掌位,各手指分开,第2~5指指尖均指向舟骨结节。

腕与手部是人们赖以生存的最重要的运动器官之一,两者协同完成各种灵巧、精细动作,它们运动量大,因此容易造成筋伤。

一、腕部扭挫伤

腕部扭挫伤是指外力作用于腕部造成关节囊及其周围韧带、筋膜、肌腱等软组织损伤,以腕部肿痛、活动受限为主症的疾病。以闭合损伤为多见,可发生于任何年龄。

【病因病理】

常因间接外力所致,使腕关节发生过度旋转,或因跌仆时手掌或手背着地,或用力过猛,迫使腕部过度背伸、掌屈及旋转活动,超出腕关节正常活动范围,而引起腕部韧带、筋膜、关节囊等扭伤或撕裂,使局部出现出血、渗出、水肿、挛缩、粘连等病理改变。

 **知识链接**

清·唐宗海《血证论》:"凡跌打未破皮者,其血坏损。伤其肌肉,则肿痛……凡是疼痛,皆瘀血凝滞之故也。"

【诊断要点】

1. 主要病史 患者有明确的腕部外伤史。

2. 临床表现 伤后腕部青紫肿胀、疼痛,腕关节活动受限。挫伤时肿痛一般更甚。

3. 体征检查 ①腕部肿胀,可见瘀斑。②局部压痛明显,腕关节活动障碍。③如屈腕时背侧疼痛则为腕背侧韧带损伤。如尺偏时发生桡骨茎突部疼痛则为腕桡侧副韧带损伤。④如各个方向活动均发生疼痛且活动明显受限,则多为韧带和肌腱的复合损伤。⑤腕关节牵拉痛试验阳性。

4. 辅助检查 X线正侧位片可排除腕部骨折、脱位。

【鉴别诊断】

应与腕舟骨骨折及桡骨远端无移位骨折进行鉴别。

1. 腕舟骨骨折 摔倒时手掌着地,腕关节肿痛,以桡侧为主,阳溪穴处压痛明显。将腕关节桡偏挤压时疼痛明显,而腕关节牵拉痛试验不明显。摄腕部舟状位X线片可确诊。

2. 桡骨远端无移位骨折 腕关节外伤后肿痛青紫瘀斑,在桡骨远端周围有压痛点,纵轴叩击痛阳性，X 线可确诊。

【辨证治疗】

急性期瘀肿广泛者，先冷敷，24 小时后改为湿热敷，同时给予固定制动、手法和药物治疗等，也可酌情选用理疗、封闭疗法等。

（一）手法治疗

治则为舒筋通络、活血化瘀。因损伤部位时间的不同，在手法的具体应用上亦有不同。

1. 损伤初期　因肿痛较明显，手法操作时宜轻柔。先在伤处附近选穴，取神门、列缺、太渊、合谷、阳溪、曲池等穴，用点按法使之得气，以舒筋通络、消散瘀滞，改善伤处周围的血液循环，同时配合拿法、弹筋法，以缓解痉挛，再用摇腕手法，在拔伸的情况下，使腕部做被动的环转、背屈及掌屈等动作，以恢复正常的活动功能，最后用擦法，以透热为度。

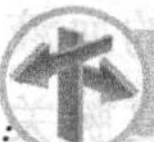 知识链接

《诸病源候论》曰："腕关节损伤，皆是卒然致损，故气血隔绝，不能周荣……按摩导引，令其气血复也。"

2. 损伤后期　由于疼痛与肿胀较轻，运用以上手法时，要加大刺激量及增大被动运动幅度，以解除挛缩、松解粘连，改善关节活动。

（二）药物治疗

1. 中药治疗

（1）内治法：损伤早期肿痛明显治宜活血化瘀、消肿止痛，可用活血止痛汤加减；后期内服小活络丹。

（2）外治法：早期外贴消瘀止痛膏或七厘散外敷，后期采用海桐皮汤熏洗。

2. 西药治疗　可内服双氯芬酸钠、吲哚美辛、萘普生等解热镇痛药，严重疼痛时可根据病情酌情选用芬太尼、喷他佐辛等成瘾性较小的麻醉性镇痛药。

（三）其他疗法

1. 固定疗法　损伤严重者可用硬纸板或铝板，甚至石膏托将腕部固定于功能位 2 ~ 3 周。

2. 练功疗法　急性期练习手指伸屈活动，缓解期练习腕伸屈和前臂旋转活动。

3. 针灸疗法　取阿是穴、大陵、阳溪、腕骨、外关、内关等穴，用泻法。

4. 封闭疗法　醋酸泼尼松龙 12.5 ~ 25mg 加 1% 利多卡因 4 ~ 6ml，于痛点及其周围封闭。

5. 穴位注射疗法　在腕部取阿是穴、阳溪、大陵、腕骨等穴，使用当归、麝香等注射液注入穴位。每日或隔日 1 次，7 ~ 10 次为 1 个疗程，每疗程结束后休息 3 ~ 5 天。

6. 物理疗法　后期用超声波治疗以缓解疼痛和肌痉挛，加强局部组织代谢。

【预防调护】

1. 伤后早期宜冷敷，有韧带撕裂者需予以固定。

2. 急性期过后应逐步加强腕关节的功能锻炼。

3. 腕部注意保暖防寒。

【疗效标准】

治愈：腕部肿痛消失，无压痛，腕关节活动自如。

好转：腕部肿痛减轻，活动时仍有不适。

未愈：症状及体征无改善。

【典型病例】

郑某,男,43 岁,农民,2013 年 12 月 30 日就诊。

主诉:左腕部扭伤后疼痛 3 天。

现病史:患者 3 天前劳动时左腕部不慎扭伤,当时仅有不适感仍坚持干活,回家后感左腕部疼痛渐重,现左腕关节活动困难,屈伸时痛甚;特来我科治疗。

查体:左腕局部肿胀,可见局部少量瘀斑;左腕部压痛明显,腕关节活动受限;腕关节牵拉痛试验阳性。

辅助检查:X 线摄片无异常改变。

诊断:左腕部扭伤

治则:舒筋通络,活血化瘀

手法治疗:先轻柔点按左腕伤处的阳溪、神门、列缺、阿是等穴,以改善伤处周围的血液循环,舒筋通络、缓解疼痛,同时配合拿法、弹筋法,以解除痉挛,再用摇腕手法,以恢复腕关节正常的活动功能,最后以搓擦法擦左腕痛点处结束手法治疗。治疗后,患者当即症状获得明显改善,左腕关节活动改善,手握力增强,再经巩固治疗 3 次而痊愈。

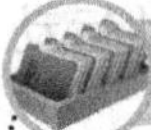

知识拓展

腕部扭挫伤中医学认为属于“腕部伤筋”范畴。损伤后脉络受损,血溢脉外,离经之血瘀积于肌腠之间则肿胀。局部气滞血瘀,经络不通,不通则痛。西医学认为肿胀是由于毛细血管破裂、出血以及血管壁的通透性增加,血管内液外渗到组织间隙所致。而疼痛又是由于创伤性血肿或炎性反应物,如组胺、5-羟色胺、前列腺素、缓激肽、白介素等炎性细胞因子的作用,刺激局部末梢神经引起,导致反射性疼痛。

二、腕管综合征

腕管综合征是指正中神经在腕管内受压而引起的以桡侧三个半手指麻木为主的感觉、运动和自主神经功能紊乱等一系列证候和体征,又名“腕管狭窄症”。

本病以中年患者居多,女性多于男性,以单侧多见。腕管系指腕掌侧横韧带与腕骨所构成的骨-韧带隧道。通过腕管的有拇长屈肌腱与 4 个手指的指浅、深屈肌腱及正中神经。正中神经居于浅层,处于肌腱与腕横韧带间(图 4-16)。

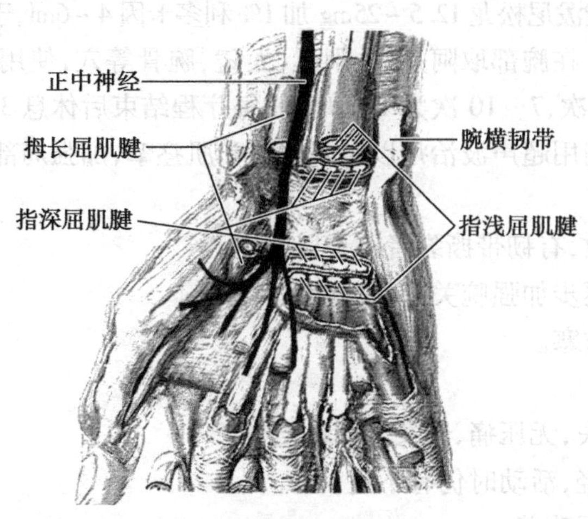

图 4-16　腕横韧带切断后暴露正中神经

知识链接

腕管是由腕骨、韧带、肌腱以及肌肉、正中神经等组成的一个复杂的解剖结构，其内面有8块腕骨，分为两排，远端自桡侧至尺侧依次为大多角骨、小多角骨、头状骨和钩骨；近端则依次为舟骨、月骨、三角骨和豆骨，腕管的背面由横跨其上的腕横韧带形成，正中神经的位置处于9条屈肌腱的上方，腕横韧带的正下方，它被包裹在一层腱鞘结构里，正中神经对于压力作用非常敏感。

【病因病理】

1. 腕管内压力增大　长期反复用力进行手腕部活动可使腕部发生慢性损伤，在掌指和腕部活动中，指屈肌腱和正中神经长期与腕横韧带来回摩擦，引起肌腱、滑膜的慢性损伤性炎症，肌腱、滑膜水肿使管腔压力增高，正中神经受压。

2. 腕管容积减小　脱位、桡骨下端骨折畸形愈合等都可使腕管内腔缩小，腕横韧带的增厚亦可使腕管缩小，压迫正中神经。

3. 腕管内容物的增多　腕部的感染或外伤引起腕管内容物的水肿或血肿，以及腕管内肿瘤、腱鞘囊肿等，可使腕管内容物的增多，压迫正中神经。

【诊断要点】

1. 主要病史　患者常有腕部慢性损伤史。

2. 临床表现　①起病缓慢，患手桡侧三个半手指感觉异常，麻木、刺痛，夜间疼痛加剧，影响睡眠。手腕温度增高时，疼痛更加明显。②持续用手劳动后出现手指感觉异常，但运动障碍不明显。手指甩动后手指刺痛、麻木减轻，工作时加剧。③手腕部天冷时发冷、发麻，手指活动不灵活。

3. 体征检查　①查体患手桡侧三个半指痛觉减退，指端感觉消失。②拇指不能向掌侧运动，肌力减弱。后期出现大鱼际肌萎缩（图4-17）、皮肤发亮、指甲增厚、患指溃疡等神经营养障碍的表现。③屈腕试验阳性：屈腕同时压迫正中神经1～2分钟，麻木感加重，疼痛可放射至中指、食指。本试验须两侧对比。④叩诊试验阳性：在腕部叩击正中神经，可有向手指放射痛、触电样刺痛感。

4. 辅助检查：神经电生理检查是判定正中神经受压程度的可靠指标。

【鉴别诊断】

1. 神经根型颈椎病　症见手部桡侧半的麻木、疼痛，同时伴有前臂桡侧的麻木、疼痛及颈部症状与体征，并且运动、腱反射也因神经根受压的异常而变化。

2. 多发性神经炎　症状常为双侧性，且不局限在正中神经，尺桡神经均受累，呈手套状之感觉麻木区。

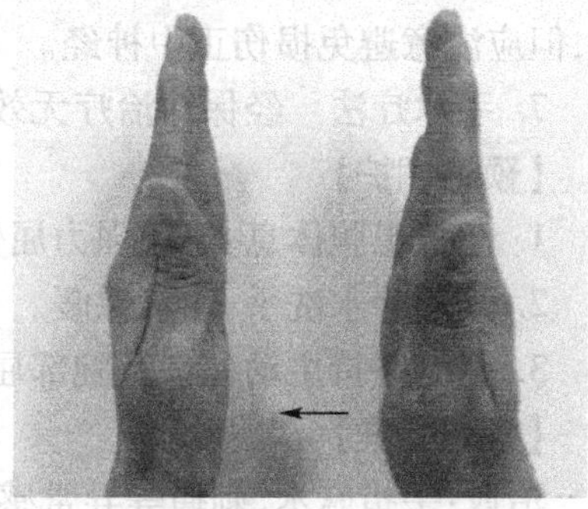

图4-17　从侧面观大鱼际萎缩

【辨证治疗】

手法、药物、针灸、封闭疗法等非手术疗法可以缓解症状，可酌情配合提高疗效；对症状反复发作者，应行手术治疗。

知识链接

腕管综合征须早诊断和早治疗，保守治疗主要针对轻中度患者，若保守治疗效果不佳或反复发作者再采取手术治疗；手术治疗主要适用于重度患者。

（一）手法治疗

治则为舒筋通络、活血化瘀。

1. 按揉法 医者用拇指指腹沿前臂下段向屈指肌腱方向进行按揉，并配合腕部被动摇法，再在外关、阳溪、鱼际、合谷、劳宫等穴及腕部压痛点重点按揉，以患者有酸胀感为度。

2. 㨰法 用小鱼际㨰前臂，重点㨰患腕。

3. 拔伸法 轻度拔伸患腕，同时缓缓旋转、屈伸腕关节，然后再用左手握腕，右手拇、食两指捏住患手拇指远节，向远心端迅速拔伸，以发生弹响为佳。最后依次拔伸第2、3、4、5指。

4. 擦法 擦腕部穴位及压痛点，结束手法治疗。

（二）药物治疗

1. 中药治疗

(1)内服：治宜祛风通络，内服小活络丹。

(2)外用：外敷消炎止痛膏或宝珍膏，并用海桐皮汤熏洗局部。

2. 西药治疗 可选择使用对乙酰氨基酚、阿司匹林、美洛昔康等解热镇痛药，严重疼痛时可使用芬太尼、喷他佐辛等成瘾性较小的麻醉性镇痛药。

（三）其他疗法

1. 固定疗法 早期疼痛较重时，可用纸板或铝板将腕部固定于中立位。

2. 练功疗法 疼痛缓解后除练习各指屈伸活动外，逐步练习腕屈伸及前臂旋转活动，防止失用性肌萎缩和粘连。

3. 针灸疗法 取外关、阳溪、合谷、劳宫等穴针刺，每日或隔日1次。

4. 封闭疗法 可选用醋酸泼尼松龙12.5～25mg，加1%利多卡因4～6ml，于腕横韧带近侧缘中点向腕管内注射。

5. 穴位注射疗法 在腕部取阿是穴、大陵、阳池、内关等穴，使用夏天无、麝香等注射液注入穴位。每日或隔日1次，7～10次为1个疗程，每疗程结束后休息3～5天。

6. 小针刀疗法 在无菌及局麻下用小针刀部分或全部切断腕横韧带，行纵行疏通剥离，但应注意避免损伤正中神经。

7. 手术疗法 经保守治疗无效者，可行手术切开腕横韧带以减压。

【预防调护】

1. 注意患腕休息，避免强力屈伸及旋转活动。

2. 不用冷水洗手，注意保暖。

3. 平时坚持主动握拳及腕部屈伸运动等功能锻炼。

【疗效标准】

治愈：手指麻木、刺痛等异常感觉消失，手腕活动自如。叩诊及屈腕试验阴性。

好转：手指麻木、刺痛等异常感觉减轻，手腕活动时仍有不适。叩诊及屈腕试验(±)。

未愈：症状及体征无改善。

【典型病例】

萧瑶瑶，女，48岁，乡村教师，2012年3月20日就诊。

主诉：右腕烧灼样疼痛4个月余。

现病史：患者自诉半年前跌倒时以双手撑地导致右腕部受伤，经所在乡镇卫生院X线照

片证实诊断为“右桡骨远端骨折”，经手法复位、小夹板外固定治疗，右腕肿痛畸形消失。但4个月前出现右手第2～5指刺痛，有时呈烧灼样痛，手指麻木乏力，腕屈曲时手指麻痛加重。

查体：右大鱼际见轻度萎缩，右腕掌面正中压痛并向手掌放射，右手2～5手指桡侧痛觉减退，正中神经叩诊阳性，屈腕试验阳性。

辅助检查：X线摄片右桡骨远端骨折的骨折线模糊。

诊断：右腕管综合征

治则：舒筋通络，活血化瘀

手法治疗：先在患者右手腕部痛点行拿捏、按压等手法以疏通经络、缓解疼痛，再弹拨患腕部周围软组织以松解粘连，然后对患侧上肢腕关节施以轻度旋转、屈伸手法，并摇晃右腕关节以理筋整复，再拔伸并抖动患腕上肢数次，最后搓擦患腕部结束手法治疗。患者经治疗7次后症状明显减轻，再予治疗1周，症状完全消失，建议再巩固治疗1周，共治疗3周，患者症状痊愈。

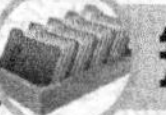
知识拓展

腕管综合征的手术治疗目前仍以腕管切开松解减压术和内镜松解减压术为主。腕管切开松解减压手术术野清楚、显露充分，可以直视下切断腕屈肌支持带，并保护好正中、尺神经及掌浅动脉弓等不受损害。缺点：瘢痕醒目，极容易损伤正中神经掌支，出现疼痛性瘢痕，康复治疗时间甚长。内镜松解腕管的优点主要是可以缩短术后手部功能障碍的时间，减少术后疼痛及无力的症状，使患者早期自理生活和恢复工作，节省经济费用。但其由于暴露有限，操作空间小，相对禁忌证多，术中可能损伤血管神经，腕横韧带不完全松解，正中神经减压不彻底引起术前症状持续及复发。国内中医利用小针刀、微型刀等治疗腕管综合征具有切口小、操作简单、手术时间短、术后恢复快、费用低等优点，缺点是暴露有限，对于轻症患者效果好，手术适应有限。因此各种治疗方法都有其适应证和禁忌证，都有各自的优点和缺点，因此要求临床医生应对患者采用个体化治疗原则，针对不同患者采用不同的治疗方式。

三、腕三角软骨损伤

腕三角纤维软骨因受直接暴力或间接暴力作用引起损伤，以伤后腕部肿痛、活动时有弹响、旋转受限等为主要临床特征的疾病称为腕三角软骨损伤。

腕三角纤维软骨又称腕关节盘，为三角形的纤维软骨组织，其三角形尖端附着于尺骨茎突基部，三角形的底边附着于桡骨远端尺骨切迹的边缘（图4-18）。腕关节盘是腕尺侧的缓冲垫，也是桡尺远侧关节的主要稳定装置，具有限制前臂过度旋转的功能。正常时三角软骨在任何旋转角度均处于紧张状态。一般在前臂旋后位时，三角软骨掌侧部分紧张度增大，而在旋前位时背侧部分紧张度增大。

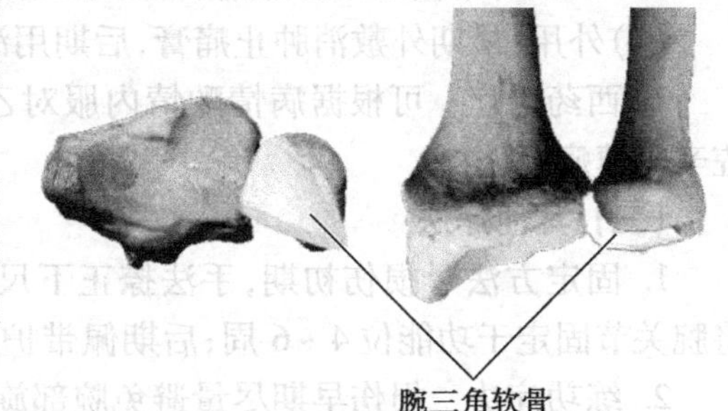

图4-18　腕关节盘的形态与尺、桡骨下端的关系

【病因病理】

由于下尺桡关节在解剖结构上比较不稳定，当腕关节遭受突然的过度扭转外力或长期劳损，使下尺桡关节的旋转度超过了正常范围，可引起三角软骨的损伤或破裂，也常并发于

桡骨远端骨折或腕部严重的其他损伤后，此时腕三角软骨损伤的早期症状常被其他严重损伤所掩盖。急性损伤时腕关节受到突然暴力作用，关节处于过伸或过屈位并伴随旋转，暴力可导致软骨与周围组织的纤维连接断裂，软骨内部结构损伤，软骨破裂，关节腔内出现软骨碎片，腕关节失去正常的生理功能；慢性损伤是由于腕关节长期、反复旋转挤压运动导致，或是腕关节炎症反应改变了软骨所处的生理环境，诱发所致。

【诊断要点】

1. 主要病史　腕部有明显的扭挫伤史，或前臂过度的旋转史。

2. 临床表现　①腕部伤后轻度肿胀，疼痛，且痛点局限。②腕关节及前臂旋转活动受限，尤以前旋后时疼痛加重，且有弹响，握力显著下降。③后期腕尺侧微肿，酸楚乏力。

3. 体征检查　①腕尺侧下尺桡关节间隙远端处局限性压痛。②腕关节被动旋转活动时，尺骨头向背侧移位，桡尺远端关节有异常活动，并发出弹响声。③腕三角软骨挤压试验阳性，即腕关节向尺侧被动偏斜，然后屈伸腕关节可引起腕部疼痛。

4. 辅助检查　X线摄片可见桡尺远端关节间隙增宽，尺骨头向外背侧移位。碘油或空气造影可显示腕关节三角纤维软骨破损部位。必要时行 MRI 检查，可进一步明确为腕三角软骨损伤。

【鉴别诊断】

1. 腕关节扭挫伤　伤后腕部肿痛较重，腕关节屈伸受限明显，前臂旋转不受限，且下桡尺关节无异常及弹响声，尺骨小头无移位现象。

2. 腕管综合征　起病缓慢，手桡侧三个半手指麻木，疼痛感觉减退，遇热加重，腕掌正中压痛及叩击痛，腕关节掌屈不能持久，尺侧屈无明显不适。

【辨证治疗】

以手法、药物治疗为主，配合其他方法治疗。

（一）手法治疗

治则为理筋整复。采用拔伸捺正法。先行腕部适当的相对牵引，在牵引下将腕关节环转摇晃 6 ~ 7 次，再轻轻揉按、揉挤尺骨头与桡骨远端的尺侧缘，使其突出处复平，随之将分离的桡尺远侧关节捺正并保持稳定位置。

（二）药物治疗

1. 中药治疗

（1）内服：初期治宜祛瘀消肿，可用七厘散加减；后期治宜补肾强筋，可用补肾壮筋汤加减。

（2）外用：早期外敷消肿止痛膏，后期用海桐皮汤熏洗。

2. 西药治疗　可根据病情酌情内服对乙酰氨基酚、阿司匹林、美洛昔康、芬太尼、喷他佐辛等镇痛药。

（三）其他疗法

1. 固定方法　损伤初期，手法捺正下尺桡关节后，用与腕部贴合适宜的纸夹板或铝板将腕关节固定于功能位 4 ~ 6 周；后期佩带护腕保护。

2. 练功疗法　损伤早期尽量避免腕部旋转活动，可做握拳动作。解除固定后在佩带护腕时逐渐加强腕关节功能活动。

3. 封闭疗法　用醋酸泼尼松龙 12.5 ~ 25mg 加 1% 利多卡因 4 ~ 6ml 做尺骨茎突与桡骨远端间痛点注射，每周 1 次，3 次为 1 个疗程。

4. 穴位注射疗法　在腕部取阿是穴、腕骨、后溪等穴，使用威灵仙、胎盘等注射液注入穴位。每日或隔日1次,7~10次为1个疗程,每疗程结束后休息3~5天。

5. 物理疗法　可酌情应用醋离子导入、磁疗、蜡疗、超短波、激光等。

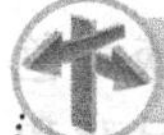

知识链接

治疗时充分考虑到腕三角纤维软骨血供较差,愈合较慢,甚至存在不愈合的可能。针对腕三角纤维软骨"损伤易、治难愈"的特点,医生在治疗同时应向患者交代该病的严重性、迁延性,并定期随访,及时反馈疗效,以便采取相应治疗措施。

【预防调护】

1. 腕三角软骨损伤有易发、难愈的特点,因此损伤早期应注意固定休息,为软骨修复提供良好环境,到腕关节疼痛完全消失后再逐渐开始进行功能锻炼。

2. 治疗期间应尽量避免做腕及前臂旋转性工作,在未痊愈之前始终要避免劳累。

3. 平时佩带护腕保护。

4. 注意腕部保暖防寒。

【疗效标准】

治愈:腕部无肿痛,无压痛,腕关节活动正常。X线片示:下尺桡关节关系正常。

好转:腕部肿痛减轻,压痛缓解,下尺桡关节稍松弛。

未愈:症状及体征无改善。

【典型病例】

陈某,男,31岁,2013年11月21日就诊。

主诉:左腕部扭伤后疼痛、活动不利伴有弹响声1天。

现病史:患者昨日扭伤左腕部,导致左手腕关节局限性疼痛,旋转时引起左腕疼痛加剧,可听到响声。左手握力明显减退,影响正常生活,故前来就诊。

查体:左腕部轻度肿胀,左腕尺侧处有局限性压痛;腕关节被动旋转时,左尺骨头向背侧移位,且有异常活动,可闻及弹响声。左腕三角软骨挤压试验阳性。

辅助检查:X线摄片左腕桡尺远端关节间隙增宽,尺骨头向外背侧轻度移位。

诊断:左腕三角软骨损伤

治则:理筋整复

手法治疗:先行左腕腕部对抗牵引,在牵引状态下将左腕关节环转摇晃数次以整复关节,再轻轻揉按、揉挤左腕尺骨头与桡骨远端的尺侧缘,使其突出处复平,最后将分离的桡尺远侧关节捺正,再用铝板将左腕关节固定于功能位1个月。治疗1个月后复查,左腕部疼痛及弹响声消失,手腕旋转活动不受限,拆除外固定,指导患者进行功能锻炼1个月,患腕恢复正常,病告痊愈。1年后随访未复发。

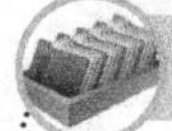

知识拓展

腕三角软骨损伤功能康复锻炼方法:患腕固定3~4周后,经检查局部疼痛症状明显缓解,肿胀基本消失后,方可进行功能锻炼:①主动锻炼:患者先行手指屈伸功能锻炼,后做被动患侧腕部屈伸活动,再做尺偏及桡偏动作,最后做前臂旋转锻炼。早期每天3~5次,每次50~100下,以后随着腕部疼痛症状减轻可逐步增加运动次数及运动强度。②被动锻炼:当主动锻炼1~2周后,可在医生指导下先行主动锻炼后再进行被动锻炼。先由医生由远至近被动屈伸患侧指间关节及腕关节,再行患腕桡偏、尺偏及旋转活动数次,范围从小到大,力量从轻到重,以患者耐受程度为度。

四、腱鞘囊肿

腱鞘囊肿是发生于关节或腱鞘附近的囊性包块，内含有无色透明或微呈白色或淡黄色的胶冻样黏液。亦称“筋结”“筋聚”“腕筋瘤”“腕筋结”等。腱鞘囊肿好发于腕背、足背和腘窝等处。多为单发，也有多发，多见于青壮年，女性多于男性，尤易发于患部用力活动较多的妇女。

【病因病理】

本病多因腕部急性损伤或劳损引起。它与关节囊、韧带、腱鞘中结缔组织营养不良，发生退行性变有关。腕部急、慢性损伤后，使腱鞘内滑液增多而发生囊性疝出，日久产生结缔组织的黏液性变。

【诊断要点】

1. 主要病史　患者常有腕部劳损或外伤史。

2. 临床表现　①囊肿多逐渐发生，生长缓慢，一般无明显不适。②少数患者在做关节活动时有酸胀感或局部疼痛。③有时疼痛可向囊肿周围放散。若囊肿和腱鞘相连，患肢远端则出现软弱无力感觉。④囊肿的大小与症状的轻重无直接关系，囊肿小而张力大者疼痛多较明显，囊肿大而且柔软者多无明显的疼痛。

3. 体征检查　①局部可见圆形或椭圆形肿物(图4-19)。②皮色正常，表面光滑，边界清楚，有橡皮样或囊性感，囊肿较大者可有波动感。③压痛不明显。④日久囊肿纤维化后，可变得较小而硬，但仍有弹性感。⑤用针穿刺其穿刺物为胶冻样黏液物。

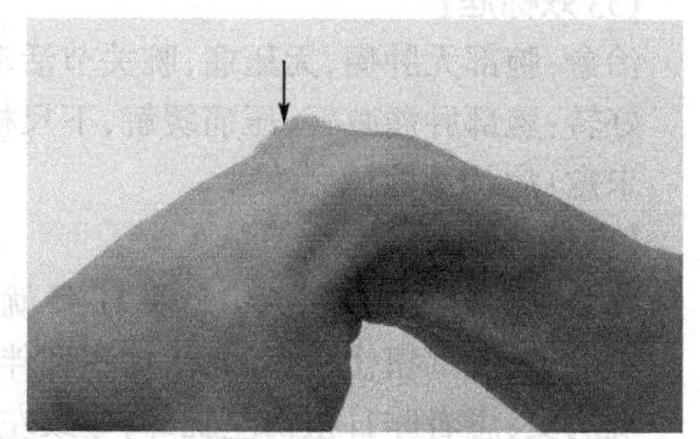

图4-19　腕部腱鞘囊肿

4. 辅助检查　X线检查无异常。

【鉴别诊断】

1. 体表脂肪瘤　多发于脂肪聚集部位的皮下，关节部位少见。与皮肤无粘连，质软有韧性，穿刺抽不出任何东西。

2. 腕关节扭挫伤　有明显外伤史，伤后腕部肿胀青紫瘀斑，活动受限，无局灶性肿物，用针穿刺无东西或为血性物。

【辨证治疗】

本病病变局限，治疗以外治法为主。可用手法挤破、针刺、封闭等非手术治疗，但容易复发。即使手术也可复发，应尽力将囊肿切除干净才不易复发。

(一) 手法治疗

治则为消肿散结。常用挤压法。

对于发病时间短，囊壁较薄，囊性感明显者，可用手法治疗。以腕背部囊肿为例。将腕关节掌屈，使囊肿固定和高突，医者用双手拇指压住囊肿，并加大压力挤压囊肿，使囊壁破裂。捏破后局部按摩，使囊内液体充分挤出，散于皮下。最后用绷带加压包扎，固定患处1周。

（二）药物治疗

对于囊壁已破，囊肿变小，局部仍较肥厚者，可搽擦茴香酒或展筋丹，亦可贴万应膏，并用绷带加压包扎 2～3 天，使肿块进一步消散。

（三）其他疗法

1. 针灸疗法　对于囊壁较厚，囊内张力不大，难以手法压破者，可用三棱针刺入囊肿，起针后在囊肿四周加以手法挤压，使囊肿内容物散入皮下，然后外用消毒敷料加压包扎 1 周。

 **知识链接**

《灵枢・经筋》中治疗经筋病主张“治在燔针劫刺，以知为数，以痛为腧”。提出了经筋病的治疗手段可采用燔针，取穴应当以痛点为施治的部位，治疗的次数是以“知”为数，即以疾病痊愈为度。

2. 封闭疗法　局部消毒后，先用针管将囊内黏液尽量抽出，然后可注入麻醉药加可的松类药物，术后加压包扎。

3. 小针刀疗法　在囊肿最高处刺入小针刀，刺破并切开囊壁。

4. 手术疗法　对于反复发作者，行囊肿摘除术，将囊肿壁摘除干净，以防复发。

【预防调护】

1. 囊肿发生的早期，少数患者能自行消失，可不必急于特殊治疗，可先做适当休息观察。若 1～2 周内不能自行消失者，须给予治疗。

2. 囊壁挤破后，在患部放置半弧形压垫（如纽扣等），适当加压包扎保持 1～2 周，以使囊壁间紧密接触，形成粘连，避免复发。

3. 患部的活动应适当，避免使用不当的按摩手法，增加滑液渗出，使囊肿增大。

4. 如做针刺治疗，在穿刺后 24～48 小时后可做局部热敷、理疗或配合中药熏洗，以促进滑液尽快吸收，也有益于避免复发。

【疗效标准】

治愈：症状、体征消失，功能正常。

好转：症状缓解，体征消失，短时内无再复发。

未愈：症状及体征无改善。

【典型病例】

申某，女，27 岁，2013 年 4 月 7 日就诊。

主诉：右腕背部发现肿块伴右腕酸痛无力两月余。

现病史：患者 2 个月前发现右腕背部有一肿块，因当时无症状、不影响正常生活及工作，未予在意。近日该肿物在右腕部活动时感酸痛无力，且该肿物逐渐增大，已影响正常生活。

查体：右腕背部可见一椭圆形蚕豆大小囊性肿物，肤色正常，表面光滑，边界清楚，触之有波动感，压痛不明显。

辅助检查：X 线摄片未见异常改变。

诊断：右腕背腱鞘囊肿

治则：消肿散结

手法治疗：用挤压法，将右腕关节掌屈，使囊肿固定和高突，医者用双手拇指压住囊肿，并加大压力挤压囊肿致囊壁破裂。挰破后局部按摩，使囊内液体充分挤出，散于皮下。最后用绷带加压包扎，固定患处 1 周，嘱患者每天自我加压按揉右腕患部，1 周后复查。1 周后囊肿基本消失，再行以上手法后加压包扎 1 周，囊肿消失，病告痊愈。

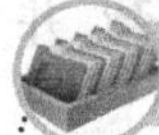 **知识拓展**

对于腱鞘囊肿的诊断主要依赖病史的采集、临床表现和主要体征作出诊断。但不能判断囊肿与肌腱的关系，对此可采用辅助检查手段超声进行检查，它具有无创伤性，有助于确定浅表软组织肿块的形态、大小及深度，区分肿块的囊实性与血流特征，易分辨囊肿与腱鞘的关系，具有一定的临床应用价值，但其对软组织肿块不能做病理诊断。

五、桡骨茎突狭窄性腱鞘炎

桡骨茎突狭窄性腱鞘炎系桡骨茎突部位的肌腱在腱鞘内长时间地过度摩擦或反复损伤后，滑膜呈现水肿、渗出、增厚等炎性变化，引起腱鞘管壁增厚、粘连或狭窄，肌腱在鞘管内滑动困难而产生相应症状，以腕部桡侧疼痛，持物时乏力、疼痛加重为主要临床特征的疾病（图 4-20）。本病女性发病率高于男性，好发于家庭妇女及经常用腕部操作的劳动者如木工、纺织女工等。

【病因病理】

拇长展肌及拇短伸肌的肌腱同时经过桡骨茎突部浅在纤维骨性鞘管，由于腕部及拇指的过劳使肌腱在狭窄的腱鞘内不断地来回摩擦，日久可以引起肌腱、腱鞘发生损伤性炎症，造成纤维鞘管充血、水肿，鞘壁增厚、肌腱变粗、管腔变窄，肌腱与腱鞘之间粘连，使肌腱在腱鞘内滑动困难而产生相应的症状。

【诊断要点】

1. 主要病史　患者常有腕部慢性劳损史，少数患者有腕部扭伤史。

2. 临床表现　多数缓慢发病，腕桡侧疼痛，腕部各种动作或拇指外展、伸展等动作而加剧，持物时乏力，疼痛加重，休息后减轻。部分患者疼痛可向手或前臂传导，拇指软弱无力，功能受限。

3. 体征检查　①桡骨茎突部可触及一结节状轻微隆起，压痛明显。②握拳尺偏试验阳性：即将患者拇指尽量屈曲，握于掌心，同时将腕向尺侧倾斜时，引起桡骨茎突处痛剧（图 4-21）。

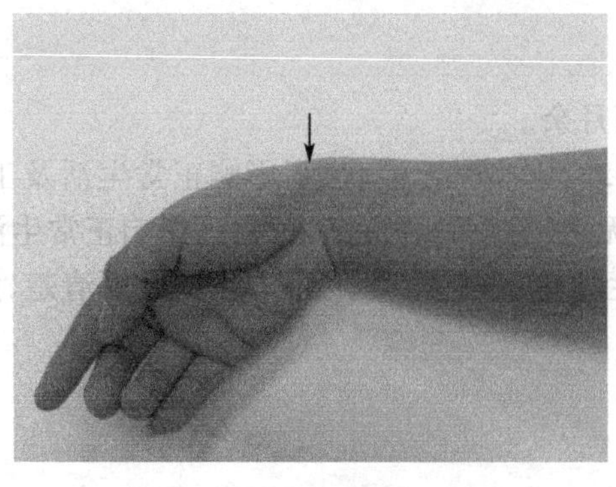

图 4-20　桡骨茎突狭窄性腱鞘炎

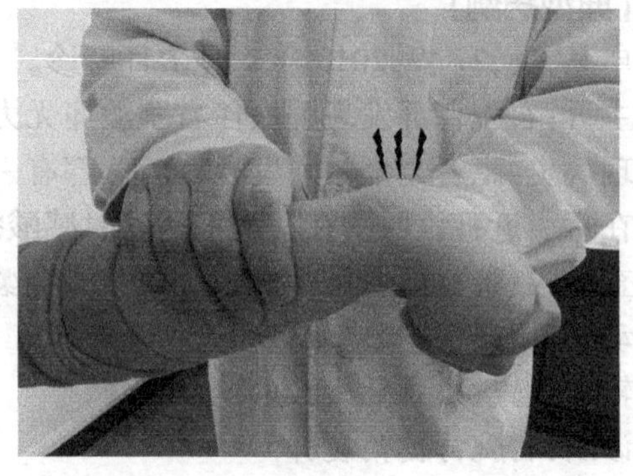

图 4-21　握拳尺偏试验阳性

4. 辅助检查　X 线摄片一般无异常发现，仅有少数病例可见桡骨茎突处有轻度脱钙或钙盐沉着现象。

【鉴别诊断】

1. 腕三角纤维软骨损伤 腕部有明显扭挫伤史，伤后腕部疼痛，局限在下尺桡关节间隙远端处，腕及前臂旋转受限，且有弹响，腕三角软骨挤压试验阳性。

2. 腕舟骨骨折 有明确外伤史，伤后腕部鼻烟窝肿胀、疼痛、压痛明显，纵行挤压第1、2指掌骨部可诱发鼻烟窝部疼痛。腕关节桡侧屈疼痛，尺侧屈疼痛减轻。X线舟状位可见舟骨上有骨断裂影。

【辨证治疗】

本病部位局限，以手法治疗为主，药物、针灸、小针刀等疗法可酌情选用，必要时行松解术。

（一）手法治疗

治则为舒筋通络、松解粘连。推按阳溪法，以右手为例。

1. 医者在患者前臂伸肌群桡侧施㨰法，反复数遍。

2. 点按手三里、偏历、阳溪、列缺和合谷等穴。

3. 用拇指重点揉按桡骨茎突部及其上下方。

4. 医者以左手握住患腕，并用左手拇指置于阳溪穴部，右手食指及中指夹持患侧拇指，余指握住其他四指，进行对抗牵引，并使患腕掌屈、背屈，同时缓缓旋转患腕。

5. 最后对抗牵引，使患腕向尺侧极度屈曲，然后左拇指用力向掌侧推压挤按，同时右手用力将患腕掌屈，再伸展，反复3～4次。

（二）药物治疗

1. 中药治疗

(1)内服：治宜调养气血、舒筋活络，可用桂枝汤加当归、威灵仙、姜黄、桑枝。

(2)外用：一般手法治疗后局部敷消肿止痛膏，以绷带包扎固定，或用海桐皮汤熏洗。

2. 西药治疗 若需止痛，可酌情内服阿司匹林、对乙酰氨基酚、布络芬等解热镇痛药，严重疼痛时可使用芬太尼等成瘾性较小的麻醉性镇痛药。

（三）其他疗法

1. 固定疗法 疼痛严重时，可用夹板或硬纸板将腕关节固定于背伸、桡偏、拇指伸展位3～4周，以限制活动。

2. 针灸疗法 取阳溪为主穴，配列缺、合谷、曲池、手三里、外关等，得气后留针15分钟，隔日1次。

3. 封闭疗法 用醋酸泼尼松龙12.5mg加1%利多卡因2ml于鞘管内注射，每周1次，3次为1个疗程。

4. 穴位注射疗法 在腕部取阿是穴、列缺、合谷等穴，使用丹参、威灵仙、夏天无等注射液注入穴位。每日或隔日1次，7～10次为1个疗程，每疗程结束后休息3～5天。

5. 小针刀疗法 针刀顺着肌腱走向刺入，达骨面后，行纵行切开，疏通剥离。应注意避开桡动、静脉及桡神经浅支。

6. 手术疗法 经非手术治疗无效者，可行腱鞘松解术。

【预防调护】

1. 患者平时做手部动作要缓慢，尽量脱离手腕部过度活动的工作。

2. 注意腕部休息。

3. 腕部保暖防寒。

【疗效标准】

治愈:腕桡侧肿痛及压痛消失,功能恢复,握拳尺偏试验阴性。

好转:腕部肿痛减轻,活动时轻微疼痛,握拳尺偏试验(±)。

未愈:症状及体征无改善。

【典型病例】

李某,男,52岁,木刻艺术家,2011年6月11日就诊。

主诉:右腕外侧疼痛2周,加重4天。

现病史:患者长期从事雕刻工作,近日在雕刻作品时,出现右腕外侧疼痛,拇指活动时疼痛加剧,持物时乏力、疼痛加重,休息后减轻。

查体:右腕部无红肿,桡骨茎突部可触及一结节状轻微隆起,局部压痛明显;右握拳尺偏试验阳性。

辅助检查:X线摄片右桡骨茎突处有轻度脱钙现象。

诊断:右桡骨茎突狭窄性腱鞘炎

治则:舒筋通络,松解粘连

手法治疗:先在患者右腕患处施㨰法,反复数遍,并点按手三里、偏历、阳溪、列缺、阿是等穴以疏通经络、缓解疼痛,然后用拇指重点揉按并弹拨右桡骨茎突痛点部及其上下方,最后握住患腕,进行对抗牵引的同时,使患腕掌屈、背屈,再伸展,同时缓缓旋转患腕,以松解粘连。经治疗2次后,右腕部隆起处较前消退,疼痛有明显改善。共治疗1周,患者症状消失,痊愈。

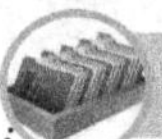

知识拓展

高频超声能清晰显示狭窄性腱鞘炎中肌腱、腱鞘的病变形态及范围,实时动态显示肌腱在腱鞘内运动情况,可为临床提供客观的诊断依据,并具有操作简便、经济、无创、可重复应用等优点,是狭窄性腱鞘炎首选的影像学检查方法。

六、桡侧腕伸肌腱周围炎

桡侧腕伸肌腱周围炎是指因为急剧的频繁的活动摩擦,引起该肌腱及其周围组织充血、水肿、渗出的无菌性炎症,以前臂远端背侧疼痛,握拳时出现捻发音为主要临床特征,又称"前臂伸肌腱周围炎""桡侧伸腕肌群捻发音性腱周炎""捻发性肌腱炎"等。好发于男性青壮年,以右侧多见。

【病因病理】

在前臂背侧中、下1/3处,拇长展肌和拇短伸肌从桡侧腕长伸肌、桡侧腕短伸肌之上斜行跨过,该处没有腱鞘,仅有一层疏松的腱膜覆盖。由于腕伸肌活动频繁,又无腱鞘保护,使肌腱间相互摩擦增多,从而导致损伤,引起肌腱及周围组织充血、水肿,甚至变性粘连而发生此病。

【诊断要点】

1. 主要病史　有明显的腕部劳损史。

2. 临床表现　①多见于木工、泥工及双杠和举重运动员。②前臂中、下段桡背侧肿胀、疼痛,腕关节活动时疼痛加重。

3. 体征检查　①局部有轻度肿胀,皮温升高。②在桡骨远端背侧有压痛,握拳时出现捻发音。③握拳腕背伸时可诱发疼痛。

4. 辅助检查　X线检查一般无异常。

【鉴别诊断】

本病应与桡骨茎突狭窄性腱鞘炎进行鉴别。它们疼痛部位及体征不同，桡骨茎突狭窄性腱鞘炎症见腕部桡侧疼痛，持物乏力，桡骨茎突部轻微隆起，压痛明显，握拳试验尺偏阳性；而本病为前臂中、下段桡背侧皮温升高，肿胀、压痛明显，握拳背伸时疼痛，并可出现捻发音。

【辨证论治】

轻者局部热敷和减少活动后，症状可自行痊愈。急性期疼痛较甚时不宜手法治疗，待病情缓解后再行手法治疗。一般治疗以手法和药物为主，可酌情配合其他疗法。

（一）手法治疗

治则为舒筋活血、消肿止痛。

患者正坐，一助手握患肢前臂上端，医者一手握拇指，与助手相对拔伸牵引，用另一手拇指沿桡骨伸肌腱自下而上反复用推法及揉法按摩，直至腕关节活动时捻发音消失或减轻为止。

（二）药物治疗

1. 中药治疗

(1)内服：治宜祛瘀消肿、舒筋止痛，可用舒筋丸。

(2)外用：局部外敷消炎止痛膏或贴宝珍膏，配合海桐皮汤熏洗。

2. 西药治疗　疼痛较甚时，可酌情配合布洛芬缓释胶囊、复方氯唑沙宗片等解痉止痛剂。

（三）其他疗法

1. 固定疗法　急性期肿痛严重者，用硬纸板或夹板两块固定腕关节1～2周，待捻发感消失后去除外固定。

2. 针灸疗法　取偏历、阳池、支沟、手三里、外关等，得气后留针20分钟，每日1次，7次为1个疗程。也可采用热敏灸。

《素问·调经论》曰："血气者，喜温而恶寒，寒则泣而不流，温则消而去之。"

3. 封闭疗法　以醋酸泼尼松龙12.5～25mg加1%利多卡因4～6ml做局部痛点封闭，每周1次，3次为1个疗程。

4. 穴位注射疗法　在前臂部取阿是穴、外关、支沟、阳池、曲池等穴，使用祖师麻、夏天无等注射液注入穴位。每日或隔日1次，7～10次为1个疗程，每疗程结束后休息3～5天。

5. 物理疗法　可酌情应用醋离子导入、磁疗、蜡疗、激光等。

6. 小针刀疗法　针刀顺着肌腱走向刺入，行纵行切开，疏通剥离。

【预防调护】

1. 避免局部外伤和腕关节长时间的过度背伸活动与劳动，防止本病的发生。

2. 急性期局部肿痛时，减少腕与拇指的活动。

3. 治疗期间应避免腕部持重或用力握拳，减少前臂的活动。

4. 避免寒冷刺激，局部可用热敷法。

【疗效标准】

治愈：局部无肿痛，无压痛，捻发音消失，功能恢复正常。

好转：肿痛消退或减轻，活动时尚有不适。

未愈：症状及体征无改善。

【典型病例】

朱某，女，47岁，农民，2013年4月6日就诊。

主诉：右前臂腕背部疼痛伴有捻发音3天。

现病史：患者自述劳动后右前臂腕背部肿胀、疼痛伴有捻发音3天，持物时右腕关节疼痛加重，有乏力感，休息后症状减轻。

检查：右前臂腕背侧局部轻度肿胀；在桡骨远端中、下段背侧有压痛，皮温稍高，握拳时出现捻发音，握拳背伸时疼痛加剧。

辅助检查：X线摄片未见明显异常改变。

诊断：右桡侧腕伸肌腱周围炎

治则：舒筋活血，消肿止痛

手法治疗：患者正坐，一助手握患肢右前臂上端，医者一手握拇指，与助手相对拔伸牵引，用另一手拇指沿桡骨伸肌腱自下而上反复用推法及揉法按摩，直至腕关节活动时捻发音消失或减轻为止，擦右腕背侧痛点，结束手法治疗。经手法治疗1次，症状明显改善。治疗3次症状完全消失，嘱其注意避免腕部持重，减少右前臂的活动，1周后复查。1周后患者病告痊愈，随访4个月无复发。

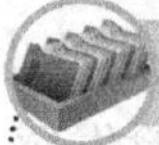

知识拓展

桡侧腕伸肌腱周围炎自我推拿保健：第一步，指按揉或掌揉腕关节及周围：在患肢前臂远端腕掌侧、背侧及周围痛点处指按揉或掌揉100次左右；第二步，自我摇腕关节数分钟；第三步，屈伸腕关节：操作时患手掌心朝下，先自我拔伸，然后使腕关节充分掌屈并快速复原，反复操作数次，再改用手背朝下，先自我再拔伸，然后伸直腕关节，并快速背屈，反复操作数次；第四步，擦患侧腕关节：用掌根擦法擦患侧腕关节局部痛点，以透热为度。

七、掌指及指间关节扭挫伤

当手指受到撞击、压轧及过度背伸、掌屈或扭转，致使掌指及指间关节超过正常活动范围而受伤，临床上以掌指及指间关节肿痛剧烈、活动受限为主要临床特征的疾病，称为掌指及指间关节扭挫伤。多为闭合性损伤，可发生于各指，青壮年多见。

【病因病理】

掌指及指间关节两侧的侧副韧带在手指伸直时紧张，且无外展和内收活动，此时若手指受到骤然猛烈的外力，可使手指过度伸屈、尺偏或桡偏，则可发生关节伸屈肌腱、侧副韧带或关节软骨损伤。严重者可致韧带断裂、掌指及指间关节半脱位或完全脱位，甚至骨折。

【诊断要点】

1. 主要病史　有明显的外伤史。

2. 临床表现　伤后手指关节疼痛剧烈，并迅速肿胀，常呈现近伸直位，但不能伸直，手指活动受限。

3. 体征检查　①患者掌指及指关节有明显压痛，做被动侧向活动时疼痛加重。②如侧副韧带断裂或关节囊撕裂者，则手指关节不稳，有侧向异常活动，并可见手指侧弯畸形。并发脱位时，则畸形更明显。

4. 辅助检查　X线摄片可排除关节边缘骨折及脱位。若侧副韧带完全断裂，伤侧手指间关节间隙增宽。

【鉴别诊断】

本病应注意与手指关节脱位及骨折相鉴别。当暴力强大时，可引起手指关节脱位及骨折。一般伤后手指关节畸形明显，常有侧方移位，可闻及骨擦音或见到异常活动，X线摄片可确诊。

【辨证治疗】

以手法和药物治疗为主，配合其他疗法。

（一）手法治疗

治则为舒筋通络、消肿止痛。

1. 医者一手拿捏固定伤指关节的近侧指骨，另一手拇指及食指握住患指远侧关节向远侧拔伸，使错缝的手指关节复位。

2. 在拔伸下做手指关节的屈伸活动，再做轻微的关节摇晃手法，将弯曲的患指伸直，使筋膜理顺、关节滑利。

3. 以拇、食二指捏住患指伤指节两侧做轻柔推拿、按摩法，以局部舒适轻松为度。

（二）药物治疗

1. 中药治疗

（1）内服：初期宜活血祛瘀、消肿止痛，可用活血止痛汤加减；后期强筋通络，可用补筋丸。

（2）外用：初期伤指可敷贴消肿止痛膏或三色敷药，后期解除固定后用海桐皮汤煎水熏洗。

2. 西药治疗　疼痛较剧烈时，可根据疼痛病情配合内服美洛昔康、阿司匹林、萘普生、对乙酰氨基酚、曲马多、喷他佐辛等镇痛药。

（三）其他疗法

1. 固定疗法　对单纯扭挫伤及错缝有侧副韧带损伤的患者可用大小适宜手指的硬纸板或铝板条，将患指固定于屈曲35°~45°位3~4周。对末节指伸肌腱断裂及伴有撕脱小骨折者，则将患者近侧指间关节尽量屈曲，远侧指间关节过伸位固定4~6周。

2. 练功疗法　经上述治疗24小时后疼痛减轻者，可练习腕及未受伤指的活动，但不能使伤指疼痛加剧；3~5日后练习伤指关节的活动，要逐渐锻炼，防止做被动的强烈运动。

3. 穴位注射疗法　在肘部取阿是穴、手三里、手五里等穴，使用夏天无等注射液注入。每日或隔日1次，7~10次为1个疗程，每疗程结束后休息3~5天。

4. 物理疗法　可酌情应用醋离子导入、音频、磁疗、蜡疗、激光等。

知识链接

掌指及指间关节扭挫伤如果处理不当，可导致掌指或指间关节肿大变形，功能障碍。

【预防调护】

1. 指间关节扭挫伤后，肿痛期应以制动为主，肿痛减轻后再进行活动，不要操之过急。

2. 治疗期间用手法时切忌动作粗暴，大幅度地摇晃指间关节可致再次损伤。

【疗效标准】

治愈：伤指肿痛消失，关节活动自如。

好转：肿痛减轻，指屈伸活动轻度受限。

未愈：症状及体征无改善。

【典型病例】

方某，男，27 岁，维修工，2013 年 3 月 27 日就诊。

主诉：左手无名指扭伤后肿痛 4 天。

现病史：患者 4 天前在劳动时不慎扭伤，自觉左手无名指疼痛、肿胀，无法伸直且活动困难，自行给予热敷及外擦药物等治疗后症状未见好转。

查体：左手无名指第一指间关节肿胀，处于半屈曲位，局部有明显瘀斑，压痛明显，被动活动时疼痛加剧。

辅助检查：X 线摄片左手无名指未见骨折及脱位，关节间隙尚可。

诊断：左无名指指间关节扭伤

治则：舒筋通络，消肿止痛

手法治疗：先用拔伸手法，将错缝的左手无名指指关节复位，然后在拔伸的同时做左手无名指关节的屈伸活动和轻微的关节摇晃手法，将弯曲的患指伸直，使筋膜理顺、关节滑利，再以拇、食二指捏住患指指节两侧做轻柔推拿、按摩法、捻法，以舒筋活血、消肿止痛，最后擦痛点结束手法治疗。经 1 次治疗后，局部肿胀明显消退，疼痛减轻。治疗 7 天后关节肿胀、压痛完全消退，左手无名指指间关节屈伸功能正常。

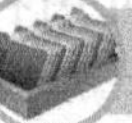
知识拓展

国际手外联合会制定的手指伸屈功能总主动活动度（TAM）测定标准：以患指的远位指间关节（DIP）、近位指间关节（PIP）、掌指关节（MP）主动屈曲度总和与健侧相比较。各关节伸直位以 0°为准，过伸部分不计。

评级标准　优：TAM 与健侧活动范围相同；良：TAM 大于健侧活动度的 75%；可：TAM 大于健侧活动度的 50%；差：TAM 小于健侧活动度的 50%。

八、屈指肌腱腱鞘炎

屈指肌腱腱鞘炎是指劳损导致指屈肌腱及其鞘管发生于手指关节掌侧的一种慢性无菌性炎症，以手指屈伸时疼痛，并发生弹响为主要临床特征，又称“弹响指”“扳机指”。任何手指均可发病，但以拇指和中指最为多见，少数患者为多个手指同时发病。本病多发于家庭妇女与手工操作者。

本病属于职业性劳损性疾病，应注意治疗，更应重视预防，贵在早治，治疗要彻底，以免转成慢性。

【病因病理】

掌骨颈和掌指关节掌侧浅沟与鞘状韧带组成骨性纤维管，屈拇长肌腱，屈指深、浅肌腱分别从相应的管内通过。手指经常屈曲，使屈肌腱与骨性纤维管反复摩擦；或长期用手握持硬物，使骨性纤维管受硬物与掌骨头的挤压以致局部充血、水肿、纤维鞘管变性，增生肥厚，使管腔狭窄，指屈肌腱受压变细，两端膨大呈葫芦状。当屈指肌腱膨大的部分通过狭窄的纤维管时，出现弹响声（图 4-22）。

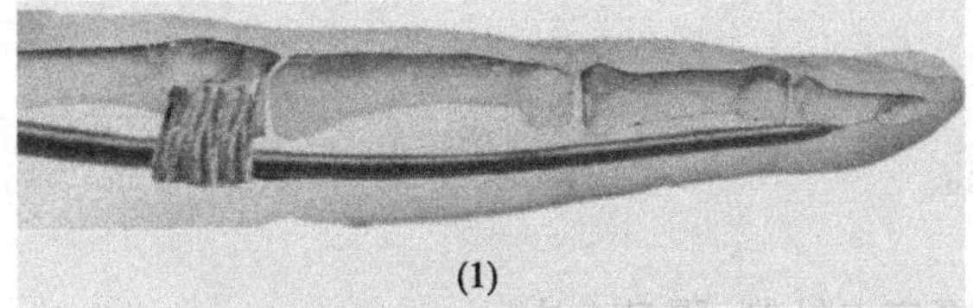
(1)

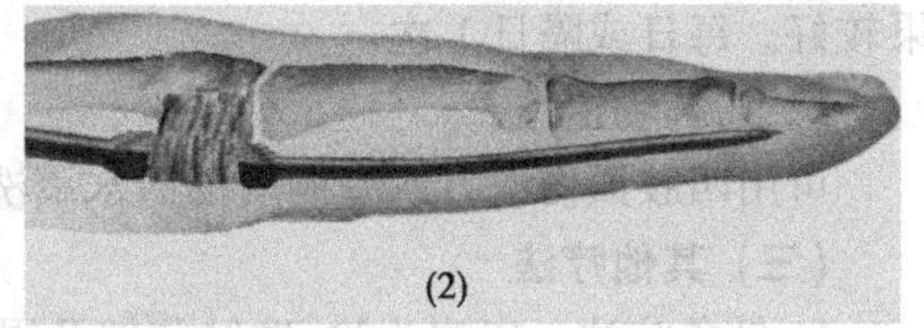
(2)

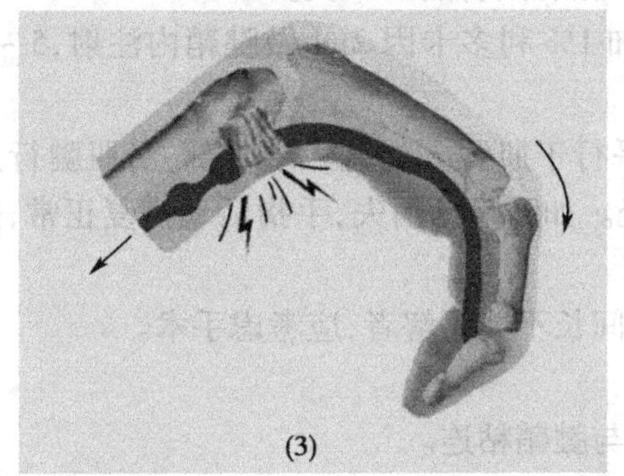
(3)

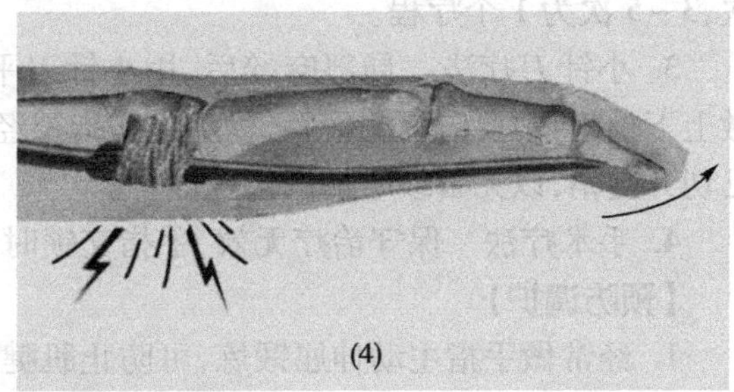
(4)

图 4-22　弹响声发生机制示意图

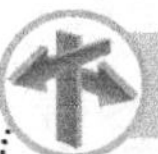
知识链接

屈指肌腱腱鞘炎属中医“筋痹”“痛痹”范畴，系由慢性劳损、气血瘀滞，经脉闭阻，气血运行不畅，筋骨关节失去濡养，风寒湿邪乘虚侵袭，痹着筋骨，不通则痛，日久关节凝滞，影响指间关节正常活动。

【诊断要点】

1. 主要病史　患者常有手指慢性损伤或受凉史。

2. 临床表现　①起病缓慢，早期患指屈伸障碍，用力屈伸时疼痛，并产生弹响。②晨起和手工劳动后症状较重，活动或经热敷后症状减轻。③病情严重者，患指屈曲后因疼痛不能自行伸直，需健手帮助伸直。④晚期手指不能屈伸，处于半屈曲状态。

3. 体征检查　压痛点在掌骨头的掌侧面，并可触摸到米粒大的结节，压住此结节，再嘱患者做充分屈伸活动时有明显疼痛，并感到弹响由此发出。

4. 辅助检查　X 线检查无异常。

【鉴别诊断】

本病应注意与指间关节扭挫伤相鉴别。后者有明显外伤史，伤后掌指关节肿胀，疼痛青紫瘀斑，向远端牵拉或旋转手指时可诱发疼痛，屈伸活动时无弹响声，无交锁现象。

【辨证治疗】

治疗以外治为主，一般经保守治疗多可治愈，如手法、局封、小针刀疗法等。若保守治疗无效，则应手术治疗。

（一）手法治疗

治则为舒筋活血、通络止痛。

1. 患者取坐位，患肢伸出，医者先用捻揉法在患指的掌指关节周围施术，并轻缓拔动、屈伸患指掌指关节数次。

2. 医者用一手拇指在患指掌指关节结节部做按压，横向推动，纵向推按，并再次轻缓拔动、屈伸患指掌指关节数次。

3. 最后握住患指末节轻摇患指的掌指关节数次，并向远端迅速拉开，如有弹响声则效果较好。每日或隔日1次。

（二）药物治疗

可用四肢损伤洗方或海桐皮汤煎水熏洗。

（三）其他疗法

1. 针灸疗法　以痛为腧，取结节部及周围痛点针刺，隔日1次。

2. 封闭疗法　用醋酸泼尼松龙12.5mg加1%利多卡因2ml做腱鞘内注射，5～7天1次，3～5次为1个疗程。

3. 小针刀疗法　局部麻醉后，用小针刀平行于肌腱方向刺入结节部，沿肌腱行走方向做上下挑割，不要向两侧偏斜，以免损伤指神经。如弹响已消失，手指活动恢复正常，则表示已切开腱鞘，以无菌纱布加压包扎即可。

4. 手术疗法　保守治疗无效，手指交锁时间长不能缓解者，应考虑手术。

【预防调护】

1. 经常做手指主动伸屈锻炼，可防止肌腱与腱鞘粘连。

2. 平时注意手部动作要和缓，注意休息，避免过劳。

3. 少用凉水，注意手指保暖防寒。

【疗效标准】

治愈：指掌侧部无肿痛，无压痛，屈伸活动正常，无弹响声及交锁现象。

好转：局部肿痛减轻，活动时仍有轻微疼痛，或有弹响声，但无交锁现象。

未愈：症状及体征无改善。

【典型病例】

李某，女，45岁，家庭妇女，2012年2月6日就诊。

主诉：右手拇指疼痛伴有弹响2月余。

现病史：患者平素喜爱刺绣，2个多月前做家务时突感右手拇指疼痛伴有弹响声，不敢用力屈伸拇指，晨起和手工劳动后症状较重，活动或经热敷后症状减轻。

查体：右手拇指掌侧面可触摸到绿豆大小的结节，被动屈伸时疼痛并有弹响。

辅助检查：X线摄片右手拇指各关节未见异常改变。

诊断：右屈指肌腱腱鞘炎

治则：舒筋活血，通络止痛

手法治疗：医者先用捻揉法在患者右手拇指的掌指关节周围施术以舒筋活血、理顺筋膜，然后医者在患者右手拇指掌指关节结节处做推按、挤压手法，并在轻缓拔动的同时屈伸患指掌指关节数次以滑利关节，最后握住患者患指末端轻摇患指的掌指关节的同时，向远端迅速拉开，听到患指掌指关节弹响声，并以擦患指痛点结束手法治疗。每日治疗1次，经治疗1周后，患者右手拇指疼痛、弹响声明显改善，嘱其注意患侧右手指防寒保暖及休息，再巩固治疗2周。共治疗3周，上症完全消失，病告痊愈。

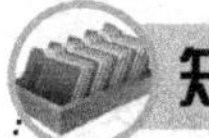

知识拓展

屈指肌腱腱鞘炎临床分度：Ⅰ度，患指仅表现为晨僵，局部疼痛及压痛，但无弹响及交锁征。Ⅱ度，局部除疼痛外，可触及腱鞘的肿胀与结节，但可独立完成伸屈动作。Ⅲ度，Ⅱ度症状进一步加重，局部结节增大，出现频繁的交锁与弹响征，患指需借助外力完成伸屈动作。Ⅳ期，患指终日“固定”于伸直或屈曲位，完全不能屈伸。此种分类方法有利于临床治疗方法的选择。

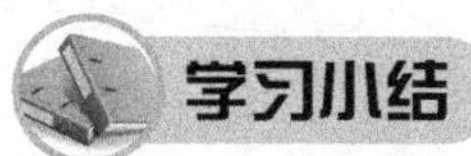

学习小结

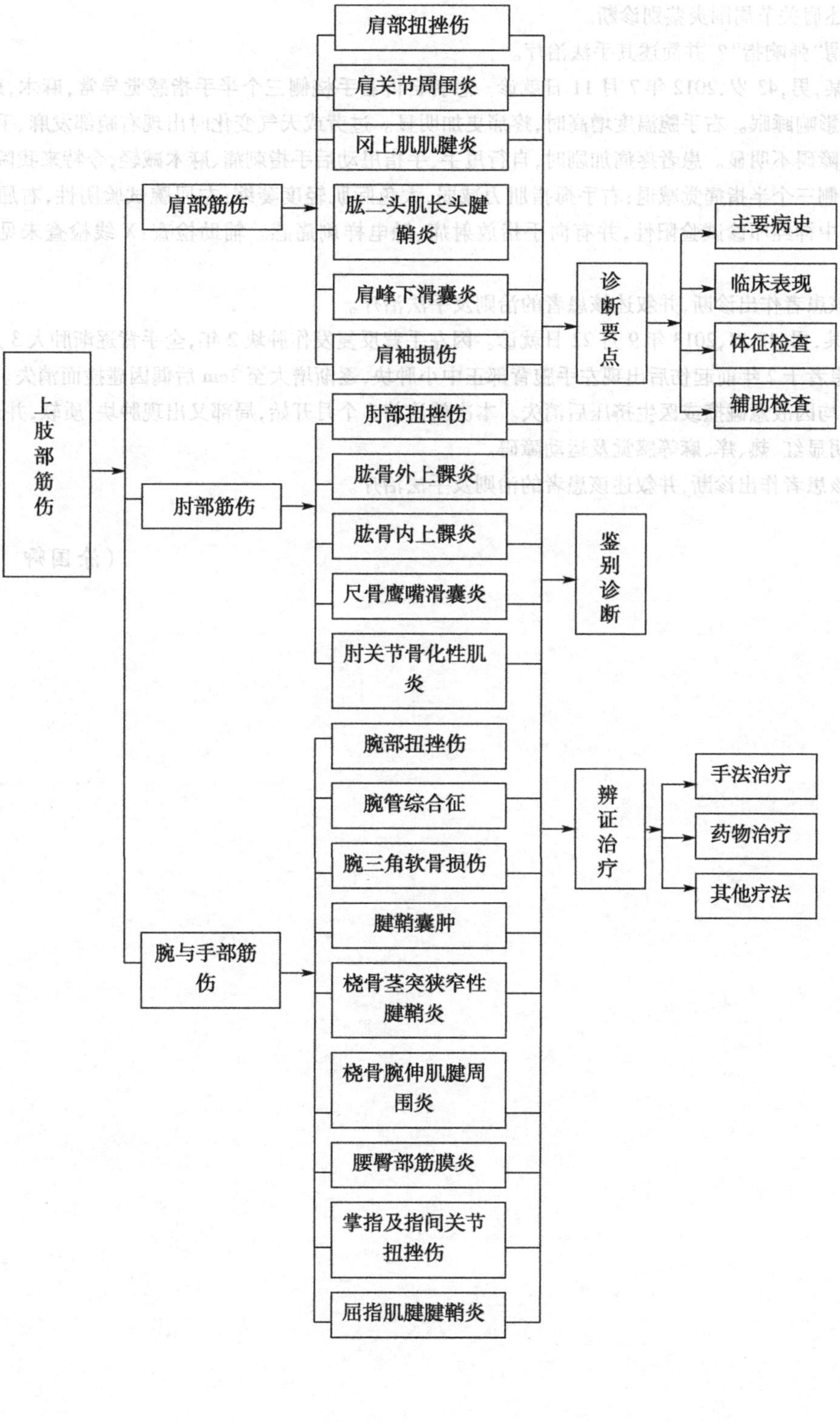

- 上肢部筋伤
  - 肩部筋伤
    - 肩部扭挫伤
    - 肩关节周围炎
    - 冈上肌肌腱炎
    - 肱二头肌长头腱鞘炎
    - 肩峰下滑囊炎
    - 肩袖损伤
  - 肘部筋伤
    - 肘部扭挫伤
    - 肱骨外上髁炎
    - 肱骨内上髁炎
    - 尺骨鹰嘴滑囊炎
    - 肘关节骨化性肌炎
  - 腕与手部筋伤
    - 腕部扭挫伤
    - 腕管综合征
    - 腕三角软骨损伤
    - 腱鞘囊肿
    - 桡骨茎突狭窄性腱鞘炎
    - 桡骨腕伸肌腱周围炎
    - 腰臀部筋膜炎
    - 掌指及指间关节扭挫伤
    - 屈指肌腱腱鞘炎

→ 诊断要点
- 主要病史
- 临床表现
- 体征检查
- 辅助检查

→ 鉴别诊断

→ 辨证治疗
- 手法治疗
- 药物治疗
- 其他疗法

复习思考题

1. 简述桡骨茎突狭窄性腱鞘炎的诊断及手法治疗。

2. 试述肩关节周围炎鉴别诊断。

3. 何谓“弹响指”？并简述其手法治疗。

4. 马某，男，43岁，2012年7月11日就诊。患者自诉右手桡侧三个半手指感觉异常，麻木，刺痛，夜间疼痛加剧，影响睡眠。右手腕温度增高时，疼痛更加明显。过劳或天气变化时出现右腕部发麻、手指感觉异常，但运动障碍不明显。患者疼痛加剧时，自行甩手，手指甩动后手指刺痛、麻木减轻，今特来我院就诊。查体：右手桡侧三个半指痛觉减退；右手拇指肌力减弱，大鱼际肌轻度萎缩；左屈腕试验阴性，右屈腕试验阳性；腕部正中神经叩诊试验阳性，并有向手指放射痛、触电样刺痛感。辅助检查：X线检查未见明显异常改变。

请对该患者作出诊断，并叙述该患者的治则及手法治疗。

5. 戴某，男，18岁，2013年9月22日就诊。因左手背反复发作肿块2年，全手背逐渐肿大3月，而来我院就诊。患者于2年前起伤后出现左手腕背部正中小肿块，逐渐增大至2cm后偶因碰撞而消失。以后反复发作数次，均因故意碰撞或医生挤压后消失。本次就诊前3个月开始，局部又出现肿块，质软，并逐渐增大，但局部无明显红、热、痒、麻等感觉及运动障碍。

请对该患者作出诊断，并叙述该患者的治则及手法治疗。

（涂国卿　戴会群）

第五章 下肢部筋伤

下肢部筋伤包括髋与大腿部筋伤、膝部与小腿筋伤及踝与足部筋伤三大部分。

第一节 髋与大腿部筋伤

学习要点

1. 掌握梨状肌综合征的含义、临床特征、诊断要点、鉴别诊断、辨证治疗和疗效标准。

2. 熟悉髋部扭挫伤、弹响髋、小儿髋关节错缝、髋部滑囊炎、股四头肌损伤、股内收肌损伤、股二头肌损伤的诊断要点、手法治疗和疗效标准。

3. 了解髋部扭挫伤、弹响髋、小儿髋关节错缝、髋部滑囊炎、股四头肌损伤、股内收肌损伤、股二头肌损伤的病因病理和预防调护。

髋与大腿部筋伤是指髋部与大腿部的肌肉、韧带、关节囊等软组织受到外来直接暴力、间接暴力或因持续劳损等原因所致的损伤，以髋部与大腿部疼痛、活动障碍为主要临床表现的疾病。

髋关节是人体典型的杵臼关节，能做屈曲、伸直、内收、外展、旋转和环转等动作。其主要功能是负重及维持较大范围的活动，且有稳定、灵活的特点。股骨头的大部分关节面在髋臼内，其骨结构稳定，周围还有强大的关节囊和韧带，可防止关节脱位。股骨头的血运主要来自股骨干滋养动脉、关节囊或支持带的动脉、圆韧带的小动脉三个途径。上述血运遭到损害时可引起股骨头的缺血性坏死。髋关节的神经支配来自坐骨神经和闭孔神经的前支，其中一支达膝关节，故髋部疾患往往会引起膝关节疼痛。

髋关节囊由坚韧致密的纤维组织组成，其前部和上部较厚，最为坚韧，后部和下部较薄，髋关节囊的前方、下方及后方分别由髂骨韧带、耻骨韧带和坐骨韧带所加强。

髋关节周围的肌肉很丰富，能产生很大的活动幅度。屈肌群有髂腰肌、股直肌和缝匠肌，伸肌群有臀大肌。外展肌群有臀中肌、臀小肌和阔筋膜张肌，并能使髋关节内旋；内收肌群有内收长肌、内收短肌和内收大肌；外旋肌群由梨状肌、闭孔肌和股方肌等控制。

大腿的肌肉，前侧肌群主要有缝匠肌、股四头肌、阔筋膜张肌，内侧群有股薄肌及长收肌、短收肌、大收肌等，后群有股二头肌、半腱肌、半膜肌等。这三群肌肉的协同作用，支配下肢的屈伸、外展、内收的动作。

尽管髋关节和大腿部周围的肌肉和韧带坚实牢固，但某些部位仍存在解剖弱点，当受到外力作用或局部超负荷劳累时，便可造成髋与大腿部筋伤。

一、髋部扭挫伤

髋部扭挫伤是指由于碰撞、摔跤或高处坠下，髋关节在过度外展、内收、屈曲、过伸位扭挫致使髋部周围肌肉、韧带的撕裂伤或圆韧带、关节囊水肿，以髋部肿痛、功能障碍为主要临床表现的疾病。临床上以青壮年多见，根据损伤的时间可分为新鲜性扭挫伤和陈旧性扭挫伤。

【病因病理】

髋部在剧烈运动时或摔跤、从高处跌落时扭挫而伤及髋部的肌肉、韧带，造成局部组织的撞击、压迫、撕伤、断裂及局部水肿，使髋部正常的生理功能失调。

【诊断要点】

1. 主要病史　患者有明显的外伤史。

2. 临床表现　①髋部疼痛、肿胀、青紫瘀斑，功能障碍。②患肢呈保护性姿态，如跛行、拖拉步态、骨盆倾斜等。

知识链接

《素问·长刺节论》记载："病在筋，筋挛节痛，不可以行，名曰筋痹。"筋病多引起疼痛、瘀肿，影响肢体的功能。

3. 体征检查　①腹股沟部有压痛及轻度肿胀，股骨大转子后方有压痛。②活动髋关节时出现疼痛加剧，偶有患肢外观变长。

4. 辅助检查　X线检查一般无异常发现。

【鉴别诊断】

本病若经久不愈，髋关节功能进行性障碍，或伴有低热，则应注意与髋关节结核、股骨头骨骺炎相鉴别。

1. 髋关节结核　多见于儿童及青少年，为慢性起病，病史长。症见低热，盗汗，消瘦疲乏，食欲减退，血沉加快，患髋功能受限，出现屈曲、内收、内旋畸形，托马斯征阳性，晚期可出现脓肿、窦道。X线片可见骨质破坏，关节间隙狭窄，或有死骨出现，常合并病理性髋脱位或畸形。

2. 股骨头骨骺炎　多见于儿童，外伤史常不明显，跛行较明显，局部压痛及肿胀不明显。晚期的X线片可见髋关节及股骨头骨骺部有明显的软骨损害，股骨头变扁。

【辨证治疗】

本病经手法治疗后症状可很快缓解，有的患者经1～2周休息后能自愈。也可酌情选用药物治疗、固定疗法、针灸、封闭等疗法。

（一）手法治疗

治则为舒筋通络、消肿止痛。

患者取俯卧位，医者立于一侧，在髋部痛点处采用按、揉、㨰、弹拨、拔伸等手法并配合髋关节被动活动，以舒筋通络，消肿止痛，滑利关节。或患者取仰卧位，医者立于一侧，在病变处用按、揉、㨰等手法以舒筋通络，待病情减轻后，再用弹拨手法拨理紧张之筋，以解除软组织痉挛。

（二）药物治疗

1. 中药治疗

(1)内服：宜辨证论治。早期瘀血肿胀较甚者，可用桃红四物汤加减，以活血祛瘀、消肿止痛，或用中成药如三七片、舒筋活血片等；中期舒筋通络、祛风除湿，可用舒筋活血汤或蠲痹汤加减；后期补益肝肾，可用壮筋养血汤加减。

(2)外用：早期瘀血肿胀较甚，可外敷消瘀止痛药膏，或用麝香止痛膏外贴，外擦正红花油等；后期可用海桐皮汤熏洗，以促进血液流通，解除肌筋挛缩。

2. 西药治疗　可内服阿司匹林、双氯芬酸钠、布洛芬、美洛昔康等解热镇痛药，严重疼痛时可根据病情酌情选用喷他佐辛等成瘾性较小的麻醉性镇痛药。

（三）其他疗法

1. 固定疗法　急性期患者应卧床休息，或患者不负重，以利早日恢复。一般不用严格的固定。

2. 练功疗法　急性期过后即可练习髋部的屈伸运动。

3. 针灸疗法　取阿是穴、风市、环跳、承扶等穴，用泻法。

4. 封闭疗法　用醋酸泼尼松龙25mg加1%利多卡因2ml行痛点封闭。

5. 穴位注射疗法　在髋部取阿是穴、环跳、秩边等穴，使用当归、夏天无等注射液注入穴位。每日或隔日1次，7～10次为1个疗程，每疗程结束后休息3～5天。

6. 物理疗法　可酌情应用醋离子导入、磁疗、蜡疗、激光等。

【预防调护】

伤后宜休息调养，避风寒入侵。

【疗效标准】

治愈：髋部肿痛消失，无压痛，功能恢复正常。

好转：髋部肿痛减轻，功能改善，但活动时仍有不适感。

未愈：症状及体征无改善。

【典型病例】

余某，男，32岁，2013年6月17日就诊。

主诉：右髋部跌伤后肿胀疼痛1天。

现病史：患者1天前从高处跌落时导致右髋肿胀、疼痛，右髋关节活动时疼痛加剧，活动困难，影响正常生活工作，特来就诊。

查体：右侧腹股沟轻度肿胀，无瘀斑，局部压痛，右臀后股骨大转子后方有压痛，右下肢呈拖拉步态，纵轴叩击痛阴性。

辅助检查：X线摄片骨盆未见异常改变。

诊断：右髋部挫伤

治则：舒筋通络，消肿止痛

手法治疗：患者取仰卧位，医者立于一侧，在右髋部患处用按、揉、㨰等手法放松髋部以舒筋通络。治疗1次后，症状明显减轻。第二次治疗时，除使用上述手法外，再用弹拨手法拨理右髋挛缩之筋，以解除软组织痉挛。共治疗3天，症状基本消失，嘱其回家后注意局部保暖，配合功能锻炼。1周后复查，患者病告痊愈。

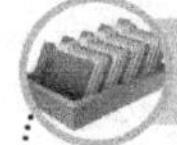

知识拓展

髋部扭挫伤在临床上可采用磁疗法。磁疗法是治疗软组织损伤的一种简便、有效的物理治疗疗法。它是通过磁场作用作为一种物理治疗因素，作用于人体经络穴位后，可以产生一系列的生物学效应，促进局部血液循环和物质代谢，降低局部的炎症渗出，从而达到缓解消除肿胀及疼痛的作用。磁疗法已成为一种常用的治疗方法，很多医院都设有磁疗室。磁场不仅可作为一种治疗方法，而且也作为一种促进健康的手段，

二、梨状肌综合征

梨状肌综合征临床较多见，属中医“痹证”范畴，梨状肌综合征是指髋部过度内外旋或外展，或感受风寒，使梨状肌损伤，发生充血、水肿、痉挛、粘连或挛缩时，该肌间隙或该肌上、下孔变狭窄，挤压其间穿出的坐骨神经，出现臀后及大腿后外侧疼痛、麻痹等一系列症状和体征的疾病。梨状肌损伤是引起急、慢性坐骨神经痛的常见病。

梨状肌起自2～4骶椎前面两侧，出坐骨大孔入臀部，止于股骨大转子内上方，为髋关节的外旋肌，坐骨神经一般从梨状肌下缘出骨盆，在臀大肌下面降至大腿后面，并在该处分为胫神经和腓总神经，支配小腿、足部的感觉和运动，但坐骨神经在与梨状肌相交时经常出现变异。

髂后上棘与尾骨尖连线的中点向股骨大转子尖画一连线，为梨状肌下缘；髂后上棘与股骨大转子尖端画一连线，为梨状肌上缘。两者连线之间即为梨状肌表面投影（图5-1）。

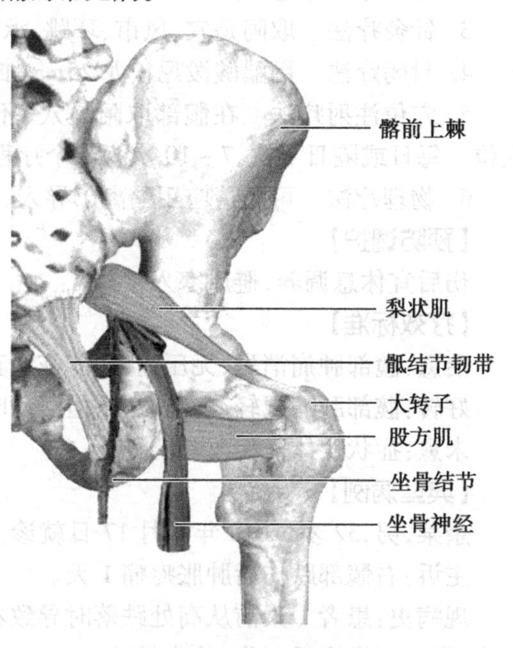

图5-1　梨状肌表面投影

【病因病理】

多由大腿内旋，下蹲位突然站立；或腰部前屈伸直时，骨盆发生旋转，或髋关节急剧外展、外旋，梨状肌受到过度牵拉，导致梨状肌损伤，使该肌肌纤维撕伤或部分肌束断裂、出血，炎性水肿，并呈保护性痉挛，刺激或压迫坐骨神经，引起臀后部及大腿后外侧疼痛、麻痹。部分患者可因劳损或受凉及梨状肌与坐骨神经关系的变异而引起坐骨神经痛。由于梨状肌变性，后期可有硬性条索状物，压之疼痛，久之可引起臀大肌、臀中肌萎缩。梨状肌综合征中医证候以实为主，病因主要为感受风、寒、湿、热之邪，经脉闭阻或瘀血阻络，气血不通所致。

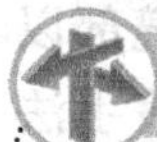

知识链接

《医宗金鉴·正骨心法要旨》：“胯骨，即髋骨也，又名髁骨。若素受风寒湿气，再遇跌打损伤，瘀血凝结，肿硬筋翻，足不能直行……”

【诊断要点】

1. 主要病史　患者常有臀部外伤史或劳损、受凉史。

2. 临床表现　①臀部疼痛伴同侧坐骨神经痛。②轻者臀部有深压性疼痛或酸胀感，重者出现刀割样剧痛，咳嗽、喷嚏或大便用力时疼痛加剧。③严重病例，患者呈强迫体位，起身时身体半屈曲，鸭步行或跛行。④在梨状肌坐骨神经处做利多卡因局部注射，疼痛可以立即缓解或消失。

知识链接

《灵枢·经脉》描述，足太阳经“是动则病……脊痛腰似折，髀不可以曲，腘如结，踹如裂”，是为“踝厥”的症状表现。

3. 体征检查　①沿梨状肌体表投影区深压痛明显，并有沿坐骨神经路线的放射痛。②在梨状肌处可触及条索样隆起，日久患侧臀肌松软、萎缩。③腰部无压痛与畸形，活动不受限。④髋内旋、外旋可使疼痛加重。⑤患侧下肢直腿抬高试验，在60°以前疼痛明显，超过60°时疼痛反而减轻。⑥梨状肌紧张试验阳性。即大腿伸直内收内旋时出现坐骨神经放射性疼痛，再迅速外展外旋时疼痛反而减轻。

4. 辅助检查　X线摄片多无异常表现，可排除髋部骨性病变。

【鉴别诊断】

1. 腰椎间盘突出症　本病是由于各种原因引起腰部椎间盘突出压迫腰神经根，出现腰痛伴下肢坐骨神经痛，脊柱侧弯，压叩痛阳性，直腿抬高及加强试验阳性。X线摄片有腰椎间盘突出症间接征象，CT或MRI检查可明确诊断。

2. 坐骨神经炎　本病多由细菌、病毒的感染，维生素的缺乏而使神经水肿产生无菌性炎症所致。除有坐骨神经体征外，以沿坐骨神经路线的压痛为其特点。

【辨证治疗】

本病以手法治疗为主，针灸、封闭等疗法也可酌情选用，若保守疗法无效，可采用手术治疗。

（一）手法治疗

治则为舒筋通络、解痉止痛。常用梨状肌弹拨法。

1. 患者取俯卧位，全身放松，医者立于伤侧，用手掌或前臂先轻后重，按揉患侧臀部数分钟。

2. 用拇指或肘尖弹拨梨状肌及周围痛点，以患者耐受为度。

3. 双手拇指重叠顺着患侧梨状肌纤维方向进行理顺、按压，反复数次（图5-2）。

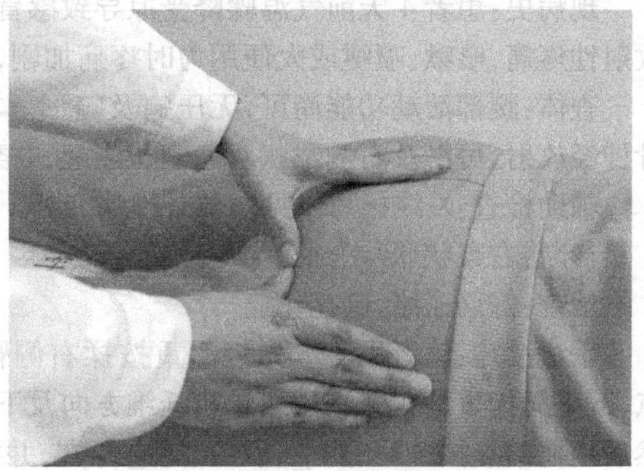
图5-2　梨状肌损伤理顺手法

4. 沿患侧下肢坐骨神经路线用拇指揉、拨、压数遍。

5. 拇指点按环跳、委中、承山、昆仑等穴。

6. 患者取仰卧位，医者立于伤侧，一手握其踝部，另一手扶膝部，将伤肢用力屈曲、内收、内旋，伸直下肢。

7. 仰卧位，屈伸牵拉伤肢数次。

8. 最后医者双手握住患肢踝部牵抖下肢而结束手法治疗。

（二）药物治疗

1. 中药治疗

(1)内服：一般可分为气滞血瘀型、寒湿痹阻型、湿热阻络型等。气滞血瘀型可用桃红四物汤加减，以活血化瘀、消肿止痛；寒湿痹阻型可用独活寄生汤加减，以散寒除湿、祛风通络；湿热阻络型可用二妙散加减，以除湿清热。

(2)外用：用麝香止痛膏贴敷，或外擦正红花油等。

2. 西药治疗　可内服阿司匹林、萘普生、双氯芬酸钠、美散痛等镇痛药。

（三）其他疗法

1. 固定疗法　急性期应卧床休息，无需固定。

2. 针灸疗法　常选环跳、承扶、殷门、阳陵泉、足三里、阿是穴等，每日1次。也可用当归、红花、川芎注射液穴位注射。慢性期可配合温灸法。

3. 封闭疗法　用醋酸泼尼松龙25mg加1%利多卡因10ml，做痛点封闭，5～7天1次。

4. 物理疗法　可酌情应用醋离子导入、磁疗、蜡疗、激光等。

5. 手术疗法　对陈旧性损伤，非手术治疗无效者，可以考虑梨状肌松解术或切断术，解除对坐骨神经的压迫。

【预防调护】

1. 手法治疗后，需将患肢保持在外旋、外展位。

2. 注意臀部保暖、防寒。

3. 平时要加强臀肌锻炼。

【疗效标准】

治愈：臀腿痛消失，梨状肌无压痛，功能恢复正常。

好转：臀腿痛缓解，梨状肌压痛减轻，但长时间行走仍痛。

未愈：症状及体征无改善。

【典型病例】

李某，男，17岁，2012年4月23日就诊。

主诉：右臀部酸胀疼痛伴下肢放射性疼痛1天。

现病史：患者4天前气温骤降受凉导致感冒，昨天患者突感右臀部深处酸胀疼痛伴下肢放射性疼痛，咳嗽、喷嚏或大便用力时疼痛加剧，不能行走，影响正常生活，特来我院就诊。

查体：腰部活动功能尚可，无压痛及畸形。右侧梨状肌体表投影区深压痛明显，并沿坐骨神经放射，可触及右侧梨状肌条索状隆起，右梨状肌紧张试验。

辅助检查：X线摄片未见髋部骨性病变。

诊断：右梨状肌综合征

治则：舒筋通络，解痉止痛

手法治疗：医者用手掌先轻后重按揉右侧臀部数分钟后，用拇指弹拨梨状肌及周围痛点，双手拇指重叠顺着右侧梨状肌纤维方向及下肢坐骨神经路线进行理顺、按压，反复数次，然后用拇指点按环跳、委中、承山、昆仑等穴，并擦右侧臀部痛点，再取仰卧位屈伸牵拉伤肢数次，最后医者双手握住患肢踝部牵抖下肢，而结束手法治疗。经治疗2次后，患者自感疼痛症状明显减轻。共治疗1周,患者右侧臀腿痛消失,梨状肌无压痛,右下肢功能恢复正常。

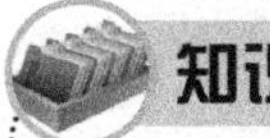

知识拓展

梨状肌综合征临床上容易误诊,需要排除腰椎、椎管及腰椎间盘病变所致根性坐骨神经痛,骶髂关节和盆腔疾病所致干性坐骨神经痛及其他软组织、血管等病变引起的坐骨神经痛。症状及体征是诊断本病的主要依据,临床诊断时应详细地询问病史和全面进行体格检查,重视辅助检查(如:下腹部B超检查、血常规、血沉、肌电图等检查),必要时做CT或者MRI检查,难以诊断时应及时请骨科、妇科等相关科室会诊。

三、弹响髋

弹响髋是指髋关节屈伸活动时,在髋部出现听得见或感觉到有弹响声,偶有下肢运动受限或出现局部疼痛的一种常见病。弹响的产生,临床上可分为关节内和关节外两种,以后者多见,在习惯上一般将关节外原因引起者又称为阔筋膜紧张症、髂胫束劳损,以青壮年为多见。

【病因病理】

中医认为本病是因局部肌筋气血凝滞,血不濡筋,导致筋肉挛缩、疼痛,活动弹响。也可以因关节活动过度,慢性积劳成伤,迁延日久,筋肌肥厚、粘连、萎缩,活动弹响。西医学认为本病的发生多由于各种急慢性损伤使股骨大转子外侧的髂胫束增厚、挛缩,在髋关节屈曲、内收或内旋活动时,增厚挛缩的组织滑过大转子的突起部而发出弹响声。

【诊断要点】

1. 主要病史　多有慢性劳损史,外伤史不明显。

2. 临床体征　髋关节屈伸,尤其是内收内旋活动或行走时,可出现弹响声,一般多无症状,通常很少引起不适,但患者因出现响声而感不安。

3. 体征检查　继发大转子滑囊炎时局部出现压痛,可触及条索状物。有时可用手触及或甚至看到髂胫束带在大粗隆部前后滑动。

4. 辅助检查　X线摄片可排除大转子部软骨骨瘤、关节滑膜软骨骨瘤及其他游离体等髋部骨性疾病改变。

【鉴别诊断】

1. 关节内游离体　髋关节活动时弹响,伴有交锁现象,患者感到关节内发出响声和有异物感。X线摄片显示关节内有小的钙化阴影。

2. 增生性髋关节炎　本病多见于中老年人,主症为髋关节疼痛明显,功能活动受限。X线摄片可见髋关节增生性改变。

3. 先天性髋关节脱位　由于股骨头和关节囊发育不良,活动时也可能有响声出现,X线片可确诊。

【辨证治疗】

如无明显不适症状,一般无需治疗。有疼痛不适者,可采用非手术对症治疗。对于症状重,条索状物增厚明显或引起不安者可考虑手术治疗。

(一)手法治疗

治则为舒筋通络。

1. 患者侧卧,医者立于其后侧,在大腿外侧施㨰法,反复数遍。

2. 在大腿外部用拇指或前臂揉阔筋膜张肌与髂胫束，反复数遍。

3. 弹拨髂胫束上的条索状物。

4. 点按居髎、风市、梁丘、阳陵泉等穴位。

5. 掌擦髋部外侧，以透热为度。

（二）药物治疗

1. 中药治疗

（1）内服：筋脉失养可用壮筋养血汤加减。

（2）外用：可用下肢熏洗方或海桐皮汤熏洗或湿热敷，外贴宝珍膏、关节止痛膏等。

2. 西药治疗　可根据病情需要内服对乙酰氨基酚、阿司匹林、塞来昔布等解热镇痛药。

（三）其他疗法

1. 固定疗法　疼痛剧烈者应卧床休息，一般无需固定。

2. 封闭疗法　用醋酸泼尼松龙12.5mg加2%利多卡因4ml做局部痛点封闭。

3. 针灸疗法　选阿是穴、环跳、风市、居髎等。

4. 小针刀疗法　痛点阻滞后，用小针刀松解髂胫束。

5. 手术疗法　经非手术治疗无效，且症状重，条索状物增厚明显者，可考虑手术治疗。

【预防调护】

1. 手法治疗后应加强臀肌锻炼。

2. 注意防寒保暖。

3. 避免过度劳累。

【疗效标准】

治愈：髋部弹响声消失，无压痛，功能恢复正常。

好转：髋部弹响声明显减轻，行走时偶有不适。

未愈：症状及体征无改善。

【典型病例】

邱某，女，33岁，制衣厂工人，2011年3月12日就诊。

主诉：双髋关节弹响2年。

现病史：患者自2年前发现双髋关节屈伸，尤其是行走时，关节发出弹响声，因无其他症状出现，也未引起其他不适感，故未予治疗，患者担心日后产生其他病变，特来我院进行咨询并就诊。

查体：双髋关节可触及髂胫束带在大粗隆部前后滑动。

辅助检查：X线摄片未见明显异常改变。

诊断：双弹响髋

治则：舒筋通络

手法治疗：医者先在双髋关节大腿外侧施㨰、捏、拿等手法以舒筋通络，并在大腿外部用拇指揉阔筋膜张肌与髂胫束，反复数遍，然后在双髂胫束上的条索状物行点按、弹拨手法，配合点按居髎、风市、梁丘、阳陵泉等穴位，最后掌擦髋部外侧透热为度，以结束手法治疗。经治疗1周后，双髋部弹响声明显减轻，行走时偶有不适，建议再加强巩固治疗2周，3周后髋部弹响声消失，病告痊愈。

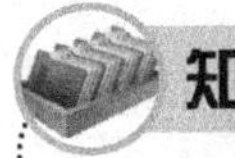

知识拓展

弹响髋常分为三种类型：外侧型、内侧型和关节内型。

外侧型：是最常见的类型，是由于髂胫束或臀肌的挛缩束带越过股骨大转子而产生弹响。

内侧型：引起内侧型弹响髋的病因机制各异，国内外学者没有统一意见，有人认为是由髂腰肌在髂耻隆起上来回滑动引起的弹响，也有人认为是髂腰肌在小转子前内侧的骨性突起部位处受到摩擦引起。

关节内型：关节内型弹响髋较少见。一种类型是发生在儿童，这是由于股骨头在髋臼的后上方边缘轻度自发性移位时，大腿突然屈曲和内收则造成弹响，日久可变成习惯性。另一类型是成年人，由于慢性劳损，髂股韧带呈条索状增厚，在髋关节后伸，尤其是外旋时与股骨头摩擦而产生弹响。

四、小儿髋关节错缝

小儿髋关节错缝是指股骨头与髋臼窝之间发生微小移位而言，患儿多有明显的外伤史，临床上以髋部疼痛、行走跛行为主要临床特征。目前对本病的发病机制尚无统一认识，所以有关本病的名称较多，如小儿髋关节扭伤、小儿髋关节一过性滑膜炎、小儿骨盆倾斜症、髋关节半脱位和急性短暂性滑膜炎等。本病多见于5～10岁的儿童，是儿童的多发病。

【病因病理】

多数患儿发病前因跌仆闪挫或突然扭转，髋关节过度内收、外展、屈伸时，由于股骨头与髋臼间隙增宽，将关节滑膜或韧带嵌夹。也可由于外力伤及下肢髋部肌肉产生痉挛所致。为了减轻疼痛，骨盆出现代偿性倾斜，使伤肢呈假性变长。

【诊断要点】

1. 主要病史　患者多有外伤史，少数有上呼吸道感染史。

2. 临床表现　①伤肢髋关节疼痛，牵至大腿及膝关节内侧不适。②部分患者不能明确告知外伤史，开始诉说膝部疼痛，不敢屈髋活动，继而出现向患侧倾斜的跛行步态。

3. 体征检查　①髋关节囊前方及后方有压痛。②下肢呈外展外旋状，主动及被动内收、外展和伸直髋部时疼痛加剧。③有的患肢比健肢长0.5～2cm。④“4”字试验阳性，严重者托马斯征阳性。

4. 辅助检查　X线检查一般无异常，但可排除其他骨性疾病。

【鉴别诊断】

本病应注意与化脓性髋关节炎进行鉴别。后者发病急骤，有红、肿、热、痛等症，高热、寒战，白细胞总数和中性多核细胞升高。髋关节疼痛，功能障碍。轻者髋关节周围不出现肿胀，病变严重者髋关节周围出现肿胀或脓肿。穿刺可抽出脓液。在短期内出现骨髓炎，关节软骨面破坏。

【辨证治疗】

手法治疗是主要手段。多数患者经手法治疗后症状很快缓解，有的患者经1～2周休息后自愈。手法治疗宜轻柔，若配合中药内服、外洗则疗效更佳。

（一）手法治疗

治则为理筋整复。

1. 患者仰卧，医者立于一侧。先用拇指按揉髋关节周围，以放松肌肉。

2. 助手一手按住健侧髂前上棘部，另一手按住膝部固定骨盆，医者一手握住患肢踝上，一手握膝关节。患肢腿长者，做屈髋、内收、内旋患肢；如患肢腿短者，做屈髋、外展、外旋患肢，然后伸直下肢，使两个下肢等长，手法即完毕。（图 5-3）。

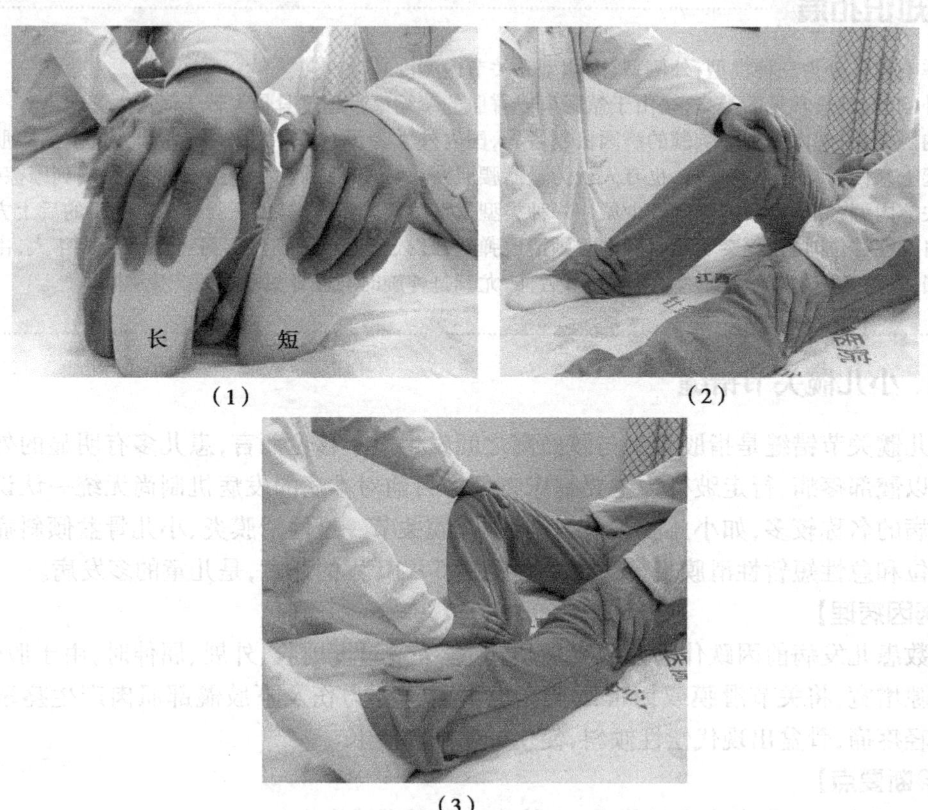

（1）　（2）

（3）

图 5-3　小儿髋关节错缝手法治疗

（二）药物治疗

1. 中药治疗

（1）内服：新伤治宜活血祛瘀、消肿止痛，可用肢伤一方加减；陈伤治宜舒筋活络，可用舒筋汤加减。

（2）外用：局部肿胀疼痛者，可外敷消瘀止痛药膏，或外用麝香止痛膏，也可用海桐皮汤煎水熏洗患处。

2. 西药治疗　可内服美洛昔康、阿司匹林、对乙酰氨基酚等解热镇痛药，严重疼痛时应根据病情酌情选用芬太尼等成瘾性较小的麻醉性镇痛药。

（三）其他疗法

1. 固定疗法　急性损伤后需卧床休息；陈伤患者复位后，可用双下肢布带固定 3～4 周。

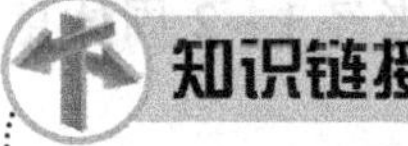

复位后的制动非常关键，由于患儿生性好动，疼痛略有减轻就会跑跳，所以制动能够非常有效地促进炎症的吸收和组织的修复及恢复髋部股骨头的血供，预防小儿股骨头缺血性坏死。

2. 针灸疗法　腕踝针可选用下 5、下 6 区，疗效显著。

3. 物理疗法　可酌情应用激光、醋离子导入、磁疗、超短波等。

【预防调护】

1. 治疗后2~3天内应卧床休息,限制活动,尤其不能做踢腿动作。

2. 注意防寒保暖。

【疗效标准】

治愈:无跛行,步行无痛,下蹲正常,“4”字试验和托马斯征阴性,双下肢等长,无复发者。

好转:症状体征改善,仍有轻度跛行。

未愈:症状及体征无改善。

【典型病例】

李某,男,4岁,2013年8月20日就诊。

主诉:右下肢行走跛行2周。

现病史:患儿2周前跳跃台阶数次后出现右下肢行走跛行,休息后症状未见减轻,曾于外院就诊,诊为“右膝关节扭伤”,给予外用药物治疗,效果不佳,遂来我院门诊求治。

查体:右足略外旋,行走跛行;右髋关节活动受限,尤以内旋为甚;仰卧时患肢呈外展外旋位,右侧腹股沟部压痛,右下肢略长。

辅助检查:X线摄片可见右髋关节内侧间隙略增宽。

诊断:右髋关节错缝

治则:理筋整复

手法治疗:患儿取仰卧位,医者先用拇指按揉患儿患侧右髋关节周围,以放松肌肉,然后叫一助手一手按住健侧髂前上棘部,另一手按住膝部固定骨盆,医者一手握住患肢右踝上,一手握膝关节,做屈髋,内收、内旋患肢,伸直右下肢,见两个下肢等长,手法即完毕。配合内服舒筋汤以活血止痛,避免跑跳。1周后复诊,患儿疼痛消失,功能恢复。

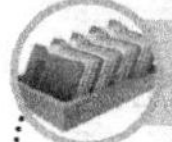

知识拓展

小儿髋关节错缝多数患儿主诉膝部疼痛而就诊,故易被误诊为膝部疾患。体检时膝部及其周围均无明显压痛及其异常,而可见腹股沟处压痛,臀部肌肉痉挛,究其原因,髋关节囊前侧和大腿前侧下段的感觉神经均为股神经所支配,膝部的疼痛感觉是髋关节受损后的炎症刺激股神经反射所致。小儿髋关节错缝少数患儿可自行恢复,但多数仍需治疗方可痊愈。如果失治,数月后有可能局部的挤压、牵拉,周围软组织肿胀,关节内压升高,导致股骨头周围血液循环受阻,久之可继发股骨头缺血性坏死。所以早期诊断、及时治疗是本病的关键。

五、髋部滑囊炎

髋部滑囊炎是指髋关节周围滑囊产生无菌性炎性反应,临床上以髋部滑囊出现积液、肿胀疼痛和压痛为主要特征的疾病。最常见的有三种:①髂耻滑囊炎:又名髂腰肌滑囊炎,即髂腰肌与耻骨之间滑囊炎。②股骨大转子滑囊炎:又称大粗隆滑囊炎,即大转子与臀大肌肌腱之间滑囊炎。③坐骨滑囊炎:即坐骨结节部的滑囊炎。中医称为髋部湿火、髋部筋伤等证。

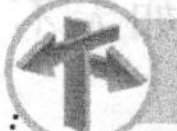

知识链接

滑囊是位于人体摩擦频繁或压力较大处的一种缓冲结构,可与关节相通,是内含有滑膜液的囊状间隙。外层为纤维结缔组织,内层为滑膜,位于关节附近的骨突与肌腱或肌肉及皮肤之间,它的主要作用是对正常运动有润滑作用,可减少运动各部位之间的摩擦力。

【病因病理】

各种原因如创伤、慢性劳损、感染、化学反应及类风湿性病变等均可导致位于髂耻滑囊、股骨大转子滑囊及坐骨结节滑囊等产生无菌性炎症反应，早期渗出增加引起滑囊积液，形成局限性肿胀，日久则滑囊壁变厚或纤维化形成，渗出液吸收障碍，形成慢性肿块。

中医认为髋部软组织受到一次持久或反复多次连续摩擦、扭转，使髋部筋肌产生气血凝滞，脉络受损，从而使正常筋肌的负担超过了生理限度，造成了功能失调、实质变性，而导致劳损、筋伤之症。

【诊断要点】

（一）髂耻滑囊炎

1. 主要病史　患者有慢性损伤病史。

2. 临床表现　①股三角外侧肿胀、疼痛。②偶尔发现逐渐增大的局部囊性包块，常因摩擦、加压时出现疼痛加重，一般休息后缓解。③若股神经受刺激压迫时，疼痛沿大腿前侧放射至小腿内侧。④髋关节屈伸等各方向活动时均受限且疼痛。

3. 体征检查　①股三角肿胀，局部压痛。②髋关节常处于屈曲位，屈伸障碍。③过度肿胀时腹股沟的凹陷消失或隆起。④髋部囊性包块大小不定，硬度与囊内压有关，大多较硬，边界清晰。少数柔软，界限不清。

4. 辅助检查　X线检查有助于诊断和鉴别诊断。必要时可行穿刺，滑液为淡黄色黏性液体。

5. 鉴别诊断　本病应与髂腰肌脓肿鉴别。髂腰肌脓肿，其穿刺液为脓性，若结核引起，常有结核的体征及其症状。

（二）股骨大转子滑囊炎

1. 主要病史　患者有急性外伤史或劳损史。

2. 临床表现　①急性者为伤后大转子部迅速肿胀、疼痛，如处理不当可转为慢性。慢性劳损者发病时可有大转子部胀满、疼痛。②不能向患侧卧位，为减轻疼痛，患肢常处于屈曲、外展和外旋位。③髋关节屈伸活动不受限。

3. 体征检查　①股骨大转子后方及上方肿胀、压痛。②急性期肿胀更明显，局部可触及囊性包块，有波动感。③髋关节被动内旋时疼痛加剧。

4. 辅助检查　X线检查有时可见钙化斑。必要时可行穿刺，穿刺液为淡黄色黏液。

5. 鉴别诊断　股骨大转子结核性滑囊炎一般有结核病史，发病较慢，局部压痛较轻，其包块抽出的液体可见到干酪样坏死物。X线检查可见股骨大转子有骨质破坏。

（三）坐骨结节滑囊炎

1. 主要病史　有外伤史或长期坐位工作史。

2. 临床表现　①多见于老年人，尤其与体质瘦弱有关。②坐骨结节处疼痛、肿胀。③不能久坐，坐硬板凳时疼痛加剧，站立时疼痛立即消失。

3. 体征检查　①坐骨结节部较深层可触及边缘清晰的椭圆形囊性包块，压痛明显，是本病唯一的阳性体征。②试探性诊断：可在坐骨结节部局麻后，嘱患者坐硬板凳时，如无不适，即可确诊。

4. 辅助检查　可行滑囊穿刺，因易出血，穿刺时可为不同程度的血性液体。

5. 鉴别诊断　坐骨结节皮脂腺囊肿一般多在坐骨结节表浅部，可摸到边缘较清楚的小包块，且多与皮肤相粘连，行包块穿刺可鉴别诊断。

【辨证治疗】

髋部滑囊炎的治疗，要针对病因治疗，应根据不同情况，采取不同措施。非手术疗法为其主要疗法，无效者可行滑囊切除术。

（一）手法治疗

治则为活血散瘀、消肿止痛、舒筋通络。

1. 髂耻滑囊炎　患者仰卧位，髋膝关节略屈曲，医者在腹股沟区施用按揉、捏拿等手法，同时配合髋关节屈伸活动。然后在股三角外侧部行轻柔的弹拨手法，疼痛缓解后施以擦法，透热为度。

2. 股骨大转子滑囊炎　患者俯卧位，医者先在大转子滑囊周围施用按揉、捏拿等手法，然后逐渐移至患部股骨大转子处操作，以放松患部及周围组织。接着用轻柔的手法弹拨患部，最后擦大转子滑囊部，透热为度，结束手法治疗。

3. 坐骨结节滑囊炎　患者俯卧位，医者在患部坐骨结节处及周围深按压揉，然后在该部位进行弹拨、理顺，最后擦局部，以透热为度。

（二）药物治疗

1. 中药治疗

（1）内服

1）瘀血留滞型：有明显外伤史，局部肿胀、瘀斑明显，疼痛拒按，囊内有明显波动感，活动明显受限。治宜活血散瘀，消肿止痛，可用桃红四物汤。

2）湿热壅盛型：髋部红肿灼热、疼痛拒按，包块有波动感，伴发热口渴、舌红苔黄，脉数。治宜清热解毒除湿，可用五味消毒饮合三妙丸加减。

3）气虚湿阻型：髋部局限性肿胀，劳累后加重，伴神疲乏力，舌淡苔白，脉濡。治宜健脾利湿，佐以祛风散寒，可用健脾除湿汤。

4）阴虚火旺型：髋部包块为冷脓疡，潮热、盗汗、颧红、舌红苔黄、脉细数。治宜养阴清热，可用知柏地黄丸。

（2）外用：急性滑囊炎可外敷消瘀止痛药膏；慢性滑囊炎可用下肢熏洗方，或外贴万应膏。

2. 西药治疗　可根据病情内服对乙酰氨基酚、双氯芬酸钠、阿司匹林、美洛昔康、芬太尼、喷他佐辛、复方氯唑沙宗片等解痉镇痛剂。

（三）其他疗法

1. 封闭疗法　可先穿刺抽液，然后用醋酸泼尼松龙12.5mg加1%利多卡因2ml在关节囊内注射，穿刺后用沙袋压迫。

2. 针灸疗法　可行三棱针放血疗法或热敏灸疗法等。

3. 物理疗法　可酌情应用各种热疗，中药离子导入治疗等。

4. 小针刀术　可在髋部病变处行小针刀松解术。

5. 手术疗法　慢性滑囊炎，经反复治疗效果不明显者，可行滑囊切除术。但手术切除滑囊，因创伤和痛苦较大，患者常难以接受。

【预防调护】

1. 治疗期间应减少髋部活动，注意休息。

2. 患部应注意保暖防寒。

3. 不宜坐硬、冷板凳。

【疗效标准】

治愈:髋部肿胀疼痛消失,髋关节活动正常,无复发。

好转:髋部肿胀疼痛明显减轻,但过度劳累后仍感疼痛。

未愈:症状及体征无改善。

【典型病例】

吴某,男,54岁,教师,2011年6月8日就诊。

主诉:右侧坐骨尖处刺痛1年,发作1周。

现病史:1年前无明显诱因出现右侧坐骨尖部刺痛,坐位时明显,不能久坐。自己可以摸到坐骨上有一柔软波动的囊性包块,有压痛,认为是炎症所致,自服抗炎、止痛药而好转。但此后久坐、天气变化都感觉右臀部酸痛,1周前,因工作紧张,持续坐位工作时间太长,右臀尖部疼痛发作,患者坐硬板凳时疼痛加剧,站立时疼痛消失,遂前来求治。

查体:右坐骨结节处肿胀,深处可触及边缘清晰的椭圆形包块,压痛明显。

辅助检查:X线检查见右髋关节无异常,行右坐骨结节滑囊穿刺见含血丝的白色液体。

诊断:右坐骨结节慢性滑囊炎

治则:活血散瘀,消肿止痛,舒筋通络

手法治疗:患者取俯卧位,在右侧坐骨结节处及周围深按压揉,然后在该部位进行弹拨、拿捏等手法以理顺经络,最后擦局部至透热,结束手法治疗。治疗1周后,疼痛明显缓解,局部尚有轻微压痛,未再治疗。半年后随访,右臀部疼痛完全消失,痊愈。

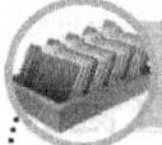

知识拓展

髂耻滑囊又称为髂腰肌滑囊,位于髂腰肌和骨盆髂耻隆起之间,其下方为髋关节囊,上后方为髂耻隆起,内侧为股血管和股神经,约80%与髋关节囊相通。当髋部活动时,髂耻滑囊与髂腰肌及髂耻隆起发生摩擦,引起急性或慢性损伤,致滑囊肿胀、囊壁纤维化,滑囊呈绒毛状增生,肿胀增生的滑囊压迫或刺激股神经,引起股神经分布区的疼痛不适,表现为髋部疼痛沿大腿前侧放射至小腿内侧,故易误诊为高位腰椎间盘突出症。而高位腰椎间盘突出时,患者常有上腰部的疼痛及明显压痛,引发下肢的放射痛;直腿抬高试验也可阳性。结合病史加上详细的临床体征检查及辅助检查手段,尤其是CT或MRI可确诊髂耻滑囊炎。

六、股四头肌损伤

股四头肌损伤是指股四头肌扭捩导致的肌纤维撕裂伤,或遭受直接暴力打击导致的挫伤,以股四头肌肿胀疼痛,伸膝时疼痛加重,伤肢功能障碍为主要临床表现的疾病。

股四头肌包括股直肌、股内侧肌、股外侧肌和股中间肌。股直肌起于髂前上棘,后三块肌肉起于股骨上端,四块肌肉联合形成股四头肌总腱,包绕髌骨,向下止于胫骨结节。其肌腱的髌以下部分为髌韧带。股四头肌是全身最有力的肌肉,受股神经支配,主要功能为伸直膝关节,屈曲髋关节。

【病因病理】

股四头肌遭受强力直接打击时可引起挫伤,损伤多发生在大腿的前方。由间接暴力所致者,常在滑倒时,股四头肌急剧收缩所致,损伤多发生在肌腱部,以股直肌的损伤最为常见。

【诊断要点】

1. 主要病史　有明显外伤史。

2. 临床表现　①多见于运动员或中老年人。②伤后大腿前方青紫瘀斑、肿胀疼痛，伸小腿、屈大腿时疼痛加剧，行走跛行。③若肌腱断裂，则疼痛剧烈，不能行走，膝关节主动功能伸直功能丧失。

3. 体征检查　①伤处肿胀可见皮下瘀斑，压痛明显，膝、髋活动功能受限。②肌腱断裂者，可触到明显凹陷，膝关节主动伸直功能丧失。③日久可见股四头肌萎缩。④股四头肌伸膝抗阻力试验阳性。

4. 辅助检查　X 线检查可排除骨折，血肿较大者，晚期可有钙化阴影。

【鉴别诊断】

本病应与半月板和梨状肌等损伤引起的股四头肌萎缩相区别。

1. 半月板损伤　患膝多有典型的扭伤史，损伤后膝关节一侧疼痛，出现弹响声及关节交锁等现象，膝关节间隙压痛，麦氏征及研磨试验阳性。膝关节造影、膝关节镜及膝部 CT 可确诊。

2. 梨状肌综合征　是指髋部过度内外旋或外展、受寒使梨状肌损伤，挤压坐骨神经，出现臀部疼痛，伴同侧坐骨神经痛。梨状肌体表投影区压痛，日久可引起臀肌萎缩。

【辨证治疗】

股四头肌扭挫伤者可行手法、药物和功能锻炼等治疗。挫伤者早期肿胀疼痛较甚，慎用推拿手法治疗；完全断裂者，应早期手术，修复伸膝装置。

（一）手法治疗

治则为活血祛瘀、消肿止痛、舒筋通络。

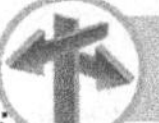
知识链接

《圣济总录·伤折恶血不散》里有“若因伤折，内动经络，血行之道，不得宣通，瘀积不散，则为肿为痛，治宜除去恶瘀，使气血流通，则可以复原也”。

1. 患者仰卧，医者立于患侧，用掌推大腿前侧，由上至下，反复数遍。
2. 擦患肢大腿前侧，由上至下反复数遍。
3. 用双手拿揉患侧股四头肌数遍。
4. 点按患侧梁丘、血海、阳陵泉、足三里等穴。
5. 弹拨患侧股四头肌。
6. 用拇指指面由近端向远端按压患侧股头肌，理顺肌筋。
7. 患者仰卧，做患髋、膝关节的摇晃、屈伸动作数遍。
8. 擦痛点、透热为度，结束手法治疗。

（二）药物治疗

1. 中药治疗

（1）内服

1）气滞血瘀型：伤后局部青紫瘀斑，压痛明显，活动障碍，舌质黯，脉弦，治宜活血祛瘀、消肿止痛，可用桃红四物汤加减。

2）瘀热阻络型：伤后肌肉灼热肿痛，活动后疼痛加重，治宜活血散瘀、清热解毒，可用仙方活命饮加减。

3)气血虚损型:损伤日久股四头肌萎缩,膝软无力,舌淡苔白,脉细弱,治宜补气血、强筋骨,可用健步壮骨丸加减。

(2)外用:早期局部外敷消瘀止痛药膏,中后期可用下肢熏洗方或海桐皮汤熏洗。

2. 西药治疗　可酌情内服双氯芬酸钠、布洛芬、萘普生、美洛昔康、曲马多等镇痛药,以缓解疼痛。

(三) 其他疗法

1. 固定疗法　损伤早期患者,应适当卧床休息;有部分撕裂伤,用石膏或夹板固定患者于髋、膝关节半屈曲位6周。

2. 练功疗法　早期应以股四头肌的舒缩活动为主,以防止股四头肌萎缩;后期做屈髋、伸膝锻炼。

3. 针灸疗法　可在局部选阿是穴、血海、阳陵泉、风市等穴针刺治疗,也可选用三棱针放血治疗。

4. 封闭疗法　可在局部痛点选用醋酸泼尼松龙12.5mg加1%利多卡因2ml注射。

5. 物理疗法　损伤后期可用各种热疗。

6. 手术疗法　肌腱完全断裂者,应做手术修复,即缝合术。

【预防调护】

1. 早期应注意卧床休息。

2. 急性期过后,应逐渐加强下肢功能锻炼。

【疗效标准】

治愈:肿痛消失,无压痛,下蹲站立无疼痛,膝、髋关节活动正常。

好转:肿痛减轻,剧烈运动仍疼痛,膝活动轻度受限。

未愈:症状及体征无改善。

【典型病例】

张某,男,28岁,飞行员,2012年9月18日就诊。

主诉:右膝上部外伤后疼痛活动受限1周。

现病史:患者于1周前骑电动车跌倒,右膝跪于地面,当即右膝上方疼痛,肿胀伴活动困难,可以勉强行走,但伸膝无力,自服止痛剂及外用活血化瘀膏药治疗,未见明显改善,特来我院就诊。

查体:右下肢跛行,右膝上方股四头肌肿胀,压痛明显,可见皮下明显瘀斑,主动伸膝功能障碍。

辅助检查:X线摄片右髌骨未见骨折。

诊断:右股四头肌撕裂伤

治则:活血祛瘀,消肿止痛,舒筋通络

手法治疗:患者取仰卧位,医者先用手掌由上至下推患者右大腿前侧数遍以理顺肌筋;然后在患者患侧大腿前侧及股四头肌处分别施以㨰法、按揉、拿捏、弹拨等手法,并点按患侧梁丘、血海、阳陵泉、足三里、阿是等穴以活血祛瘀、消肿止痛,再嘱患者做患髋、膝关节的摇晃、屈伸动作,最后擦右膝痛点透热为度,结束手法治疗。每天治疗1次,嘱患者配合右膝关节功能锻炼,治疗1周后右膝关节活动恢复正常。

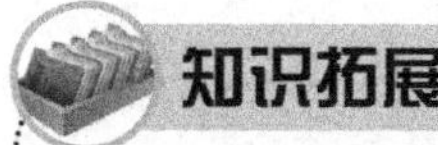

股四头肌是伸膝装置的重要组成部分，股四头肌损伤多为间接暴力所致，常与膝部其他软组织损伤致关节屈伸受限相混淆，临床发生断裂较为少见。当患者主诉受伤时膝部突然刀割样痛，并有撕裂感，检查可触到明显凹陷，膝关节主动伸直功能丧失，X线髌骨未见骨折，应考虑股四头肌肌腱断裂。一旦确诊，应争取伤后48小时内进行手术修复，因为股四头肌张力大，断裂后近端回缩，如不及时吻合修复，势必造成断端间距离增大，缺损增加，增加手术的难度以及影响治疗效果。同时应该重视膝部康复功能锻炼，通过自身的肢体运动、器械锻炼以及理疗等措施，最大限度地恢复膝关节的肌力和活动度。如早期治疗不当，将导致不同程度的残疾。

七、股内收肌损伤

股内收肌损伤是指下肢过度外展或牵拉而致的扭伤，伤后以大腿内侧疼痛、内收、外展时疼痛加重，行走不利为主要临床特征的疾病。过去以骑马者常见，故又称为骑士损伤。

股内收肌位于大腿内侧，主要包括内收长肌、内收短肌、内收大肌，股薄肌及耻骨肌，其主要作用是使大腿内收，其次是使大腿外旋。

【病因病理】

股内收肌急性损伤，多因居高下跳或跌仆时下肢固定不动，身体突然向一侧扭转，或下肢过度外展用力蹬空，如踢足球、铲球时，股内收肌突然收缩或受到过度牵拉，超过了肌纤维的弹性限度所致。急性损伤后，股内收肌即可产生保护性紧张或痉挛，刺激闭孔神经，引起大腿内侧疼痛及下肢活动受限。也可由于过劳受风寒引发，则发病较缓。

【诊断要点】

1. 主要病史　大腿有明显的过度外展牵拉损伤史，或劳损后外感风寒史。

2. 临床表现　①伤后即感大腿内侧疼痛，尤其近腹股沟处疼痛更甚。②大腿做内收和外展活动时疼痛加重。③伤侧髋、膝关节稍屈曲，不能伸直。④行走跛行。⑤个别病例可有下肢内侧窜痛和小腹部不适感。

3. 体征检查　①下肢呈半屈曲、外旋位。②股内侧肿胀，急性期可见瘀斑，局部压痛，在股内收肌群耻骨附着区处压痛更明显。③股内收肌肌紧张，可触及粗硬条索状隆起。④髋关节被动外展时股内侧疼痛。⑤抗阻力髋关节内收试验阳性。

4. 辅助检查　X线检查可排除骨折。

【鉴别诊断】

1. 股骨颈骨折　有明显的外伤史。多见于老年人，髋部疼痛，不敢站立和行走，疼痛有时沿大腿内侧向膝部放射。压痛点位于腹股沟中点，有纵轴叩击痛。X线可见骨折征象。

2. 髋关节脱位　伤后髋部疼痛、肿胀、功能障碍，髋关节畸形，弹性固定。X线片可鉴别。

【辨证治疗】

股内收肌扭挫伤急性期肿痛较剧烈者，应暂时卧床休息，慎用手法，以中药内服外敷为主。待肿痛减轻后可用手法治疗，理筋顺筋，并可配合封闭、理疗等方法治疗。若肌腱完全断裂者，应手术修复。

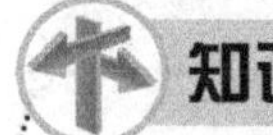

临床上综合疗法治疗股内收肌损伤效果明显优于单一疗法。

（一）手法治疗

治则为理顺肌筋、舒筋通络、解痉止痛。

1. 患者取仰卧位，医者立于伤侧，用拿揉法放松伤侧大腿股内收肌，反复数遍。

2. 医者一手扶住患者患膝，另一手握住其踝部，做患髋适度被动外展、内收、外旋活动。

3. 医者用双手拇指按压疼痛处，用分筋法左右分拨患侧股内收肌。

4. 医者顺着患侧肌肉走行方向，自上而下反复推按，以顺筋归位，使血脉流通，筋脉舒展。

5. 顺着患侧筋肌走行方向用擦法，透热为度，从而结束手法治疗。

（二）药物治疗

1. 中药治疗

（1）内服

1）气滞血瘀型：损伤初期，局部肿胀明显，青紫瘀斑，疼痛拒按，动则痛甚，治宜活血化瘀、消肿止痛，可用桃红四物汤加减。

2）风寒痹阻型：反复劳损或损伤日久，局部痉挛，静则痛增，动则痛缓，喜温喜按，或见恶寒头痛，苔白，脉浮紧。治宜祛风散寒、除湿通络，可用麻桂温经汤加减。

3）瘀热入络型：伤后迁延日久，局部可触及硬块，灼热红肿，活动不利，活动后疼痛加重，口干不欲饮，舌红，苔薄黄，脉弦数。治宜化瘀消肿、清热解毒，可用仙方活命饮加减。

4）血不濡筋型：伤后日久未愈，肌筋萎软，无力，舌淡苔少，脉细。治宜养血壮筋，可用壮筋养血汤加减。

（2）外用：急性损伤可用消瘀止痛药膏外敷，慢性期可用下肢熏洗方。

2. 西药治疗　可根据病情酌情内服阿司匹林、尼美舒利分散片、萘普生、美洛昔康等解热镇痛药，严重疼痛时可酌情使用曲马多、芬太尼等成瘾性较小的麻醉性镇痛药。

（三）其他疗法

1. 固定疗法　急性期应加压包扎，卧床休息1周左右，一般无需严格固定。

2. 练功疗法　早期疼痛减轻后，应做股四头肌的收缩运动，后期可做主动抬腿，分髋锻炼。

3. 针灸疗法　可在局部选阿是穴、血海、箕门、阴陵泉等穴针刺治疗，也可选用三棱针放血治疗。

4. 封闭疗法　有股内收肌群痉挛性疼痛者，可用醋酸泼尼松龙12.5～25mg加1%利多卡因5ml做闭孔神经封闭。

5. 物理疗法　损伤后期可配合理疗。

6. 手术疗法　肌肉完全断裂者，应迅速行修补术。

【预防调护】

1. 急性期应注意卧床休息。

2. 后期应加强功能锻炼。

3. 注意保暖，防止受凉。

【疗效标准】

治愈：肿痛消失，局部无压痛，无硬结，髋关节外展、内收无疼痛，股内收肌抗阻试验阴性。

好转：症状基本消失，髋外展、劳累或剧烈活动后仍有疼痛、乏力，股内收肌抗阻试验（±）。

未愈：症状及体征无改善。

【典型病例】

赵某，男，38岁，运动员，2010年7月9日就诊。

主诉：左大腿内侧拉伤后疼痛伴行走不利半年余，加重1周。

现病史：患者自诉半年前打网球拉伤后引起左膝关节内侧和左大腿根部疼痛不适，行走跛行，自行服用跌打损伤药和外敷药膏，病情不见好转。近1周来上症加重，特来我院就诊。

查体：左下肢跛行步态，左下肢呈半屈曲、外旋位；左股内侧轻度肿胀，可触及有紧张的纤维，上下均有压痛，在左股内收肌群耻骨附着区处压痛明显。左腿内收、外展活动受限；抗阻力髋关节内收试验阳性。

辅助检查：X线摄片未见明显异常。

诊断：左股内收肌陈旧性损伤

治则：理顺肌筋，舒筋通络，解痉止痛

手法治疗：患者仰卧，医者先用㨰、拿捏、按揉等手法，放松左下肢股内收肌，然后一手扶住患者患膝，另一手握住其踝部，做患髋适度被动外展、内收、外旋活动，并用双手拇指按压疼痛处和左右分拨患侧股内收肌以舒筋通络、解痉止痛，再顺着患侧肌肉走行方向，自上而下反复推按，以顺筋归位，使血脉流通，筋脉舒展。最后医者顺着患侧筋肌用擦法，透热为度，结束手法治疗。治疗1周后，患者下床走动左膝关节不适感消失，左大腿根部疼痛明显减轻，跛行步态消失，继续巩固治疗1周后左大腿根部疼痛消失，行走自如，痊愈。随访6个月未复发。

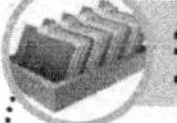
知识拓展

股内收肌损伤属中医学"痛痹"范畴。因外伤或慢性劳损致使股内收肌产生强力牵拉或收缩，从而撕裂或劳损，引起局部气血不畅，经脉受阻，气血瘀滞，不通则痛。西医学认为：本病主要是由于肌肉、肌腱、筋膜等软组织损伤，局部组织充血水肿，发生无菌性炎症，导致粘连、挛缩，对其支配闭孔神经产生刺激、压迫和牵掣痛，因此临床上此肌损伤后会出现一系列症状群。常见于骑自行车、游泳、跑步、体操、足球、羽毛球、网球、滑冰等运动外伤或积累性劳损。

八、股二头肌损伤

股二头肌损伤是指膝关节于过伸位，或小腿内翻、内收等所致的拉伤，也可由直接暴力打击所致的挫伤，临床上以伤后大腿外侧及腓骨小头部肿痛、压痛，下肢行走不利等为主要表现的疾病。股二头肌位于大腿后面外侧，长头起于坐骨结节，短头起于股骨粗隆线外侧唇下部，肌腱止于腓骨小头。半腱肌和半膜肌均起于坐骨结节，止于胫骨近端的内侧面。这3块肌肉属于股后肌群，统称为腘绳肌，股二头肌受坐骨神经支配，主要功能是伸大腿、屈小腿，即伸髋和屈膝。

【病因病理】

股二头肌损伤多因膝关节处于过伸位，股前侧受到外力作用，股二头肌被过度牵拉，而致股二头肌抵止部撕拉伤，或小腿极度内翻、内收时造成股二头肌的拉伤；也可因直接暴力作用于大腿后外侧而造成挫伤。伤后小腿的屈曲功能下降。

【诊断要点】

1. 主要病史　有过度牵拉的病史，或大腿后外侧被外力直接打击的挫伤史。

2. 临床表现　①受伤后大腿后侧或腓骨小头处疼痛。②行走不利，跛行。

3. 体征检查　①大腿后侧肿胀，皮下瘀斑。②腓骨小头或坐骨结节部压痛明显。③可触及肌痉挛、变硬或钝厚。④抗阻力屈膝试验阳性。⑤若撕脱伤，屈膝抗阻力时肌力下降。

4. 辅助检查　X线摄片可排除腓骨小头撕脱性骨折。

【鉴别诊断】

1. 坐骨结节滑囊炎　多见于老年人及体质瘦弱的患者。坐骨结节处疼痛，不能久坐，坐硬板凳疼痛加剧，站立时疼痛立即消失。坐骨结节部可触及囊性包块。

2. 腓骨小头骨折　多由直接暴力所致，如踢伤或重物打击，受伤部肿痛，压痛明显，小腿纵轴叩击痛阳性。X线可鉴别。

【辨证治疗】

急性损伤严重者，立即加压包扎，或做冷敷，不宜做手法治疗。挫伤中后期可采用理筋手法、针刺、理疗等。

（一）手法治疗

治则为活血化瘀、舒筋通络。

知识链接

《医宗金鉴·正骨心法要旨》所说："为肿为痛，宜用按摩法，按其经络，以通郁闭之气，摩其壅聚，以散郁结之肿，其患可愈。"

1. 患者俯卧位，用拿揉、㨰法在患肢股二头肌上操作，自上而下，反复数遍。

2. 点按患肢承扶、殷门、委中、风市、阳陵泉、阿是穴及大腿外侧和腓骨小头部。

3. 用拇指腹顺着患侧股二头肌肌纤维方向由上而下推按，理顺肌筋，反复数遍。

4. 陈旧性损伤时先用拇指弹拨发硬、紧张的股二头肌，再顺着肌纤维走行方向按压，反复数遍，以理筋归位。

5. 患者仰卧位，医者一手扶住患膝，另一手握住其踝关节，做患肢屈髋伸膝及转摇动作，以牵拉股二头肌。

6. 掌擦患侧大腿外侧及痛点，透热为度，结束手法治疗。

（二）药物治疗

1. 中药治疗

(1)内服：早期多为气滞血瘀型，治宜活血化瘀、消肿止痛，可用桃红四物汤加减。

(2)外用：急性损伤可用消瘀止痛药膏外敷，慢性期可用下肢熏洗方或海桐皮汤熏洗。

2. 西药治疗　可内服阿司匹林、对乙酰氨基酚、美洛昔康、美沙酮(美散痛)等药。

（三）其他疗法

1. 练功疗法　急性期过后应尽快做股四头肌舒缩锻炼，防止肌肉萎缩；中后期可进行膝关节屈伸和步行锻炼。

2. 固定疗法　早期卧床休息，不负重，以利早日恢复肢体功能，一般不需固定。

3. 针灸疗法　取阿是穴、阳陵泉、风市、委中等穴，用泻法。

4. 封闭疗法　疼痛剧烈者，可用醋酸泼尼松龙 25mg 加 1% 利多卡因 2ml 做局部痛点封闭。

5. 物理疗法　可酌情应用各种热疗、中药离子导入治疗等。

6. 手术疗法　肌腱完全断裂者，应尽早做手术修补。术后严格制动伤肢，6 周后进行功能锻炼。

【预防调护】

1. 急性期应卧床休息。
2. 加强股四头肌锻炼。
3. 注意休息，防止受凉。

【疗效标准】

治愈：肿痛消失，局部无压痛，行走活动正常，抗阻力屈膝试验阴性。

好转：肿痛减轻，但仍有轻度压痛，伸髋屈膝时有不适感，抗阻力屈膝试验阳性（±）。

未愈：症状及体征无改善。

【典型病例】

汪某，女，25 岁，短跑运动员，2012 年 10 月 23 日就诊。

主诉：右大腿后侧疼痛，行走不利 1 天。

现病史：患者自诉 1 天前进行短跑训练，随后右大腿后侧发紧、疼痛，跛行，早晨起床时，右腿后群偶有抽筋感，特来我院治疗。

查体：右下肢跛行步态，大腿后侧可见肿胀，皮下有瘀斑。右坐骨结节处压痛，并可触及局部股二头肌肌痉挛。右抗阻力屈膝试验阳性。

辅助检查：X 线摄片未见异常改变。

诊断：右股二头肌损伤

治则：活血化瘀，舒筋通络

手法治疗：患者俯卧位，医者先在右股二头肌施用拿揉、㨰等手法以舒筋通络，然后点按右下肢环跳、承扶、委中、风市、阳陵泉及阿是穴等以解痉止痛，再用拇指腹顺着患侧股二头肌肌纤维方向由上而下推按以理顺肌筋。最后做右下肢屈髋伸膝及转摇动作，以牵拉股二头肌，并掌擦患侧大腿外侧及痛点结束手法治疗。每天治疗 1 次，治疗 4 天后，右腿疼痛感消失，行走正常，可以归队进行正常的训练。

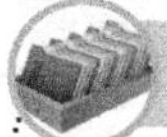

知识拓展

股二头肌损伤可由于长期牵拉扭转、持续压迫、跌仆闪挫及慢性劳损等因素引起损伤，导致股二头肌产生无菌性炎症引起功能障碍，而股二头肌的功能障碍可代偿性地引起腰部脊柱生物力学平衡失调，引发腰部疼痛等症状。而坐骨神经在股部行于股二头肌与大收肌之间，如果股二头肌或其附着上的筋膜出现无菌性炎症，必可刺激坐骨神经，出现类似“腰椎间盘突出症”的坐骨神经痛症状，临床上必须与腰椎间盘突出症进行鉴别。

第二节　膝与小腿部筋伤

学习要点

1. 掌握膝关节侧副韧带损伤、膝关节半月板损伤的含义、临床特征、诊断要点、鉴别诊断、辨证治疗和疗效标准。

2. 熟悉膝关节交叉韧带损伤、膝关节创伤性滑膜炎、膝部滑囊炎、腓肠肌损伤、髌骨软化症及髌下脂肪垫损伤的临床诊断、手法治疗和疗效标准。

3. 了解膝关节交叉韧带损伤、膝关节创伤性滑膜炎、膝部滑囊炎、腓肠肌损伤、髌骨软化症及髌下脂肪垫损伤的病因病理和预防调护。

膝与小腿部筋伤是指膝与小腿部的肌肉、韧带等软组织受到外来直接暴力、间接暴力或因持续劳损等原因所致的损伤，以膝与小腿部疼痛、活动不利为主要临床表现的疾病。

膝关节是人体最大的关节，是由股骨的两髁半球状关节面及较平坦的胫骨平台和髌骨组成，主要功能是负重和伸屈(图5-4)。

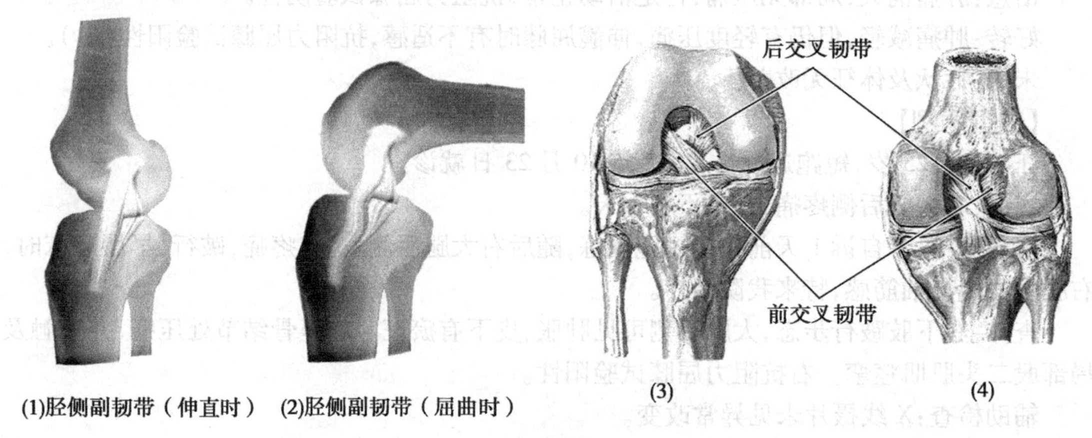

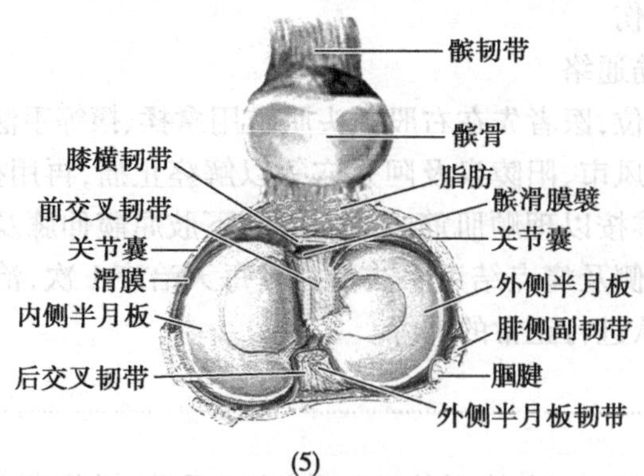

图5-4　膝关节的解剖结构

侧副韧带位于膝关节两侧。内侧副韧带起于股骨内髁结节，止于胫骨内髁的侧面，与内侧半月板相连，它的主要作用是防止膝外翻，同时还有限制外旋的作用。外侧副韧带起于股

骨的外髁结节，止于腓骨小头，不与外侧半月板相连，其主要作用是防止膝内翻。伸膝时侧副韧带最紧张，可阻止膝关节的外翻与小腿旋转活动，在膝关节屈曲时，侧副韧带松弛，使膝关节有轻度的内收、外展和旋转活动。

膝交叉韧带位于膝关节之中，有前后两条，交叉如十字，又称十字韧带。前交叉韧带起自胫骨髁间隆起的前方，斜向上外方，止于股骨外侧髁的内侧面，限制胫骨前移；后交叉韧带起自胫骨髁间隆起的后方，斜向前上内方，止于股骨内侧髁的外侧面，限制胫骨的后移。

膝关节的关节囊内面有滑膜覆盖。膝关节滑膜为构成关节内的主要结构，膝关节的关节腔除股骨下端、胫骨平台和髌骨的软骨面外，其余大部分为关节滑膜所遮盖，为人体最大的滑膜腔，髌上方为滑膜的反折部。滑膜有丰富血管，滑膜细胞分泌滑液，营养无血管的关节软骨，使关节面滑润，减少摩擦，对保护膝关节的屈伸活动有重要作用。

膝关节关节间隙内有内、外侧半月板。半月板是位于股骨髁与胫骨平台之间的纤维软骨，附着于胫骨内、外侧髁的边缘，边缘较厚而中央部较薄，故能加深胫骨髁的凹度，以适应股骨髁的凸度，使膝关节稳定。膝关节内侧半月板呈“C”形，前后长，左右窄，其后半部与内侧副韧带相连，由于其结构上的特点，内侧半月板较外侧半月板稳定。外侧半月板前、后角之间的距离较近，似“O”形，不与外侧副韧带接触，故活动较灵活。半月板本身无血管组织，其营养供应几乎完全来自紧连关节囊的凸起部，若半月板仅在关节囊的附着处部分撕裂，则可在良好的条件下愈合，若半月板内侧部损伤，则恢复困难。半月板具有缓冲作用和稳定膝关节的功能。正常膝关节有轻度外翻，故外侧半月板承受压力也较大，易致损伤。

髌下脂肪垫位于髌韧带及胫骨前上端所形成的三角区之间，有充填空隙、润滑关节的功能。

由于膝关节解剖结构复杂，筋肌较多，故称“膝为筋之府”。当膝部突然受到外力撞击，或在活动中过度外展、内收或突然扭转及慢性损伤等，致使膝部侧副韧带、交叉韧带、半月板、脂肪垫等软组织损伤，即为膝部筋伤。膝关节筋伤为临床上最常见筋伤之一。

小腿肌分为前群、外侧群和后群。前群位于小腿骨前方，自胫侧向腓侧依次为胫骨前肌、跗长伸肌和趾长伸肌等；外侧群有腓骨长肌和腓骨短肌，均位于腓骨的外侧；后群位于小腿骨后方，可分为浅、深两层。浅层为小腿三头肌，该肌强大，由腓肠肌和比目鱼肌构成；深层位于小腿三头肌的深层，有4块肌。上方为腘肌，下方自胫侧向腓侧依次为趾长屈肌、胫骨后肌和跗长屈肌。小腿肌的主要作用为屈膝，使足背屈、跖屈及内外翻。

当小腿肌受到直接暴力或间接暴力或因慢性劳损时，可以导致筋伤，临床上腓肠肌损伤较常见。

一、膝关节侧副韧带损伤

膝关节侧副韧带损伤，以内侧副韧带损伤多见，可分为部分损伤与完全性损伤。若与半月板损伤和交叉韧带损伤同时发生，则称为“膝关节损伤三联症”。

【病因病理】

正常的膝关节约有10°左右的外翻。膝关节外侧易受外力的打击，或膝关节在滑跌时，小腿突然外展、外旋，迫使膝关节过度外翻，膝内侧间隙拉宽，造成内侧副韧带的扭伤或部分断裂或完全断裂，易合并内侧半月板和交叉韧带的损伤。若外力迫使膝关节过度内翻，可发生外侧副韧带损伤或断裂,严重者可伴有关节囊撕裂、腘绳肌及腓总神经损伤。

【诊断要点】

1. 主要病史　有明显外伤史。

2. 临床表现　①膝关节侧副韧带损伤后,膝关节呈135°左右半屈曲位,主动和被动活动受限。②局部肿胀,皮下瘀血,继而出现广泛性的膝关节部瘀斑。③若合并半月板损伤,膝关节出现交锁现象;膝部急性严重损伤合并半月板和前交叉韧带损伤,称为"膝关节损伤三联症"。如有"开口样"感觉,则为韧带完全断裂。④外侧副韧带损伤,则易合并腓总神经损伤,出现足下垂及小腿外侧下1/3及足背外侧面的感觉障碍。

3. 体征检查　①压痛检查:内侧副韧带损伤时,压痛点在股骨内上髁;外侧副韧带损伤时,压痛点在腓骨小头或股骨外上髁。②膝关节分离试验阳性(图5-5)。

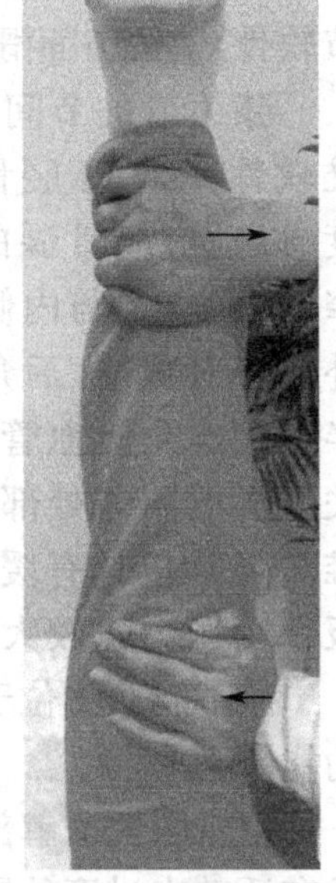

图5-5　膝关节分离试验

4. 辅助检查　局麻下患膝关节做外翻位或内翻位,X线摄双膝关节正位片,可发现韧带损伤处关节间隙增宽,还可以排除骨折。

【鉴别诊断】

本病应注意与膝关节半月板损伤及膝关节交叉韧带损伤进行鉴别。

1. 膝关节半月板损伤　膝部多有扭伤史或劳损史。本病好发于运动员、搬运工等,男多于女。主症为膝部疼痛、肿胀、关节弹响声、交锁征等。体检可见麦氏征阳性、研磨试验阳性。X线平片无异常。

2. 膝关节交叉韧带损伤　有典型的膝部损伤史,伤后膝关节疼痛、肿胀,关节有错落感或不稳感,抽屉试验阳性。膝关节造影或膝关节镜检查可以确诊。

【辨证治疗】

本病的治疗应根据其损伤的程度和合并症的情况采用不同的治疗方法。部分损伤或断裂者,一般采用非手术治疗。若完全断裂或合并半月板损伤者,多采用手术治疗。

(一)手法治疗

治则为舒筋通络、活血止痛。

膝关节侧副韧带部分撕裂者,早期手法不可多做,以免加重损伤,可以屈伸膝关节一次,以舒顺筋膜,恢复轻微之错位。晚期,使用手法可解除粘连,恢复关节功能。患者仰卧,医者立于患侧,用拇指或手掌面在损伤处做横行拨动数遍,点按梁丘、血海、阳陵泉、阴陵泉、足三里等穴,并做膝关节屈伸手法,擦损伤部位,以透热为度。

(二)药物治疗

1. 中药治疗

(1)内服:早期治宜活血化瘀、消肿止痛为主,可用活血止痛汤加减;后期治宜温经活血、壮筋活络为主,可用小活络丹加减。

(2)外用:早期局部外敷消瘀止痛膏,后期用四肢损伤洗方或海桐皮汤熏洗患处。

2. 西药治疗　可内服萘普生、塞来昔布、吲哚美辛等解热镇痛药,严重疼痛时应根据病情酌情选用曲马多、芬太尼、喷他佐辛等成瘾性较小的麻醉性镇痛药。

(三)其他疗法

1. 固定疗法　早期肿胀明显可先将膝关节内血肿抽吸干净,用弹力绷带包扎,再以石膏托固定膝关节于功能位4～5周,或选用小夹板固定。

知识链接

一般认为,膝关节侧副韧带Ⅰ度扭伤的治疗仅为对症治疗,不需特殊制动;Ⅱ度扭伤可采用保守治疗,固定时多用支具或石膏制动4～5周,以保护韧带,限制活动;Ⅲ度扭伤,除非有特殊的禁忌证,一般需要手术修复重建,许多文献报道经严格石膏制动后的Ⅲ度膝关节侧副韧带损伤无不稳征象。

2. 练功疗法　损伤轻者,在2～3天后鼓励患者做股四头肌功能锻炼,防止肌萎缩和软组织粘连;后期做膝关节屈伸运动和肌力锻炼。

3. 针灸疗法　选用阿是穴、内外膝眼、阳陵泉、足三里等穴。

4. 穴位注射疗法　在膝部取阿是穴、膝眼、阳陵泉等穴,使用当归、丹参等注射液注入穴位。每日或隔日1次,7～10次为1个疗程,每疗程结束后休息3～5天。

5. 物理疗法　可酌情应用醋离子导入、磁疗、超短波、激光等。

6. 手术疗法　侧副韧带断裂或合并有交叉韧带损伤、半月板损伤者,一般应进行手术治疗。

【预防调护】

1. 早期应注意卧床休息。

2. 后期应加强下肢功能锻炼。

3. 注意膝部防寒保暖。

【疗效标准】

治愈:肿胀疼痛压痛消失,膝关节功能完全或基本恢复。

好转:关节疼痛减轻,功能改善,关节有轻度不稳。

未愈:症状及体征无改善。

【典型病例】

刘某,男,21岁,学生,2013年3月14日就诊。

主诉:左膝关节跌伤后外侧肿痛、活动困难3天。

现病史:患者3天前和同学一起去某体育馆滑冰,不慎滑倒,当即左膝关节外侧疼痛,并逐渐肿胀,行走困难,导致影响正常生活和学习,特来我院就诊。

查体:左膝关节外侧局部肿胀明显,皮下可见青紫瘀斑,并伴有明显疼痛。左膝关节呈130°半屈曲位,主动和被动活动受限,左膝关节分离试验阳性。

辅助检查:X线摄片左膝关节正位片骨质无明显异常改变,应力片可见关节间隙增宽。

诊断:左膝关节外侧副韧带损伤

治则:理顺筋膜,消肿止痛

手法治疗:医者先在患者左膝部患处施以按揉、捏拿等手法以舒顺筋膜,然后用拇指或手掌面在损伤处做横行拨动,并点按内外膝眼、血海、阳陵泉、阴陵泉、阿是等穴,以理筋整复、镇痉止痛,最后做左膝关节屈伸手法并擦损伤部位至透热以结束手法治疗。经1次治疗后,患者当即症状明显减轻,左膝关节活动功能有较大改善。共治疗4次,肿胀疼痛消失,左膝关节功能完全恢复正常。

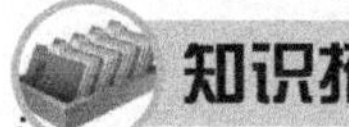

根据美国医学会运动医学委员会出版的《运动损伤的标准命名法》，将韧带损伤按严重程度分为三度。Ⅰ度损伤：有少量韧带纤维的撕裂，伴局部压痛，但无明显关节失稳；Ⅱ度损伤：有更多韧带纤维组织的断裂，伴有更严重的功能丧失和关节反应，并有轻到中度的关节失稳；Ⅲ度损伤：为韧带的完全断裂，并因此产生显著的关节失稳。Ⅰ度、Ⅱ度和Ⅲ度损伤分别被称为轻、中和重度损伤。韧带损伤分度不仅使检查和记录标准化，便于交流，同时也便于指导临床治疗。

二、膝关节半月板损伤

一般情况下半月板紧紧附着于胫骨平台关节面上，在膝关节的运动过程中大多不能移动，只有在膝关节屈曲135°时，膝关节做内旋或外旋运动，半月板才有轻微的移动，故半月板损伤常发生在此体位。临床上以外侧半月板损伤多见。

【病因病理】

膝关节在半屈曲位、足与小腿相对固定，做强力外翻或内翻、内旋或外旋时，半月板在股骨髁部与胫骨平台之间形成旋转摩擦剪力。如动作突然，加之体重作用，上下关节面对半月板产生突发的、巨大的碾挫作用，当其强度超过了半月板所能承受的极限时，即可引起各种类型的损伤，如边缘型撕裂、前角撕裂、后角撕裂、中心型纵向破裂等。

造成膝关节半月板损伤的运动性因素明显高于非运动性因素。

【诊断要点】

1. 主要病史　患者多有膝关节突然旋转，跳起落地的扭伤史，或有膝关节劳损史。

2. 临床表现　①好发于运动员、煤矿工人、搬运工等，男性略多于女性。②膝关节疼痛，多为一侧痛或后方痛，位置较固定。③损伤几小时内关节肿胀，损伤后期肿胀不明显。损伤当时或以后，可出现关节弹响声，伴有交锁现象，即患者走路或上下楼梯时，膝部突然被“卡住”，置于某一体位，既不能伸直，又不能屈曲；经别人或自己将患肢旋转摇摆后，可自行解锁。

3. 体征检查　①膝关节外侧及内侧间隙压痛，后期可见股四头肌萎缩。②麦氏征试验（图5-6）阳性，研磨提拉试验（图5-7）阳性。

4. 辅助检查　①X线检查一般不能显示半月板损伤情况，对半月板损伤直接诊断意义不大，但可排除其他疾病。②膝关节充气造影和碘水造影或充气和碘水混合造影，在诊断上有一定价值，可以确定半月板损伤部位。③膝关节镜检查对关节内结构可提供直观形象，对于不典型的半月板损伤的诊断具有临床意义，但不能以它完全代替其他检查，确实需要才做关节镜检查。对外侧半月板的观察较理想，而对于内侧半月板的观察则不甚满意。④MRI检查可确诊。

【鉴别诊断】

本病应注意与膝关节侧副韧带损伤及膝关节交叉韧带损伤相鉴别。

 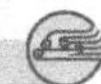

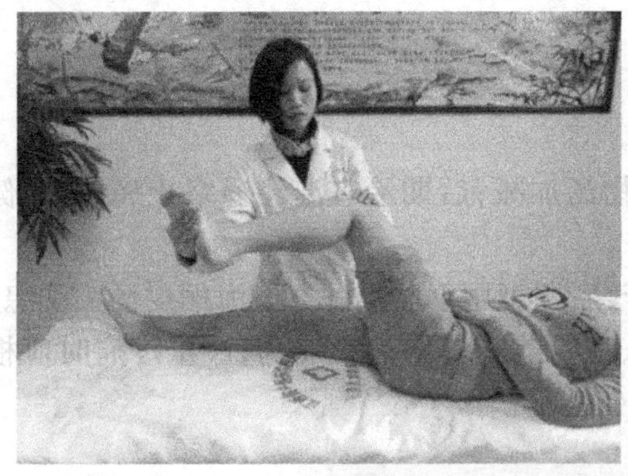
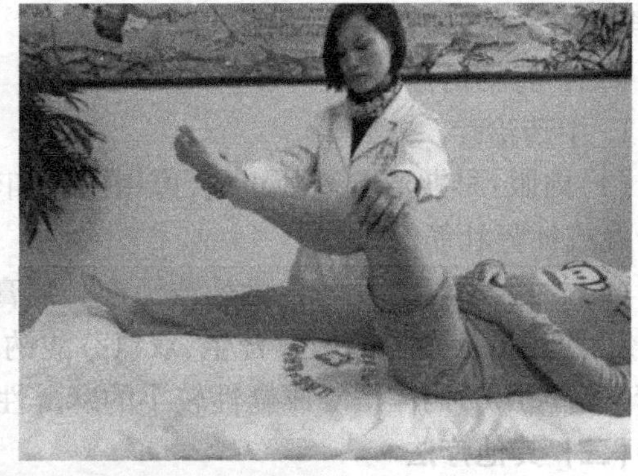
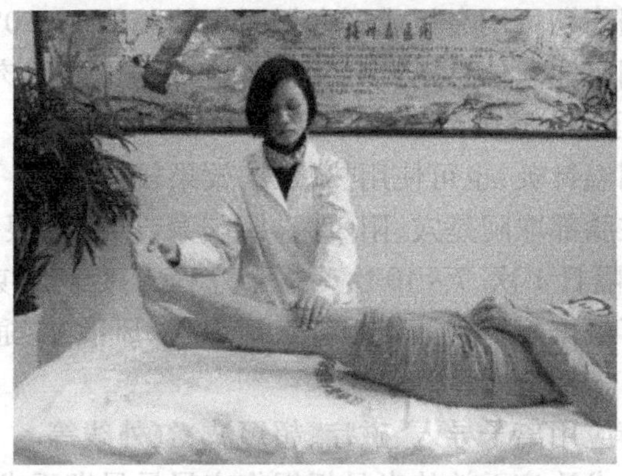

图 5-6　麦氏征试验

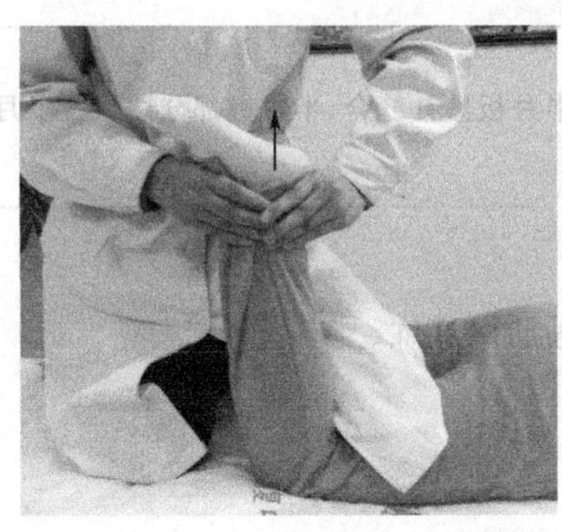
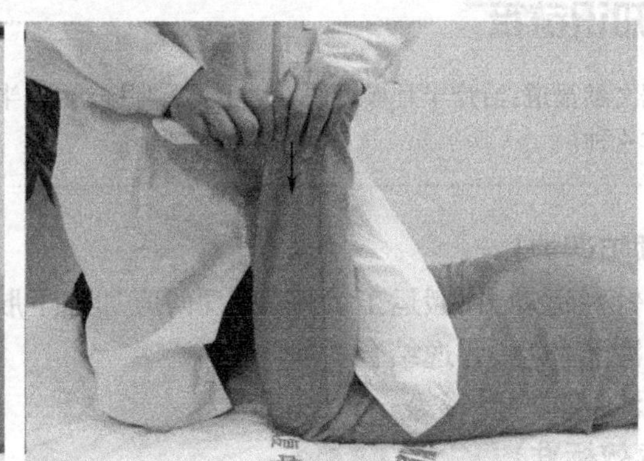

图 5-7　研磨提拉试验

【辨证治疗】

半月板损伤可采取中西医结合治疗，如非手术疗法无效时应尽量早期手术切除。术后如配合练功、针灸、理疗等康复治疗，则有利于膝关节的功能恢复。

（一）手法治疗

治则为舒筋活血、通络止痛。

1. 患者仰卧，医者立于一侧，在膝关节痛点及周围用推揉、擦法以舒筋通络、活血消肿。

2. 点按阿是穴、梁丘、血海、内外膝眼、阴陵泉、阳陵泉及足三里等穴。

3. 医者一手拇指按住痛点，一手握踝部，缓慢屈曲膝关节并内外旋转小腿，然后伸直膝部。

4. 对膝关节交锁的患者亦可采用屈伸手法解除交锁。患者仰卧，屈膝屈髋 90°，一助手持股骨下端，医者握持踝部，二人相对牵引，医者可内外旋转小腿几次，然后使小腿尽量屈曲，再伸直下肢，即可解除交锁。

（二）药物治疗

1. 中药治疗

(1)内服：早期治宜消肿止痛，可用桃红四物汤加减；后期治宜温经通络止痛，可用健步壮骨丸或补肾壮筋汤。

(2)外用：早期外用三色敷药或消瘀止痛膏，后期可用下肢熏洗方或海桐皮汤熏洗患处。

2. 西药治疗　可内服萘普生、双氯芬酸钠、吲哚美辛等解热镇痛药，严重疼痛时应根据病情酌情选用喷他佐辛等成瘾性较小的麻醉性镇痛药。

（三）其他疗法

1. 固定疗法　急性损伤期可用夹板或石膏托固定膝关节于170°位，时间3～4周。

2. 练功疗法　急性期应注意休息，待疼痛缓解，应加强下肢肌肉的主动收缩锻炼，防止肌肉萎缩。去除固定后，可进行膝关节的屈伸活动和步行锻炼。

3. 针灸疗法　可使用温针灸，也可使用热敏灸，效果较佳。

4. 穴位注射疗法　在膝部取阿是穴、阳陵泉、阴陵泉、内外膝眼等穴，使用麝香、丹参等注射液注入穴位。每日或隔日1次，7～10次为1个疗程，每疗程结束后休息3～5天。

5. 中药熏蒸疗法　可根据病情辨证使用行气活血、祛风散寒、通络止痛、补益肝肾的中药行膝部熏蒸。

6. 物理疗法　可酌情应用离子导入、磁疗、超短波、红外线等。

7. 手术疗法　经非手术治疗无效的半月板损伤应尽量早期手术治疗，如膝关节镜治疗。

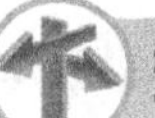

知识链接

据文献报道：治疗半月板损伤方法主要有保守治疗、半月板修补缝合、半月板部分切除及半月板全切除术4种。

【预防调护】

1. 针对运动员、搬运工等好发人群，应加强下肢肌肉锻炼。

2. 注意休息，劳逸结合。

3. 注意防寒保暖等。

【疗效标准】

治愈：膝关节肿胀、疼痛消失，无关节弹响和交锁，膝关节旋转挤压和研磨试验阴性，膝关节功能基本恢复。

好转：疼痛肿胀减轻，关节活动时有弹响和交锁，膝关节旋转挤压和研磨试验(±)。

未愈：症状及体征无改善。

【典型病例】

张某，男，19岁，学生，2013年4月5日就诊。

主诉：右膝关节扭伤后肿痛伴有关节弹响声2天。

现病史：患者为某高中体育特长生，2天前在练习三步跨栏时动作不协调致右腿膝关节疼痛，当即肿胀明显，不敢运动。第二天肿胀加重，且疼痛剧烈，走路或上下楼梯时有“卡住感”，勉强摇动后出现弹响即可行走，但右膝关节屈伸活动困难，特来我院就诊。

查体：右膝关节肿胀明显，屈伸功能受限，可闻及关节弹响声，右膝关节外侧间隙压

痛明显，右麦氏征阳性，研磨提拉试验阳性。

辅助检查：X线检查右膝关节未见骨质明显异常改变；MRI检查可见半月板内部呈线状高信号。

诊断：右膝关节半月板损伤

治则：舒筋通络，消肿止痛，滑利关节

手法治疗：患者取仰卧位，医者先在右膝关节痛点及周围使用擦法、推拿、捏揉等手法以疏通经络、活血消肿，然后点按右膝内外膝眼、梁丘、血海、阿是穴等穴以缓解疼痛。医者再用一手拇指按住痛点，一手握右踝部，缓慢屈曲右膝关节并内外旋转小腿，然后伸直膝部以解除交锁、滑利关节，最后擦右膝局部痛点以结束手法治疗。治疗1次后，右膝关节肿胀、"卡住感"基本消失，疼痛大减，嘱其回家休息。共治疗1个月，上述症状全部消失，功能完全恢复正常，患者病告痊愈。

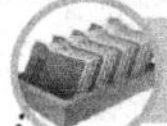
知识拓展

根据半月板内部MRI信号特征，半月板损伤分为三度。Ⅰ度：半月板内部出现球状或不规则形高信号区，未达关节面。Ⅱ度：半月板内部高信号呈线状，可达半月板与关节囊连接处。Ⅲ度：半月板内部高信号区累及关节面，即半月板撕裂，根据高信号区不同的形态，又分为ⅢA（线状高信号）和ⅢB（不规则形高信号）两个亚型。

三、膝关节交叉韧带损伤

膝交叉韧带深居在关节内，周围有其他韧带与肌腱保护，非强大的暴力不易引起交叉韧带损伤，故单独损伤比较少见，往往是合并损伤。前交叉韧带的损伤临床上多于后交叉韧带的损伤，或膝受外展伤力引起内侧韧带断裂合并前交叉韧带断裂。

知识链接

膝关节是人体最复杂的关节之一，而交叉韧带是保持膝关节稳定的主要结构。

【病因病理】

前交叉韧带损伤是腿处于伸直位时，强大暴力撞击小腿上端后方时，可使胫骨向前滑脱，引起前交叉韧带断裂，有时伴有胫骨隆突撕脱骨折；后交叉韧带损伤是在屈膝位时暴力撞击小腿上端前方使胫骨向后移位，造成后交叉韧带的损伤，有时合并膝后脱位或胫骨隆突撕脱骨折和外侧半月板损伤。交叉韧带断裂多在起止点或伴起止点的撕脱骨折，中间部分断裂者较少。

【诊断要点】

1. 主要病史　患者常有明显的外伤史。

2. 临床表现　一般伤后立即感觉关节有错动感和组织有撕裂感，关节松弛，失去原有的稳定性。

3. 体征检查　①膝关节明显肿胀、疼痛，活动功能障碍，膝关节呈半屈曲的状态。②膝关节抽屉试验（图5-8）阳性。

4. 辅助检查

（1）X线检查：侧位片必须在膝屈曲90°，并用手推拉下进行摄片，并与健侧做对照。侧位片由于交叉韧带松弛，多见胫骨移位。膝正位片可见胫骨髁间隆突撕脱骨折。

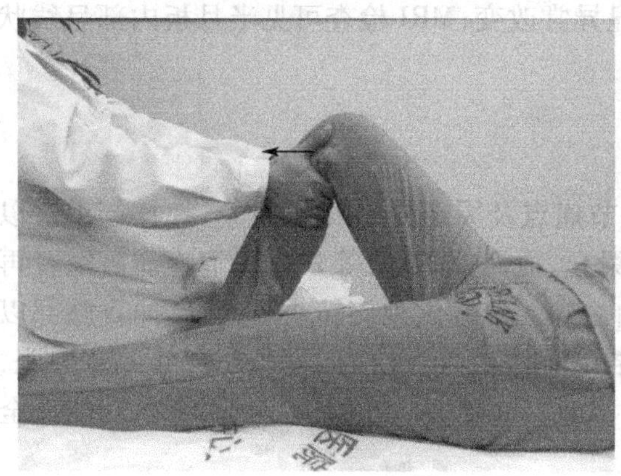
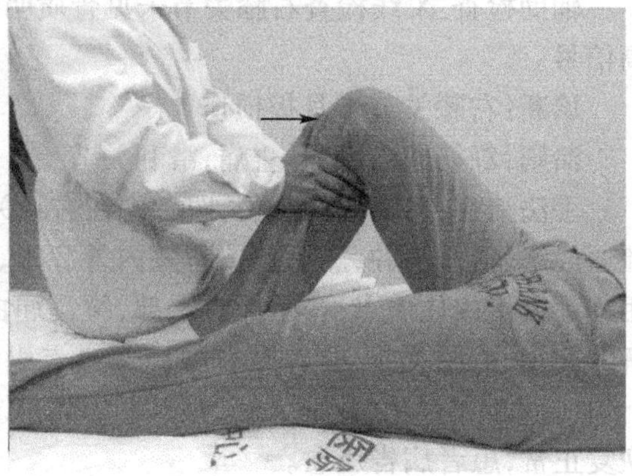

图5-8　膝关节抽屉试验

（2）膝关节镜检查：在冲净膝关节腔的积血后，可见交叉韧带断裂。

知识链接

超声作为一种无创伤性影像学诊断方法，能够随时地观察交叉韧带损伤的声像图变化，对于诊断交叉韧带损伤具有较高的诊断价值，而且具有简便、迅速、廉价及短期内可重复检查等优点，易被患者接受，是一种值得继续探索和推广的检查手段。

【鉴别诊断】

本病应注意与膝关节半月板损伤及膝关节侧副韧带损伤相鉴别。

【辨证治疗】

对单纯的不完全性交叉韧带损伤，可在抽净积血后，夹板或石膏固定膝关节于功能位。对完全性的交叉韧带损伤和伴有侧副韧带、半月板损伤者，宜早期手术治疗。

（一）手法治疗

治则为舒筋通络、活血止痛。

膝关节交叉韧带损伤后期，有关节屈伸功能受限者，可采用手法松解粘连，恢复膝关节活动范围。首先在膝部做按揉手法，在膝关节周围用㨰法，用拔伸手法并内、外转动小腿，再使膝关节逐渐尽量屈曲，最后揉、擦膝部（图5-9）。

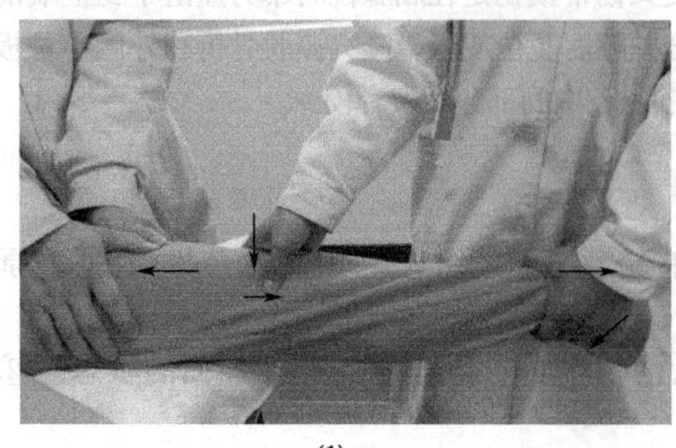
(1)

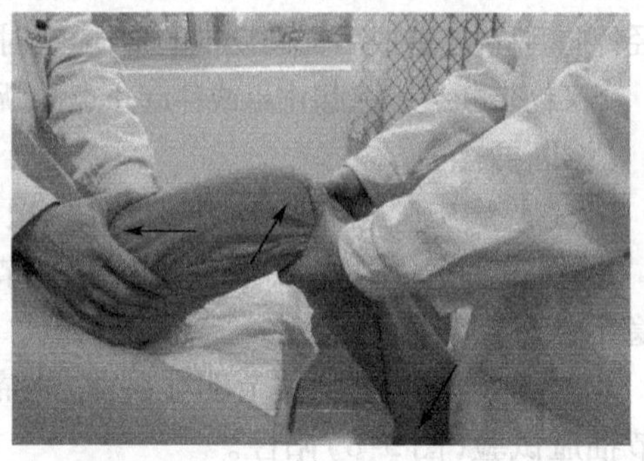
(2)

图5-9　膝关节交叉韧带损伤理筋手法

（二）药物治疗

1. 中药治疗

（1）内服：早期宜活血祛瘀、消肿止痛，可用桃红四物汤或舒筋活血汤加减；晚期如有滑膜炎，膝关节肿胀明显者，治宜除湿通络祛风，可用羌活胜湿汤加减。如伤肢无力，宜养血壮筋，可用壮筋养血汤或健步壮骨丸加减。

（2）外用：局部瘀血肿胀者，可外敷消瘀止痛药膏，后期可用下肢熏洗方或海桐皮汤熏洗患膝。

2. 西药治疗　可酌情内服塞来昔布、美洛昔康、萘普生、吲哚美辛等解热镇痛药，严重疼痛时可使用曲马多、芬太尼等成瘾性较小的麻醉性镇痛药。

（三）其他疗法

1. 固定疗法　对于没有完全断裂的膝交叉韧带损伤，以石膏托或夹板固定膝关节于140°～160°位4～6周，使韧带处于松弛状态，以便修复。

2. 练功疗法　早期做股四头肌的收缩运动。去除外固定后，可练习膝关节屈曲，并逐步练习扶拐行走。

3. 穴位注射疗法　在膝部取阿是穴、阳陵泉、内外膝眼等穴，使用麝香、当归等注射液注入穴位。每日或隔日1次，7～10次为1个疗程，每疗程结束后休息3～5天。

4. 物理疗法　可酌情应用超短波、醋离子导入、磁疗、激光、蜡疗等。

5. 手术疗法　若交叉韧带完全断裂，关节不稳定，撕脱骨片移位较多或伴有侧副韧带和半月板损伤者，应考虑手术治疗。

【预防调护】

1. 石膏或夹板固定时即可行股四头肌和腘绳肌功能锻炼，以防止肌肉萎缩。

2. 注意保暖防寒。

【疗效标准】

治愈：肿胀疼痛压痛消失，膝关节稳定，功能完全或基本恢复。

好转：关节疼痛减轻，功能改善，关节有轻度不稳。

未愈：症状及体征无改善。

【典型病例】

徐某，男，34岁，2013年5月19日就诊。

主诉：左膝关节撞伤后肿痛、活动受限伴有松动感半天。

现病史：患者自述上午骑电动车被车撞倒，当即感觉左膝关节有错动感和膝部有撕裂样痛，不能活动，遂来我院急诊。

查体：左膝关节呈半屈曲的状态，局部肿胀青紫瘀斑、压痛明显，活动功能受限，左膝关节抽屉试验阳性。

辅助检查：X线摄片左膝关节应力片，左膝关节与右膝健侧做对照，可见胫骨轻度向前移位，骨质未见明显异常。

诊断：左膝关节前交叉韧带损伤

治则：消肿止痛，滑利关节

治疗：先对该患者左膝关节以石膏固定膝关节于140°～160°位1个月，让交叉韧带处于松弛状态下修复。1个月后，为松解左膝关节粘连、恢复左膝关节活动范围，加以手法治疗。先在患者左膝部做㨰、按揉、拿捏等手法以疏通经络、活血化瘀，然后拔伸患者左膝关节，并配合做内、外转动小腿以松解粘连，再使左膝关节逐渐尽量屈曲以滑利关节，最后揉、擦膝部结束手法治疗3周。患者左膝肿痛消失，功能恢复正常。

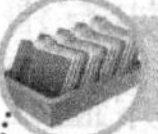

知识拓展

膝关节交叉韧带是保持膝关节稳定的主要结构，在膝关节创伤中常发生损伤，造成膝部关节不稳定。交叉韧带的断裂损伤临床上常可根据损伤史、体格检查做出诊断。然而，急性损伤时由于伴有膝部疼痛较剧烈，关节肿胀有积液、肌肉痉挛等因素，常很难发现阳性体征，因此体格检查有一定的假阴性，临床上常以MRI结果和关节镜作为重要的诊断依据。结合临床表现，MRI对完全断裂的交叉韧带常能作出明确诊断，但是对交叉韧带不完全撕裂诊断则较困难。关节镜检查对诊断交叉韧带损伤有较高准确率，是一种有创伤性、价格贵，并能带来并发症的检查。

四、膝关节创伤性滑膜炎

膝关节创伤性滑膜炎是指膝关节损伤后出现的滑膜非感染性炎症反应性疾病，以关节积血、积液为主要临床表现。分为急性创伤性和慢性劳损性炎症两种，后者以女性肥胖患者多见，常并发膝部骨性关节炎。

【病因病理】

由于暴力打击、跌仆、扭伤、过度劳损等，使膝关节囊纤维层内面的滑膜层受伤充血，产生大量积液所致，若滑膜损伤破裂则会大量渗出血液。如不及时清除积液或积血，则关节滑膜在长期慢性刺激和炎性反应下逐渐增厚、纤维化，并引起关节粘连，影响关节功能活动。

慢性滑膜炎一般由急性创伤性滑膜炎失治转化而成，或慢性劳损导致滑膜产生炎症渗出、关节积液等。

知识链接

急性创伤性滑膜炎是膝关节因各种外伤、骨折及手术等刺激膝部滑膜而产生的急性无菌性炎症反应，好发于喜欢运动的青年人；慢性损伤性滑膜炎多由于急性滑膜炎转化或长期慢性劳损所致，多发于中老年人、身体肥胖者及用膝关节负重者。

【诊断要点】

1. 主要病史　患者常有急性外伤史或劳损史。

2. 临床表现　①急性者为膝关节出血滑膜症，血肿一般在伤后1～2小时内发生，膝及小腿部有广泛的瘀斑，疼痛剧烈；膝关节活动不利，尤以伸直及完全屈曲时胀痛难忍。②急性滑膜炎处理不当可转为慢性，两腿沉重不适，膝部屈伸困难，多见于老年人。

3. 体征检查　①急性者可见肤温增高，按之有波动感，压痛广泛，但膝关节屈伸受限不严重，浮髌试验（图5-10）阳性。②慢性者在髌韧带两侧膝眼处隆起、饱满，关节积液如超过10ml则浮髌试验阳性。

4. 辅助检查　①X线检查一般无异常改变，可排除骨折以及其他膝关节疾患。②在严格无菌条件下，可以进行膝关节穿刺抽液送检。其急性期为淡粉红色液体，表面无脂肪滴；慢性者为淡黄色液体。

【鉴别诊断】

本病应与创伤性膝关节内积血进行鉴别。创伤性膝关节内积血一般在受伤后立即发

生，疼痛剧烈常伴有局部和全身温度升高，关节穿刺液呈血性。而创伤性滑膜炎一般在伤后1～2日内逐渐出现积血，穿刺液为淡粉红色液体，常无局部和全身温度升高。

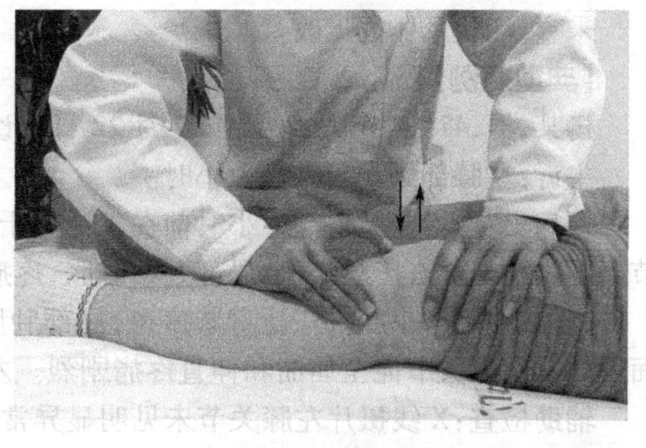

图5-10　浮髌试验

【辨证治疗】

（一）手法治疗

治则为舒筋活血、消肿止痛。

急性损伤后，可将膝关节伸屈一次。患者仰卧位，医者立于伤侧，一手虎口向下，拇、食二指捏紧血肿两侧的股骨内、外侧髁处，手掌按压在髌上，另一手握踝部，先伸直膝关节，然后充分屈曲，再自然伸直，可使局部的肿胀消散，疼痛减轻。

慢性期可在肿胀处拿捏、按揉，膝部周围行㨰法，点按双膝眼、髀关、伏兔、足三里、阳陵泉、三阴交、解溪等穴，再屈伸膝关节，最后搓、揉、擦膝部。临床上应注意手法动作要轻柔，防止再次损伤滑膜组织。

（二）药物治疗

1. 中药治疗

（1）内服：瘀血积滞者，治宜活血化瘀、消肿止痛，可用桃红四物汤加减；寒邪较盛者，宜散寒祛风除湿，可用乌头汤加减；风寒湿阻者，治宜祛风散寒除湿，可用三痹汤加减。

（2）外用：急性滑膜炎瘀血积滞者，外敷消瘀止痛药膏，应加压包扎；慢性滑膜炎用下肢熏洗方，或外贴万应膏。

2. 西药治疗　可内服塞来昔布、美洛昔康、布洛芬、萘普生、吲哚美辛等解热镇痛药，严重疼痛时可根据病情酌情选用曲马多、芬太尼等成瘾性较小的麻醉性镇痛药。

（三）其他疗法

1. 固定疗法　急性期用长腿石膏托或夹板将膝关节固定于伸直位2周。

2. 练功疗法　从固定开始即练习股四头肌收缩活动，同时练习直腿抬高活动。固定解除后，练习蹬空增力及膝关节屈曲活动。

3. 针灸疗法　取内膝眼、外膝眼加阳陵泉、三阴交等，可用艾条或艾绒做温针灸法，还可加用脉冲电流或高频电针刺激，对慢性滑膜炎有明显缓解症状的作用。

4. 封闭疗法　在严格无菌技术下，于髌骨外缘行关节穿刺，穿刺针达到髌骨后侧，抽吸完积液之后，再注入1%利多卡因3～5ml加醋酸泼尼松龙12.5～25mg，并用消毒纱布遮盖穿刺孔，最后用弹力绷带加压包扎。

5. 物理疗法　可酌情应用各种热疗、中药离子导入治疗等。

【预防调护】

1. 急性期石膏或夹板固定后即可行股四头肌舒缩锻炼，以防肌萎缩和软组织粘连。

2. 解除固定后加强膝关节功能锻炼，以防膝骨性关节炎形成。

3. 注意防寒保暖。

【疗效标准】

治愈：疼痛肿胀消失，关节活动正常。浮髌试验阴性，无复发者。

好转：膝关节肿痛减轻，关节活动功能改善。

未愈:症状及体征无改善。

【典型病例】

杨某,男,47岁,工人,2013年7月22日就诊。

主诉:左膝部砸伤后肿痛1小时。

现病史:患者左膝上部1小时前在工地上干活时被重物砸伤,半小时后患者发现左膝关节周围及小腿部有广泛瘀斑,局部开始肿胀,疼痛剧烈,自感伤情较重,特赶来我院就诊。

查体:左膝与小腿部广泛青紫瘀斑,局部肿胀明显,按之有波动感,局部肤温稍高,压痛面积广。左膝关节完全屈曲和伸直疼痛剧烈。左膝关节浮髌试验阳性。

辅助检查:X线摄片左膝关节未见明显异常改变。

诊断:左膝关节创伤性滑膜炎

治则:活血化瘀,消肿止痛

手法治疗:患者取仰卧位,医者立于患者膝部左侧,一手虎口向下,拇、食二指捏紧血肿两侧的股骨内、外侧髁处,手掌按压在髌上,另一手握踝部,先伸直左膝关节,然后充分屈曲,再自然伸直,以促使左膝局部的肿胀消散,然后加压用弹性绷带固定,患者当即疼痛减轻。再内服7剂桃红四物汤以活血化瘀、消肿止痛。1周后复查,左膝肿痛消失,恢复正常。

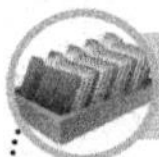

知识拓展

膝关节综合评分表

指标	评分			
	0分	1分	2分	3分
休息痛	无	轻度疼痛,不影响工作	较重,但不影响睡眠	重,影响睡眠
运动痛	无	上下楼梯时有症状,屈伸活动无影响	上下楼梯时有症状,下蹲时疼痛	行走时疼痛
压痛	无	重度按压时疼痛	中度按压时疼痛	轻按压时疼痛
肿胀	无	轻微肿胀,膝眼清楚	软组织肿胀,膝眼不清楚	膝眼不清楚,浮髌试验阳性
活动度	无	屈曲100°~130°	屈曲90°~100°	屈曲<90°
行走	无	>1km或>60min	0.5~1km或30~60min	<100m或<10min

根据关节疼痛(休息痛及运动痛)、肿胀、压痛、活动度及行走情况6个指标进行综合评分;上表中每项分4个级别进行评分,正常为0分,优0~2分,良3~5分,可6~10分,差11分以上。

五、髌骨软化症

髌骨软化症是髌骨软骨面和股骨髌面的关节软骨的一种退行性病变,以膝部疼痛、膝软,上下楼梯或蹲下站起尤其明显为主要临床表现,又称髌骨软骨炎、髌骨软骨病、髌骨劳损等。在运动损伤和劳动损伤中多见，尤其以运动损伤为甚，好发于运动员、舞蹈演员、杂技演员等。

【病因病理】

本病常因膝关节在长期伸屈活动中，髌股之间反复摩擦，互相撞击，致使软骨面被磨损而致。此外力线不正，髌股关节的关系异常，如高位或低位髌骨，以及膝内、外翻畸形等因素，均可使髌股软骨粗糙、软化、纤维化，甚至碎裂。最后软骨糜烂暴露骨质，晚期在髌软骨边缘可形成骨刺。

【诊断要点】

1. 主要病史　有膝部劳损史或外伤史。

2. 临床表现　①好发于青少年、运动员、舞蹈演员等。②起病缓慢，初为膝部不适，继而有髌骨后方疼痛，膝内侧隐痛，自觉髌股之间有摩擦感。③膝部活动时疼痛加重，膝软，蹲下站起或上下楼梯时尤为明显。④行走时有卡住感和清脆响声。

3. 体征检查　①膝部无明显肿胀，髌骨两侧偏后部有压痛，但膝部活动范围正常。②股四头肌萎缩。③挺髌试验阳性，即用拇、食指将髌骨向远端推压，嘱患者收缩股四头肌，可发生疼痛及关节面摩擦音。④单腿下蹲试验阳性，即患肢单腿站立，逐渐屈膝下蹲时出现膝软、膝痛。

4. 辅助检查　①X 线检查一般摄膝关节正侧位及髌骨轴位片。早期 X 片无明显变化，晚期可见关节间隙变窄，髌骨软骨面粗糙不平，软骨下骨硬化和髌骨边缘骨质增生。②膝关节镜可明确诊断。

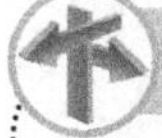

知识链接

采用放射性核素检查，侧位片如显示髌骨有局限性放射性浓集，对髌骨软化症有早期诊断意义。

【鉴别诊断】

本病应与膝部骨性关节炎、膝关节半月板损伤和髌下脂肪垫损伤相鉴别。

1. 膝部骨性关节炎　多见于中老年人。一般为双侧性，可具有髌骨软化症的所有症状，但临床症状较为明显，疼痛，肿胀，活动受限不能走远路，严重者膝关节畸形，X 线检查可见膝关节间隙变窄，胫骨平台一侧或两侧有骨刺形成，髁间隆起变尖等。

2. 膝关节半月板损伤　患膝多有典型的扭伤史，损伤后膝关节有弹响、关节交锁等现象，膝关节间隙压痛，麦氏征及研磨试验阳性。X 线对半月板损伤诊断意义不大，膝关节造影及膝关节镜可确诊。

3. 髌下脂肪垫损伤　多发于青壮年，膝部疼痛，过伸时疼痛加重，髌韧带两侧肿胀、膨隆，膝眼部压痛，尤以髌骨下缘脂肪垫覆盖区压痛明显，髌腱松弛压痛试验及过伸试验阳性。X 线侧位片可见脂肪垫处软组织纹理增强。

【辨证治疗】

主张采用非手术综合性治疗，使病损的关节软骨面得到修复。

(一) 手法治疗

治则为舒筋通络。

患者仰卧，医者立于一旁，用双手拿揉患者膝部及大腿股四头肌，按揉髌骨周围，叠掌揉髌骨，擦髌骨周围，再在髌骨两侧做滑按、捋顺动作，然后屈伸膝关节数次，搓髌骨两侧，拿抖髌骨,最后擦膝关节周围结束手法治疗。

(二)药物治疗

1. 中药治疗

(1)内服:治宜补肝肾、强筋骨、温经通络止痛,可用健步壮骨丸或补肾壮筋汤加减。

(2)外用:可用下肢熏洗方或海桐皮汤熏洗患处。

2. 西药治疗　可根据病情酌情选用布洛芬、萘普生、双氯芬酸钠、美洛昔康、曲马多、喷他佐辛等镇痛药。

(三)其他疗法

1. 固定疗法　疼痛较甚者应适当休息,一般不做固定。

2. 练功疗法　加强股四头肌力量锻炼,如股四头肌收缩、直腿抬高等运动;避免做剧烈运动及过度屈膝、下跪、下蹲等动作。

3. 封闭疗法　可用醋酸泼尼松龙 12.5mg 加 1% 利多卡因 2ml 做关节内注射。

4. 穴位注射疗法　在膝部取阿是、足三里、内外膝眼等穴,使用夏天无、麝香等注射液注入穴位。每日或隔日 1 次,7~10 次为 1 个疗程,每疗程结束后休息 3~5 天。

5. 物理疗法　可酌情应用离子导入、磁疗、超短波、红外线等。

6. 手术疗法　症状较重,非手术治疗无效,可做手术治疗。

【预防调护】

1. 注意膝部保暖防寒。

2. 适当休息,避免膝部过劳。

3. 适当进行膝关节的屈伸活动和股四头肌收缩锻炼。

【疗效标准】

治愈:膝部无疼痛,活动无不适,髌骨研磨试验阴性。

好转:上下楼梯及半蹲时轻度疼痛,髌骨研磨试验(±)。

未愈:症状及体征无改善。

【典型病例】

陈某,男,57 岁,2013 年 7 月 16 日就诊。

主诉:双膝酸软隐痛 10 年余。

现病史:自诉年轻时曾当过空降兵,近十年以来无明显诱因,出现双膝隐痛、乏力,右膝重于左膝,有时出现“腿软”现象,尤其是爬山或上下楼梯时症状加重。

查体:双膝部无明显肿胀,右则股四头肌较左侧轻度萎缩,双膝髌骨周围及两侧偏后部有明显压痛,双髌骨研磨试验阳性。

辅助检查:X 线摄片双膝髌骨关节密度增高,髌骨软骨面粗糙不平,髌骨边缘骨质增生。

诊断:双膝髌骨软化症

治则:疏通经络,活血化瘀

手法治疗:患者取仰卧位,医者先用双手按揉、拿捏患者膝部及大腿股四头肌,并推按及叠掌揉髌骨及其周围,然后在髌骨周围及两侧做滑按、捋顺手法,再屈伸膝关节数次,搓髌骨两侧,拿抖髌骨,最后擦双膝关节周围透热为度结束手法治疗。治疗 1 个月隐痛缓解,再巩固治疗 1 个月,双膝疼痛消失,活动自如。观察至今未见复发。

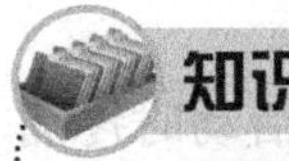

髌骨软化症的主要病理改变是由于膝关节基质中的硫酸黏多糖的减少引起髌软骨的退行性改变。根据肉眼观察和显微镜下改变，其病理过程一般分为四期。Ⅰ期：局限性关节软骨软化，没有或轻微关节面碎裂；Ⅱ期：软骨部分纤维化、出现裂隙，关节面不平整；Ⅲ期：裂隙由表浅发展到深部软骨下骨皮质层，关节镜下可见病变软骨面如"蟹肉状"改变；Ⅳ期：软骨完全脱落，暴露皮质骨。据现代实验研究证明，髌股关节紊乱，髌股生物力学异常，髌股关节面应力严重失衡是诱发或加剧髌骨关节面退变的一个重要原因，而骨内压的升高是引起膝部疼痛的重要因素。

六、髌下脂肪垫损伤

膝关节的滑膜在髌骨下方两侧向后突，形成皱襞，其内夹有脂肪组织，称为脂肪垫。髌下脂肪垫位于髌骨下面，髌韧带后面与关节囊之间，有充填间隙、润滑关节、加强膝关节的稳定性等作用。所谓髌下脂肪垫损伤是指脂肪垫受损后充血肥厚，甚至发生无菌性炎症，并与周围组织粘连，临床上以患者自觉膝痛，伸直时加重，伴膝部酸痛、无力为主要临床表现的疾患。多发生于运动员及膝关节运动较多者，女性多于男性。

【病因病理】

本病由于膝关节突然猛烈地过伸或旋转时，脂肪垫未及上移，而被嵌夹于股胫关节面之间引起急性嵌顿性损伤。有的是因股四头肌力量较弱，肌肉收缩时脂肪垫向上移位不够，在膝关节屈、伸活动时，脂肪垫可受到股胫关节面的挤压而受伤。脂肪垫劳损是由于反复损伤使脂肪垫充血、水肿、变性、肥厚和粘连，失去弹性，致使膝关节活动受限，久之可出现膝关节的退行性改变。本病属中医"膝痹"范畴。中医学认为，本病是由于急性损伤或慢性劳损导致气血壅滞，日久生痰，痰瘀互结，不通则痛。

《素问·痹论》岐伯曰"痹在于骨则重，在于脉则血凝而不流，在于筋则屈不伸，在于肉则不仁，在于皮则寒"。

【诊断要点】

1. 主要病史　患者有劳损史或急性损伤史。

2. 临床表现　①患者膝部疼痛或酸痛，可放射至腘窝。②当膝关节过伸时，髌腱深面及两侧疼痛加剧。③若脂肪垫被嵌入股胫关节面之间，则疼痛加剧，跛行。④每遇阴雨天或劳累后疼痛加重。

3. 体征检查　①髌韧带及两侧肿胀，膨隆肥厚而有压痛。②髌腱松弛压痛试验阳性：即患者仰卧，膝伸直放松（髌腱松弛），医者一手拇指在髌腱处用力按压，则出现疼痛，然后嘱患者用力收缩股四头肌，使髌腱紧张，医者再用同等力量按压髌腱，若压痛减轻或消失，则为阳性。③过伸试验阳性：即患者平卧，膝关节伸直平放，医者一手握伤肢踝部，另一手按压膝部，使膝关节过伸，如在两膝眼处出现疼痛即为阳性。

4. 辅助检查　X线检查一般为阴性，在侧位上有时可见脂肪垫，支架纹理增粗，并由髌骨下向膝关节放射排列。

【鉴别诊断】

本病应注意与髌骨软化症相鉴别。后者也为慢性劳损所致，但主症为膝部活动时疼痛加重，膝软，蹲下站起时或上下楼梯时尤为明显，挺髌试验及单腿下蹲试验阳性。X线可见关节间隙变窄，髌骨软骨面粗糙不平等。

【辨证治疗】

本病以非手术综合治疗效佳，可采用手法、内服药物、针灸、理疗、封闭等治疗手段，临床上可酌情选用。

（一）手法治疗

治则为舒筋活血、通络止痛。

手法治疗有加速血流，使出血、炎症吸收，肥厚消散，粘连松解，关节功能恢复的作用。

患者仰卧位，伤侧膝关节微屈，腘窝部垫枕。医者立于伤侧，用双手大鱼际或手掌揉膝部及其周围，在膝眼处用一指禅推法，再用㨰法施于膝部及其周围，反复数遍，用拇、食指左右、上下活动髌骨，并沿髌骨两侧间隙上、下滑按数次，然后拇指点拨髌脂肪垫区，拿揉髌骨及股四头肌下段，最后做膝部屈伸、旋转动作数次。

（二）药物治疗

1. 中药治疗

（1）内服：可用舒筋活血片等中成药。

（2）外用：用消瘀止痛膏外敷，或用下肢熏洗方熏洗患处。

2. 西药治疗　可酌情应用镇痛剂，如阿司匹林、双氯芬酸钠、尼美舒利分散片等。

（三）其他疗法

1. 固定疗法　急性损伤可休息制动，一般不需要固定。

2. 练功疗法　适当做膝关节屈伸活动和股四头肌收缩锻炼，可预防关节粘连和肌肉萎缩。

3. 封闭疗法　用醋酸泼尼松龙12.5mg加1%利多卡因2ml做局部封闭。

4. 针灸疗法　选用内、外膝眼，阳陵泉、足三里等穴。

5. 物理疗法　酌情应用红外线、离子导入、超短波等。

6. 手术疗法　经非手术疗法无效，可用手术切除肥厚的脂肪垫。

【预防调护】

1. 患者应尽量避免或减少膝关节的剧烈运动或登高作业。

2. 膝部保暖防寒，避免过劳。

3. 适当进行膝部功能锻炼。

【疗效标准】

治愈：膝关节无肿痛，功能完全或基本恢复，膝过伸试验阴性。

好转：膝部肿痛减轻，下楼梯仍有轻微疼痛，膝过伸试验（±）。

未愈：症状及体征无改善。

【典型病例】

王某，男，24岁，大学生，2012年9月18日就诊。

主诉：右膝关节酸痛伴活动不利1周，加重2天。

现病史：患者为本校足球协会学生，1周前参加周边高校联合组织的足球比赛，赛后患者自感右膝关节酸痛，伸直时更痛，近两天每次运球或踢球时疼痛明显，但患者仍然坚持踢

球,现患者自觉右膝酸痛症状加重,且行走困难,特来医院就诊。

查体:右腿呈跛行步态,膝关节髌韧带及两侧肿胀及压痛明显。右髌腱松弛压痛试验阳性及膝关节过伸试验阳性。

辅助检查:X线摄片右膝关节未见骨折,但侧位上见脂肪垫、支架纹理增粗。

诊断:右膝髌下脂肪垫损伤。

治则:舒筋活血,消肿止痛,理筋整复。

手法治疗:患者仰卧位,医者立于伤侧,用手掌揉右膝部及其周围,拿揉髌骨及右侧股四头肌下段以舒筋活血、通络止痛。在右膝眼处及其周围用点按法点内外膝眼、血海、阴陵泉、阳陵泉、足三里等穴以镇痉止痛,然后用拇、食指左右、上下活动髌骨,并沿髌骨两侧间隙上、下滑按数次,并用拇指点拨髌脂肪垫区,最后做右膝关节屈伸、旋转动作数次,并擦右膝部痛点结束手法治疗。治疗1周后,上述症状基本消除,再予巩固治疗1周,患者病告痊愈。

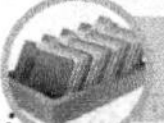

知识拓展

髌下脂肪垫损伤应注意膝部股四头肌肌力锻炼:①股四头肌等长收缩运动:患者仰卧位,患肢伸直,股四头肌做主动收缩放松运动。开始缓慢收缩,逐渐用力到尽全力收缩,持续5~10秒再放松,再收缩再放松,如此反复数次,次数不限,以肌肉酸胀为度。两膝交替进行,每次中间休息2~3分钟,再换膝训练。②直腿抬高运动:患者取仰卧位,下肢伸直,做直腿抬高动作,至最大限度后,持续5秒,再放下并放松大腿股四头肌,如此反复数次,每日次数不限,渐进增加运动量,以肌肉酸胀为度。两膝交替进行。上述两种锻炼能有效地增强股四头肌及其关节周围肌肉、韧带、肌腱的力量、韧性、弹性,从而润滑关节,增强膝关节的稳定性,同时也是巩固疗效和取得良好远期疗效的关键。

七、膝部滑囊炎

因急性损伤或慢性劳损引起的膝部滑囊炎,是临床上以膝部滑液增多,滑膜囊肿胀疼痛等为主要表现的疾患。滑囊又称滑液囊、黏液囊,位于肌腱与肌腱、肌腱与骨骼的活动处,囊内含有少量滑液,其作用是减轻肌腱与肌腱、肌腱与骨骼的摩擦,使关节的活动更加灵活。膝关节周围有许多滑囊,部分滑囊和关节腔相通,部分滑囊和关节腔不相通。膝部常见的滑囊病变有髌前滑囊炎、髌下滑囊炎、鹅足滑囊炎和腘窝囊肿等。

【病因病理】

本病分为急性和慢性及伴有感染和不感染等类型。急性滑囊炎多因膝关节外伤或感染而致。慢性滑囊炎多与职业有关,即膝关节剧烈运动或长时间的摩擦或压迫刺激有关。主要病理改变为滑囊滑膜渗出液增多,滑囊肿大。急性期,囊内积液可为血性,以后呈黄色;慢性期,囊壁水肿、肥厚或纤维化,滑膜增生呈绒毛状,囊液被吸收消退后,有时可反复积液。

【诊断要点】

1. 主要病史　有急性外伤史或慢性劳损史。

2. 临床表现　多见于膝部负重的职业,如矿工、修理工等。主症为膝关节局限性肿胀、疼痛,下蹲、步行时疼痛加重。因其病变部位不同,其临床表现也不同。髌前滑囊炎表现为髌前疼痛及肿胀、压痛;髌下滑囊炎表现为髌下两侧肿痛,半蹲位疼痛;鹅足滑囊炎表现为膝内侧肿胀,小腿活动时有痛感;腘窝囊肿表现为腘窝部肿胀,有不适感。

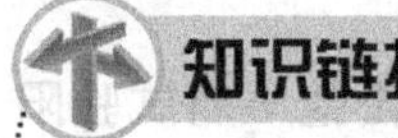

知识链接

《素问·脉要精微论》:"膝者,筋之府,屈伸不能,行则偻附,筋将惫矣。"

3. 体征检查　常有与滑囊位置一致的压痛,波动性肿胀,触及如囊状,膝部关节穿刺液为清稀黏液或血性黏液。

因部位的关系而体征不同。髌前滑囊炎可见髌前肿胀明显,有压痛,波动征阳性;髌下滑囊炎可见髌骨内外膝眼肿胀,凹陷消失,髌韧带深部压痛,膝关节活动受限,浮髌试验阳性;鹅足滑囊炎可见膝内侧肿胀、压痛,可触及滑囊包块,小腿外展外旋时疼痛加重;腘窝囊肿在腘窝部可触及一囊性包块。

4. 辅助检查

(1)X 线片检查:可排除骨病。

(2)化验室检查:行穿刺液常规检查及血常规化验等,可排除髌骨或膝关节结核或感染性病变。如白细胞总数和中性粒细胞升高,提示为感染性滑囊炎。

【鉴别诊断】

1. 膝关节创伤性滑膜炎　本病多有明显的外伤史及劳损史,劳损者多见于女性肥胖者。伤后膝关节呈弥漫性肿胀、疼痛,且逐渐加重,浮髌试验阳性,其关节穿刺液为淡粉红色液或淡黄色液体。而膝部滑囊炎多与职业有关,膝关节肿胀、疼痛局限,临床上膝部有与滑囊解剖位置一致的局限性压痛和波动性肿胀,除髌上、下滑囊炎外,浮髌试验阴性,穿刺液多为清稀黏液或血性黏液。

2. 膝部脂肪瘤　膝部肿物,质地较软,小者不影响膝关节功能,穿刺肿物一般抽不出内容物。

3. 膝关节结核性滑囊炎　可继发于相邻骨结核,也可为原发性结核感染。有消瘦、午后潮热、盗汗等结核中毒症状,穿刺物抽出清稀脓液或干酪样物,细菌检查阳性,血沉增快。X 线片可见相邻骨质破坏。

【辨证治疗】

一般可采用非手术疗法治疗,手法治疗效佳,还可配合封闭、针灸、理疗等。无效者可采用手术切除滑囊。

(一)手法治疗

治则为舒筋通络、消肿止痛。

较小的滑囊炎,主要在局部施以按摩、揉压、推按、弹拨、理顺手法以按摩舒筋,消肿止痛。较大的滑囊炎,如腘窝囊肿,可用挤压法。医者把囊肿推挤到骨性的壁上,拇指用力把囊肿挤破,再加压包扎。

(二)药物治疗

1. 中药治疗

(1)内服:应辨证施治。

1)瘀血留滞型:一般有较严重外伤史,伤后关节肿痛,青紫瘀斑,压痛明显,膝部活动受限,浮髌试验阳性,舌黯红,瘀斑,脉缓,治宜活血散瘀、消肿止痛,可用桃红四物汤加减。

2)湿热壅盛型:膝关节红肿、灼热、疼痛较剧,但活动正常,伴发热,口渴,舌红苔黄,脉数,治宜清热解毒除湿,可用五味消毒饮合三妙丸加减。

3）气虚湿阻型：损伤日久，膝关节局限性肿痛，呈反复性，每因劳累后加重，面色无华，纳差，舌淡胖，边有齿印，苔白滑，脉细无力或脉濡，治宜健脾利湿，佐以祛风散寒，可用健脾除湿汤加减。

（2）外用：急性滑囊炎可外敷消瘀止痛药膏；慢性滑囊炎可用下肢熏洗方或湿热敷，或外贴万应膏。对于感染性滑囊炎可外敷如意金黄散。

2. 西药治疗　如疼痛较甚，可酌情使用吲哚美辛、尼美舒利分散片、曲马多等镇痛药。

（三）其他疗法

1. 固定疗法　症状明显者，应卧床休息，或加用牵引制动。

2. 封闭疗法　对于急、慢性滑囊炎，可行关节囊穿刺抽液后，再用醋酸泼尼松龙12.5mg加1%利多卡因2ml在关节囊内注射。如为感染性滑囊炎，穿刺抽液后，应注入抗生素治疗，局部加压包扎。

3. 物理疗法　可热敷、磁疗、中药离子导入等。

4. 手术疗法　慢性滑囊炎经非手术治疗，久治不愈，影响工作生活者，可行滑囊切除术，术后加压包扎。对感染滑囊炎，如已化脓者，则应尽早切开行引流术。

【预防调护】

1. 避免长时间膝部负重工作，使用护膝保护。

2. 急性期过后，应积极进行股四头肌舒缩锻炼。

3. 注意保暖，防止受凉。

【疗效标准】

治愈：肿胀疼痛消失，膝关节活动正常，步行下蹲无痛，无复发。

好转：肿胀疼痛减轻，过度劳累后仍有疼痛，膝关节活动基本正常。

未愈：症状及体征无改善。

【典型病例】

张某，男，53岁，农民，2013年12月11日就诊。

主诉：双膝部酸痛肿胀1周，加重2天。

现病史：患者于1周前因劳累而出现双膝关节两侧肿痛，活动不便，下蹲和走路时疼痛明显加重，经村卫生所服药治疗5天，未见减轻，近两天患者双膝酸痛肿胀症状加剧，特来我院诊治。

既往史：1年前膝部曾有轻微外伤史。

查体：双膝髌下内外膝眼肿胀，凹陷消失，髌韧带深部压痛明显，按之有波动感。双膝关节活动受限，浮髌试验阳性。

辅助检查：X线检查未见明显异常改变，化验室检查可见白细胞总数及中性粒细胞轻微升高。

诊断：双膝部滑囊炎

治则：舒筋通络，消肿止痛

手法治疗：先在双膝局部施以㨰、按摩、捏拿等手法以疏通经络，然后弹拨、揉压囊肿处以消肿止痛，再擦搓双膝关节至透热。最后加用弹性绷带加压包扎，嘱其制动休息1周。经前法治疗后当天双膝疼痛明显减轻，1周后复查，症状基本消失，再施以上手法巩固治疗1周，患者双膝酸痛肿胀消失，病告痊愈。随访1年未复发。

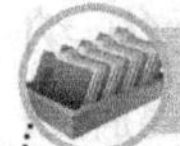

知识拓展

滑囊炎有急性和慢性之分,以慢性滑囊炎为多见。当滑囊受到过分的摩擦或压迫时,滑囊壁发生无菌性的炎症反应,滑液分泌增加,同时液体渗出,使滑囊膨大,导致局部肿胀疼痛。若受创伤则急性期囊内为血性积液,以后呈黄色,至慢性期则为正常黏液。在慢性滑囊炎中囊壁水肿、肥厚或纤维化,滑膜增生呈绒毛状,有的可伴有钙质沉着、骨质增生,则影响关节活动功能。急性期一般采用制动休息,穿刺抽液、囊内注入复方倍他米松等激素类药物并加压包扎等方法治疗,但仍有部分患者反复发作导致慢性。慢性发作者若经保守疗法无效且影响日常生活者,可行滑囊切除术,但滑囊切除术后部分患者会引起关节不适、酸软乏力甚至疼痛等后遗症。

八、腓肠肌损伤

腓肠肌损伤多由肌肉强力收缩,间接或直接暴力伤害所致,以腓肠肌部肿胀、疼痛,行走不利为主要临床表现的疾病。腓肠肌为小腿后侧强有力的肌肉,分为内侧头和外侧头,分别起于股骨内外髁的后侧,并向下行,与比目鱼肌会合组成跟腱,抵止于跟骨结节。腓肠肌与比目鱼肌的共同作用为屈小腿,提足跟,固定踝关节,防止身体的前倾。在人体的站立运动中,有着重要的作用。

【病因病理】

腓肠肌损伤常因肌肉强力收缩所致,如运动员的强力弹跳或踝关节的过度背伸等。直接暴力伤多为利器、棍棒及冲撞踢伤所致,损伤部位多为肌腹及跟腱部。慢性劳损部位多在肌肉起点,肌肉与肌腱联合部。

【诊断要点】

1. 主要病史　多有急性外伤史或慢性劳损史。

2. 临床表现　①急性损伤者,伤后数小时局部肿胀、疼痛明显,皮肤可见青紫瘀斑,行走障碍,甚至不能行走。②慢性损伤,可见局部酸痛、隐痛、行走不利,被动牵拉和收缩小腿时感疼痛加重。

3. 体征检查　①急性损伤者,肌腱联合部可见肿胀,且压痛明显。②肌腱断裂者,可见广泛性皮下出血,两端结节中间有空虚感。③慢性劳损者,压痛处多位于股骨髁的附着部,或跟腱部位,患部无明显肿胀,但可见肌萎缩。

4. 辅助检查　X 线检查常无异常发现。

知识链接

超声检查能准确地描述急性腓肠肌损伤程度和部位,同时应用彩色多普勒超声可以明确局部出血情况,帮助判断病情严重程度,指导临床治疗。

【鉴别诊断】

1. 跟腱滑囊炎　跟骨后上方局部隆起,有压痛,皮肤增厚、肿胀,触之有囊样弹性感,可闻及捻发音。

2. 腓肠肌痉挛　腓肠肌疲劳或半夜受寒后出现腓肠肌痉挛抽痛,有条索状硬块,呈阵发性。多数在踝关节极度背屈后症状能自行缓解。

【辨证治疗】

本病手法疗效较佳，也可配合针灸、理疗、封闭、内服药等方法以提高疗效。

（一）手法治疗

治则为舒筋通络、活血散瘀。①患者俯卧位，医者用双手拿揉患侧腓肠肌。②在患侧腘窝、腓肠肌肌腱及跟腱部，施用㨰法，自上而下反复数遍。③点按委中、承筋、承山、昆仑、太溪等穴，以酸胀为度。④慢性期使用拇指弹拨法，弹拨痛点，然后推压理顺肌筋。⑤擦腓肠肌部痛点，以透热为度，结束手法治疗。

（二）药物治疗

1. 中药治疗

（1）内服：急性损伤，治宜活血散瘀、消肿止痛，可用桃红四物汤加减。

（2）外用：急性损伤可外敷消瘀止痛药膏，慢性损伤可用海桐皮汤或下肢熏洗方。

2. 西药治疗　若疼痛剧烈，可酌情内服阿司匹林、萘普生、双氯芬酸钠、美洛昔康、曲马多、喷他佐辛等镇痛药。

（三）其他疗法

1. 固定疗法　急性期疼痛较甚者，应适当休息，减少活动，以利于损伤修复。严重者用夹板或石膏固定。

2. 练功疗法　解除固定后做腓肠肌舒缩练习，在医者指导下做膝踝关节的屈伸锻炼。

3. 封闭疗法　可在痛点处行泼尼松龙 12.5mg 加 1% 利多卡因 2ml 封闭治疗。

4. 物理疗法　可酌情选用离子导入、超短波、红外线等治疗。

5. 手术疗法　对急性腓肠肌断裂者，应尽早进行手术治疗。

【预防调护】

1. 注意保暖，防止受凉。

2. 运动前做好准备活动，以防损伤。

【疗效标准】

治愈：局部肿痛消失，无压痛，行走活动自如。

好转：局部肿痛减轻，轻度压痛，但行走时仍有不适。

未愈：症状及体征无改善。

【典型病例】

杨某，男，19 岁，学生，2012 年 10 月 9 日就诊。

主诉：右小腿运动时突发剧痛伴行走困难 2 天。

现病史：患者 2 天前上体育课练习足球，运动时患者突感右小腿部剧痛，即终止运动，坐于球场旁边休息半小时后，患者右小腿局部肿胀疼痛明显，出现瘀斑，行走困难，即被同学扶回家卧床休息，父母给予内服活血止痛药及外贴伤湿止痛膏，症状无明显改善，自感情况加重，要求来院就诊。

查体：右小腿可见青紫瘀斑，局部肿胀明显，在肌腱联合部有明显压痛。

辅助检查：X 线摄片未见异常改变。

诊断：右腓肠肌急性损伤

治则：舒筋通络，活血散瘀

手法治疗：患者取俯卧位，医者轻轻按揉并捏拿右下肢腓肠肌及跟腱部以疏通经络；然后点按右下肢委中、承山、阿是穴等至酸胀为度以镇痉止痛；再用拇指推压右腓肠肌痛点以理顺肌筋;最后擦右腓肠肌部痛点至透热为度结束手法治疗。治疗后当即局部压痛明显减轻,行走疼痛消失。继续治疗3次后运动自如,症状痊愈。

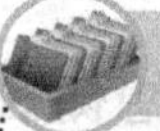

知识拓展

临床上肌肉、肌腱的损伤分为3级:Ⅰ级,肌肉、肌腱牵拉伤,在MRI或超声中主要表现为局部存在积液、出血,但肌肉、肌腱形态是正常的;Ⅱ级,肌肉、肌腱部分性撕裂,在MRI或超声中表现为肌肉、肌腱局部不连续,甚至缺如,损伤区水肿和出血较Ⅰ度损伤更明显;Ⅲ级,肌肉、肌腱完全撕裂,在MRI或超声中表现为肌肉、肌腱的连续性中断,断裂处充满液体,并有广泛性出血。

第三节　踝与足部筋伤

学习要点

1. 掌握踝关节扭挫伤的含义、临床特征、诊断要点、鉴别诊断、辨证治疗和疗效标准。
2. 熟悉踝管综合征的含义,以及跟痛症、平足症和跗趾滑囊炎等的诊断要点、治疗方法和疗效标准。
3. 了解踝管综合征、跟痛症、平足症及跗趾滑囊炎的病因病理和预防调护。

踝关节是由胫腓骨下端的踝关节面与距骨滑车组成的蜗状关节,外踝比内踝窄,但较长,其尖端在内踝尖端下0.5cm;距骨体前宽后窄,能阻止踝关节向前移位。踝关节内侧副韧带呈三角形,又称三角韧带,分深浅两层。浅层为跟胫韧带,止于跟骨载距突的上部;深层尖朝上,基底朝下,止于距骨颈部的全部非关节部分。外侧副韧带不如内侧副韧带坚强,分为三束,即距腓前、后韧带及跟腓韧带。内、外侧副韧带可约束踝关节的内、外翻活动。胫腓横韧带,连接胫骨和腓骨下端,保持踝关节的稳定,并防止胫腓骨下端分离。

通过踝关节的肌腱,后方有跟腱,前方有跗长伸肌和趾总伸肌,前内方有胫前肌,后内方有胫后肌,外侧有腓骨长、短肌,加强了踝关节的稳定性。正常踝关节的功能主要是足背屈、足跖屈和负重。踝关节的屈伸活动范围一般有70°左右,足背屈活动约为20°,足跖屈时活动范围大,易造成韧带损伤。

足部共有7块跗骨,5块跖骨和14块趾骨,它们由骨间韧带、足底韧带和背侧副韧带所约束。足部有伸、屈肌协助足的外展、内收和屈曲、伸直。足弓分为纵弓和横弓,不仅依靠不同形状的骨结构相互接合,同时还依靠韧带和足内肌和小腿长肌的肌力来维持,这样就能使足适应任何动作。

足踝部具有负重、行走功能,活动最频繁,因此容易发生筋伤。踝与足部筋伤是指踝与足部的肌肉、韧带、关节囊等软组织受到外来直接暴力、间接暴力或持续劳损等原因所致的损伤,以踝与足部疼痛,行走不利,活动障碍为主要临床表现。

一、踝关节扭挫伤

踝关节扭挫伤是指踝部因行走不慎或受到暴力的直接打击所引起的损伤,以伤后局部疼痛、瘀肿及活动障碍为主要临床表现,为最常见的一种关节损伤,临床上以内翻位损伤为多见,可发生于任何年龄,好发于青壮年。

【病因病理】

踝关节扭挫伤多由行走不慎，足踏于不平之地，或下楼梯时突然踩空，或跳跃时足部着地不稳，致使踝关节突然过度内翻或外翻，造成踝关节韧带过牵、移位，甚至撕裂所引起；或为暴力直接打击使韧带出血水肿，甚至断裂所致。

知识链接

踝关节经常扭伤者为踝关节不稳定，多由于急性损伤后造成外侧副韧带松弛或腓骨肌无力所致。

【诊断要点】

1. 主要病史　患者有明显的踝关节扭挫伤病史。

2. 临床表现　①伤后踝关节有明显的疼痛，以内、外翻及行走时痛甚。②局部肿胀青紫瘀斑明显，伤后2～3日皮下瘀斑更为显著。③行走跛行，足部不敢着地，即使勉强行走，也只能以足外缘着地。

3. 体征检查　①局部肿胀明显，多见于踝关节前外侧和足背部，严重者整个踝部肿胀。②局部压痛明显，严重损伤可摸到韧带断裂处的凹陷。③足内、外翻试验阳性，将足内翻或外翻时如发生疼痛，说明内侧或外侧韧带损伤。

4. 辅助检查　X线检查无异常，可排除骨折，常摄正侧位。软组织损伤严重者，应做强力内翻或外翻位的摄片，可见到距骨倾斜角度增大，甚至可以看到移位现象。

【鉴别诊断】

本病应注意与踝部骨折进行鉴别。踝部骨折时有明显外伤史，踝关节广泛肿胀，疼痛剧烈，功能丧失。局部压痛明显，踝部有畸形及骨擦音等，X线摄片可见骨折征象。

【辨证治疗】

手法治疗踝关节扭挫伤效果极好。若适当配合外敷和功能锻炼则可迅速恢复，内服中药、封闭及理疗等方法可酌情选用。

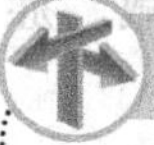

知识链接

急性扭挫伤24小时内，行手法或热敷会使局部出血加重，可用冷敷。

（一）手法治疗

新伤出血、局部瘀肿较甚者，一般不用手法治疗。单纯的踝部扭伤可使用推拿手法治疗。

1. 患者取仰卧位或坐位，医者立于患肢前侧，做小腿前外侧按揉手法。

2. 按揉足三里、解溪、阳陵泉，拿揉昆仑、商丘、丘墟等穴。

3. 医者一手四指托住足跟部，拇指按在外踝前侧，另一手握住足背部，拔伸踝关节后，再做踝关节跖屈、背屈及内翻、外翻动作（图5-11）。

4. 医者两手对按患者内、外踝部。

5. 拔伸踝关节并配合摇法。

6. 最后再次按揉踝关节周围，掌推、擦踝关节外侧与前外侧，结束手法治疗。

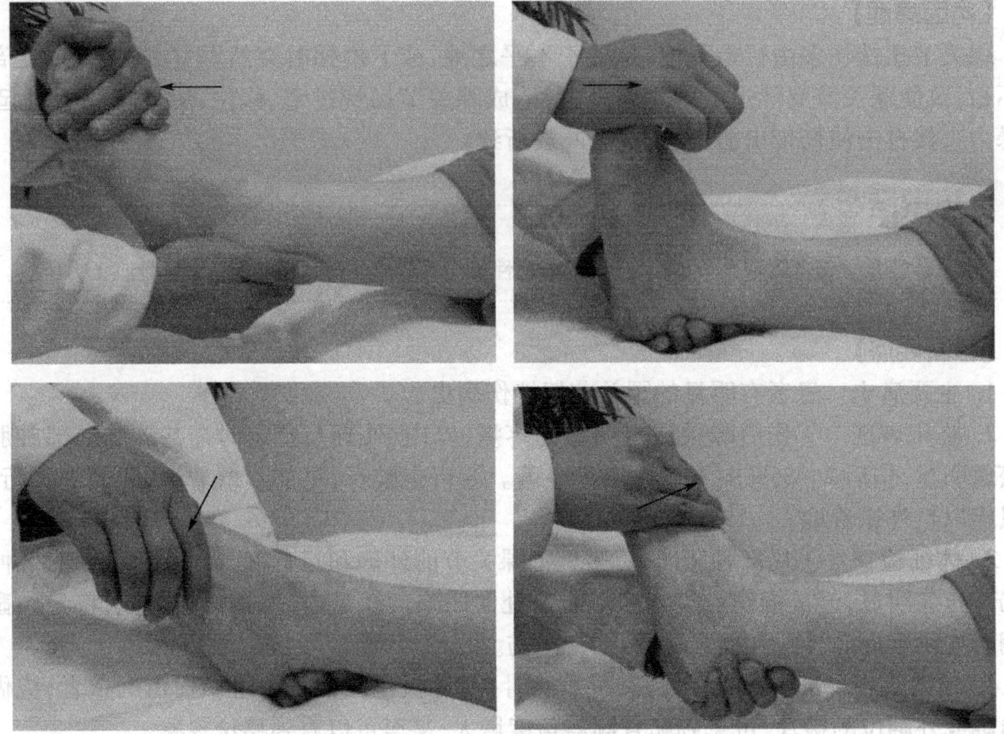

图 5-11　踝关节扭挫伤理筋手法

若为陈旧性损伤，手法宜重，可用拨筋、分筋、按揉、摇法及拔伸法等，以解除粘连，恢复其功能。

（二）药物治疗

1. 中药治疗

（1）内服：损伤初期局部肿胀明显者，宜活血化瘀、消肿止痛，可用桃红四物汤加减。症状轻者，可服七厘散、三七片之类中成药。

（2）外用：肿胀明显者，宜用消瘀止痛药膏外敷，后期可用下肢熏洗方熏洗患处。

2. 西药治疗　若需镇痛，可酌情内服布洛芬、萘普生、双氯芬酸钠、美洛昔康、曲马多、喷他佐辛等止痛剂。

（三）其他疗法

1. 固定疗法　对于韧带不完全断裂者，将踝关节固定于损伤韧带的松弛位置上。内翻损伤将踝关节固定于外翻位，外翻损伤固定于内翻位。可用夹板或石膏管形固定。不完全断裂一般固定休息 2～3 周。韧带完全断裂者，用石膏管形固定 6 周左右。

2. 练功疗法　应尽早练习跖趾关节屈伸活动和股四头肌的锻炼，进而做踝关节背屈、跖屈活动。肿胀消退后，做踝关节内、外翻的功能活动，以防止韧带的粘连。

3. 封闭疗法　韧带损伤中后期，踝关节仍疼痛，压痛局限者，可用醋酸泼尼松龙 12.5mg 加 1% 利多卡因 2ml 做痛点局部封闭。1 周 1 次，3～4 次为 1 个疗程。

4. 手术疗法　陈旧性损伤内、外侧韧带断裂可考虑手术治疗。

【预防调护】

1. 早期应避免做踝关节内、外翻活动及过早的下地行走。

2. 解除外固定后加强踝部功能锻炼。

3. 注意踝部防寒保暖。

【疗效标准】

治愈：踝关节肿痛消失，关节稳定，踝关节活动功能正常。

好转：踝关节疼痛减轻，轻度肿胀或皮下瘀斑，关节欠稳，步行欠力，酸痛。

未愈：症状及体征无改善。

【典型病例】

朱某，女，26岁，公务员，2013年6月17日就诊。

主诉：左踝关节扭伤肿痛，活动受限2天。

现病史：自诉2天前打羽毛球时穿高跟鞋，不慎扭伤左踝部，当即疼痛、肿胀，行走困难，足部不敢着地，即使勉强行走，也只能以足尖点地。曾用冰敷和跌打镇痛膏外敷治疗未见好转，特来我院就诊。

查体：左踝关节外侧肿胀明显，外踝前下方压痛明显，足内翻试验阳性。

辅助检查：X线摄片左踝关节未见明显异常改变。

诊断：左踝关节扭伤

治则：舒筋通络，活血止痛

手法治疗：患者仰卧，医者用按揉、拿捏等手法在患者左外踝部操作，以疏通经络，然后点按三阴交、解溪、昆仑、阿是穴等以缓解疼痛，医者再拔伸左踝关节后，并做踝关节跖屈、背屈及内翻、外翻动作及配合摇法以整复关节错缝，最后擦左踝关节局部痛点结束手法治疗。治疗后患者当即感疼痛大减；再予巩固治疗1周，左踝关节疼痛、肿胀消失，活动功能完全恢复正常。

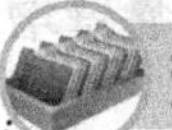

知识拓展

踝关节扭挫伤是全身关节扭伤中发病率最高的一种，临床上极常见，治疗方法也很多，中药外敷疗法治疗扭挫伤有着悠久的历史，且疗效非常显著。该方法药力集中，药物分子经皮肤吸收参与血液循环，直达病所，并通过皮肤传导至肌肉、筋骨，促进功能恢复而达到快速治愈的目的，同时可以避免口服药物引起胃肠道不适的弊端。如《本草纲目》曰："折伤肿痛，栀子、白面同捣，涂之甚效"，栀子味苦性寒，有清热解毒、泻热利湿、散瘀止痛的功效，白酒有活血化瘀、温经散寒之功，两者合用效果显著。

二、跟痛症

跟痛症是跟部结节周围疼痛疾病的总称，是一个症状性名称。临床以行走困难、足跟底不能着地为主要表现，常伴有跟骨结节骨刺，好发于40～60岁的中老年人。

足跟部是人体负重的主要部分。跟部皮肤是人体中最厚的部位，其皮下脂肪致密而发达，又称脂肪垫。在脂肪与跟骨之间有滑液囊存在，跖筋膜及趾短屈肌附着于跟骨结节前方，跟腱呈片状附着在跟骨结节的后上方。

跟痛症指多种慢性疾患所引起的跟部疼痛，包括跟后、跟跖、跟内和跟外侧急、慢性疼痛（图5-12），一般分为以下三类。①跟后痛：主要有跟腱止点撕裂伤、跟腱滑囊炎、痹证性跟痛症、跟骨骨骺炎。②跟下痛：主要有足底筋膜炎、跟骨下滑囊炎、跟骨脂肪垫炎、肾虚性跟痛症。③跟骨病：骨病不属于筋伤的范围，如跟骨骨髓炎、骨结核，偶尔也是良性肿瘤或恶性肿瘤的易患部位，本类不在此论述。

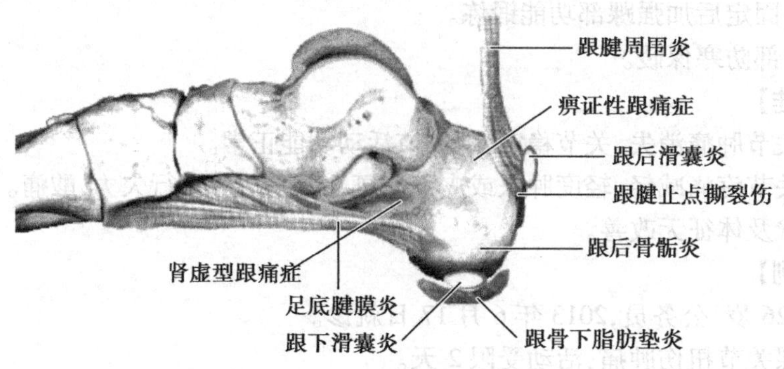

图5-12 跟痛症好发部位

 知识链接

西医学认为跟痛症与退化和劳损、足跟脂肪垫炎、萎缩、跖筋膜炎、跟骨骨刺等相关。

（一）跟腱滑囊炎

跟腱止点的前、后部和前下部，各有微小的滑膜囊，跟腱滑囊炎是指上述滑膜囊积液、肿胀和炎性反应。本病多发生在青壮年女性。

【病因病理】

外伤、劳损、骨刺等均可引起。外伤性滑囊炎主要是外伤的长期刺激，如奔跑、跳跃、长途跋涉，使跟腱周围受到反复的牵拉、摩擦而引起滑囊炎。慢性劳损则是跟腱、滑囊的退行性改变，因穿高跟鞋，鞋的后面较硬与跟骨结节之间反复摩擦，导致滑囊的慢性发炎，囊壁增厚，囊腔积液。

【诊断要点】

1. 主要病史　有劳损史，或外伤史。

2. 临床表现　①在一侧跟腱止点部位有肿胀、压痛。②在行走、站立过久或剧烈运动后疼痛加重。

3. 体征检查　在跟骨后上方有局部隆起，皮肤增厚，肿胀，触之有囊样的弹性感，压痛阳性。

4. 辅助检查　X线检查一般无异常发现，部分患者踝关节侧位片上可见后方的透亮三角区模糊或消失。

【辨证治疗】

以手法治疗为主，也可配合内服、外用、固定、封闭等疗法。

1. 手法治疗　治则为舒筋通络、消肿止痛。

患者俯卧位，医者立于一侧，先做跟腱与小腿后侧的按压、拿揉、擦法等手法，接着令患者膝关节屈曲90°，使足做背屈固定，令跟腱紧张，用小鱼际对准滑囊部位用力击之，使滑囊破裂，液体吸收，消肿止痛。

2. 药物治疗

(1)中药治疗

1)内服：治宜养血舒筋、通络止痛，可用当归鸡血藤汤加减。

2)外用:用八仙逍遥汤熏洗患处。

(2)西药治疗:可根据病情内服阿司匹林、萘普生、双氯芬酸钠、美洛昔康、曲马多、喷他佐辛等镇痛药。

3. 其他疗法

(1)固定疗法:一般不需固定,急性期宜休息,减少活动,宜穿软底鞋,以减少与跟腱部位的摩擦。

(2)针灸疗法:取昆仑、太溪、三阴交、阳陵泉等穴。

(3)封闭疗法:可用醋酸泼尼松龙12.5mg加1%利多卡因2ml做痛点局部封闭。1周1次,3~5次为1个疗程。

(4)手术疗法:经保守治疗无效,病情严重者,可做滑囊切除术。

【预防调护】

1. 在患者鞋后跟内放置海绵垫,以减少摩擦。

2. 注意休息,避免剧烈运动。

3. 注意足部保暖。

【疗效标准】

治愈:局部肿胀疼痛消失,足部活动正常。

好转:局部肿胀疼痛减轻,行走、站立过久时仍有不适感。

未愈:症状及体征无改善。

(二)跟腱止点撕裂伤

跟腱是由小腿三头肌肌腱合并而成,长约15cm,牢固地止于跟骨结节部位的后上方,能使足跖屈,为机体行走、跑跳的主要肌力传导结构。跟腱止点撕裂伤为小腿三头肌腱附着于跟骨结节部的牵拉所致的损伤。

【病因病理】

本病主要是间接暴力所致。因长期步行跋涉,或经常弹跳,使小腿三头肌的肌力通过跟腱长期作用于跟腱附着处,局部过度疲劳或跟腱的纤维撕裂,或止点部撕裂,导致局部充血、水肿、变性和组织增厚等病理改变。

【诊断要点】

1. 主要病史　多有反复损伤史。

2. 临床表现　跟腱附着处疼痛、肿胀,足尖着地无力。

3. 体征检查　患处压痛,足跖屈抗阻力试验阳性。

4. 辅助检查　X线检查常无异常发现。

【辨证治疗】

手法治疗效佳,可配合固定、封闭、理疗等方法。

1. 手法治疗　治则为舒筋通络、活血止痛。

患者俯卧位,踝部前方垫枕,医者立于伤侧,用手掌自上而下推小腿至足跟部数次,用小鱼际沿小腿中部㨰至足跟数分钟;然后用手掌或鱼际部用力揉、擦跟腱及其两侧数分钟,再用单手拇指按揉承筋、承山、跟腱部痛点,双拇指对压昆仑、太溪穴。最后,患者仰卧位,医者一手托足跟,另一手握足掌,在拔伸下左、右摇转,背屈、跖屈踝关节数次。

2. 药物治疗

(1)中药治疗

1）内服：早期治宜活血化瘀、消肿止痛，可用桃红四物汤加减；中、后期治宜舒筋活络，可用舒筋活血汤或肢伤二方加减。

2）外用：早期外敷活血消瘀止痛药膏，晚期用下肢熏洗方熏洗。

（2）西药治疗：若疼痛较甚，可根据病情选用布洛芬缓释胶囊、尼美舒利分散片、塞来昔布等止痛药。

3. 其他疗法

（1）固定疗法：早期可用夹板固定1～2周，卧床休息，以利于损伤的修复。

（2）练功疗法：早期做肌肉收缩活动，后期可逐步加大活动量，做踝关节屈伸活动，逐渐恢复踝部功能。治疗期间应尽量减少跳、跑、蹬活动。

（3）封闭疗法：可用醋酸泼尼松龙12.5mg加1%利多卡因2ml做痛点局部封闭。每周1～2次。

（4）中药熏蒸疗法：应辨证使用行气活血、祛风散寒、通络止痛的中药，行局部熏蒸。

（5）物理疗法：可酌情选用超短波、红外线、磁疗等。

【预防调护】

1. 避免剧烈运动，注意休息。

2. 应穿软帮的鞋子，以减少摩擦。

3. 注意足部防寒保暖。

【疗效标准】

治愈：肿胀疼痛消失，足跖屈抗阻力试验阴性，足部活动正常。

好转：肿胀疼痛减轻，行走、站立过久时仍有不适感，足跖屈抗阻力试验（±）。

未愈：症状及体征无改善。

（三）痹证性跟痛症

痹证性跟痛症是一种原因不十分明确的跟部疼痛性疾病，多见于青少年。

【病因病理】

无明显外伤史，也无明显的其他原因，有些患者有关节痛或发热等病史。部分学者认为本病是类风湿关节炎在跟骨部位的表现。

【诊断要点】

1. 主要病史　无外伤史，可有关节痛、体温偏高的病史。

2. 临床表现　①跟骨周围疼痛，肿胀，局部皮肤温度偏高，皮色稍红。②活动可见跛行，跟部受力时疼痛加重。

3. 体征检查　可有体温升高，跟部有压痛。

4. 辅助检查　①X线检查：早期跟骨无明显异常，后期可出现跟部骨质增生。②实验室检查：活动期血沉快，类风湿因子阳性。

【辨证治疗】

治疗可用药物治疗，也可配合理疗、封闭等。

1. 药物治疗

（1）中药治疗

1）内服：治宜祛风除湿、通络止痛，可用独活寄生汤加减。若疼痛剧烈，可加制川乌、制草乌、蜈蚣、全蝎、田七、延胡索等；寒邪偏重可加附子、干姜等；湿邪偏重者，可加苍术、薏苡仁等。

2）外用：偏于热者可选用骨科外洗一方；偏于风寒者，选用骨科外洗二方熏洗患处。

(2)西药治疗:可酌情使用吲哚美辛、阿司匹林、尼美舒利分散片、塞来昔布、曲马多等镇痛。

2. 其他疗法

(1)固定疗法:一般不需固定,若疼痛较甚,应适当休息。

(2)练功疗法:应加强踝部力量锻炼,增强体质。

(3)针灸疗法:可用温针灸,也可用热敏灸,效果较佳。

(4)封闭疗法:主要是采用局部痛点封闭。

(5)物理疗法:可酌情选用红外线、超短波等。

【预防调护】

1. 避免做剧烈运动,应穿软底的鞋子。

2. 注意保暖,防止受凉。

【疗效标准】

治愈:肿胀疼痛消失,足部活动正常,各项化验正常。

好转:肿胀疼痛减轻,但行走时仍有不适感,血沉倾向恢复,类风湿因子检查(±)。

未愈:症状及体征无改善。

(四) 足底腱膜炎

足底腱膜又称跖筋膜,为足底深筋膜在足底中间部增厚所形成。它起自跟骨跖面结节,向前分为五条,分别附着于足趾的脂肪垫上,再止于骨膜。足底腱膜作为足弓的弓弦,有加强足弓的作用,又有保护足底肌肉、肌腱和趾跖关节的作用。足底腱膜炎是指发生于足底腱膜在跟骨结节跖面起始部的无菌性炎症。

【病因病理】

多因工作、职业关系长期站立、步行或扁平足等,使足底腱膜处于紧张状态,在跟骨附着处因牵拉而产生无菌性炎症,局部充血、水肿、渗出,日久钙化,从而骨质增生,产生骨刺。

【诊断要点】

1. 主要病史　患者常有劳损史。

2. 临床表现　足跟下面疼痛,站立或行走时尤甚,疼痛向足底部放散痛,尤其是晨起或休息后开始行走时疼痛更明显,稍活动后疼痛反而减轻。

3. 体征检查　跟骨结节前方足底腱膜处有压痛点,前足被动背屈,牵拉足底腱膜时疼痛加重。

4. 辅助检查　X线检查可以排除其他疾患。有时可见跟骨结节前方有骨刺。

【辨证治疗】

以手法治疗为主,配合熏洗、封闭、理疗等。

1. 手法治疗　治则为舒筋通络、消肿止痛。

患者俯卧位,足踝部垫枕。医者取坐位,一手固定足部,另一手从足掌推至足跟数次,然后用拇指由轻到重按揉,再弹拨病变部位数次,最后掌擦足底部,以透热为度。

2. 药物治疗

(1)中药治疗:可用下肢熏洗方熏洗患处。

(2)西药治疗:若需镇痛,可选用尼美舒利分散片、双氯芬酸钠等解热镇痛药。

3. 其他疗法

(1)固定疗法:急性期应休息,不需固定,穿软底鞋。

(2)封闭疗法:醋酸泼尼松龙12.5mg加1%利多卡因2ml做痛点局部封闭。每周1~2次,3~5次为1个疗程。

(3)穴位注射疗法:在足部取阿是穴、涌泉、昆仑、太溪等穴,使用威灵仙、夏天无等注射液注入穴位。每日或隔日1次,7~10次为1个疗程,每疗程结束后休息3~5天。

(4)中药熏蒸疗法:可根据病情辨证使用行气活血、通络止痛的中药,行局部熏蒸。

(5)物理疗法:可酌情选用磁疗、醋离子导入疗法。

(6)小针刀疗法:在疼痛最明显处,用针刀进行剥离松解粘连。

【预防调护】

1. 嘱患者穿软底鞋,不要过度行走与劳累。

2. 注意休息,避免做剧烈的运动。

3. 注意足底防寒。

4. 加强足底肌肉收缩锻炼。

【疗效标准】

治愈:足跟下面疼痛消失,站立、行走活动自如。

好转:足跟下面疼痛减轻,有轻度压痛,站立、行走活动仍有不适感。

未愈:症状及体征无改善。

(五)跟骨下脂肪垫炎

跟骨下脂肪垫位于跟骨与跟部皮肤之间,因跟部皮肤较厚,脂肪致密而发达,损伤较少见。当跟骨下脂肪垫受损伤,发生充血、水肿、增生等病理改变,出现足跟痛、不适,称为跟骨下脂肪垫炎。

【病因病理】

多因直接暴力所致。由高处跳下或行走时,足跟部位被高低不平的硬物碰伤,跟骨下脂肪垫产生充血、水肿、增生、肥厚性改变。也可因足跟部受寒冷潮湿刺激,跟骨下脂肪垫产生无菌性炎症反应。

【诊断要点】

1. 主要病史　有足跟部外伤病史。

2. 临床表现　站立或行走时,足跟部下方疼痛、肿胀,踩在硬物上疼痛加重。

3. 体征检查　足跟下方有压痛,按压时没有囊性感,似有肿胀性硬块感。

4. 辅助检查　X线检查一般无异常表现,但可排除其他疾病。

【辨证治疗】

以手法治疗为主,可配合熏洗、封闭、理疗等。

1. 手法治疗　治则为舒筋通络、消肿止痛。

患者俯卧位,足踝部垫枕。医者坐于脚前方,用拇指按揉脚跟下方,再点拨足跟部数次,敲击足跟,最后掌擦足跟部。

2. 药物治疗

(1)中药治疗:可用海桐皮汤熏洗足跟部。

(2)西药治疗:根据病情需要使用吲哚美辛、阿司匹林、塞来昔布等止痛药。

3. 其他疗法

(1)固定疗法:急性期应休息,不需固定,穿软底鞋。

(2)封闭疗法:用醋酸泼尼松龙12.5mg加1%利多卡因2ml做痛点局部封闭。1周1

次,3～5次为1个疗程。

(3)穴位注射疗法:在足部取阿是穴、昆仑、太溪等穴,使用威灵仙、丹参、当归注射液等药物注入穴位。每日或隔日1次,7～10次为1个疗程,每疗程结束后休息3～5天。

(4)物理疗法:可酌情选用超短波、红外线等。

(5)小针刀疗法:在疼痛最明显处,用针刀进行剥离松解粘连。

【预防调护】

避免做剧烈运动,宜穿软底鞋,以减少局部摩擦刺激。

【疗效标准】

治愈:足跟下面肿胀性硬块感及疼痛消失,站立、行走活动正常。

好转:足跟下面肿胀性硬块感变小及疼痛减轻,但站立、行走活动时仍有不适感。

未愈:症状及体征无改善。

(六)肾虚性跟痛症

肾虚性跟痛症系由肾气亏虚,骨失所养而致的足跟疼痛、无力。

【病因病理】

久病卧床或年老体弱、肝肾不足,则骨痿筋弛,足不能负重而发跟痛。西医学则认为患者长期卧床,足跟部长期不负重而发生退行性改变,皮肤变薄,跟下脂肪垫萎缩,骨发生脱钙,骨质疏松而致跟痛。

知识链接

跟痛症属中医学"骨痿"范畴,本病多因肝肾亏虚或气血不足,寒湿凝滞与风湿痹阻或外伤、劳损所致,经络不通则痛。

【诊断要点】

1. 主要病史　有久病长期卧床病史,无明显外伤史。

2. 临床表现　主要是老年人或久病体虚者,患者站立或行走时,双腿酸软无力,双足跟部疼痛,行走越长酸痛越明显。患者有原发病变表现,全身症状明显。

3. 体征检查　足跟部无明显压痛点。

4. 辅助检查　X线检查可见跟骨脱钙、骨质疏松、皮质变薄的表现。

【辨证治疗】

主要是针对病因采用药物治疗为主,配合练功等。

1. 药物治疗

(1)中药治疗:主要针对病因来治疗,根据病情可选用强筋壮骨之药,可用六味地黄丸、左归丸、右归丸等内服,还可使用肢伤二方外洗患处。

(2)西药治疗:可酌情使用布洛芬缓释胶囊及复方氯唑沙宗片等解痉止痛药。

2. 其他疗法

(1)固定疗法:急性期应休息,不需固定,穿软底鞋。

(2)练功疗法:适当指导患者在床上进行功能锻炼。如膝、踝关节的伸屈锻炼,增加下肢的肌力,然后鼓励患者再下床步行锻炼。

(3)封闭疗法:用醋酸泼尼松龙12.5mg加1%利多卡因2ml做痛点局部封闭。

(4)穴位注射疗法:在足部取阿是穴、太溪、三阴交等穴,使用胞二磷胆碱、胎盘、当归注射液等药物注入穴位。每日或隔日1次,7~10次为1个疗程,每疗程结束后休息3~5天。

(5)物理疗法:可酌情选用蜡疗、中药离子导入、激光等。

(6)小针刀疗法:在疼痛最明显处,用针刀进行剥离,松解粘连。

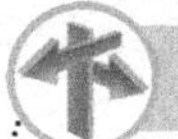

知识链接

顽固性跟痛症在非手术疗法无效的情况下,可采用手术疗法。此法可松解软组织粘连,加上跟骨钻孔形成孔道,可降低跟骨内压,改善局部血液供应,从而促进局部软组织损伤的修复及代谢产物的排出。

【预防调护】

1. 加强锻炼,使患者增强体质,逐渐恢复人体正常的功能。
2. 注意休息,避免做剧烈活动。
3. 注意保暖,防止受惊。

【疗效标准】

治愈:跟部疼痛及全身症状消失,行走活动自如,跟骨X线检查正常。

好转:跟部疼痛及全身症状减轻,但行走活动时仍有不适感,跟骨脱钙现象好转。

未愈:症状及体征无改善。

【典型病例】

邓某,男,32岁,长跑爱好者,2011年11月8日就诊。

主诉:双下肢足跟后上部疼痛1年余,加重1周。

现病史:患者自述为长跑运动爱好者,1年前无明显诱因出现双下肢足跟后上部疼痛,且有肿胀,行走或站立时间稍长疼痛明显,剧烈运动后疼痛明显加重。近一周来,患者自感症状加重,疼痛较前更严重,特来我院就诊。

查体:双下肢跟骨后上方有局部隆起,皮肤增厚,肿胀,触之有囊样的弹性感,压痛阳性。

辅助检查:X线摄片双下肢踝关节侧位片上后方可见透亮三角区模糊,但双跟骨骨质未见明显异常。

诊断:双下肢跟腱滑囊炎

治则:舒筋通络,消肿止痛

手法治疗:患者俯卧位,医者在双下肢跟腱与小腿后侧施以𢵧法、拿揉、弹拨等手法,以疏通经络,然后令患者一膝关节屈曲90°,使足做背屈固定,令跟腱紧张。再用小鱼际掌侧用力击打病变部位,并用力按压,使滑囊破裂,以消肿止痛,做完一膝做另一膝。用大鱼际擦法擦双跟腱病变部位,以透热为度,结束手法治疗。每日治疗1次,治疗1周后,患者双跟骨后上部疼痛明显减轻。再巩固治疗1周,疼痛消除,病告痊愈。

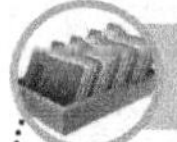

知识拓展

对于跟痛症的治疗,可分保守疗法和手术治疗,但大多数患者以保守疗法为主,西医学包括局部封闭注射、非激素的消炎止痛药等,但疗效欠佳且副作用大,易复发。中医对于跟痛症,治疗方法较多,如中药内服、外敷、熏洗,针灸、推拿、小针刀疗法等各种疗法在临床中应用广泛,积累了丰富的经验,都有一定的疗效,但诊断和疗效标准难以统一,从而使临床疗效难以肯定,需要进一步研究。保守疗法无效的情况下可以考虑手术治疗。

三、踝管综合征

踝管又称跖管，踝管综合征是指胫后神经、胫后肌腱等在踝管内受压而产生的一系列症候群，以内踝后疼痛不适，足底和跟骨内侧感觉异常等为主要临床特征，又称跖管综合征。本病好发于男性，多数为体力劳动者，以青壮年为多见。

踝管是位于踝关节内侧的纤维骨性管道。其浅面为跨于足内踝和跟骨结节之间的分裂韧带，深部为跟骨、距骨和关节囊。踝管内有胫后肌腱、趾长屈肌腱、踇长屈肌腱，胫后神经和胫后动、静脉通过。胫后神经在出踝管时于分裂韧带下方分为足底内侧神经和足底外侧神经，分布于足底的肌肉和皮肤(图5-13)。

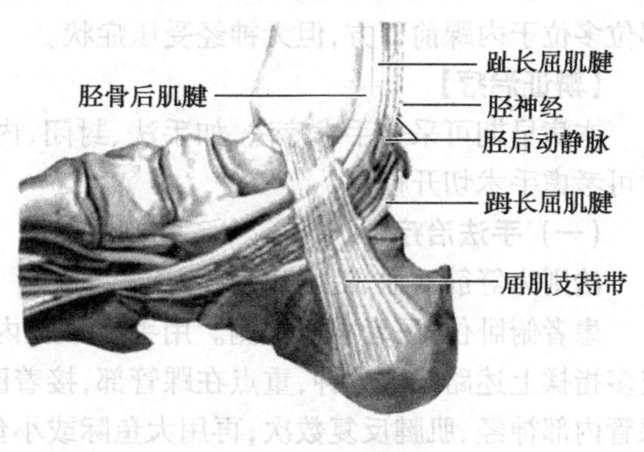

图5-13　踝管解剖

【病因病理】

多因慢性劳损或踝关节内侧反复扭伤或踝管内跟骨骨质增生、骨折畸形及足的外翻畸形或分裂韧带退变增厚，腱鞘有水肿、充血、鞘壁增厚导致踝管相对狭窄，管内压力增高，出现胫后神经等受压而产生踝管综合征。

【诊断要点】

1. 主要病史　可有劳损史或踝关节扭伤史。

2. 临床表现　①初期症状是站立或行走过久时，内踝下方疼痛不适，休息后即可缓解。②随着病情的加重，足跖侧出现烧灼或针刺样痛，站立、行走、运动后症状加重，部分患者疼痛时可向小腿内侧放射，一般不超过膝关节，夜间痛醒。患者有跟骨内侧与足底麻木或蚁行感。日久出现足部肌肉萎缩。③严重者出现足趾皮肤干燥、发亮，汗毛脱落，少汗等自主神经功能紊乱现象。

3. 体征检查　①踝管内可触及梭形肿块或小结节。②神经干叩击试验阳性，即用手叩击或重压内踝后跖管出现足底部针刺样疼痛或麻木感觉。踝关节跖屈、背屈时均可使症状出现或加重。③止血带试验阳性，即在小腿双侧扎止血带，充气后使压力维持在收缩压以下，阻滞静脉回流，而动脉保持通畅。患肢足底出现疼痛与麻木感觉。

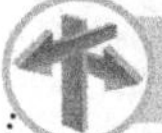
知识链接

足背屈外翻试验：将患足踝关节充分背屈、跟骨外翻，在此基础上再将所有足趾充分背屈，持续5～10秒，如原有症状加重或出现足底麻木疼痛、局部触痛等症状，可诊断踝管综合征。

4. 辅助检查　X线检查晚期可见距、跟骨内侧有骨刺形成。肌电图检查有异常改变。

【鉴别诊断】

本病应注意与坐骨神经痛、足底腱膜炎、踝关节内侧副韧带损伤等病进行鉴别。

1. 坐骨神经痛　其主要症状为臀腿痛及下肢麻木感，沿坐骨神经行走方向有明显压痛，直腿抬高试验阳性。其疼痛及麻木范围比踝管综合征范围要大。

2. 足底腱膜炎　主症为足跟部下面疼痛,疼痛向足底部放射,其压痛部位主要在跟骨大结节跖筋膜处,前足被动背屈牵拉跖筋膜时疼痛加重,且无神经受压症状,而踝管综合征压痛部位为内踝后方,足底有麻木或蚁行感等神经受压症状。

3. 踝关节内侧副韧带损伤　有典型外伤史,局部肿胀,疼痛剧烈,活动受限明显,压痛部位多位于内踝前下方,但无神经受压症状。

【辨证治疗】

本病早期可采非手术疗法,如手法、封闭、内服中药等。若非手术疗法无效及症状严重者可考虑手术切开松解。

(一)手法治疗

治则为舒筋活血、消肿止痛。

患者俯卧位,医者立于伤侧。用手自小腿内后侧推至踝管下部反复数次,继之,用拇指或多指揉上述路线数分钟,重点在踝管部,接着医者一手托握足部,另手拇指或食、中指弹拨踝管内部神经、肌腱反复数次,再用大鱼际或小鱼际擦踝管数次,然后,拇指点按承筋、承山、阳陵泉、三阴交、照海等穴。最后令患者仰卧,医者立于床头,双手托握足部拔伸牵引踝关节,继之,在牵引姿势下左、右摇转踝关节数次,并将踝关节背屈、跖屈、内翻、外翻数次。

(二)药物治疗

1. 中药治疗

(1)内服:如为气滞血瘀,治宜活血化瘀、理气止痛,可用舒筋活血汤加减;如为肝血不足,治宜养血壮筋,可用壮筋养血汤加减。

(2)外用:可外敷消瘀止痛药膏,或用下肢熏洗方或骨科外洗二方熏洗患处。

2. 西药治疗　可根据病情酌情选用阿司匹林、萘普生、双氯芬酸钠、美洛昔康、曲马多、喷他佐辛等镇痛药。

(三)其他疗法

1. 固定疗法　踝部疼痛较重者,宜适当休息,可抬高患肢,一般不需固定。

2. 练功疗法　可以做踝部屈伸活动,增强肌力,防止粘连。

3. 针灸疗法　可选用阴陵泉、三阴交、太溪、照海等穴,每日 1 次。也可用当归、红花注射液穴位注射。

4. 封闭疗法　用醋酸泼尼松龙 12.5mg 加 1% 利多卡因 2ml 做踝管内注射,每周 1 次,3～5次为 1 个疗程。

5. 物理疗法　可酌情选用离子导入、磁疗、超短波等。

6. 手术疗法　经非手术治疗无好转者,可考虑手术治疗。

【预防调护】

1. 避免做踝关节的剧烈活动。

2. 踝部防寒保暖。

【疗效标准】

治愈:局部无肿胀,站立行走无酸胀疼痛,无麻木感受。肌电图检查无异常。

好转:局部肿痛减轻,步行过多或站立过久时仍有酸胀感。肌电图检查改善。

未愈:症状及体征无改善。

【典型病例】

张某,男,37 岁,公交车司机,2012 年 5 月 20 日就诊。

主诉：右内踝出现疼痛不适伴脚底烧灼样痛7月余，加重1周。

现病史：患者7个月前站立或行走过久时，感右内踝下方疼痛不适，休息后即可缓解，当时并未予在意，逐渐出现脚底烧灼样痛。最近1周患者自感症状加重，有时疼痛放射至小腿内侧，但不超过膝关节，夜间经常痛醒，特来我院就诊。

查体：右踝部肌肉萎缩，踝管内可触及一梭形肿块，局部压之疼痛并向脚底放射，神经干叩击试验阳性，止血带试验阳性。

辅助检查：X线摄片右踝可见距、跟骨内侧有骨刺，但骨质无破坏现象。

诊断：右踝管综合征

治则：舒筋通络，活血止痛

手法治疗：患者取俯卧位，医者在患者右小腿内后侧至踝管下部施以滚推、按揉等手法以疏通经络，然后弹拨右踝管内部神经、肌腱数次以理顺肌筋，再用拇指点按三阴交、照海、太溪、阿是穴等穴，并在拔伸患者右踝关节的同时将踝关节背屈、跖屈、内翻、外翻数次以滑利关节、消肿止痛，最后用大鱼际擦患者右踝管透热为度结束手法治疗。经治疗2周，患者右下肢足跖侧疼痛减轻，嘱患者注意休息，避免踝关节剧烈运动。再治疗2周后，患者右踝疼痛及烧灼感明显明显减轻，建议再予巩固治疗1个月。治疗2个月后，患者症状痊愈。

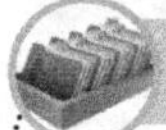

知识拓展

对于早期诊断为踝管综合征的患者，如无明确的占位性病变或原因不明，一般常规先进行保守治疗，如踝足部固定制动、针灸、手法、热敷、理疗、封闭等非手术疗法，治疗3个月左右，如症状加重或无明显疗效，再考虑手术探查。踝管内或附近有占位性病变以及异常解剖而导致有胫后神经卡压症状的患者是手术治疗的最佳指征，应积极尽早手术治疗。手术治疗的目的是切除踝管附近占位性病变和松解胫神经。

四、跖痛症

跖骨头挤压足底神经所引起的足底部疼痛称跖痛症。跖痛症临床上分为松弛性跖痛症和压迫性跖痛症两型。松弛性跖痛症多见于中老年人，好发于中老年体弱的妇女、非体力工作之男性，或在某些消耗性疾病之后，本症青少年少见。而压迫性跖痛症则多见于年轻人。

足有两个弓，一是横弓，也称前跖弓，由5个跖骨头组成，以第1和第5跖骨头为基础。另一个是纵弓，由跟骨、距骨、舟骨、第1楔骨和第1跖骨组成，形成拱桥，以跟骨和第1跖骨头为基础。二弓均由足部肌肉、韧带、筋膜维持弓形。站立时主要由跟骨、第1和第5跖骨头三点负重。

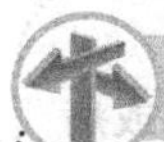

知识链接

当人直立时，力从跖骨传达到前足的跖面，5个跖骨头在正常负重时处于同一水平，正常足第1到第5跖骨头下压力比分别为1:0.76:0.44:0.29:0.21。

【病因病理】

本病可由足底部骨性结构异常，韧带、骨间肌、蚓状肌萎缩失去弹性，人体承重时产生横弓塌陷，第2、3、4跖骨头下垂，挤压足底神经。也可由于慢性劳损，跖骨头部遭受外力挤压等产生跖痛症。

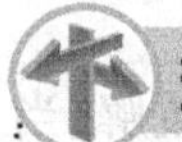知识链接

中医学认为跖痛症的病因病机为肾虚正气不足，寒湿之邪为患，足居下而多受寒湿，寒湿之邪乘虚而入，凝滞于下，致筋脉闭阻，气滞血瘀，不通则痛。

【诊断要点】

1. 主要病史　患者可有劳损史或外伤史。

2. 临床表现　①患者多在行走时和劳累后足底疼痛明显，疼痛多发生在第3、4跖骨头部，可延及足趾末端。②可有针刺或烧灼感。③严重者疼痛向上可及小腿，足背可微肿。

3. 体征检查　跖骨头底部压痛明显，横弓松弛，或足畸形。

4. 辅助检查　X线检查显示第1、第2跖骨头之间间隙增宽，第1跖骨头内翻。

【鉴别诊断】

本病应与跖骨头缺血性坏死引起的跖痛症相鉴别。此病好发于第2跖骨头，X线摄片显示跖骨头变平、硬化变形等。

【辨证治疗】

（一）手法治疗

治则为舒筋活血、消肿止痛。

患者仰卧，医者坐于脚前，拇指按揉脚底部痛点，点按阴陵泉、阳陵泉、三阴交、太溪、昆仑、涌泉等穴位，弹拨足底部痛点，最后用擦法擦足底部，以透热为度从而结束手法治疗。

（二）药物治疗

1. 中药治疗　多用下肢熏洗方或海桐皮汤熏洗患处，外擦损伤药酒。

2. 西药治疗　若疼痛较甚，可酌情使用尼美舒利分散片、双氯芬酸钠等镇痛药。

（三）其他疗法

1. 固定疗法　如疼痛严重，宜适当休息，可穿矫形鞋。

2. 练功疗法　做跖趾关节跖屈、背屈活动，增强肌力。

3. 封闭疗法　用醋酸泼尼松龙12.5mg加1%利多卡因2ml做痛点封闭，1周1次，3～5次为1个疗程。

4. 穴位注射疗法　在足部取涌泉、昆仑、太溪、三阴交等穴，使用威灵仙、丹参等注射液注入穴位。每日或隔日1次，7～10次为1个疗程，每疗程结束后休息3～5天。

5. 手术疗法　症状严重者，可手术切除该处神经，矫正足部畸形。

知识链接

跖痛症经保守治疗3个月以上无效的患者可以给予手术治疗。对于外伤断裂性跖底总神经瘤或病理性神经瘤则应尽早手术治疗。

【预防调护】

1. 避免过度疲劳及剧烈活动，可穿软底鞋子，以减少摩擦。

2. 注意足部防寒保暖。

【疗效标准】

治愈：足底疼痛及针刺或烧灼感消失，无压痛，X线检查无异常。

好转：足底疼痛及针刺或烧灼感减轻，轻度压痛，X线检查倾向正常。

未愈：症状及体征无改善。

【典型病例】

邱某，女，58岁，退休干部，2012年4月23日就诊。

主诉：劳累后双足底疼痛半年，加重1周。

现病史：患者自述半年前无明显诱因出现久走、久站或劳累后双足底疼痛明显，以3、4跖骨头部疼痛最为明显，痛及足趾末端。近1周来患者自感症状加重，有时双足底出现烧灼感样痛，特来我院就诊。

查体：双下肢3、4跖骨头底部轻度肿胀，压痛明显，横弓松弛。

辅助检查：X线摄片双下肢显示第3、第4跖骨头之间间隙增宽。

诊断：双下肢跖痛症

治则：舒筋活血，消肿止痛

手法治疗：患者取仰卧位，医者先用拇指按揉双下肢脚底部痛点以舒筋活血，然后点按阳陵泉、三阴交、太溪、昆仑、阿是穴等，并弹拨双足底部痛点以缓解疼痛，最后用擦双足底部至透热为度结束手法治疗。经治疗3天，上述症状减轻。再治疗4天，上述症状明显缓解，再予巩固治疗1周，病告痊愈。

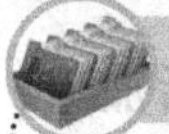

知识拓展

保守治疗对于尚不严重的跖痛症疗效较佳，包括中医手法、针灸、中药内服外用等，以及西医学的伸展练习、矫形鞋治疗、胼胝体剔除、注射皮质类固醇及口服药物等方法。伸展练习可延长小腿三头肌，增强肌力，从而降低前足应力。弓形矫形支具和矫形鞋是跖痛症的有效治疗方法。矫形鞋可使前足及跖骨头处的应力平均再分布，较低的鞋跟、较贴合患足的鞋内垫设计可有效改善症状。足底胼胝体的局部剔除术可减少难治性角化病跖侧压力，缓解疼痛，但很易复发。

总之，跖痛症的最佳治疗方法目前仍存在争议，就大部分跖痛症而言，采用保守治疗即可取得较好的疗效。若保守治疗无效，应根据患者个体情况选择适宜的手术方法，可取得较好的疗效。手术设计以分散前足应力为目的，可通过截骨术重置跖骨头，纠正跖趾关节半脱位，以缓解患者疼痛症状，改善步行功能，取得较好疗效。

五、平足症

平足症又称平底足、扁平足，中医称为足部劳损，是指足弓因某些原因造成扁平，弹性消失，足内缘接近地面因而有症状者，以行走时足部疼痛，足弓低平为主要临床表现。青少年多见。

足部有两个不同方向的足弓，一为横弓，一为纵弓。足弓需靠足部的骨骼、韧带和肌肉外在的完整性来构成和维持。任何一个部分的结构和功能的改变，都会使足弓发生变化。足弓有吸收震荡，保护足以上的关节、内脏和其他器官的作用。

知识链接

足弓是由跗骨与跖骨借韧带、关节及辅助结构连接而成的穹隆结构，有两条纵弓和两条横弓。正常足弓具有柔韧性，以使足在着地时适应不同结构的路面。同时足弓又具有坚韧性，以使足在离开地面时具备足够的动力。构成足弓的骨性结构具有不同的形状和大小，依次排列，相互嵌合，组成功能各不相同的关节，为足弓的稳定提供静态支持作用。

【病因病理】

常见病因有足的负担过重，如青少年运动过度，或职业的关系，站立时间太久；过于肥胖的人，体重过重，增加了足弓的负担，均易造成平足症。足部骨与关节的损伤，如骨折挤压而造成的肌腱断裂，先天性发育畸形，如垂直距骨、第一跖骨发育短小、舟骨发育畸形等也可导致平足症的发生。

【诊断要点】

1. 主要病史　患者可有劳损史或外伤史。

2. 临床表现　①行走时足底疼痛，休息后症状减轻。②重者行走时不敢提足跟，呈八字脚步态。

3. 体征检查　①站立时跟部呈外翻状，足纵弓低平，前足外展。②舟骨结节向内侧突出，跟舟韧带处压痛。③踇趾跖骨头及跟内缘可有胼胝。

4. 辅助检查　X线检查早期可无异常，晚期可见损伤性关节炎改变。固定性平足可见足弓塌陷，跟骨轴接近于水平位。

【鉴别诊断】

本病应注意与跖痛症及踝管综合征相鉴别。

1. 跖痛症　患者多在行走和劳累后足底疼痛及压痛明显，部位多发生在第3、4跖骨头部，可延及足趾末端横弓松弛或足畸形。

2. 踝管综合征　足内踝下方及足跖侧疼痛，感觉异常，夜间及站立、行走、运动后加重，休息减轻，神经干叩击试验阳性及止血带试验阳性。

【辨证治疗】

治则为舒筋活血、消肿止痛。

早期轻型平足症主要是加强足部肌肉锻炼，可不需手法治疗，指导患者用平足鞋垫，走路时多以足尖及足外缘着地，若症状较重者可持续穿用平足矫形鞋，使跟骨略呈内翻位，晚期疗效较差。

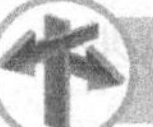

知识链接

平足症治疗旨在消除临床症状、矫正畸形，而要达到这一目的，有赖于从根本上恢复足弓的生物力学性能。

（一）手法治疗

1. 患者仰卧，医者立于一侧，先在踝前部及小腿下部做按揉手法。

2. 助手握住伤侧小腿下端，医者一手握住足跟部拔伸牵引，并环转摇晃踝关节。

3. 医者一手拇指按住足舟骨，先做外翻，然后在尽量内翻的同时向下按压足舟骨。

4. 擦涌泉、解溪、昆仑、太溪等穴结束手法治疗。

（二）药物治疗

1. 中药治疗

(1)内服：可选用活血舒筋通络或强壮筋骨药，如舒筋活血片、健步壮骨丸等。

(2)外用：可用下肢熏洗方或海桐皮汤熏洗患处。

2. 西药治疗　如病情需要可内服尼美舒利分散片、吲哚美辛、双氯芬酸钠、塞来昔布等解热镇痛药。

（三）其他疗法

1. 固定疗法　急性期疼痛较甚，应卧床休息。症状严重者可用夹板或石膏固定足于内翻位。3 周后改用支持足弓的矫形鞋垫，或用维持足内翻、内收的矫形鞋，以使足的负重力恢复正常。一般可用毡垫、软橡皮等将足弓部位垫高，维持正常足弓。

2. 练功疗法　锻炼维持足弓的肌腱及足部的肌肉，用两足外缘及足尖着地行走，做屈曲足趾、蹬空增力等运动。

3. 穴位注射疗法　在足部取涌泉、昆仑、太溪等穴，使用胎盘注射液等药物注入穴位。每日或隔日 1 次，7～10 次为 1 个疗程，每疗程结束后休息 3～5 天。

4. 手术疗法　对于久治不愈，症状突出，已发生骨骼畸形者，严重影响患者生活、工作者可考虑手术治疗。

【预防调护】

1. 避免足部过度疲劳和剧烈活动。

2. 注意防寒保暖。

3. 加强足部肌肉锻炼，避免长时间的站立、过劳或负重过大的劳动。

【疗效标准】

治愈：足底疼痛消失，行走自如，X 线检查足弓无异常。

好转：足底疼痛减轻，长时间行走仍感疼痛，X 线检查足弓改善。

未愈：症状及体征无改善。

【典型病例】

戴某，男，22 岁，2012 年 5 月 8 日就诊。

主诉：右足底疼痛不能行走 1 个月，加重 5 天。

现病史：患者 1 年前右足部因受外伤，曾以手术治疗治愈。近 1 个月来，患者行走时感足底疼痛，休息后症状减轻，未予重视。最近 1 周患者症状逐渐加重，行走时不敢提足跟，呈八字脚步态，故来我院就诊。

查体：站立时右跟部呈轻度外翻状畸形，足纵弓低平，前足外展；右足舟骨结节向内侧突出，跟舟韧带处压痛。

辅助检查：X 线摄片可见右足弓塌陷，跟骨轴接近于水平位。

诊断：右平足症

治则：舒筋活血，消肿止痛

手法治疗：患者取仰卧位，医者先在右踝前部及小腿下部和脚底部做㨰法、按揉、拿捏等手法以疏通经络，再弹拨病变周围以松懈粘连，然后医者一手握住右侧小腿下端，另一手握住足跟部在拔伸牵引的同时环转摇晃右踝关节，医者再用一手拇指按住足舟骨，做外翻后在尽量内翻的同时向下按压足舟骨以滑利关节、消肿止痛，最后擦右足涌泉、昆仑、太溪、阿是穴等穴结束手法治疗。治疗 2 周后，患者症状得到改善，可缓慢步行，嘱患者穿矫形鞋，加强右足部功能锻炼。再继续治疗 2 周，症状明显减轻，可自行行走。再巩固治疗 1 个月，患者病告痊愈。

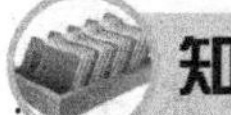

知识拓展

关于平足症有较多的分类，按不同的分类标准可分为可屈性（又叫柔性）平足症和僵硬性平足症，症状性平足症和无症状性平足症，先天性平足症和获得性平足症，小儿期平足症、青少年期平足症及成人期平足症。

六、踇趾滑膜囊炎

踇趾滑膜囊炎是因踇外翻畸形而继发的第一跖趾关节处滑囊的肿胀、疼痛等表现，又称踇趾滑液囊肿，简称踇囊炎。女性多见，以中年女性相对较多。

【病因病理】

多由于穿高跟鞋，前足被嵌挤在狭窄的鞋前端，或生活中穿过瘦的鞋子，或因平足症，使跖趾关节受到挤压、摩擦，造成踇外翻畸形，继而滑囊壁增厚，囊内积液形成囊肿，有时可因感染等而形成化脓性踇趾滑囊炎。

知识链接

《素问·生气通天论》中指出"因而强力，肾气乃伤，高骨乃坏"。高骨即为骨突处，有经筋附着，本文说明了外力牵拉致使筋腱附着部位损伤。

【诊断要点】

1. 主要病史　患者多有慢性损伤病史。

2. 临床表现　早期症状不明显，仅局部发热、微红或微肿，穿过紧鞋时有受压感及踇趾跖趾关节处疼痛，行走时痛甚。

3. 体征检查　①患足的跖趾关节向内明显突出，呈踇外翻畸形。②皮肤色红、肿胀、变硬。③可触及滑膜的增厚感，有压痛。

4. 辅助检查　X线检查可见第一跖趾关节的半脱位，骨质无异常改变。

【鉴别诊断】

本病应注意与痛风性关节炎相鉴别。后者跖趾关节疼痛剧烈，夜间尤甚，局部皮肤红肿，压痛明显，血尿酸增高。

【辨证治疗】

对仅有踇外翻畸形而无明显症状的患者，可不用治疗。症状轻微或畸形不严重者可行非手术治疗，如手法治疗、固定疗法等。症状明显及畸形又严重者可以考虑手术治疗。治疗的目的不仅是矫正外形，更主要是减轻或消除症状。

(一) 手法治疗

治则为舒筋活血、消肿止痛。

先做踇趾按揉手法，再捻踇趾，拔伸踇趾，并做内收扳动，以矫正踇外翻畸形，减少摩擦机会，以缓解临床症状。

(二) 药物治疗

1. 中药治疗

(1)内服：可内服舒筋活血片。

(2)外用：外敷消瘀止痛药膏或双柏膏，或用下肢熏洗方熏洗患处。

2. 西药治疗　可根据病情选用尼美舒利分散片、塞来昔布、吲哚美辛、阿司匹林、芬太尼等镇痛药。

(三) 其他疗法

1. 固定疗法　急性期可卧床休息。年轻患者可用小夹板固定，逐渐矫正踇外翻畸形。

还可以选择前部稍宽的鞋子，在骨突周围放一软垫圈，或在踇趾与第2趾之间放一块楔形弹性垫，将两脚趾分开，以减轻外翻畸形，从而减少对滑囊的摩擦。

2. 封闭疗法　用醋酸泼尼松龙12.5mg加1%利多卡因2ml做囊内注射，5天1次，3次为1个疗程。

3. 物理疗法　可酌情选用超短波、磁疗等。

4. 手术疗法　经上述治疗无效者，可手术切除骨突和滑囊。

【预防调护】

1. 避免穿过高及过紧鞋。

2. 足部保暖防寒。

3. 避免过劳。

【疗效标准】

治愈：局部肿胀疼痛消失，无压痛，行走自如，踇外翻畸形消失。

好转：局部肿胀疼痛减轻，轻度压痛，行走时仍有不适感，踇外翻改善。

未愈：症状及体征无改善。

【典型病例】

郝某，女，25岁，2014年1月11日就诊。

主诉：行走时双踇趾疼痛2月余，加重1周。

现病史：患者平素喜欢穿高跟鞋，2月前感觉双脚踇指局部发热、微肿，穿高跟鞋时有受压感及踇趾跖趾关节处疼痛，行走时痛甚，最近1周患者自感症状明显加重，特来我院治疗。

查体：双足跖趾关节向内明显突出，呈踇趾外翻畸形；双足跖趾关节处皮肤稍红、肿胀，触之较僵硬，滑膜有增厚感，压痛明显。

辅助检查：X线摄片可见第一跖趾关节的半脱位，骨质无异常改变。

诊断：双足踇趾滑膜囊炎

治则：舒筋活血，消肿止痛

手法治疗：先在双足踇趾患处施以按揉、捻、拔伸等手法以舒筋活血，然后做双足内收扳动，以矫正踇趾外翻畸形，最后用掌根擦双足踇趾至透热以消肿止痛，结束手法治疗。治疗2天后，患者上述症状减轻，嘱患者禁穿高跟鞋及尖头鞋，再治疗1周后患者双足症状明显缓解。再巩固治疗2周后，患者病告痊愈。

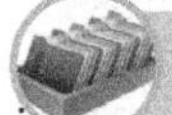

知识拓展

踇趾滑膜囊炎疗效评定标准：踇外翻的疗效尚无统一的标准，参照胥少汀等评定标准如下。

优：踇外翻畸形纠正，踇囊炎消失，能穿硬底鞋不磨鞋帮，HVA在20°以下，IMA在9°以下，踇趾关节活动正常，趾力及行走正常；

良：踇外翻畸形纠正，踇囊炎消失，能穿硬底鞋不磨鞋帮，踇趾内背侧麻木，HVA在20°~25°，IMA在10°~12°，关节活动近于正常，有轻度的第二、三跖骨头下疼痛；

差：踇外翻畸形有所纠正，踇囊炎疼痛或跖骨头下疼痛比术前加重，跖骨头内侧略磨鞋帮，HVA、IMA异常；

注：1. HVA指踇外翻角（第一跖骨和踇趾近节趾骨长轴间的夹角），在25°~40°，平均30.50°。

2. IMA指跖间角（第一、二跖骨长轴夹角），在10°~15°，平均13.5°。

学习小结

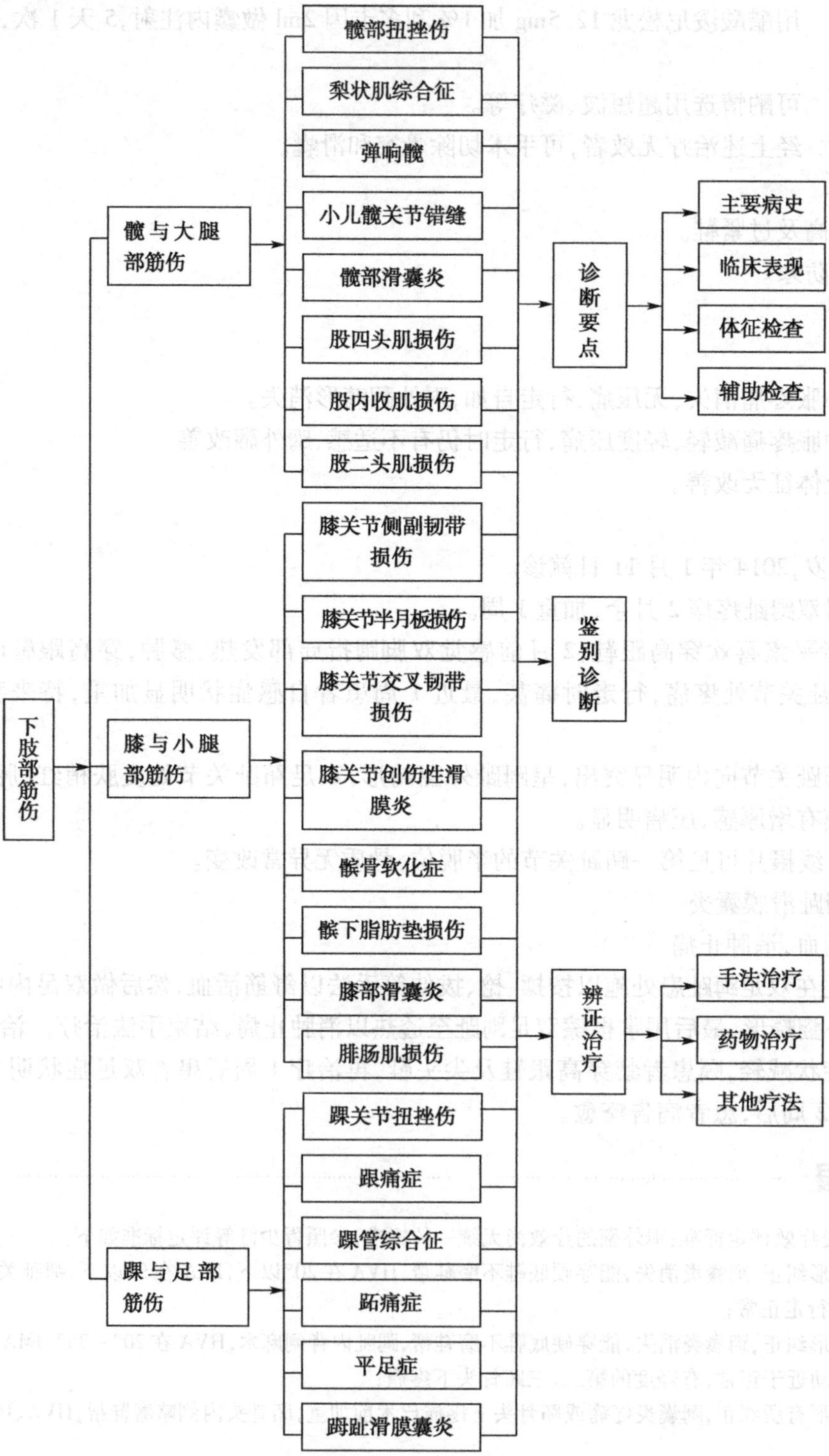

下肢部筋伤
髋与大腿部筋伤
髋部扭挫伤
梨状肌综合征
弹响髋
小儿髋关节错缝
髋部滑囊炎
股四头肌损伤
股内收肌损伤
股二头肌损伤
膝与小腿部筋伤
膝关节侧副韧带损伤
膝关节半月板损伤
膝关节交叉韧带损伤
膝关节创伤性滑膜炎
髌骨软化症
髌下脂肪垫损伤
膝部滑囊炎
腓肠肌损伤
踝与足部筋伤
踝关节扭挫伤
跟痛症
踝管综合征
跖痛症
平足症
跗趾滑膜囊炎
诊断要点
主要病史
临床表现
体征检查
辅助检查
鉴别诊断
辨证治疗
手法治疗
药物治疗
其他疗法

复习思考题

1. 简述踝关节扭挫伤的诊断要点。

2. 试述梨状肌综合征与腰椎间盘突出症的鉴别诊断，并叙述梨状肌综合征的手法治疗。

3. 简述膝关节侧副韧带损伤的手法治疗。

4. 试述跟痛症的分类及跟腱止点撕裂伤的手法治疗。

5. 李某，男，47岁，搬运工，2012年11月3日就诊。右膝疼痛伴活动时有弹响声2年余，加重2个月。患者自诉长期搬运重物，两年前因右膝疼痛不得缓解在当地医院治疗，诊断为右膝关节炎，行封闭治疗而痛减，但疼痛仍反复发作。近2个月右膝疼痛加重，活动受限，伴有弹响，严重影响日常生活，慕名前来就诊，行右膝MRI检查，可见右侧膝关节骨结构完整，但胫骨关节面毛糙，外侧半月板后角见点状长 T_1 长 T_2 信号，其余未见异常信号。

请对该患者作出诊断，并叙述该患者的治则及手法治疗。

（涂国卿　赵忠）

第六章　中医筋伤病历书写

学习要点

1. 掌握中医筋伤门诊或急诊病历及住院病历的格式和书写要求。
2. 熟悉中医筋伤住院病程记录的格式和书写要求。

一、中医筋伤病历的含义和基本要求

（一）含义及基本内容

病历是指医务人员在医疗活动过程中形成的文字符号、图表、影像、切片等资料的总和，包括门（急）诊病历和住院病历。中医筋伤病历书写是指骨伤医务人员通过望、闻、问、切及查体、辅助检查、诊断、治疗、护理等医疗活动获得有关资料，并进行归纳、分析、整理形成医疗活动记录的行为。

（二）基本要求

1. 病历书写应当客观、真实、准确、及时、完整、规范。

2. 病历书写应当使用蓝黑墨水、碳素墨水。计算机打印的病历应当符合病历保存的要求。

3. 病历书写应规范使用中医术语。

4. 病历书写要求文字工整，字迹清晰，表述准确，语句通顺，标点正确。

5. 病历书写过程中出现错字时，应当用双线划在错字上，保留原记录清楚、可辨，并注明修改时间，修改人签名；不得采用刮、粘、涂、描等方法掩盖或去除原来的笔迹。

6. 病历应当按照规定的内容书写，应在24小时之内完成，并由相应具有执业医师资格的医务人员签名。

知识链接

关于实习医务人员、试用期医务人员书写的病历，应当经过本医疗机构注册的具有执业医师资格的医务人员审阅、修改并签名；具有执业医师资格的进修医务人员由本医疗机构根据其胜任本专业工作实际情况认定后方可书写病历。

7. 病历书写一律使用阿拉伯数字书写日期和时间，采用24小时制记录。

8. 病历书写中涉及的诊断，应包括中医诊断和西医诊断。

9. 对需取得患者书面同意方可进行的医疗活动，应当由患者本人签署知情同意书。患者不具备完全民事行为能力时，应当由其法定代理人签字；患者因病无法签字时，应当由其授权的人员签字；为抢救患者，在法定代理人或被授权人无法及时签字的情况下，可由医疗机构负责人或者授权的负责人签字。

因实施保护性医疗措施不宜向患者说明情况的，应当将有关情况告知患者近亲属，由患者近亲属签署知情同意书，并及时记录；患者无近亲属的或者患者近亲属无法签署同意书的，由患者的法定代理人或者关系人签署同意书。

10. 上级医务人员有审查修改下级医务人员书写的病历的责任。

二、中医筋伤门诊或急诊病历书写要求及格式

（一）门（急）诊病历书写要求

1. 门（急）诊病历内容包括门（急）诊病历首页、病历记录、检验报告、医学影像检查资料等。

2. 门（急）诊病历记录分为初诊病历记录和复诊病历记录。

3. 门（急）诊病历记录应当由接诊医师在患者就诊时及时完成，急诊病历书写应当具体到分钟。

4. 急诊留观记录是急诊患者因病情需要留院观察期间的记录，重点记录观察期间病情变化和诊疗措施，记录简明扼要。抢救危重患者时，应当书写抢救记录。实施中医治疗的，应记录中医四诊、辨证施治情况等。

知识链接

有创诊疗操作记录是指在临床诊疗活动过程中进行的各种诊断、治疗性操作（如胸腔穿刺、腹腔穿刺等）的记录。应当在操作完成后即刻书写。内容包括操作名称、操作时间、操作步骤、结果及患者一般情况，记录过程是否顺利、有无不良反应，术后注意事项及是否向患者说明，操作医师签名。

5. 主诊医师要严格执行疫情报告制度，发现法定传染病除在病历上注明外，必须按规定报告。药物过敏史必须填写在病历封面。

（二）门（急）诊病历格式

1. 门（急）诊病历首页（门诊手册）

门（急）诊病历首页内容包括患者姓名、性别、出生年月、民族、婚姻状况、职业、工作单位、住址、药物过敏史等项目。

2. 初诊病历

就诊时间：____年____月____日　　　　　　科别：____

问诊：

主诉：患者就诊时最痛苦的主要症状（或体征）及持续时间。

现病史：主症发生的时间、病情发展变化的情况、诊治经过等。

既往史：重要的既往病史、个人史和过敏史等。

体格检查：记录生命体征、中西医检查阳性体征及具有鉴别意义的阴性体征。特别要注意舌象、脉象。

辅助检查：记录已获得的各种检查结果。

诊断：

中医诊断：包括疾病诊断及证候诊断。

西医诊断：包括主要疾病和其他疾病，可写疑拟诊断。

治疗处理意见：

(1)中医论治：记录治法、方药、用法等。

(2)西医治疗：记录具体用药、剂量、用法等。

(3)进一步的检查项目。

(4)饮食起居宜忌、随诊要求、注意事项。

医师签全名：

知识链接

门诊3次仍未确诊者，应请上级医师会诊，协助诊断。

3. 门(急)诊复诊病历

时间：____年____月____日(急诊病历具体到分钟)　　　　　　科别：

主诉：记录患者本次就诊的主要症状或体征及其持续时间。

病史：记录前次诊疗后病情变化情况。

必要的体格检查结果：

必要的辅助检查结果：

诊断：记录格式和内容同初诊病例中的“诊断”。

治疗处理意见：记录格式和内容同初诊病例中的“治疗处理意见”。

4. 门(急)诊抢救记录

记录格式和内容同病程记录中的“抢救记录”。

5. 急诊留观记录书写格式及要求

记录格式和内容同门(急)诊初诊病历。

三、中医筋伤住院病历书写要求及格式

住院病历内容包括住院病案首页、入院记录、病程记录、手术同意书、麻醉同意书、输血治疗知情同意书、特殊检查(特殊治疗)同意书、病危(重)通知书、医嘱单、辅助检查报告单、体温单、医学影像检查资料、病理资料等。

(一)住院病历书写要求

1. 入院记录的要求　入院记录是指患者入院后，由经治医师通过望、闻、问、切及查体、辅助检查获得有关资料，并对这些资料归纳分析书写而成的记录。可分为入院记录、再次或多次入院记录、24小时内入出院记录、24小时内入院死亡记录。

知识链接

入院记录、再次或多次入院记录应当于患者入院后24小时内完成；24小时内入出院记录应当于患者出院后24小时内完成，24小时内入院死亡记录应当于患者死亡后24小时内完成。

(1)一般情况包括姓名、性别、年龄、民族、婚姻状况、出生地、职业、入院时间、记录时间、发病节气、病史陈述者。

(2)主诉是指促使患者就诊的主要症状(或体征)及持续时间。

(3)现病史是指患者本次疾病的发生、演变、诊疗等方面的详细情况,应当按时间顺序书写,并结合中医问诊,记录目前情况。内容包括发病情况、主要症状特点及其发展变化情况、伴随症状、发病后诊疗经过及结果、睡眠和饮食等一般情况的变化,以及与鉴别诊断有关的阳性或阴性资料等。

(4)既往史是指患者过去的健康和疾病情况。内容包括既往一般健康状况、疾病史、传染病史、预防接种史、手术外伤史、输血史、食物或药物过敏史等。

(5)个人史,婚育史、月经史,家族史。

(6)中医望、闻、切诊应当记录神色、形态、语声、气息、舌象、脉象等。

(7)体格检查应当按照系统循序进行书写。内容包括体温、脉搏、呼吸、血压,一般情况、皮肤、黏膜,全身浅表淋巴结,头部及其器官,颈部,胸部(胸廓、肺部、心脏、血管),腹部(肝、脾等),直肠肛门,外生殖器,脊柱,四肢,神经系统等。

(8)专科情况应当根据专科需要记录专科特殊情况。如臂丛牵拉试验、直腿抬高及加强试验、麦氏征等中医筋伤特殊检查。

(9)辅助检查指入院前所做的与本次疾病相关的主要检查及其结果。应分类按检查时间顺序记录检查结果,如系在其他医疗机构所做检查,应当写明该机构名称及检查号。

(10)初步诊断是指经治医师根据患者入院时情况,综合分析所作出的诊断。如初步诊断为多项时,应当主次分明。对待查病例应列出可能性较大的诊断。

(11)书写入院记录的医师签全名。

2. 病程记录的要求　病程记录是指继入院记录之后,对患者病情和诊疗过程所进行的连续性记录。内容包括患者的病情变化情况及证候演变情况、重要的辅助检查结果及临床意义、上级医师查房意见、会诊意见、医师分析讨论意见、所采取的诊疗措施及效果、医嘱更改及理由、向患者及其近亲属告知的重要事项等。

(1)首次病程记录:是指患者入院后由经治医师或值班医师书写的第一次病程记录,应当在患者入院8小时内完成。首次病程记录的内容包括病例特点、拟诊讨论(诊断依据及鉴别诊断)、诊疗计划等。

知识链接

病例特点是指在对病史、四诊情况、体格检查和辅助检查进行全面分析、归纳和整理后写出本病例特征,包括阳性发现和具有鉴别诊断意义的阴性症状和体征等;拟诊讨论(诊断依据及鉴别诊断)是根据病例特点,提出初步诊断和诊断依据;对诊断不明的写出鉴别诊断并进行分析;并对下一步诊治措施进行分析;诊断依据包括中医辨病辨证依据与西医诊断依据,鉴别诊断包括中医鉴别诊断与西医鉴别诊断;诊疗计划包过提出具体的检查、中西医治疗措施及中医调护等。

(2)日常病程记录:是指对患者住院期间诊疗过程的经常性、连续性记录。由经治医师书写,也可以由实习医务人员或试用期医务人员书写,但应有经治医师签名。书写日常病程记录时,首先标明记录时间,另起一行记录具体内容。对病危患者应当根据病情变化随时书写病程记录,每天至少1次,记录时间应当具体到分钟。对病重患者,至少2天记录一次病程记录。对病情稳定的患者,至少3天记录一次病程记录。日常病程记录应反映四诊情况及治法、方药变化及其变化依据等。

(3)再次或多次住院记录:是指患者因同一种疾病再次或多次入住本院时书写的记录。

要求及内容基本同住院记录，其特点有：主诉是记录患者本次入院的主要症状（或体征）及持续时间；现病史中要求首先对本次住院前历次有关住院诊疗经过进行小结，然后再书写本次入院的现病史。

 **知识链接**

患者入院不足24小时出院的，可以书写24小时内入出院记录，内容包括患者姓名、性别、年龄、职业，入院时间、出院时间、主诉、入院情况、入院诊断、诊疗经过、出院情况、出院诊断、出院医嘱，医师签名等。

（4）上级医师查房记录：是指上级医师查房时对患者病情、证候、诊断、鉴别诊断、当前治疗措施、疗效的分析及下一步诊疗意见等的记录。主治医师首次查房记录应当于患者入院48小时内完成，内容包括查房医师的姓名、专业技术职务、补充的病史和体征、诊断依据与鉴别诊断的分析及诊疗计划等。上级医师日常查房记录间隔时间视病情和诊疗情况确定，但主治医师至少5天一次，副主任以上医师对疑难危重病例至少每周1次，内容包括查房医师的姓名、专业技术职务、对病情的分析和诊疗意见等。

（5）疑难病例讨论记录：是指由科主任或具有副主任医师以上专业技术职务任职资格的医师主持，召集有关医务人员对确诊困难或疗效不确切病例讨论的记录。内容包括讨论日期、主持人及参加人员姓名、专业技术职务、讨论意见等。

（6）转科记录：是指住院期间需要转科时，经转入科室医师会诊并同意接收后，由转出科室和转入科室医师分别书写的记录。包括转出记录和转入记录。转出记录由转出科室医师在患者转出科室前书写完成（紧急情况除外），转入记录由转入科室医师于患者转入后24小时内完成。转入记录应另立专页。转入科如修正原诊断或增加新诊断，不需要在入院记录上修改，只在转入记录、出院记录、病案首页上书写即可。

（7）阶段小结：是指患者入院时间较长，由经治医师每月所作病情及诊疗情况的总结。阶段小结的内容包括入院日期、小结日期，患者姓名、性别、年龄，入院诊断、诊疗经过、目前情况、目前诊断、诊疗计划、医师签名等。交（接）班记录、转科记录可代替阶段小结。

（8）会诊记录：是指患者在住院期间需要其他科室或者其他医疗机构协助诊疗时，分别由申请医师和会诊医师书写的记录。内容包括申请会诊记录和会诊记录。申请会诊记录应当简要说明患者病情及诊疗情况、申请他科会诊的理由和目的，申请医师签名。会诊记录应当有会诊意见、会诊医师的科别、会诊时间及会诊医师签名。

（9）特殊检查、治疗同意书：是指在进行有创性或较大风险的特殊检查、特殊治疗前，经治医师向患者或其法定代理人告知此项检查、治疗的相关情况，并由患者或其法定代理人签署同意检查、治疗的医学文书。内容包括特殊检查、特殊治疗项目名称、目的、可能出现的并发症及风险、患者签名、医师签名等。

（10）病危（重）通知书：是指因患者病情危、重时，由经治医师或值班医师向患者家属告知病情，并由患方签名的医疗文书。内容包括患者姓名、性别、年龄、科别，目前诊断及病情危重情况，患方签名、医师签名并填写日期。一式两份，一份交患方保存，另一份归病历中保存。

（11）抢救记录：具体内容包括病情变化情况、抢救时间及采取的措施、参加抢救的医务人员姓名及专业技术职务等。记录抢救时间应当具体到分钟。抢救记录应当在抢救结束后6小时内完成，并加以注明。

(12)死亡记录:是指经治医师对死亡患者住院期间诊疗和抢救经过的记录,应当在患者死亡后24小时内立即完成。内容包括入院日期、死亡时间、入院情况、入院诊断、诊疗经过(重点记录病情演变、抢救经过)、死亡原因、死亡诊断、死亡病例讨论记录等。记录死亡时间应当具体到分钟。

知识链接

死亡病例讨论记录:包括讨论日期、主持人及参加人员姓名、专业技术职务、讨论意见等。死亡病例讨论在患者死亡一周内进行,由科主任或具有副主任医师以上专业技术职务任职资格的医师主持。

(13)出院记录:是指经治医师对患者此次住院期间诊疗情况的总结。内容主要包括入院日期、出院日期、入院情况、入院诊断、诊疗经过、出院诊断、出院情况、出院医嘱、中医调护、医师签全名等。

(二)住院病历书写格式

1. 住院病历

科室:　　　　病案号:

姓名:　　　　性别:　　　　年龄:　　　　民族:

婚况:　　　　职业:　　　　出生地:　　　　家庭地址:

邮政编码:　　　　国籍:　　　　入院时间:　　　　病史采集时间:

病史陈述者:　　　　可靠程度:

发病节气:记录急性疾患发病或慢性疾患急性发作时的节气。

主诉:简要记录患者感觉最痛苦的主要症状(部位、性质)或体征、持续时间。一般不宜用诊断或检查结果来代替。多项主诉者,应按发生顺序分别列出。

现病史:围绕主诉详细询问疾病发生发展及诊治过程,重点写明起病诱因、原因、时间、形式、始发症状,主要症状和伴随症状(部位、性质),病情发展与演变过程,检查、诊断、治疗经过,所用过的中、西药物的名称、剂量、用法和用药时间以及其他特殊疗法,治疗反应及症状、体征等病情变化情况,发病以来精神、饮食、睡眠、二便等变化及现在症状(结合"十问"加以记录),对有鉴别诊断意义的阴性表现也应列入。

既往史:记录既往健康情况,按时间顺序系统回顾过去曾患疾病的情况及传染病接触史等。

个人史:记录出生地、居留地、居住环境和条件、生活和工作情况、饮食习惯、情志状态、特殊嗜好等。

月经婚育史:女性患者要记录经带胎产情况,月经史包括初潮年龄、行经期/周期、绝经年龄;生育史包括孕、胎、产情况,配偶及子女的健康状况。

过敏史:记载药物、食物及其他过敏情况。

家族史:记录直系亲属和与本人生活密切相关的亲属的健康状况,如亲属已死亡则应记录其死因、死亡时间及年龄。

体格检查:记录西医查体的阳性体征及有鉴别诊断意义的阴性体征。包括以下内容:

体温(T)、脉搏(P)、呼吸(R)、血压(BP)

望、闻、切诊:神色形态,包括神志、精神、体态及气色。声息气味:包括语言、呼吸、咳喘、呕恶、太息、呻吟、肠鸣及各种气味。皮肤毛发：毛发的疏密、色泽、分布；肌肤温度、湿度、弹性以及有无斑疹、疮疡、瘰疬、肿块、浮肿等。舌象：舌苔（苔形、苔色、津液），舌质（色、瘀点、瘀斑），舌体（形、态），舌底脉络（颜色、形态）。脉象：寸口脉，必要时切人迎、趺阳脉，两周岁以下小儿可写指纹情况。

头面、五官、颈项的望、闻、切诊：

胸腹部的望、闻、切诊：

腰背、四肢、爪甲的望、闻、切诊：

前后二阴及排泄物的望、闻、切诊：

专科检查：记录中医筋伤专科特殊检查阳性体征及有鉴别诊断意义的阴性体征。

辅助检查：记录入院时已取得的各种实验室检查结果及特殊检查结果，如血、尿、便常规，肝功能、胸透、心电图、内镜、CT等。

辨证分析：要求从四诊、病因病机、证候分析、病证鉴别、病势演变等方面进行书写。

西医诊断依据：指主要疾病的诊断依据，并非所有疾病。

入院诊断：

中医诊断：病（症）名

证　　名

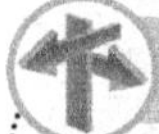

知识链接

中医诊断有几个病（证）就写几个病（证），病类与证类名称当另行写出，并与病（证）名错过一格，以示从属本病的病类、证类名称；西医诊断写在中医诊断的下方，有几个病写几个病，病名参照《疾病分类与代码》标准，凡超过2种以上诊断者，按主次先后顺序排列。

西医诊断：病　　名

治则治法：治则是治疗的指导原则，治法指具体的治疗方法。

方药：运用成方要写出方名及加减，自拟方可不写方名。处方药物要求每行写四味药，药物名称右上角注明特殊煎服法，右下角写剂量，必要时写明煎法与服法。

辨证调护：指医师对调养、给药及食疗、护理等方面的要求。

实习医师签全名：____

住院医师签全名：____

主治医师签全名：____

2. 住院记录

姓名：　　性别：　　病案号：

年龄：　　婚况：

职业：　　出生地：

民族：　　国籍：

家庭地址：　　邮政编码：

入院时间：　　病史采集时间：

病史陈述者：　　可靠程度：

发病节气：同住院病历。

主诉：同住院病历。

现病史：同住院病历。

既往史：按住院病历要求书写，但可不系统回顾。

其他情况：记录重要个人史、婚育史、过敏史和家族史。

望、闻、切诊：阳性所见及有鉴别意义的阴性所见。

体格检查：记录西医查体的阳性体征及有鉴别诊断意义的阴性体征。

专科检查：中医筋伤专科特殊检查阳性体征及有鉴别意义的阴性体征记录在此。

辅助检查：已有的各种实验室检查结果。

辨证分析：按住院病历要求简明书写。

入院诊断：

中医诊断：病（症）名

证　　名

西医诊断：病　　名

诊疗计划

医师签全名：____

3. 病程记录

（1）首次病程记录

______年______月______日

患者姓名、性别、年龄，因（主症和时间）于（X 年 X 月 X 日 X 时）经（门诊、急诊、转院）收入我病区或科。

重要病史、四诊及体格检查摘要、实验室检查和特殊检查已取得的结果。

入院诊断：

中医诊断：病（症）名

证　名

西医诊断：病　　名

诊疗方案：包括治疗计划的安排，进一步明确诊断的检查计划，治法、处方（应用时间）及对调摄、宜忌、护理等的要求。

医师签全名：____

（2）病程记录

______年______月______日

患者四诊所见，症状、体征的变化，各项检查的回报结果，分析病情及病势发展顺逆，进一步检查治疗的设想，治则治法及方药调整以及随着病情变化对护理的要求等。如遇上级医师查房或会诊，要详细记录上级医师查房及会诊意见，执行情况要在以后的病程记录中加以描述。如遇危急重症需抢救时，应随时记录。若有与患者家属及单位谈话，要详细记录。病例讨论另有记录，所涉及的诊疗方案要在病程记录中显示出来。

医师签全名：______

四、中医筋伤门诊及住院病历示例

（一）门诊病历示例

姓名：刘某某　　性别：男　　年龄：42 岁

科别：颈椎病专科　　就诊时间：2013 年 10 月 18 日

主诉：颈痛伴双上肢麻木7年，加重1年。

现病史：患者自述2006年末，颈肩开始有痛感，自贴膏药维持。2007年9月，颈肩、右臂疼痛难忍，某骨科医院诊断：颈椎间盘突出，行冷敷、封闭治疗，上症疼痛不止。2007年10月，在某医院中医正骨科静滴甘露醇、川芎注射液等，口服颈舒颗粒，手法治疗，于11月初解除疼痛，但颈肩仍有不适，出院。2008年11月初，在某医院正骨科做巩固治疗，方法与2007年同，2008年12月初出院。2009年初，除颈肩仍不适外，右手大拇指尖肿、麻木，4～6月采用牵引、按摩方法连续治疗三个月无效，后采用拔罐、刮痧、贴膏药维持，至11月到某医院专治手指麻木，12月出院时麻木减轻。2010年，全年颈肩不适，上半年右手大拇指、食指、中指均麻木，至下半年逐渐加重，指尖知觉渐弱，同时，左手大拇指、食指、与右手相同麻木，有时两手十个手指均出现不同程度麻木，直至2012年初。2013年10月中旬，两手手指麻木加剧，右臂亦开始麻木，再次入院。

既往史：否认有结核等传染病史及密切接触史。否认有药物、食物过敏史。预防接种史不详。

体格检查：

1. 颈椎生理前突消失，颈部$C_{2\sim3}$、$C_{3\sim4}$、$C_{4\sim5}$、$C_{5\sim6}$、$C_{6\sim7}$椎旁右侧压痛明显。
2. 颈椎臂丛神经牵拉试验、挤压试验及分离试验均为阳性。

辅助检查：

MRI检查提示$C_{2\sim3}$、$C_{3\sim4}$、$C_{4\sim5}$、$C_{5\sim6}$、$C_{6\sim7}$椎间盘向右突出，硬膜囊受压明显，右侧椎管狭窄，神经根明显受压。

诊断：

中医诊断：神经根型颈椎病（气滞血瘀型）

西医诊断：神经根型颈椎病

治疗处理意见：

1. 手法治疗　采用舒筋通络、拉宽椎间隙、理筋整复及活血化瘀等手法。
2. 中药治疗　桂枝加葛根汤加减。

桂枝10g　白芍15g　生姜6g　炙甘草6g

丹参30g　大枣3枚　葛根12g　三七粉3g(另包)

3. 针灸疗法　可取颈部华佗夹脊穴、风池、天柱、大椎、百劳、绝骨等穴辨证施治。
4. 练功疗法　颈项活动功能锻炼，前屈、后伸、左右旋转及左右侧屈等。
5. 注意事项　保持良好坐姿，长期伏案工作时隔段时间要活动颈部，避免卧床看电视、看书，保持良好的睡眠体位，保持乐观积极的态度面对疾病。

医师签全名：张某某

（二）住院病历示例

1. 入院记录

姓名：王某某　　性别：男　　病案号：1356679

年龄：42岁　　婚况：已婚

职业：汽车修理工　　出生地：重庆万州

民族：汉族　　国籍：中国

家庭地址：重庆市万州区某社区　　邮政编码：404100

入院时间：2013年5月18日　　病史采集时间：2013年5月18日

病史陈述者:患者本人　　　　　　　　　可靠程度:可靠

发病节气:立夏

主诉:间歇性腰痛1年,加重伴右下肢放射性疼痛4天。

现病史:患者为汽车修理工,长期弯腰工作,自述1年前无明显诱因出现右下肢疼痛麻木,夜间疼痛渐增,有时疼痛如刀割,并以蚁行感沿右下肢放射,在私人诊所予"口服腰痛宁胶囊,$VitB_1$、$VitB_{12}$肌内注射"未见好转,以后反复发作,腰部酸软困痛,喜揉喜按,遇劳加重,卧则减轻。4天前,劳累过度,致腰痛加剧,右下肢呈放射性疼痛,今日来我院,行CT检查:$L_{4\sim5}$、$L_5\sim S_1$椎间盘突出,$L_{3,4}$椎体骨质增生,门诊以"腰痛-腰椎间盘突出症$L_{4\sim5}$、$L_5\sim S_1$"收入住院。

既往史:患者既往体健,否认有肝炎、结核等传染病史,无外伤及手术史,无输血、中毒等病史。预防接种史不详。未发现药物及食物过敏史。

个人史:生于原籍,无异地长期居住史,居住条件可,无阴冷潮湿之弊,生活上无特殊嗜好。

婚育史:已婚,育一男一女,配偶及子女体健。

家族史:无家族遗传性疾病史。

体格检查

T:36℃　P:76次/分　R:20次/分　BP:125/80mmHg　身高:158cm　体重:60kg

发育正常,营养一般,表情痛苦,神志清楚,查体合作,自动体位。舌质淡,苔白腻,脉沉细。全身皮肤黏膜无黄染,各浅表淋巴结无肿大。头颅大小形态正常,眼睑无浮肿,双侧瞳孔等大等圆,对光反射灵敏,耳鼻无异常,口唇无发绀,咽部无充血,扁桃体无肿大。颈软无抵抗,气管居中,甲状腺无肿大,未触及包块,颈静脉无怒张。胸廓对称,呼吸运动均等,语音震颤正常,双侧叩诊清音,双肺呼吸音清晰,未闻及干、湿性啰音及病理性呼吸音。心尖搏动位置正常,心浊音界不大,心率76次/分,律齐,各瓣膜听诊区未闻及病理性杂音。腹平坦,无肠型及蠕动波,未触及包块,无压痛及反跳痛,未触及肝脾,墨菲征阴性,双肾区无叩击痛。双下肢无凹陷性水肿,脊柱四肢详见专科情况。前后二阴未查。生理反射存在,病理反射未引出。

专科检查:腰椎生理前突消失,腰椎轻度向右侧弯畸形。L_4、L_5、S_1棘间及右侧椎旁压痛(+),右环跳穴压痛(+)伴右下肢放射疼痛、麻木。右下肢直腿抬高试验30°(+),左侧(-)。挺腹试验(+);右膝腱反射减弱,右跟腱反射消失,右下肢外后侧及足底感觉减弱。腰椎活动受限:前屈50°、后伸20°、左侧屈30°、右侧屈10°。右踇趾背伸及跖屈肌力减弱。骨盆挤压试验(-)、双侧"4"字试验(-),双侧梨状肌紧张试验(-)。双下肢末梢血液循环正常。双下肢肌力正常。其余脊柱、四肢关节形态、功能均正常。

辅助检查:CT检查显示$L_{4\sim5}$、$L_5\sim S_1$椎间盘突出,$L_{3,4}$椎体骨质增生。

辨证分析:该患者腰痛伴右下肢麻木疼痛,证属中医"腰痛"之范畴,由于患者为汽车修理工,长期重体力劳动,致腰脉失养,气血运行不畅,经脉不通,不通则痛而见上述症状。舌质淡,苔白腻,脉沉细,均为肾阳虚之象,四诊合参,属肾虚(肾阳虚)之证。

入院诊断:

中医诊断:腰椎间盘突出症(肾阳虚型)

西医诊断:腰椎间盘突出症($L_4\sim L_5$、$L_5\sim S_1$)

诊疗计划:

1. 中医伤科二级护理常规。

2. 普食。

3. 避风寒,防外感,卧硬板床休息。

4. 完善入院各相关检查,进一步明确诊断。

5. 中医治疗如下

1)手法治疗:理筋手法,每日1次。

治则:舒筋通络、活血化瘀及理筋整复

采用㨰法、按揉、捏拿、点压、弹拨、擦腰部痛点等手法以疏通经络、活血化瘀,最后用腰部斜扳法以理筋整复,结束手法治疗。

2)针灸、红外线理疗,每日1次。

辨证经络选穴:大肠俞、关元、肾俞、腰阳关、命门、华佗夹脊穴、环跳、秩边、承扶、委中、昆仑等穴。

3)热磁电治疗及牵引治疗,每日1次。

4)飞燕势、拱桥势等腰部功能锻炼,每日1次。

5)中医予温补肾阳之法,方用右归丸加减。

熟地30g	怀山药15g	山茱萸15g	独活12g
桑寄生15g	杜仲10g	续断15g	当归12g
川牛膝10g	菟丝子9g	鹿角胶12g	三七粉3g(另包)
蜈蚣1条	甘草6g	制附片15g(久煎)	制川草乌各6g(久煎)

煎服方法:上药第一次煎加水500ml,制附片、制川草乌文火先煎约60分钟后,再入其余药物,煎至300ml取汁;第二次煎加水约300ml,煎至200ml取汁,两次煎药物混匀。饭后热服,一日一剂,分两次服。

6. 西医治疗　采用甘露醇及丹参注射液扩张血管,消炎药为主静脉点滴1次/日。

医师签全名:张某某

2. 首次病程记录

2013年05月18日10:00am

王某某,男,42岁。因间歇性腰痛1年,加重伴右下肢放射性疼痛4天。2013-05-18 9:30am由家人护送入院。

病例特点:

1. 汽车修理工

2. 症见　间歇性腰痛1年,加重伴右下肢放射性疼痛4天。

3. 专科检查　腰椎生理前突消失,腰椎轻度向右侧弯畸形;L_4、L_5、S_1棘间及右侧椎旁压痛(+),右环跳穴压痛(+),用力按压时诱发右下肢放射疼痛、麻木;右下肢直腿抬高试验30°(+),左侧(-)。挺腹试验(+);右膝腱反射减弱,右跟腱反射消失,右下肢外后侧及足底感觉减弱;腰椎活动受限:前屈50°、后伸20°、左侧屈30°、右侧屈10°。右踇趾背伸及跖屈肌力减弱;骨盆挤压试验(-)、双侧"4"字试验(-),双侧梨状肌牵拉试验(-)。双下肢末梢血液循环正常。双下肢肌力正常。其余脊柱、四肢关节形态、功能均正常。

辅助检查:CT检查显示$L_{4\sim5}$、$L_5\sim S_1$椎间盘突出,$L_{3、4}$椎体骨质增生。

中医辨病辨证依据:该患者腰痛伴右下肢麻木疼痛,证属中医"腰痛"之范畴,由于患者为汽车修理工,长期重体力劳动,致腰府失养,气血运行不畅,经脉不通,不通则痛而见上述症状。舌质淡,苔白腻,脉沉细,均为肾阳虚之象,参合四诊,属肾虚(肾阳虚)之证。

中医鉴别诊断：本病当与背痛相鉴别，腰痛是指腰背及其两侧部位的疼痛，背痛为背膂以上部位疼痛。还应与淋症相鉴别，后者伴有尿频、尿急、尿痛等症状。

西医诊断依据：间歇性腰痛伴右下肢放射痛。专科检查情况为腰椎生理前突消失，腰椎轻度向右侧弯畸形；L_4、L_5、S_1 棘间及右侧椎旁压痛（+），右环跳穴压痛（+），用力按压时诱发右下肢放射疼痛、麻木；右下肢直腿抬高试验 30°（+），左侧（-）。腹压增高则且右下肢麻木加重；右跟腱反射消失，右下肢外后侧及足底感觉减弱；腰椎活动受限：前屈 50°、后伸 20°、左侧屈 30°、右侧屈 10°。右跗趾背伸及跖屈肌力减弱；骨盆挤压试验（-）、双侧"4"字试验（-），双侧梨状肌牵拉试验（-）。双下肢末梢血液循环正常。双下肢肌力正常。其余脊柱、四肢关节形态、功能均正常。CT 检查显示 $L_{4\sim5}$、$L_5\sim S_1$ 椎间盘突出，$L_{3,4}$椎体骨质增生。

西医鉴别诊断：凡可出现腰痛、腿痛或腰腿痛并存的疾病都应与之相鉴别。其中较为常见的有下列一些疾病。

1. 与强直性脊柱炎相鉴别　本病多见青少年男子，有明显家族遗传特征。初发关节常是骶髂关节。化验 HLA-B_{27}阳性，血清 RF 多为阴性。早期腰部呈僵直状，以晨起为甚，活动后减轻。渐见腰背及骶髂关节疼痛，脊柱强直，各方向活动均受限。血沉较快，病程进行性向上发展。当侵及肋椎关节时，可出现呼吸困难，后期可出现脊柱后突畸形。当侵及髋关节时早期髋部疼痛，渐见髋屈曲畸形，X 线片早期可见骶髂关节及腰椎小关节模糊、粗糙，逐渐显示局部骨质疏松，间隙增宽，后期脊柱呈"竹节样"改变。

2. 与椎管内肿瘤相鉴别　其特点：①腰痛呈进行加重，夜间疼痛明显，常常需用镇痛药物；②脊髓内占位性病变常出现病灶平面下的感觉和运动障碍及大小便功能丧失。

入院诊断：

中医诊断：腰椎间盘突出症（肾阳虚型）
西医诊断：腰椎间盘突出症（$L_4\sim L_5$、$L_5\sim S_1$）

诊疗计划：

1. 中医伤科二级护理常规。
2. 普食。
3. 避风寒，防外感，卧硬板床休息。
4. 完善入院各相关检查，进一步明确诊断。
5. 中医治疗如下

1）手法治疗：理筋手法，每日 1 次。

治则：舒筋通络、活血化瘀及理筋整复

采用㨰法、按揉、捏拿、点压、弹拨、擦腰部痛点等手法以疏通经络、活血化瘀，最后用腰部斜扳法以理筋整复，结束手法治疗。

2）针灸、红外线理疗，每日 1 次。

辨证经络选穴：大肠俞、关元、肾俞、腰阳关、命门、华佗夹脊穴、环跳、秩边、承扶、委中、昆仑等穴。

3）热磁电治疗及牵引治疗，每日 1 次。

4）飞燕势、拱桥势等腰部功能锻炼，每日 1 次。

5）中医予温补肾阳之法，方用右归丸加减。

熟地 30g	怀山药 15g	山茱萸 15g	独活 12g
桑寄生 15g	杜仲 10g	续断 15g	当归 12g

川牛膝10g　　菟丝子9g　　鹿角胶12g　　三七粉3g(另包)
蜈蚣1条　　甘草6g　　制附片15g(久煎)　　制川草乌各6g(久煎)

煎服方法：上药第一次煎加水500ml，制附片、制川草乌文火先煎约60分钟后，再入其余药物，煎至300ml取汁；第二次煎加水约300ml，煎至200ml取汁，两次所煎药汁混匀。饭后热服，一日一剂，分两次服。

6. 西医治疗　以扩张血管、消炎药为主，甘露醇250ml加地塞米松5mg等药对症治疗。

医师签全名：张某某

3. 科主任查房记录

2013年05月19日9:20am　　科室主任刘某某查房记录

患者王某某，男，42岁。昨日因间歇性腰痛1年，加重伴右下肢放射痛4天住院，住院后依据症状、体征、病史分析，初步诊断为中医腰椎间盘突出症(肾阳虚型)，西医诊断腰椎间盘突出症。以中医腰椎病专科常规诊疗方案及护理方案处理。今日查房，见神清，精神可，纳可，二便调，舌质淡，苔薄白，脉沉细。体查：腰部活动轻度受限，L_4、L_5、S_1棘突右旁、棘间压痛(+)，右臀部环跳穴压痛，并可诱发右下肢放射性疼痛、麻木，右下肢直腿抬高试验30°(+)，直腿抬高加强试验左(-)、右侧(+)；双侧"4"试验(-)，双梨状肌牵拉试验(-)，右侧膝腱反射减弱。

科主任刘某某查房详细询问患者病史及检查患者后指示：

1)尽快完善各相关实验室检查，进一步明确诊断，以便制订出合理有效的治疗方案。

2)嘱患者调整好情绪，明确医院各项制度，积极配合医师的治疗。

医师签全名：张某某

4. 副主任医师查房记录

2013年05月20日9:10am　　赵某某副主任医师查房记录

今日查房，该患者各项理化检查均已汇报：CT检查：$L_{4\sim5}$、$L_5\sim S_1$椎间盘突出，L_3、L_4椎体骨质增生。症见：右下肢放射痛较前稍有减轻，余无明显不适症状，纳可，夜寐安，二便调。体查：神志清楚，表情痛苦，被动体位，各生命体征均平稳，舌质淡，苔薄白，脉弦。胸廓对称，心肺均正常，腹平软，肝脾均未触及肿大，轻度右侧弯，腰部活动轻度受限，L_4、L_5、S_1棘突右旁、棘间压痛(+)，右臀部环跳穴压痛，并可诱发右下肢放射性疼痛、麻木，右下肢直腿抬高70°(+)，直腿抬高加强试验左侧(-)、右侧(+)。双侧"4"试验(-)，双梨状肌牵拉试验(-)。右侧膝腱反射较弱，右足底感觉减弱，末梢血液循环正常，双下肢肌力正常，双下肢无浮肿。

张某某副主任医师查房后指示：

1)根据其病史、症状体征及各项检查，中医诊断：腰椎间盘突出症(肾阳虚型)；西医诊断：腰椎间盘突出症($L_{4\sim5}$、$L_5\sim S_1$)。

2)汽车修理工，长期重体力劳动，致腰脉失养，气血运行不畅，经脉不通，不通则痛而见上述症状。舌质淡，苔白腻，脉沉细，均为肾阳虚之象，参合四诊，属肾虚(肾阳虚)之证。

3)本病可与强直性脊柱炎相鉴别，后者中年男子多见，身体瘦弱，腰背及骶髂关节疼痛，脊柱强直，各方向活动均受限。症状多与气候变化有关，血沉较快，病程进行性向上发展。X线片早期可见骶髂关节及腰椎小关节模糊，后期脊柱呈竹节样改变。

4)本病临床上应以中西结合手法治疗为主，配合药物对症处理。

5)本病若给予积极正确的治疗，预后尚可，嘱其适当配合功能锻炼。

医师签全名：张某某

5. 病程记录

2013 年05 月24 日 9:15am

今日查房,患者症见:腰腿疼消失,转侧灵活,功能活动不受限,余无何不适症状,纳可,夜寐安,二便调。体查:L_4、L_5、S_1 棘旁、棘间压痛消失,余体征同前。主治医师查房详细询问患者病史及检查患者后指示:患者病情改善,治疗方案不变,继续观察。

医师签全名:张某某

2013 年05 月27 日 10:10am

今日查房,患者症见:腰腿疼消失,转侧灵活,功能活动不受限,余无何不适症状,纳可,夜寐安,二便调。体查:L_4、L_5、S_1 棘旁、棘间压痛消失,余体征同前。主治医师查房详细询问患者病史及检查患者后指示:患者病情明显改善,治疗方案不变,继续观察。

医师签全名:张某某

2013 年05 月30 日 9:00am

今晨查房,患者神清,精神可,腰痛症状消失,纳可,夜寐安,二便自调,舌淡苔白,脉弦,查腰椎旁压痛消失,直腿抬高试验(-),直腿抬高加强试验(-),右臀部及臀大肌附着处压痛(-)。各项生命体征均正常,故今日带药出院回家继续治疗。

医师签全名:张某某

6. 出院记录

姓名:王某某　　　性别:男　　　年龄:42 岁

职业:汽车修理工　　　住院号:1356679

入院日期:2013 年 5 月 18 日 09:00am　　第 1 次住院

出院日期:2013 年 5 月 31 日 10:00am　　共住院 14 天

入院情况:患者腰及右下肢疼痛剧烈,痛处固定而拒按,夜寐不安,但纳差,二便调。体查:神志清楚,精神差,表情痛苦,强迫体位,发育正常,营养状况良好,四大生命体征均正常,心、肺功能正常。专科情况:腰椎轻度向右侧弯,腰部活动受限,L_4、L_5、S_1 棘旁、棘间压痛(+),右臀部环跳穴压痛,并可诱发右下肢放射性疼痛、麻木,右下肢直腿抬高试验 30°(+),直腿抬高加强试验右侧 20°(+),左侧(-)。双侧"4"试验(-),双侧梨状肌牵拉试验(-)。右侧膝腱反射减弱,右足底感觉减弱,末梢血液循环正常。双下肢肌力正常。

辅助检查:CT 检查显示 $L_{4\sim5}$、$L_5\sim S_1$ 椎间盘突出,$L_{3、4}$椎体骨质增生。

入院诊断:

中医诊断:腰椎间盘突出症

肾阳虚型

西医诊断:腰椎间盘突出症($L_4\sim L_5$、$L_5\sim S_1$)

入院后诊疗经过(包括检查结果):入院后尽快完善各相关实验室检查,进一步明确诊断后,以专科治疗为主,采用中医针灸、红外线理疗,推拿按摩等理疗手法,配合西医消炎、扩血管药对症处理(详见首次病程记录)。

出院时情况:患者右下肢痛麻症状减轻,腰部酸软困痛亦减轻,查体:见患者神清,精神可,心肺正常。专科情况:平腰,腰椎无侧弯畸形,$L_3\sim S_1$ 棘旁、棘间压痛(-),右臀部环跳穴压痛(-),右下肢无放射性疼痛、麻木,左右下肢直腿抬高试验 85°(-),直腿抬高加强试验左侧(-),右侧(-)。双侧"4"试验(-),双侧梨状肌牵拉试验(-)。双膝腱反射正常,双下肢外侧皮肤感觉减弱,末梢血液循环正常。双下肢肌力正常。

出院诊断：

中医诊断：腰椎间盘突出症

肾阳虚型

西医诊断：腰椎间盘突出症（$L_4 \sim L_5$、$L_5 \sim S_1$）

出院医嘱：

1. 按时服用出院带药；
2. 定期复诊。

医师签全名：张某某

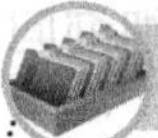

知识拓展

电子病历也叫计算机化的病案系统或称电子化患者记录，它是用电子设备（计算机、健康卡等）保存、管理、传输和重现的数字化的患者的医疗记录，取代手写纸张病历。它的内容包括纸张病历的所有信息。电子病历具有主动性、完整和正确、知识关联、及时获取等特征，是医疗机构对门诊、住院患者（或保健对象）临床诊疗和指导干预的、数字化医疗服务工作记录。

中医电子病历包括门（急）诊电子病历、住院电子病历及其他电子医疗记录。中医电子病历内容应当按照国家中医药管理局《中医病历书写基本规范》执行，使用国家中医药管理局统一制定的项目名称、格式和内容，不得擅自变更。

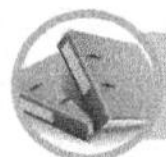

学习小结

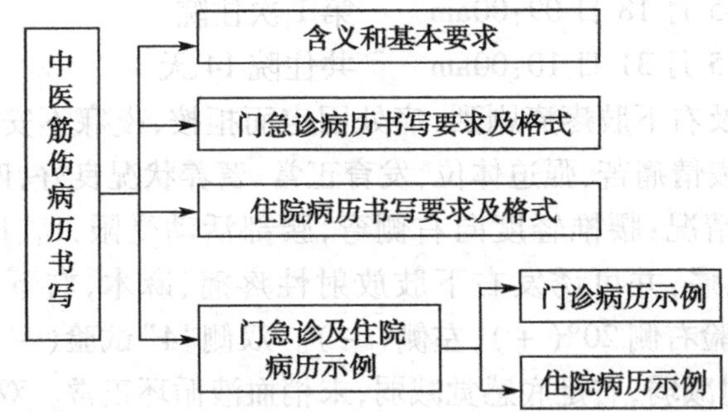

复习思考题

1. 何谓日常病程记录？如何书写？
2. 简述抢救记录的书写内容及书写要求。
3. 简述电子病历的概念及其包括的内容。
4. 谭某某，男，41岁，2013年9月16日就诊。患者近2年来每年春季至秋季右膝关节肿胀疼痛，屈伸不利。经当地某医院确诊为右膝部滑囊炎，每次发作均需用中西药调治二个来月方愈。现右膝关节肿大如仙鹤之膝头，活动受限，难以屈伸，动则疼痛难忍。右膝部皮肤略红，压痛明显，右膝浮髌试验阳性。体温37℃，右膝关节周径比左膝长1.5厘米，舌质红，苔薄白，脉弦数。行右膝穿刺，穿刺液清稀。X线检查未见明显异常。实验室检查白细胞总数及中性粒细胞稍高。患者否认有结核等传染病史及密切接触史。否认有药物、食物过敏史。预防接种史不详。

根据患者的上述情况请书写出一份完整的门诊病历。

（周雪峰）

附篇 内伤病证 

第一节 概 论

学习要点

1. 掌握内伤的含义、常见分类及辨证诊断。
2. 熟悉内伤的辨证治疗原则及常用药物。
3. 了解内伤的病因病理。

内伤病证是指由暴力引起的人体气血、经络、脏腑损伤或功能紊乱的一类病症。伤科内伤必须由外力引起，它和中医内科内伤的七情、劳倦、饮食内伤等是截然不同的。

一、常见分类

按损伤的主要部位可分为头部内伤、胸部内伤、腹部内伤等。按气血分，可分为伤气、伤血、气血两伤。按累及的主要脏腑分，有脑、心、肺、肝、脾、胃、肠、肾、膀胱伤等。按发病的时间分，可分为新伤和陈伤。新受损伤为新伤，陈伤是指受伤超过半月或以往曾受伤但治疗不及时或不彻底，日久不愈或时常发病者。按受伤的程度，可分为轻伤及重伤。

以上分类中，按部位分类是主要方式，可由部位进而分伤气血、伤脏腑及新陈伤、轻重伤等。

二、病因病理

（一）病因

损伤的病因主要是外来暴力，内伤并不例外。引起内伤的外来暴力也可分为直接暴力、间接暴力和持续劳损等。直接暴力如打击、挤压、撞击等外力直接伤及头、胸、腰、腹部，临床上以伤血为主要特征，严重者内脏破裂出血而危及生命；间接暴力则在跌仆堕落、举重等外力作用于躯体时，伤痛发生在远离外力作用点的部位，如猝然举重或负重不当，引起的胸部屏伤、闪腰等，临床上以伤气为主要特征。持续劳损也是引起内伤的病因之一，如长期劳力、负重过度，日积月累，引起持续不休、时轻时重的疼痛，这一类损伤也称为慢性劳损。

体质强弱与解剖结构是引起内伤的内在因素，同样的外来暴力因个人体质及作用部位不同，反应各异。除此之外，七情六淫也影响内伤的发生。

（二）病理

内伤的病理以气血失调、脏腑受损为根本。内伤病证虽由外伤造成，但引起的是气血、经络、脏腑的病变,使机体的功能发生紊乱,其中又以气血的改变为其主要病理变化。正如《素问·阴阳应象大论》所说:"气伤痛,形伤肿","先痛而后肿者,气伤形也;先肿而后痛者,形伤气也。"明·薛己在《正体类要》中说:"气血伤于内,营卫有所不贯,脏腑由之不和。"

三、辨证诊断

内伤的辨证一般情况下以气血辨证为主,脏腑辨证为辅,气血辨证是指导内伤诊治的关键,脏腑辨证通常是在气血辨证的前提下,再辨识与之有关的脏腑气血异常。

(一)伤气

主要是指损伤使气机运行失常,可分为气滞、气闭、气脱、气虚、气逆等。

1. 气滞　多因损伤所致气机不利而出现痛无定处、范围较广而无明显压痛点,可出现咳嗽、胸闷、气急、脘腹胀满窜痛等。

2. 气闭　多因骤然损伤而使气机闭塞,脉道不通,出现晕厥、神志昏迷、四肢厥冷,甚至牙关紧闭、四肢抽搐等严重的危及生命的症状,似创伤性休克。

3. 气脱　为气机失调之脱证,表现为伤后突然神色改变,面色苍白,口唇发绀,目光无神,汗出肢冷,胸闷心憋,呼吸微弱等。

4. 气虚　多为损伤日久,正气虚衰而见疲倦乏力,少气懒言,心悸怔忡,食少多汗,脉细软无力。

5. 气逆　气机循行失常,逆于肝胃,则见胁肋及胃脘疼痛、胀闷不思饮食,嗳气呃逆;若逆于肺,则见气喘咳嗽。

(二)伤血

主要是损伤致使血行脉外或脉道不得宣通,可分为瘀血、出血、血虚等。

1. 瘀血　伤血后血脉不得流通,血液滞留局部,形成瘀血,出现疼痛、肿胀、青紫瘀斑,痛点固定,尚属伤血轻症;若伤后恶血随经络进入脏腑,内攻心、脑者,可出现心前区剧痛,呼吸急促,口唇发绀,烦躁不安,发热抽搐,小便短赤,昏迷不醒,角弓反张等危症,似脂肪栓塞综合征。

2. 出血　伤后较大的血管破裂或脏器严重损伤,血液外流者,可分为吐血、衄血、便血、尿血、七窍溢血、伤处大出血等;若血液内流者,可流入胸、腹腔及头颅内,引起严重的症状。

3. 血虚　损伤出血或瘀血过多,或素体虚衰、久治不愈、营养不足等均可引起血虚。临床表现为面色苍白,头晕目眩,失眠多梦,心悸气短,舌淡苔白,脉虚细无力。

(三)气血两伤

兼有伤气和伤血的症状,临床上比较多见,但往往有所偏重,偏于伤气或偏于伤血。

(四)伤脏腑

即内脏损伤,可分为开放性损伤和闭合性损伤两大类。按损伤部位的不同又可分为头部、胸部、腹部内伤,但不同的脏腑损伤有不同的特殊症状,如脑震荡可表现为短暂的神志昏迷,并伴有头痛、呕吐和近事遗忘症。硬膜外血肿常有中间清醒期。

四、辨证治疗

内伤的治疗原则是急则治其标,缓则治其本。对严重内伤者,应以抢救生命为先,尽量减少伤员的痛苦,预防并发症,迅速准确地把伤员从现场抢救出来,并快速安全地送到医院进一步处理，其次才是治伤。

内伤的治疗是以气血为中心，兼顾所伤脏腑、经络进行辨证施治，临床除辨表里寒热虚实外，还要分早、中、晚三期。损伤早期多以气滞血瘀为主，治法当以攻法为主；中期气血虽治而未顺，脏腑虽调而未和，经络虽通而未舒，治法当以和为主；后期损伤渐趋愈合，但气血亏耗、脏腑亏虚、经络失畅常存在，治当以补为主。针对内伤治疗应以内治为主，此外还可应用针灸、手法、练功疗法等方法。

对于一般伤气、伤血的治疗，则应根据具体情况辨证施治，其治法如下。

（一）伤气的治疗

以理气、破气、敛气、补气、降气法为主。

1. 理气法　伤后气郁不能顺行、气滞不调者，宜调理气机，在四物汤的基础上加用香附、木香、砂仁、陈皮、延胡索等药。应根据气滞部位的不同选用相应的药物，如川楝、柴胡理气疏肝，苏梗、桔梗宽胸理肺，大腹皮、厚朴理中焦气滞，甘松、砂仁理气兼能醒脾等。

2. 破气法　伤后气机壅聚不通者，宜破气，可用桃红四物汤加枳实、厚朴、青皮等。若气机闭结不开，清窍阻塞则需开窍通闭，常用药物有麝香、冰片、苏合香、樟脑等芳香走窜之品，多制成丸剂或散剂以图救急。

3. 敛气法　伤后气脱证，宜敛气回阳救脱，用人参、附子，有时宜合五味子以敛气固阴。

4. 补气法　内伤后期气血亏损者，可用四君子汤加黄芪、太子参、山药等补气药。

5. 降气法　伤后气逆者，宜降气，可用四物汤加降香、沉香、紫苏子等。

（二）伤血的治疗

以攻下逐瘀、活血和营、祛瘀止痛、止血、补血法为主。

知识链接

明·刘宗厚《玉机微义》曰："损伤一证，专从血论，但须分其有瘀血停积，与亡血过多之证。"明确提出了"损伤专从血论"，此论为后世许多伤科著作引述，影响颇大。

1. 攻下逐瘀法　伤后瘀血停滞，壅塞经络，宜攻之，可用桃红四物汤加三棱、莪术、土鳖虫、水蛭等。

2. 活血和营法　伤后瘀血未尽，宜通瘀活血，可用桃红四物汤加丹参、川芎、泽兰等。

3. 祛瘀止痛法　血瘀阻塞，不通则痛，治宜祛瘀止痛，可用复元活血汤加乳香、没药、延胡索、五灵脂、䗪虫、地龙等。

4. 止血法　伤后体内血液妄行，血自诸窍逸出体外，宜止血。临床常见的有咯血、吐血、衄血、尿血、便血等。治疗时应注意不能一味止血，而宜活血止血，可用四物汤加三七、蒲黄。咯血可选加藕节、白及；衄血可选加白茅根、血余炭；吐血可选加仙鹤草、茜草；尿血可选加小蓟、大蓟；便血可选加侧柏叶、地榆。对于大血管损伤引起的出血应中西医结合急救。

5. 补血法　因大出血或内伤日久出现血虚者，宜补血，可用八珍汤、十全大补汤加阿胶、何首乌、枸杞子、龟甲、紫河车等。

第二节 损伤内证

学习要点

1. 熟悉损伤疼痛、发热、出血、昏厥、癃闭、便秘、痿软麻木、痹证、耳目失聪、健忘、不寐、食少等12个损伤内证及腹部内伤的诊断及治疗。

2. 了解损伤疼痛、发热、出血、昏厥、癃闭、便秘、痿软麻木、痹证、耳目失聪、健忘、不寐、食少等12个损伤内证的含义。

一、损伤疼痛

损伤疼痛是指外力作用于人体后，使气血受损，气滞血瘀，经络失于通畅而引起的疼痛证候。

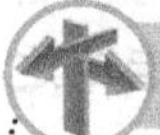

知识链接

《张氏医通》记载："痛证亦有虚实，治法亦有补泻……新病体壮者多实。久病年衰者多虚。"

(一) 气滞痛

常有外伤史，如扭伤、岔伤、屏气等。

1. 诊断　胀痛，疼痛走窜，范围广泛，甚则不能俯仰转侧，呼吸、咳嗽、大便时疼痛加重。

2. 治疗　理气止痛，可用复元通气散加减。

(二) 瘀血痛

常因跌打、碰撞、压轧等引起。

1. 诊断　刺痛拒按，痛有定处，局部多有青紫瘀斑或血肿，舌质黯，脉涩。

2. 治疗　活血祛瘀、消肿止痛，可用和营止痛汤加减。

(三) 夹风寒湿痛

常有伤后居住湿地或受风寒病史，起病缓慢，病程较长，常反复发作。

1. 诊断　局部酸痛重着，固定不移，屈伸不利或肌肤麻木不仁，遇阴雨天发作或加重，喜热畏冷，得热痛减，舌苔白腻。

2. 治疗　祛风散寒除湿，佐以活血化瘀，可用蠲痹汤加减。

(四) 邪毒痛

为外感邪毒或瘀热内蕴，积瘀成痈。

1. 诊断　起病急，多在伤后3～5天出现，局部红肿热痛，多为跳痛，持续痛，并可见高热恶寒，舌红，苔黄，脉滑数。

2. 治疗　清热解毒、活血止痛，可用五味消毒饮合桃红四物汤。

【典型病例】

蒋某，男，44岁，渔民，2014年1月13日就诊。

主诉：搬抬重物后感胸部闷痛3月余，加重1周。

现病史：患者一直以打鱼为生，3月前因搬抬鱼网导致胸部疼痛、气闷，当时未予在意。

最近1周来胸部闷痛加重，呼吸、咳嗽时疼痛加剧，不敢大声说话，有时感全身游走性疼痛，特来我院治疗。

辅助检查：X线摄片未见明显异常。

诊断：损伤疼痛（气滞痛证）

治则：理气止痛

治疗：给予该患者复元通气散加减。

木香12g　柴胡10g　青皮12g　炙山甲12g（打碎）

陈皮12g　枳实12g　甘草3g　浙贝母12g

当归尾10g　红花6g　三七粉3g（另包）　延胡索12g　郁金12g

共治疗3周，患者胸部闷痛等症状基本消失。

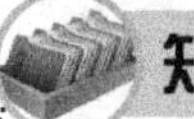

知识拓展

医用红外热像仪是利用红外探测器和光学成像物镜接受人体的红外辐射能量分布图形反映到红外探测器的光敏元件上，从而形成人体独特的"热"影像；它能够为疼痛学科核心疾病的神经损伤疼痛临床诊疗提供非常直观和客观的证据，也能够为许多疼痛疾病和其他临床学科的部分疑难诊断疾病提供有价值的线索。人体红外热像诊断技术实质是一种全身温度分布扫描仪，能精确地探测出人体全身各个部位的任何热平衡的改变，从而用来帮助诊断疾病、研究人体生理病理现象，属于无损伤、无痛苦、无污染的绿色检查项目，可以同时进行多部位的扫描，临床应用范围广，如内科疾病中的冠心病、消化性溃疡、胆囊疾病等，外科疾病中的急腹症、心脏手术、骨转移瘤等。

二、损伤出血

损伤以后，血液离经妄行，逸出体外，或积于体内，称为损伤出血。

（一）诊断

常见的损伤出血可分为以下几种。

1. 按出血来源分为动脉、静脉、毛细血管和内脏出血。

2. 按出血的部位可分为外出血和内出血。

3. 按出血时间可分为原发出血（受伤时出血）、继发出血（为伤后一段时间所发生的出血）。

4. 按出血量的多少可分为少量、中量和大量出血。

（二）治疗

急救止血是损伤出血的治疗原则。临床上应根据出血的不同情况和解剖位置选择止血方法。

1. 指压止血法　直接用手指压迫伤口的出血处或压迫伤口近侧的动脉是最方便、最快捷的止血方法。

2. 加压包扎止血法　用绷带加压包扎，适用于浅表的静脉出血。

3. 止血带止血法　用于四肢大出血，要记录开始使用止血带时间，定时放松。

4. 手术修补结扎止血法　适用于内脏出血。

临床上大量出血或出血时间过长常导致全身出现不同的反应，甚至危及生命，所以应根据具体情况采用药物止血、输血、输液等中西医结合疗法进行抢救处理。

三、损伤发热

损伤发热是指受伤积瘀或感受邪毒而引起的以发热为主症的疾患。

（一）瘀血热

伤后脉络破损，离经之血瘀滞于肌腠、体腔，壅遏积聚，郁而发热。

1. 诊断　在损伤24小时后发热，体温38～39℃，发热有夜热早凉的特点，无恶寒，肢体有固定痛处或肿块，并有心烦、夜寐不宁、不思饮食、口渴、口苦等症。

2. 治疗　祛瘀活血为主，瘀去则热自清，可用肢伤一方加牡丹皮、栀子。

（二）邪毒热

皮肤破损，污浊之物染触伤口，邪毒发热；或因伤后气滞血瘀，经络壅塞，积瘀成痈而发热。

1. 诊断　发热，恶寒，头痛，全身不适，苔白微黄，脉浮数。

2. 治疗　邪毒初入者，治宜疏风清热解毒，可用银翘散加减。若症见毒邪壅于肌肤积瘀成脓，局部红肿热痛，治宜清热解毒、消肿溃坚，可用仙方活命饮加减。若症见脓肿穿溃，流出黄白稠脓，伴全身发热、恶寒、周身不适等症，治宜透脓托毒，常用透脓散加减。若证属热入营血，出现高热，神昏谵语，夜间尤甚，舌质红绛，治宜清营凉血，可用犀角地黄汤（犀角地黄汤为古书方名，现称清热地黄汤，方中犀角用水牛角代）合化斑汤加减。

（三）血虚热

因出血过多而致阴血亏虚，阴不制阳，虚阳外越而成血虚热。

1. 诊断　低热或日晡发热，头晕目眩，倦怠喜卧，肢体麻木，面色无华，脉虚细或芤等。

2. 治疗　补气养血，可用当归补血汤或八珍汤加减。

四、损伤昏厥

因损伤引起意识障碍或意识丧失，称为损伤昏厥，以昏厥不省人事为特点。多见于脑震荡、脑挫伤、脊髓损伤、脂肪栓塞综合征等疾病中，亦可由失血过多等引起，为内伤危重症，应及时处理。

（一）气闭昏厥

从高处坠下或受暴力打击，脑受震荡，气为震激，心窍壅闭，而致昏厥。

1. 诊断　伤后暂时昏迷，但时间不长，约在半小时内可苏醒，醒后常有头晕头痛、恶心呕吐诸症。

2. 治疗　通闭开窍，可用苏合香丸或针刺人中、十宣、合谷等。

（二）瘀滞昏厥

头部受伤，元神受损而昏迷；或伤后瘀血攻心，神明受扰而昏厥。

1. 诊断　神昏谵语或昏迷不醒，肢体瘫痪，烦躁扰动，头痛呕吐，甚则二便失禁，瞳孔散大。

2. 治疗　中西医结合，内服逐瘀开窍的黎峒丸，结合手术减压、脱水等法治疗。

（三）血虚昏厥

大失血后，心神失养，神魂散失而致昏厥。

1. 诊断　昏不识人或神志呆滞，面色爪甲苍白，目闭口张，四肢厥冷，蜷卧气微，二便失禁，脉细微。

2. 治疗　补气固脱回阳，急用独参汤。如能配合输血、输液同时寻找出血部位及时作出正确处理，则效果更佳。

五、伤后癃闭

伤后癃闭是指受伤后排尿困难，甚至小便闭塞不通的病证。小便点滴短少，病势较缓者称为癃；小便不通，欲解不得，病势危重者称为闭，临床一般合称为癃闭。

（一）瘀阻经络

伤至脊髓，瘀血阻于经脉之间，膀胱气化失司，窍隧不通，发生癃闭。

1. 诊断　小便不利，小腹满胀，烦躁，渴不思饮，漱水不欲咽，舌紫，脉细而涩。

2. 治疗　逐瘀利水、活血通闭，可用代抵当丸。

（二）尿路破损

骨盆骨折合并膀胱或尿路损伤。

1. 诊断　尿液流入腹腔，可小便短少或全无，有腹膜刺激征；若尿道破裂，可有尿血、膀胱膨胀、排尿困难、会阴部血肿等症。

2. 治疗　手术修补治疗。

（三）津液亏损

多由伤后出血量多或者痛剧，大汗淋漓，阴液大耗，又饮入甚少而致。

1. 诊断　伤后失血，汗出过多，小便点滴不畅，口干咽燥，渴而思饮，舌红少津。

2. 治疗　补气生津、滋阴养液，可用生脉散合增液汤。

（四）下焦湿热

多由伤后湿热之邪蕴结膀胱，气化失常而致。

1. 诊断　小便点滴不通，或量极少而短赤灼热，小腹胀满，舌红，苔黄腻。

2. 治疗　清利湿热、通利小便，可用八正散加减。

六、伤后便秘

伤后便秘是指伤后腹胀便结难下，或有便意而排便困难的病证。

（一）瘀血蓄结

胸、腹、脊柱、骨盆等损伤，瘀血蓄积腹中，肠道传导失常，而致便秘。

1. 诊断　伤后腹胀满，腹中坚实，疼痛拒按，便秘，纳呆，发热，口渴，苔黄厚而腻。

2. 治疗　攻下逐瘀，常用桃仁承气汤加减。

（二）血虚肠燥

多因伤后失血过多而致。

1. 诊断　伤后头晕目眩，心悸气短，面色无华，大便秘结，脉细。

2. 治疗　养血润燥，可用润肠丸加减治疗。

（三）气虚便秘

损伤后期，中气不足，脾胃运化无权，遂致便秘。

1. 诊断　伤后大便并不干硬，排便努挣乏力，便难排出，汗出气短，精神倦怠，嗜卧少动。

2. 治疗　益气润肠，可用补中益气汤加减。

七、痿软麻木

痿软是筋骨痿废失用，肌肉瘦削乏力，运动障碍；麻木是肢体触觉、痛觉和温度觉障碍，临床上合称为痿软麻木。

 知识链接

《素问·痿论》是论述本证最早的文献，认为“五脏使人痿”，并根据病因影响脏腑的不同，分为脉痿、肉痿、骨痿、筋痿、皮痿等五痿。

（一）经脉瘀阻

多由骨折脱位，伤及脊髓或周围神经，瘀血壅聚，经脉不通而致。

1. 诊断　伤及脊髓则损伤平面以下，肢体痿软麻木，周围神经损伤则其所支配区的肢体出现痿软麻木。

2. 治疗　活血祛瘀、疏通督脉，可用活血祛瘀汤加减；后期脾肾阳虚可补脾肾、温经络，用补肾壮阳汤加减。

（二）气血亏虚

多由伤后气血亏虚，肌肉、筋脉失养而致。

1. 诊断　四肢不知痛痒，甚则痿软麻木，并见少气懒言，乏力自汗，舌淡，脉细等。

2. 治疗　补气血、通经脉，可用人参养荣汤加减。

 知识链接

陈无择指出：“痿则内脏不足所致，但不为任用，更无痛楚，此血气之虚。”强调内脏不足，乃血气之虚的结果。

（三）筋骨痿废

由伤后肢体长久不用而致。

1. 诊断　肌肉萎缩，肌筋挛缩，关节拘挛，活动受限，甚则畸形。

2. 治疗　加强功能锻炼，配合按摩、针灸、药物熏洗等疗法。

【典型病例】

王某，女，51岁，2012年7月22日就诊。

主诉：四肢痿软麻木一年余，加重一月余。

现病史：患者1年前曾发重大交通事故，事后感四肢痿软无力，经常自汗。近期患者四肢痿软麻木、少气懒言、乏力自汗等症状加重，特来我院治疗。

查体：患者神经反射试验基本消失，舌淡，脉细。

辅助检查：CT检查显示无异常。

诊断：痿软麻木（气血亏虚证）

治则：补气养血，疏通经脉

治疗：内服中药黄芪桂枝五物汤加减。

黄芪30g　白芍15g　何首乌15g　桂枝12g

生姜10g　大枣10枚　当归20g　鸡血藤20g　牛膝20g

水煎服，日1剂，分2次服。

共治疗2个月后，患者感四肢痿软无力、经常自汗等症状明显缓解。再予该方继续治疗1个月，患者病告痊愈。随访2年余，病情稳定。

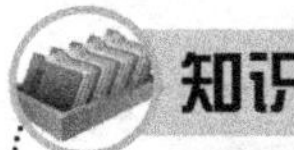

知识拓展

痿证临床上应注意与痹证、中风后遗症进行鉴别。痿证症见筋骨痿软，肌肉麻木，甚至瘦削，但肢体关节一般不痛；痹证日久，亦可出现肌肉麻木、瘦削，但始终有关节疼痛等症状；中风后遗症与痿证亦有相似之处，中风后遗症是半身瘫痪，常有语言謇涩，口眼歪斜，痿证则无这些症状。痿证相当于西医学的多发性神经炎、脊髓空洞症、肌萎缩、肌无力、侧索硬化、运动神经元病、周期性麻痹、肌营养不良症、癔症性瘫痪和表现为软瘫的中枢神经系统感染后遗症等。

八、损伤痹证

损伤痹证是指损伤后风寒湿邪乘虚袭入，气血痹阻不通而致的以肌肉筋骨关节酸痛、麻木、重着、屈伸不利、关节肿大为主要表现的病证。

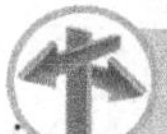

知识链接

《医学入门》云："痹者，气闭塞不通流也，或痛痒，或麻痹，或手足缓弱。"

《济生方》曰："皆因体虚，腠理空疏，受风寒湿气而成痹也。"

（一）行痹

伤后风寒湿邪侵袭肢体，风邪偏盛。

1. 诊断　肢体肌肉关节疼痛，游走不定，关节屈伸不利，可有恶寒发热等表证，苔白，脉浮。

2. 治疗　祛风通络、散寒除湿，可用防风汤加减。

（二）痛痹

伤后风寒湿邪侵袭，寒邪偏盛，闭阻筋脉。

1. 诊断　肢体关节疼痛较剧，痛有定处，遇寒痛增，关节不可屈伸，苔白，脉紧。

2. 治疗　散寒止痛、祛风除湿，可用乌头汤加减。

（三）着痹

伤后风寒湿邪侵袭，湿邪偏盛。

1. 诊断　肢体关节疼痛重着或肿胀，痛有定处，手足沉重，肌肤麻木不仁，活动不利，舌苔白腻，脉濡缓。

2. 治疗　除湿通络、祛风散寒，可用薏苡仁汤加减。

（四）热痹

内有瘀热，复加风寒湿邪化热，流注关节。

1. 诊断　肢体关节疼痛，局部灼热红肿，得冷则舒，痛不可触，不可屈伸，可伴发热、恶风，口渴，舌红苔黄，脉滑数。

2. 治疗　清热通络、疏风胜湿，可用白虎加桂枝汤加减。

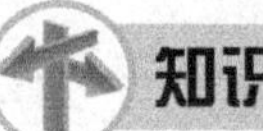

知识链接

《金匮翼》说："热痹者，闭热于内也……脏腑经络，先有蓄热，而复遇风寒湿气客之，热为寒郁，气不得通，久之寒亦化热。"

【典型病例】

袁某，男，53岁，2012年12月21日就诊。

主诉：四肢关节酸痛6年余，加重半个月。

现病史：自述年轻时长期夜露于外，近6年来患者自感四肢关节由酸楚逐渐转至疼痛，痛有定处，以手腕及髋膝关节疼痛显著，遇风雨天气或气温下降时加重，得热痛减。最近半个月以来，患者由于受寒后，感上述症状较前明显加重，特来我院就诊。

查体：面容痛苦，四肢关节皮色未见明显异常肿胀、青紫瘀斑，舌苔薄白，脉弦紧。

辅助检查：X线摄片四肢关节未见异常；化验血沉升高、抗"O"阳性。

诊断：痹证（痛痹）

治则：温经止痛，祛风除湿

治疗：乌头汤加减。

制川乌6g（久煎） 生麻黄9g 细辛3g 桂枝9g

肉桂粉3g（另包） 防风10g 黄芪20g 当归身15g

白术12g 羌活9g 独活9g 寄生12g 田七3g（另包，研磨）

延胡索12g 生地20g 甘草6g

服用15剂。

二诊：上述症状好转，但酸楚感尚存，上方去麻黄9g，加木瓜12g、苍术9g，继上方连服15剂，1剂/日。

三诊：上述症状基本消失，为巩固疗效并加服小活络丸6g，2次/日，服用2个月，上述症状完全消失，随访病愈，一年未见复发。

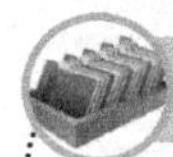

知识拓展

痹证相当于西医学认为的风湿热、风湿性关节炎、类风湿关节炎、骨性关节炎、痛风等以上下肢体关节疼痛及肢体功能障碍为主要表现的病症。

西医学结合血常规检查、非特异性检查（如红细胞沉降率、C反应蛋白、黏蛋白和蛋白电泳等）、免疫指标检测（如血清总补体和补体C_3等）检验数据做出临床诊断。风湿性疾病西医学的治疗目的是改善症状和改变病情，阻抑病情进一步发展。目前治疗应用最广泛的改善症状药物是非甾体消炎药，如吲哚美辛、布洛芬、萘普生等，服药后可在短时间内即取得抗炎、消肿、解热、止痛的效果。关于肾上腺皮质激素的应用，特别是用在合并心、脑、肺、肾等重要脏器病变时，能迅速缓解病情。病情缓解后应逐渐减量，减量过快会引起病情重新加重，因此临床上应合理应用激素。

九、耳目失聪

耳目失聪是指伤后听力和视力减退，甚至听觉丧失或视物模糊不清。

（一）瘀血阻滞

头部损伤或耳目直接损伤，瘀血蓄积于耳目，耳目失去气血之濡养。

1. 诊断　伤后耳目部青紫瘀斑，耳鸣耳聋，或重听，白睛红赤，黑睛出现“红膜上冲”或见灰白条状浑浊，或眼底出血，晶体浑浊，或视物不清或失明，畏光流泪，眼周青紫，目胀痛，头额剧痛等。

2. 治疗　活血化瘀，消肿止痛，可用血府逐瘀汤加减。严重者转专科诊治。

（二）气血亏虚

伤后气不足，则清阳不行，清窍不利，肝血不足，则营血亏虚，目睛耳窍失于充养。

1. 诊断　视物不清，眼花耳鸣，头晕目眩，面色无华，心悸怔忡，少气懒言，舌淡，脉细弱。

2. 治疗　益气补血，明目聪耳，可用八珍汤加减。

（三）肝肾亏虚

损伤后期，精气亏损，髓海空虚，则耳目失养。

1. 诊断　损伤后期，脑转耳鸣，重听或耳聋，视物模糊，眼冒金星，头晕目眩，手足痿软，肌肉羸瘦，舌淡脉细。

2. 治疗　滋补肝肾，可用杞菊地黄丸加减。

十、内伤健忘

内伤健忘是指伤后记忆力明显减退，表现为记忆力差，容易忘事，做事往往有始无终，说话有头无尾等。

（一）瘀阻清窍

头部内伤，瘀血蔽阻清窍，扰乱神明而致健忘。

1. 诊断　伤后健忘心悸，头晕头痛，烦躁不安，心胸痞闷，胁肋胀痛。若头部内伤，常有近事遗忘，不能记忆受伤前后的情况，但对过去的事情能清楚回忆，舌紫，脉弦涩。

2. 治疗　宜通窍活血，用通窍活血汤加减。若中后期有气虚之象，可加益气之品。

（二）气血虚弱

重伤失血过多，失于治疗；或素体脾胃虚弱，气血化生不足，心神失养。

1. 诊断　健忘，失眠多梦，肢体倦怠，面黄肌瘦，头眩心悸。

2. 治疗　宜补气养血、安神益智，可用八珍汤、天王补心丹加减。

（三）肾精亏损

伤后肾精亏耗，髓海空虚。

1. 诊断　耳鸣耳聋，头晕头痛，视物模糊，多梦遗精，腰膝酸软，舌淡少苔，脉沉细。

2. 治疗　宜滋肾补髓，肾阴虚可用左归丸加减，肾阳虚可用右归丸加减。

十一、内伤不寐

内伤不寐是指伤后不能获得正常睡眠而言。轻者入睡艰难，或寐而不酣，时寐时醒，严重者可彻夜不眠。

（一）瘀扰神明

肢体外伤，络脉破损，血府积瘀，上扰神明，心神不宁，而致不寐。

1. 诊断　心烦不安，难以入睡，甚则通宵达旦不寐；患处疼痛肿胀，有瘀斑，甚则指（趾）甲青紫。

2. 治疗　宜活血祛瘀，可用血府逐瘀汤加减。

（二）痰瘀内热

伤后积瘀酿痰，郁而化热，上扰神明，故而心烦不寐。

1. 诊断　夜寐不安，胸闷头重，目眩口苦，患处肿痛，舌苔黄腻，脉滑数。

2. 治疗　活血化瘀、化痰清热，可用温胆汤加黄连、栀子、丹参、当归、桃仁等。

（三）心血不足

伤后气血不足，血不养心，神不守舍。

1. 诊断　入睡困难，多梦而致心悸健忘，头晕目眩，面色无华，倦怠无力，舌淡，脉细弱。

2. 治疗　补血养心、益气安神，可用归脾汤加减。

（四）阴虚火旺

肝肾阴亏，水不济水，虚火妄动，上扰心神，故见心烦不寐。

1. 诊断　心烦不寐，心悸不安，头晕目眩，耳鸣，健忘，腰酸梦遗，五心烦热，舌红，脉细数。

2. 治疗　滋阴清火、养心安神，可用黄连阿胶汤加减。

十二、损伤食少

损伤食少是指人体受到损伤后，由于各种原因影响了胃的受纳和脾的运化，使伤者获取饮食的欲望和能力不同程度下降，甚至不能进食。

（一）瘀血滞脾

较重内伤（如脊柱、骨盆、头、腰等损伤），使瘀血滞留体内，引起脏腑失和，脾胃运化受阻而致本证。

1. 诊断　伤后不思饮食，胸腹胀满疼痛，心烦易怒或有发热，口苦，泛泛欲吐，舌边有瘀点，脉弦。

2. 治疗　活血理气、健脾和胃，可用失笑散合四君子汤加桃仁、红花等。

（二）湿阻中焦

伤后气血逆乱，肝木乘土，三焦水道不通，在上肺不制水，在下肾失气化，水湿停滞中焦，脾胃不能运化水湿而致。

1. 诊断　胃脘痞闷，食少，食后饱胀，头身困重，口黏，舌苔白腻，脉濡滑。

2. 治疗　燥湿健脾、和胃运中，可用三仁汤合二陈汤加减。

（三）脾阳不振

伤后素体脾胃阳虚，命门火衰，加之伤后受凉或过用寒凉之品，克伐脾阳，或伤后失血过多，气血衰惫，致脾阳不振。

1. 诊断　纳少腹胀，胃脘冷或泛清水，喜热饮，面黄少华，少气懒言，四肢不温，便溏，舌淡，苔白，脉濡。

2. 治疗　温中健脾，可用理中丸加减。

（四）胃阴不足

伤后出血过多，血虚阴亏，或因疼痛大汗淋漓，阴液亏耗而致。

1. 诊断　胃中嘈杂似饥，但不欲食，干呕时作，口燥咽干，大便干燥，舌红少苔，脉细数。

2. 治疗　滋阴养胃，可用一贯煎合八珍汤加减。

第三节　常见内伤

学习要点

1. 掌握脑震荡的含义、临床特征、诊断要点、鉴别诊断及辨证治疗。
2. 熟悉气胸、血胸的含义，气胸、血胸、脑海损伤、腹部内伤及肾挫伤的诊断及常规治疗。
3. 了解脑海损伤、腹部内伤及肾挫伤的含义。

一、脑震荡

脑震荡亦称脑气震动、脑海震动、脑气伤等，是指头部受暴力伤害，大脑功能发生一过性功能障碍并无形态变化而产生的临床证候群，以短暂昏迷、近事遗忘症为主要临床表现。

知识链接

《医宗金鉴·正骨心法要旨》："坠堕打伤，震动盖顶骨缝，以致脑筋转拧疼痛，昏迷不省人事，少时或明者，其人可治。"

【病因病理】

中医学认为头部直接受到钝器打击或碰撞后，脑和脑气损伤，元神被扰，同时头部脉络损伤，气滞血瘀，阻于清窍，使清阳不升，浊阴不降，从而出现脑的功能发生障碍或紊乱。

知识链接

《素问·脉要精微论》曰"头者，精明之府"，《杂病源流犀烛》说"震则激，激则壅"。

西医学认为头部被暴力打击后，中枢神经系统遭受过强刺激，神经细胞受震荡而功能障碍，发生超常抑制，故见短暂昏迷等病症，但在病理解剖上无明显形态上的变化和器质性损害。

【诊断要点】

1. 主要病史　头部有直接受到钝器打击或碰撞的外伤史。

2. 临床表现　①意识障碍：损伤后有短暂昏迷史，持续时间可数秒或数分钟，一般不超过30分钟，意识清楚后可以恢复正常。②近事遗忘症：清醒后不能回忆受伤时或受伤前后的经过，但对往事却能清楚回忆，故称"逆行性遗忘症"。③清醒后可有头痛、头晕、恶心，搬动头部或坐起时症状加重。

3. 体征检查　神经系统各项体征检查均为阴性，体温、脉搏、呼吸和血压在意识障碍时可有变化，但清醒后恢复正常。

4. 辅助检查　脑脊液、颅骨X线摄片均正常。

【鉴别诊断】

1. 脑挫裂伤　伤后昏迷时间较长，轻者半小时至数小时，重者数天。有神经系统定位体征，如偏瘫、失语等。有生命体征变化，有阳性神经系统体征。脑脊液检查能予以鉴别，脑挫裂伤为血性脑脊液，脑震荡若无穿刺损伤出血则细胞计数在正常范围内。CT检查也可辅助鉴别诊断。

2. 颅内血肿　是一种较严重的颅脑损伤，主症为昏迷后逐渐清醒又再昏迷，昏迷及瘫痪进行性加重。腰穿测压增高，脑脊液呈血性。颅内血肿可与脑震荡合并存在，CT及MRI检查可明确诊断。

【辨证治疗】

脑震荡轻者可自愈，一般无需特殊治疗。对症状重者应及时治疗，使之迅速恢复。

知识链接

脑震荡尽管只是一过性功能障碍，无明显的器质性病理改变，但切不可因其属脑损伤中最轻的损伤而轻视治疗。

（一）常规处理

1. 早期须卧床休息1～2周，严密观察病情。

2. 加强解释，消除顾虑，保持乐观，促进康复。

（二）药物治疗

1. 昏迷期　以开窍通闭为主，用苏合香丸灌服。

2. 苏醒期　常以头痛、头晕、恶心、时有呕吐、夜寐不宁等症为主要临床表现，治宜疏肝活血安神，可用柴胡细辛汤加减。

3. 恢复期　主要症状消失，仍有头微晕、疲惫、精神不振等症，治宜益气补肾健脑，可用归脾汤加减。

（三）其他疗法

1. 针灸　在伤后各期均可采用。

(1)眩晕：取内关、百会、风池、足三里、三阴交等穴。

(2)头痛：①偏头痛取太阳、率谷，配风池。②前头痛取印堂、头维，配列缺。③后头痛取哑门、后溪，配风池。

(3)失眠：取内关、神门、三阴交等。

2. 手法治疗　部分脑震荡眩晕患者可发现颈椎小关节错位，可采用颈椎旋转复位法。

【预防调护】

1. 注意各种安全防范措施，避免脑震荡发生。

2. 注意休息，调节心情。

3. 加强营养，适当活动。

【疗效标准】

治愈：神志清醒，症状消失，恢复日常工作。

好转：神志清醒，症状改善，生活基本自理或部分自理。

未愈：症状及体征无改善。

【典型病例】

武某，男，24岁，2013年3月25日就诊。

主诉：车祸致头晕、头痛伴恶心一月余。

现病史：患者于上午骑自行车与摩托车相撞，头部受伤，当即昏迷，10分钟后清醒，即到本地地区医院急诊，清醒后患者感头痛明显，近事健忘，伴头晕、恶心呕吐、复视，被收入院诊治，经用西药治疗1个多月，头痛减轻，但头晕不减，且恶心欲吐、纳差、严重失眠，经人介绍来本院就诊。

查体：患者神志清楚、对答自如，体温、脉搏、呼吸和血压正常。

辅助检查：CT检查颅骨未见异常。

诊断：脑震荡

辨证治疗：①手法治疗：在患者头部行开天门，分推坎宫，按揉点压百会、四神聪、太阳等穴以梳理头部、醒脑开窍，然后拿风池、肩井结束手法治疗，每次治疗30分钟；②针灸治疗：取内关、印堂、太阳、百会、风池、足三里、三阴交等穴给予对症治疗，每次留针30分钟；③中药治疗：配合内服中药天麻钩藤汤加减，每日1剂，分2次服。上述治疗方法每天1次，7天为1个疗程。嘱患者回家卧床休息，保持心情舒畅、消除顾虑，共治疗2周，上述症状消失，病告痊愈。

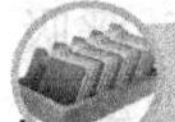
知识拓展

脑震荡根据程度可以分为轻型（度）脑震荡、中型（度）脑震荡和重型（度）脑震荡3种。

（1）轻型（度）脑震荡：脑部受伤后立即出现眼前发黑、站立不稳，四肢发软或一过性精神恍惚等短暂、轻微的症状。

（2）中型（度）脑震荡：脑部受伤后立即出现短暂昏迷，而不伴有近事遗忘。

（3）重型（度）脑震荡：脑部受伤后立即出现短暂昏迷和近事遗忘者，三个条件必须同时具备。

二、脑海损伤

脑海损伤是指头部受到暴力伤害后，大脑组织遭到了较严重的实质性损伤，临床上以外伤后出现神志昏迷、头痛、恶心、呕吐等颅内高压症状等为主要临床表现的疾病。亦称脑髓损伤，见于西医学的脑挫裂伤、脑干损伤及颅内血肿等，是头部内伤的危急重症，应积极诊断和治疗。

【病因病理】

暴力作用下，使脑皮质表面出现散在出血点与静脉瘀血及水肿为脑挫伤，若在损伤部位还可见到软脑膜和脑组织的断裂及严重出血为脑裂伤，临床上两者常合并存在，称为脑挫裂伤；脑干损伤是指脑桥、小脑及延脑等处的损伤，是脑部损伤中最严重的损伤。硬脑膜外血肿多是脑膜中动脉以及静脉窦、板障静脉等损伤出血积于硬膜外腔内的血肿；硬膜下血肿是脑表面血管破裂出血积于硬膜下腔内的血肿；脑内血肿是脑挫裂伤出血积于脑内的血肿，三者统称为颅内血肿。

损伤初始，脑组织肿胀与颅内血肿占位和由此导致的颅内压增高与脑血流下降的程度均较轻，可反射性引起周围血管收缩与脑血管舒张，以代偿性保持脑血流量，此期为代偿期。若颅内压增高超出调节限度，脑血流量失代偿，脑组织因缺氧而更加肿胀，颅内压进一步增高，导致头痛、呕吐、视神经乳头水肿、血压升高伴脉搏缓慢、呼吸深大等症的加重，此期为失代偿期。当颅内压接近颅内动脉血压时则脑血循环停止，脑组织受挤压则形成脑疝，引发血压下降，脉搏细速，呼吸浅快不规则，瞳孔散大，最终呼吸、循环中枢衰竭而死亡，此期为瘫痪期。

中医认为本病是由于外力作用于头部，脑髓脉络受损，血溢脉外瘀积，心脑气乱，清窍神明被蒙闭所致。

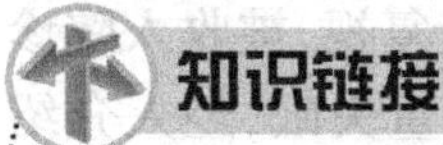

《医学衷中参西录》云："人之脑髓空者……甚或猝然昏厥，知觉运动俱废，因脑髓之质，原为神经之本源也。"

【诊断要点】

（一）脑挫裂伤

1. 主要病史　有明显的头部外伤史。

2. 临床表现　①意识障碍较严重：伤后昏迷时间较长，轻者半小时，重者可持续数天或数月。②颅内压增高症状：清醒后头痛、恶心、呕吐逐渐加剧，颈项强直。③神经损伤的定位症状：有单瘫、偏瘫、抽搐、感觉障碍或失语等。

3. 体征检查　①颅内压增高的体征：主要是观察生命体征变化，即意识、瞳孔、脉搏、血压、呼吸及体温改变。初为代偿期，出现血压上升，脉搏减慢，意识和瞳孔无明显改变，呼吸仍正常。继而是瘫痪期，出现昏迷，瞳孔散大，对光反射消失，体温持续不升或升高达40～41℃，脉搏加快，心跳减退，血压逐步下降，甚至衰竭死亡。②神经损伤的定位体征：出现肢体的感觉异常、肌力改变及病理反射等。③脑膜刺激征：凯尔尼格征（kernig征）阳性即颈项强硬，屈髋屈膝试验阳性。

4. 辅助检查

（1）脑脊液检查：常带血性，含有红细胞，多达数百万。

（2）X线检查：可排除骨折等，CT扫描显示脑挫裂伤水肿区为低密度改变，出血灶为高密度改变。MRI检查可明确病变部位，并作出诊断。

5. 鉴别诊断

（1）脑震荡：伤后意识障碍较轻，短暂昏迷，可数秒或数分钟，一般不超过半小时，无神经系统的阳性体征，生命体征一般平衡。脑脊液检查正常，X线、CT检查无异常表现。而脑挫伤为实质损伤，有神经损伤的定位症状，在伤后即出现，且较稳定，有生命体征变化，有神经系统的阳性体征，脑脊液混有血液，CT、MRI可显示损伤病灶。

（2）颅内血肿：主要特点为昏迷后逐渐清醒又再昏迷，昏迷及瘫痪进行性加重。颅内血肿多有中间清醒期，脑挫裂伤后很少出现清醒期，其神经损伤定位症状伤后即有，且较稳定。而颅内血肿定位体征，需间隔一定时间才出现，且逐渐加重。CT、MRI可明确诊断。

（二）脑干损伤

1. 主要病史　原发性脑干损伤常有明显的外伤史，继发性脑损伤多有颅内血肿或脑水肿病史。

2. 临床表现　伤后即昏迷，昏迷时间长，恢复慢。轻者数周，重者数年，甚至终生，去大脑强直，肢体瘫痪，且有呼吸循环紊乱的表现。可伴有高热、肺水肿、消化道出血的症状等。

3. 体征检查　①瞳孔两侧大小变化不定或眼球位置异常。②肢体呈角弓反张状态，即四肢过度伸直，头颈后仰，肌张力升高。③锥体束征，即肢体瘫痪，腱反射亢进，浅反射消失，或出现一侧或两侧病理反射。若伤后肌张力由高变为松弛，一切反射消失，常为死亡前兆。

4. 辅助检查　CT扫描脑干损伤出血灶显示为点片状高密度影，周围脑池狭窄或消失。MRI检查也可明确病变部位，作出诊断。

5. 鉴别诊断　脑干损伤与脑挫裂伤两者临床症状相似，但脑挫裂伤是损伤大脑皮质，故出现大脑皮质定位障碍为主,伤后即出现偏瘫、失语、感觉障碍等神经损伤定位症状,且较稳定,无进行性加重。而脑干部损伤是伤及生命中枢,出现角弓反张,大脑强直状态,明显锥体束征,严重呼吸循环紊乱,死亡率高。

(三)颅内血肿

1. 主要病史　有较严重的脑外伤史或脑血管病史。

2. 临床表现　伤后再昏迷和瘫痪进行性加重是其最突出的临床表现。

(1)意识障碍特点:常见再昏迷有三种情况:①昏迷、苏醒(中间清醒期)、再昏迷。②昏迷进行性加重,即开始感觉敏感,以后迟钝并加深。③开始清醒,以后逐渐昏迷。

(2)运动体征改变:伤后即逐渐出现偏瘫,且进行性加重。

(3)颅内压增高症状:即头痛剧烈、恶心呕吐明显等症状。若血肿引起,发生颅内高压,常在24小时内达到高峰,若为脑水肿引起者,常在2~3天内达到高峰。

(4)脑疝:常见颞叶疝,表现为再次昏迷,同侧瞳孔散大,对侧肢体不全瘫痪,病情加重时可危及生命。

3. 体征检查

(1)血肿侧瞳孔进行性散大,对光反射消失。

(2)肢体肌张力增高,腱反射亢进,病理反射阳性。

4. 辅助检查

(1)CT扫描可见硬脑膜外血肿为梭状密度增高区,硬脑膜下血肿为新月状密度增高区。

(2)腰穿测压增高,脑脊液呈血性。严重颅高压表现的患者应慎做或忌做腰穿。

5. 鉴别诊断　主要与外伤性脑水肿鉴别。两者同属颅脑损伤的并发症,症状类似。外伤性脑水肿逐渐出现昏迷,瘫痪进行性加重,但无中间清醒期,CT、MRI显示是病灶周围不规则的低密度区,而颅内血肿显示的是病灶周围均匀一致的高密度影。

【辨证治疗】

脑海损伤属危急重症,应抓紧时机,积极抢救,不可延误时机,其治疗以西医学手段为主,在治疗中可酌情配合中医药治疗,但应辨证施治,若病情稳定后,抓紧时间行针灸、手法、功能锻炼等康复性治疗。

(一)急救处理

1. 保持呼吸道通畅,必要时可行气管切开术。

2. 制止头部出血,及时处理休克。

3. 对呼吸循环不稳者,应原地抢救,待病情稳定后再转运。

4. 严密观察生命体征、意识、瞳孔、肢体活动等情况,及时做好手术准备。

5. 及早使用脱水剂及合理使用肾上腺皮质激素,防治颅内压增高。

6. 维护体内水、电解质、酸碱平衡,补充营养。

7. 及时处理躁动和抽搐,注意防治各种感染。伴高温、肌张力增高或去脑强直者,应尽早进行冬眠疗法。

8. 请脑外科医师会诊,根据病情需要采用手术治疗。方法有微创钻孔,引流减压;或骨瓣开窗,病灶清除,引流减压等。

(二)药物治疗

昏迷期以开窍通闭为主。

(1)痰湿蒙闭心窍:症见突发昏迷,两手紧握,痰声辘辘,四肢逆冷,面白唇黯,舌淡苔白腻，脉沉滑，治宜辛温开窍，可用苏合香丸磨汁灌服。

(2)痰热内闭窍：症见神昏，痰鸣，身体强痉拘急，身热，烦躁，抽搐，舌红苔黄，脉弦滑，治宜辛凉开窍，可用至宝丹。

(3)热邪内陷心包：症见高热，神昏窍闭，抽搐者，治宜清心开窍，可用安宫牛黄丸。

(4)元气败脱：心神散乱，症见突然神昏，肢体瘫软，手撒肢冷，周身湿冷，二便自遗，舌黯苔白，脉微沉，治宜回阳固脱，可用参附汤或独参汤加减。

(三)其他疗法

1. 针灸疗法　急性期即可采用，针刺治疗越早越好，治愈率越高，致残率越低。应及早参与，这是康复的关键，昏迷时可针刺人中、十宣、百会、涌泉等穴。

2. 练功疗法　是脑外伤不可缺少的治疗阶段和手段，早期是被动运动，活动四肢各关节，待病由急性期转入恢复期后，应鼓励患者积极配合练功治疗，以促进瘫痪肢体功能的恢复。

3. 手法治疗　重点在患侧及肌肉行舒筋通络手法，各关节做被动运动类手法，以促进患者肢体功能的康复。

4. 物理疗法　可采用中药离子导入、水疗、泥疗、蜡疗等。

5. 手术疗法　适宜：①开放性颅脑损伤；②脑脊液漏经观察1个月不愈者；③颅内血肿，意识障碍进行性加重；④脑挫裂伤合并脑水肿；⑤颅骨凹陷大于1cm；⑥一侧瞳孔进行性扩大者；⑦36小时以后出现大脑强直者；⑧长期昏迷伴脑压增高者。

【预防调护】

1. 对脑损伤患者，应严密观察，密切注意生命体征变化，及早发现，及时处理。

2. 昏迷期要清除口腔内异物，取侧卧或俯卧位，保持呼吸道通畅。

3. 宜避光侧卧，避免精神刺激。

4. 预防肺部、泌尿系感染和压疮等并发症。

5. 加强情志护理，解除精神负担。

6. 加强饮食护理，维持营养。

7. 加强康复锻炼，促进早日康复。

【疗效标准】

治愈：神志清醒，症状消失或基本消失，恢复日常工作。

好转：神志清醒，症状改善，生活基本自理或部分自理。

未愈：症状及体征无改善。

【典型病例】

邱某，男，28岁，登山爱好者，2012年9月2日就诊。

主诉：头部摔伤后昏迷、左侧瘫痪1小时。

现病史：1小时前患者与朋友一起登山，不慎从高处跌下摔伤头部，患者当即昏迷，半小时醒后患者感头痛、恶心、呕吐、颈项僵直，并伴左侧轻度瘫痪。患者即被送来医院急诊。

查体：患者意识尚清楚，体温38℃，血压稍高，脉搏90次/分钟，呼吸22次/分钟，瞳孔对光反射正常，左侧肢体肌张力轻微增高、活动受限，脑膜刺激征阳性，巴宾斯基征弱阳性。

辅助检查：CT检查右侧硬脑膜外可见低密度改变。

诊断：轻度脑挫裂伤

治疗：(1)急救处理：入院治疗，绝对卧床休息，24小时心电监护，密切观察患者生命体征及瞳孔变化，保持患者呼吸通畅，静脉给予脱水剂及激素等药物对症处理。1周后，患者

生命体征平稳，但患者仍有轻度头痛、头晕、左侧轻度偏瘫，即给予中医保守治疗。

(2)手法治疗：先在患者左侧肢体行㨰法、按揉、拿捏、弹拨等舒筋通络手法，再做左侧肢体各关节的屈伸、旋转被动运动类手法，以促进患者左侧肢体功能的康复，每次治疗30分钟。

(3)针灸治疗：在患者左侧取合谷、曲池、肩井、足三里、阳陵泉、三阴交等穴，每日1次，每次留针30分钟。

(4)中药治疗：内服中药桃红四物汤加减，每日1剂。

(5)练功疗法：医者在患者左侧肢体各关节做被动活动，并鼓励患者积极配合练功治疗，以促进瘫痪肢体功能的恢复。

以上治疗7天为1个疗程，每个疗程之间休息3天。治疗1个月后，患者头痛、恶心、呕吐及左侧偏瘫症状明显好转。共治疗2个月后，患者上述症状基本消失。半年后随访，病告痊愈。

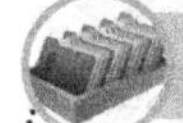

知识拓展

脑损伤具有病情重、病情急、变化快、死亡率高的临床特点，为临床上的急症和重症。入院时即使未达到手术指征的患者，也必须严密观察患者的病情变化，包括对神志、瞳孔、生命体征、定位体征、颅内压的密切观察及监测，实行24小时监控。若出现GCS评分(包括睁眼反应、语言反应和肢体运动三个方面)下降、瞳孔形状改变或对光反射迟钝甚至消失、对侧肢体肌力下降或瘫痪、癫痫发作、脉搏减慢、血压升高及颅内压升高超过20mmHg等表现之一者，就应立即复查脑部CT或MRI，尤其是伤后2小时内行首次CT或MRI检查就发现有脑挫裂伤、点片状出血或有颅骨骨折表现的患者，更应重视复查CT或MRI以达到早期诊断、早期治疗的目的，以防病情恶化，导致危险性的增加致使死亡和重残的发生。

三、气胸

胸部损伤时，空气由胸部伤口、肺或支气管破裂口进入胸膜腔，胸膜腔内有游离气体者，称为损伤性气胸。临床上根据损伤性质和气胸内压的不同，将气胸分为闭合性(单纯性)气胸、开放性(交通性)气胸和张力性(高压性)气胸三类。

【病因病理】

胸膜腔是不含气体的密闭潜在性腔隙，胸膜腔内的压力，低于大气压，称为负压。胸部受伤后，如刀、子弹、弹片等刺伤胸壁及胸膜，或肋骨断端穿破肺组织，或支气管、食管破裂等，均可使空气进入胸膜腔而形成气胸。

知识链接

中医文献中无气胸之病名，但根据其发作症状，归于中医之胸痹、肺胀等范畴。《丹溪心法》说："肺胀而嗽，或左或右，不得眠"；《金匮要略》"咳而上气，此为肺胀，其人喘，目如脱状"，"肺胀，咳而上气，烦躁而喘，脉浮"。

1. 闭合性气胸　胸壁无伤口，空气由裂伤肺破口或胸壁创口进入胸膜腔后，伤口迅速闭合，空气不再继续进入胸膜腔，则称为闭合性气胸。此类气胸仅使伤侧肺部分萎缩，呼吸循环功能紊乱较轻。

2. 开放性气胸　胸壁有较大的伤口，多由刀刃子弹或弹片火器刺伤胸壁及胸膜，胸壁创口与胸膜腔相通，空气随呼吸自由进出胸膜腔者，则称为开放性气胸(附图1)。吸气时气体进入胸膜腔，伤侧肺被压缩，纵隔移位向健侧；呼气时空气由伤口排出，纵隔移位向伤侧，这为纵隔摆动。这样严重地影响呼吸功能，造成呼吸功能紊乱，导致循环衰竭，甚至引起胸膜肺休克。

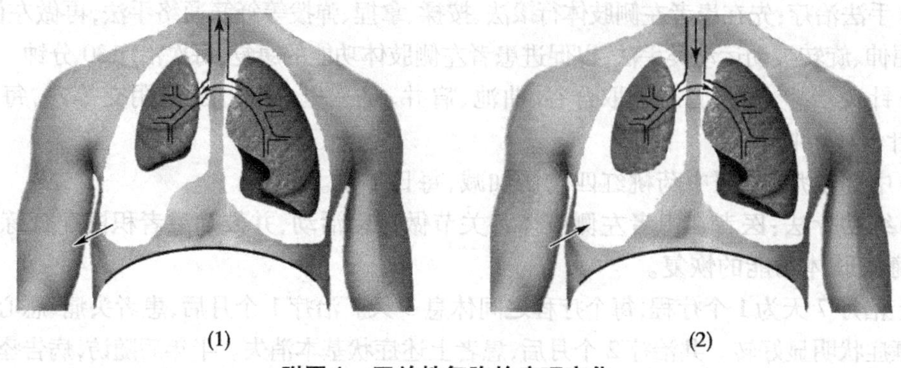

附图1　开放性气胸的病理变化

3. 张力性气胸　又称高压性气胸或活瓣性气胸。多见于胸壁有窄长的伤口或肺、支气管裂伤，伤口与胸腔呈活瓣状相通。吸气时空气进入胸膜腔，呼气时活瓣闭合空气不能排出，伤侧胸膜腔内空气不断增多，压力不断升高，形成张力性气胸(附图2)。这时，伤侧肺被显著压缩，纵隔被推向健侧，挤压健侧肺，造成比开放性气胸更严重的呼吸循环障碍，发生缺氧、窒息和休克。

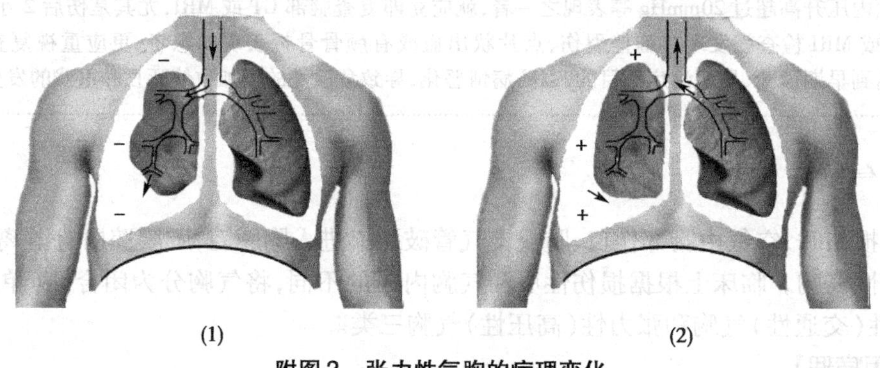

附图2　张力性气胸的病理变化

【诊断要点】

1. 闭合性气胸

(1)临床表现：临床症状与气体的进入量有关，少量空气进入可无任何症状。空气进入较多时，由于肺受到一定的压缩，可表现出胸闷不适、咳嗽气促等症。

(2)体征检查：可见伤侧呼吸音减弱，叩诊呈鼓音。

(3)辅助检查：X线检查为诊断闭合性气胸的重要手段，可见不同程度的肺压缩，但临床上少量气胸容易漏诊。

2. 开放性气胸

(1)临床表现：胸壁伤口开放者，空气随呼吸进出，创口有嘶嘶声。患者气促发绀，呼吸困难，甚至休克。

(2)体征检查：可见伤侧胸部叩诊呈鼓音；听诊呼吸音减弱或消失外，还有气管、心脏明显向健侧移位的体征。

(3)辅助检查：X线检查伤侧肺明显萎缩，气管和心脏、纵隔等器官移位。

3. 张力性气胸

(1)临床表现：其症状与开放性气胸相似，但本病表现为进行性呼吸困难，发绀，休克。

(2)体征检查:体征也与开放性气胸相似。但患侧胸廓显著膨隆,呼吸幅度减低,可有皮下气肿。胸腔穿刺抽出部分气体后压力减低,但不久又增高,这是张力性气胸的明显体征。

(3)辅助检查:X线可见胸膜腔大量积气,肺可完全萎缩,气管和心脏、纵隔等器官移位。

【鉴别诊断】

1. 肋骨骨折 最显著的症状是局部疼痛,在深呼吸、咳嗽、喷嚏或躯干转动时疼痛加剧,伤侧胸壁活动受限制。体检时受伤局部胸壁肿胀、压痛明显,可触及骨擦音,胸廓挤压试验阳性。多处肋骨骨折时,伤侧胸壁有反常呼吸,X线片显示骨折。

2. 血胸 少量胸腔积血无症状,大量积血可出现面色苍白、气促、发绀。查体肋间饱满,叩诊呈浊音;X线检查有少量积血仅见肋膈角消失,大量积血则全肺为液体阴影所掩盖;胸腔穿刺可明确诊断。

【辨证治疗】

(一)急救处理

治疗的关键是将胸膜腔内异常的正压转化为正常的负压,使肺迅速复张。

1. 闭合性气胸 胸腔积气不多,单侧肺压缩在30%以下者,可在1~2周内自行吸收,不必特殊处理。积气较多引起症状时,立即在胸前第2~3肋间锁骨中线处,在消毒和局麻下进行胸膜腔穿刺,将气体抽出。

2. 开放性气胸 立即封闭伤口,将开放性气胸转变为闭合性气胸。急救时用消毒厚纱布或凡士林纱布填塞伤口并加压包扎,以阻止胸腔与外界空气相通。待一般情况改善后,经X线检查,再施行清创术,清除异物、碎骨及部分失活胸壁软组织,肺裂口予以修补,并用胸腔闭式引流,污染严重者行胸壁开放引流。

3. 张力性气胸 急救原则是排气减压。立即用粗针头于伤侧第2~3肋间锁骨中线处刺入胸膜腔内连接水封瓶排气减压。

(二)药物治疗

早期呼吸困难,面色青紫,唇绀者,属肺气壅滞,治宜开胸降逆散气,可用苏子降气汤加射干、葶苈子等;气促兼有发热,苔黄,脉数者,治宜宣肺清热,可用千金苇茎汤加减;咳嗽痰涎壅盛者,治宜祛痰平喘,可用三子养亲汤加减。后期肺气虚弱,治宜补益肺气,可用益气养荣汤加减。

(三)其他疗法

1. 合并休克者,采用抗休克治疗。

2. 呼吸困难者,给氧,必要时行气管切开。

3. 给予抗生素预防和控制胸腔内感染。

4. 开放性气胸,注射破伤风抗毒素1500U。

【预防调护】

1. 严密观察病情变化,定时测量血压、呼吸、脉搏等,及时处理异常情况。

2. 保持呼吸道通畅,去除口腔及呼吸道分泌物,及时改善缺氧状况。

3. 采取适宜体位。严重休克者应平卧,一旦血压平稳,应予半卧位。

4. 帮助及鼓励患者咳嗽、排痰,患者咳嗽前,医者应自上而下拍患者背部,咳嗽时,应双手轻轻按住伤口两侧,以减轻疼痛。

【疗效标准】

治愈:症状消失,呼吸畅顺,X线检查无气体,心肺功能正常。

好转：症状减轻，心肺功能改善。

未愈：症状及体征无改善。

【典型病例】

肖某，女，33 岁，2014 年 2 月 3 日。

主诉：针刺后出现左侧胸闷不适、咳嗽气促 2 天。

现病史：患者患左肩关节周围炎已 3 月余，在诊所针灸治疗，自述 2 天前主诊医生聊天时给予其针灸治疗，患者经针灸后，出现左侧胸闷不适、咳嗽气促等症状，患者担心有其他器质性病变，特来我院就诊。

查体：左侧肺部呼吸音减弱，叩诊呈鼓音。

辅助检查：X 线摄片左肺可见轻度的肺压缩。

诊断：闭合性气胸

治则：宽胸理气，降逆平喘

治疗：医者先用轻柔按揉、拿捏、弹拨等手法于患者左侧肺经循行路线施术，以宽胸理气，再在患者咳嗽时，医者自上而下拍打患者左背部以降逆平喘，擦定喘及肺俞穴透热为度结束手法治疗；同时配合内服中药柴胡疏肝散合苏子降气汤加减治疗。共治疗 1 周，患者上述症状消失，病告痊愈。

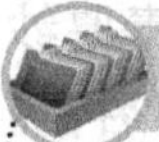

知识拓展

气胸可分为自发性和创伤性气胸：创伤性气胸是胸部直接或间接创伤所致，多因胸部外伤、手术、诊断或治疗操作不当等所导致；自发性气胸是指在无外伤或人为因素的情况下，肺组织及脏层胸膜突然破裂而引起的胸腔积气。

自发性气胸可分为原发性和继发性两种：原发性气胸患者无肺部疾病基础，可能与先天性肺泡壁弹性减退、细支气管慢性炎症等有关；吸烟与原发性自发性气胸发生率呈正相关；继发性气胸则是肺部疾病的并发症(如弥漫性慢性肺疾病、结核等)，在其他疾病基础上形成。

在治疗上除传统的胸腔穿刺及胸腔闭式引流术外，现临床采用一次性中心静脉导管行胸腔闭式引流，被证明是治疗闭合性气胸非常有效的手段，值得推广应用。而经胸腔镜手术创伤小，不损伤胸壁的肌肉和神经，可满意探查各部位病变情况，痛苦小，术后恢复快，目前在临床上广泛应用，已经成为自发性气胸外科治疗的首选方法。

四、血胸

胸部损伤后引起胸膜腔积血者称为血胸，又称胸膜腔积血、胸腔积血。临床上分为非进行性血胸、进行性血胸和凝固性血胸三类。

【病因病理】

多为刃器、火器或暴力撞击胸部肋骨，骨折断端直接刺伤胸肺和胸膜血管所致。血胸的出血来源有三：①肺损伤：因肺循环压力低，常可自行止血；②胸壁血管损伤：如肋间动、静脉和胸内动、静脉破裂出血等，因这些血管属于体循环，血压较高，一般不易自止；③心脏或胸内大血管破裂：出血凶猛，往往短期内致出血性休克而死亡。

根据胸膜腔内积血量分为：①小量血胸者，血量一般不超过 500ml，积血仅限于肋膈角。②中等量血胸者，血量为 500～1500ml，积血平面可达肩胛骨中部。③大量血胸者，血量在 1500ml 以上，积血平面超过肩胛骨中部(附图 3)。

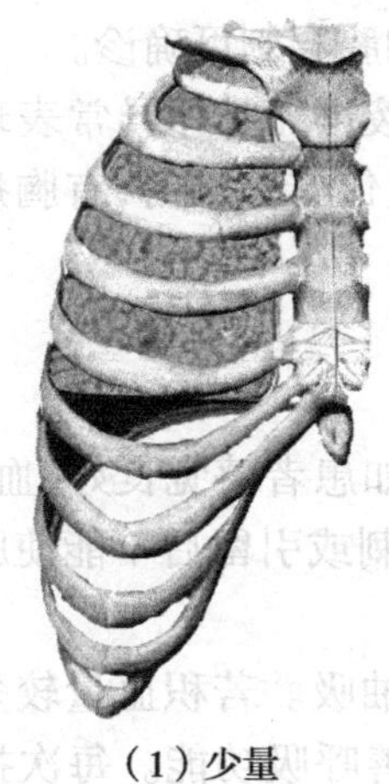

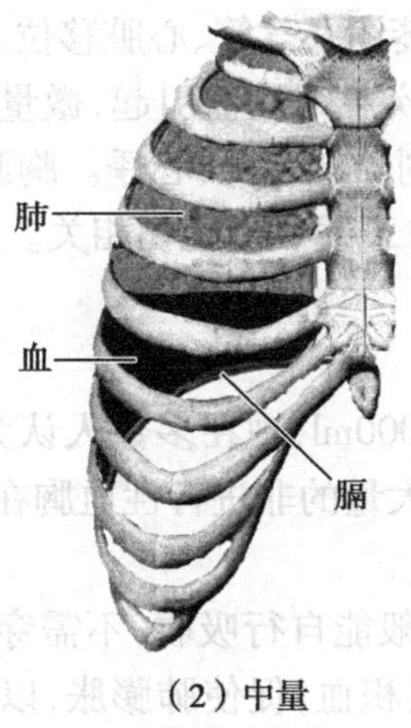

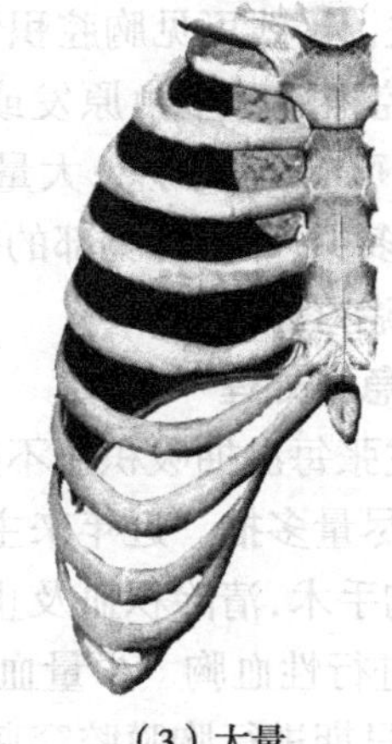

（1）少量　　（2）中量　　（3）大量

附图3 血胸

血胸属气血两伤，以伤血为主。既有瘀血停滞，气机不利之实，又有亡血伤气之虚，正虚邪实，为病机之关键所在。进行性血胸不及时控制，必然导致气随血脱。

血胸形成后，如出血停止，称为非进行性血胸；如破裂血管继续出血，症状逐渐加剧，则称为进行性血胸。由于肺、膈和心脏运动的影响，瘀积在胸腔内的血液不易凝固。但由于肺气受阻，气滞不行，瘀血日久不化，则变为"干血"粘连，形成所谓凝固性血胸。"干血"进一步机化，变成纤维结缔组织，完全填塞了胸膜腔隙，形成了"纤维胸"。

血液是细菌极好的培养基，尤其是开放性血胸，因污染重或胸内有异物存留时，易继发感染，形成脓胸。

【诊断要点】

1. 主要病史　胸部有明显的外伤史。

2. 临床表现　血胸的临床表现与出血量有关。少量血胸可以没有明显的症状和体征或仅感到胸部闷痛不适等。较大量的出血引起的血胸，可出现面色苍白，胸闷气促，甚至发绀，脉细数而微弱，血压下降等低血容量休克的症状。

知识链接

《诸病源候论》曰："夫有瘀血者，其人喜忘，不欲闻物声，令人胸满，唇痿，舌青，口燥。"

3. 体征检查　①胸部检查时有胸腔积液的体征，如积血量较多，可见肋间隙饱满、气管移向健侧。②伤侧叩诊呈实音，听诊时呼吸音减弱或消失。

4. 辅助检查

（1）X线检查：少量积血仅有肋膈角消失，下胸部不清晰。较大量血胸则伤侧肺为液体阴影所掩盖，并见纵隔被推向健侧。有气胸同时存在时，可见液平面。

（2）胸膜腔穿刺抽血：是诊断血胸简单而有效的方法，从抽取的血液中红、白细胞的计数及细菌培养可确定有无感染的存在。

【鉴别诊断】

血胸临床上应注意与气胸及胸腔积液进行鉴别。

1. 气胸　其症状与积气多少有关。气胸积气不多，可无任何症状；积气较多时，表现为胸闷不适、咳嗽气促等症；严重者发绀、呼吸极度困难，甚至休克。叩诊呈鼓音，听诊呼吸音减弱或消失。X 线可见胸腔积气，肺萎缩及气管、心脏移位。胸腔穿刺可确诊。

2. 胸腔积液　多由原发或其他疾患继发而引起，微量积液可无临床异常表现；积液达0.5L 以上，可有胸胀闷感；大量积液则伴有气促、心悸。胸膜炎伴有积液时，有胸痛、发热症状，积液的多少、部位与胸部的体征和 X 线表现密切相关。

【辨证治疗】

（一）急救处理

过去主张每次抽吸积血不超过 1000ml，现在多数人认为，如患者感觉良好，血压及脉搏无变化，可尽量多抽。近年来主张对大量的非进行性血胸在穿刺或引留后不能使肺扩张时，及早做剖胸手术，清除积血及止血。

1. 非进行性血胸　少量血胸，一般能自行吸收，不需穿刺抽吸。若积血量较多，而病情稳定者，应早期进行胸膜腔穿刺，抽吸积血，促使肺膨胀，以改善呼吸功能。每次抽血后，可注入青霉素 80 万 U，或庆大霉素 12 万 U，以预防感染。为便于观察有无进行性出血，宜早期进行胸膜腔引流术，可有效地排净胸膜腔内的积血，促使肺充分地膨胀。

2. 进行性血胸　应在输血、输液及抗休克治疗同时，及时做剖胸探查止血。

3. 凝固性血胸　应行剖胸探查，取出血块和将增厚的纤维层剥脱。

（二）药物治疗

1. 瘀血凝结　宜活血祛瘀、行气止痛，可用血府逐瘀汤加减。

2. 血瘀化热　宜清热凉血化瘀，可用活血祛瘀汤合五神汤加减。

3. 气血两虚　治宜益气补血，可用八珍汤加减。

4. 气血衰脱　宜补气摄血，可用独参汤、当归补血汤加田七、白及、炒蒲黄等。

（三）其他疗法

1. 大量血胸，应输入足够的血液，以防治低血容量性休克。

2. 给予抗生素预防和控制胸部感染。

3. 必要时给予止血剂。

4. 合并胸部其他损伤时，亦应同时进行处理。如有肋骨骨折，予以固定胸壁；胸壁软组织挫伤，局部外敷消瘀止痛药膏。

【预防调护】

1. 随时注意血压、脉搏、呼吸等，严密观察病情变化，及时处理异常情况。

2. 加强营养和预防感染。

3. 早期适当休息，中后期鼓励患者做深呼吸和主动咳嗽。

【疗效标准】

治愈：症状消失，呼吸畅顺，X 线检查无气体，无积液，心肺功能正常。

好转：症状减轻，心肺功能改善

未愈：症状及体征无改善。

【典型病例】

欧阳，女，39 岁，2010 年 11 月 18 日就诊。

主诉：车祸后导致左胸部剧痛、气闷气急 1 月余。

现病史：患者 1 个月前骑摩托车时因翻车事故致左胸外伤，经本地某医院接诊，当时胸部后前位 X 线片见左胸第 9 肋大片积血。经治疗 1 个月转我院治疗。现患者左胸部闷痛，不能随意活动，咳嗽时疼痛加重，便秘纳差。

查体：P：70 次/分，BP：110/70mmHg，T：37℃；左下肺叩诊呈实音，听诊时呼吸音明显减弱。

辅助检查：X 线复查可见左侧肋膈角变浅，左下胸部不清楚；纵隔无移位；彩超检查发现左侧胸腔极少量积液；胸腔穿刺抽出 10ml 血液。

诊断：非进行性血胸

治则：开胸顺气，活血化瘀止痛兼以益气宁神

治疗：患者行胸腔穿刺术后，闷痛有所缓解。嘱患者卧床休息，并配合内服血府逐瘀汤加减治疗，活血祛瘀、行气止痛。治疗 2 周后，患者左胸痛明显减轻，再在患者左侧胸胁部加以配合轻柔手法，㨰法、按摩、分推等手法治疗以宽胸理气。再治疗 2 周，共治疗 1 个月，患者胸部闷痛症状消失，呼吸畅顺，X 线检查未见异常改变，心肺功能检查正常，病告痊愈。

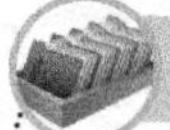

知识拓展

血胸分为创伤性血胸和非创伤性血胸。非创伤性血胸又称自发性血胸，患者无外伤史，常有负重、剧烈运动、咳嗽、用力排便、突然变换体位等诱发因素。非创伤性血胸很少见，可继发于胸部或全身性疾病，极少数找不到明确的引起出血的原因。按其病因分为特发性血胸、感染性血胸、子宫内膜异位引起的血胸、其他原因引起的血胸。本病好发于青壮年，男性多于女性。根据相应临床表现和 X 线、胸片、超声检查结果，一般可做出诊断，胸腔穿刺可明确诊断。非创伤性血胸的临床表现因出血量、出血速度、胸内器官创伤情况和患者体质而异。其处理方法及临床表现同创伤性血胸一致。

五、腹部内伤

腹部内伤是指腹壁及腹腔脏器（包括肝、胆、胰、脾、胃、肠、子宫、膀胱等）的损伤，可分为闭合性与开放性损伤两大类。

腹部内伤在平时或战时都较常见，平时以闭合性损伤为常见，战时以开放性损伤为多见。单纯的腹壁损伤，一般症状比较轻微，可按一般软组织损伤处理。腹腔内脏损伤后，可导致大量内出血而引起休克，或因消化道穿破，其内容物流入腹腔内发生严重的腹膜炎，病情多危急，应早期正确地诊断并及时处理。

【病因病理】

腹部内伤多由撞击、挤压等直接暴力或由冲击作用等间接暴力所致。

腹部内伤的严重程度与外界暴力的强弱有直接关系，也与腹内脏器的组织结构和解剖位置密切相关。腹部遭受外来暴力作用后，内部气血、经络、脏腑受伤。轻则气滞血瘀，络脉破损，营血逸于肌肤之间。重则内动脏腑，甚至内脏破裂。如肝脾等腹腔实质性脏器破裂后，可引起严重出血，以致发生失血性休克。如胃、肠、胆等腹部有腔脏器破裂，其内容物流入腹腔，可引起腹膜腔污染，产生腹膜炎，甚至导致中毒性休克。

【诊断要点】

（一）腹壁损伤

1. 主要病史　有明显外伤史。

2. 临床表现　单纯的腹壁损伤症状比较轻，腹痛局限，无腹膜炎和内出血的征象。

3. 体征检查　腹部压痛，腹肌紧张多局限于受伤的局部，受伤区域以外腹部常柔软而无压痛。若有肿块则固定不移，且局限于腹肌的某一部位。收缩腹肌时，肿块更明显，有时还可扪及肌肉间断裂或缺损的间隙。

4. 辅助检查　X 线检查一般无异常。

（二）腹腔内脏损伤

可分为有腔脏器破裂和实质脏器破裂两种。

1. 有腔脏器破裂

(1)主要病史:有明显外伤史。

(2)临床表现:主要表现为腹膜炎,随着胃肠道的内容物进入腹腔,患者持续性腹痛伴发热、恶心呕吐。

(3)体征检查:腹部压痛明显,反跳痛,腹肌紧张,甚至呈“板状腹”。腹胀如鼓,肝浊音界缩小或消失,有移动性浊音,肠鸣音减弱或消失,肛门无排气。

(4)辅助检查:X线检查,若膈下出现游离气体,证实有气腹存在,对诊断具有决定性的意义。腹腔穿刺可获得浑浊液体。

2. 实质脏器破裂

(1)主要病史:有明显外伤史。

(2)临床表现:主要表现为腹腔内出血和失血性休克症状,患者腹痛剧烈或持续性腹痛,伴面色苍白,出冷汗,眩晕,口渴,心悸等。

(3)体征检查:神志淡漠,脉搏细数,血压下降。腹部膨隆,压痛及反跳痛,腹肌紧张,腹部叩诊出现移动性浊音,肠鸣音减弱或消失。

(4)辅助检查:血红蛋白及红细胞进行性下降。X线腹部透视显示右膈上升及活动受限,肝阴影扩大者为肝破裂。若X线腹部透视见左膈上升,活动受限,脾阴影扩大者为脾破裂。腹腔穿刺抽出不易凝固的鲜血。

【鉴别诊断】

临床上应注意腹壁损伤与腹腔内脏损伤的鉴别。

【辨证治疗】

对于单纯腹壁闭合性损伤者,非手术疗法为主要手段,使用手法治疗、内服中药、理疗等。对于腹腔内脏损伤者应尽早手术治疗。

（一）腹壁损伤

1. 手法治疗　对于单纯的腹壁闭合性损伤可用按揉、推摩法为主,以理筋解痉止痛。操作时应注意手法轻柔。

2. 药物治疗　内治法以活血祛瘀、行气止痛为主。偏于伤气者,以行气止痛为主,可用复元通气散加减;偏于伤血者,以活血化瘀为主,可用膈下逐瘀汤加减;后期气血亏虚者可用参苓白术散加减。外治法早期局部外敷消瘀止痛药膏,或以海桐皮汤外洗等。

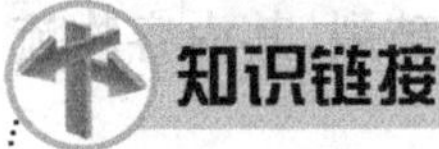

唐容川《血证论》说:“既是离经之血,虽清血鲜血,亦是瘀血。”故出现腹部损伤者应“逐瘀以和血”,治宜活血化瘀,行气止痛。

3. 其他疗法

(1)针灸疗法:取阿是穴、上脘、中脘、下脘穴、阳陵泉、足三里等穴。

(2)物理疗法:可酌情选用泥疗、蜡疗、超短波、红外线等。

（二）腹腔内脏损伤

腹部伤口要妥善包扎。如遇有内脏从伤口脱出,原则上不应送回腹腔,以免造成或加重腹内感染，可用纱布盖好后罩以饭碗保护，再加以包扎。大量内脏脱出加重休克或脱出内脏有绞窄的可能时，应立即设法送回腹腔，因这时感染不是主要矛盾。

1. 急救处理　主要是应迅速抢救生命，防治休克。对于失血性休克的患者，应快速输血，以维持患者足够的血容量。如暂时无输血条件，可给予右旋糖酐或乳酸复方氯化钠快速静滴。腹部有内脏损伤的患者，不应进食或口服药物。为了减轻腹胀或减少胃肠道液体外漏，须做胃肠减压。所有腹部脏器损伤的患者，都应及早地使用抗感染药物，预防感染。对诊断肯定，准备施行手术的患者，可以使用止痛药，但对诊断不明确者，一律禁止使用止痛药，以免影响继续观察。

2. 手术疗法　腹部内脏损伤诊断一旦成立，应尽早行剖腹探查，如能在伤后6小时内进行效果最好，时间越长效果越差。各脏器损伤的处理原则如下。

(1)肝破裂：缝合修补。不能缝合修补时须行肝部分切除术。

(2)脾破裂：行脾切除术。

(3)胃及十二指肠损伤：缝合修补为主。根据情况可同时做造瘘术，难以修补的胃损伤可做胃部分切除术。

(4)小肠损伤：小的和孤立的穿孔行缝合修补或行肠切除吻合术。

(5)结肠损伤：小的穿孔可单纯缝合修补加近端结肠造瘘术，严重损伤应做结肠外置造瘘术。

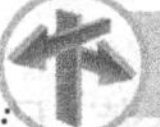知识链接

腹腔内脏损伤手术应遵循“抢救生命第一，保全脏器第二”的原则。

【预防调护】

1. 随时注意观察血压、脉搏、呼吸等，严密观察病情，及时处理异常变化。

2. 注意休息，加强营养。

3. 预防感染。

4. 后期鼓励做腹部锻炼。

【疗效标准】

治愈：各种症状消失，瘀肿消退，体征稳定，功能基本恢复，实验室检查恢复正常。

好转：症状减轻，功能基本恢复，实验室检查尚见部分阳性。

未愈：症状及体征无改善。

【典型病例】

曾某，男，21岁，2014年1月29日就诊。

主诉：外伤后左腹壁痛2天。

现病史：患者2天前因与同学发生矛盾，引起双方争打，腹部被他人拳部打伤，事后患者感左腹部疼痛明显，特来我院就诊。

查体：左腹部压痛，腹肌紧张，其他区域柔软而无压痛。

辅助检查：X线、B超检查无异常。

诊断：左腹壁闭合性损伤

治则：疏通经络，活血止痛

治疗：采用综合疗法治疗。①手法治疗：在患者左腹部用按揉、推摩等手法以理筋止痛；

②针灸治疗：用针灸疗法取阿是穴、上脘、中脘、下脘穴等穴进行治疗；③中药治疗：配合膈下逐瘀汤加减内服，以活血祛瘀、行气止痛。共治疗1周，患者腹部疼痛消失，恢复正常。

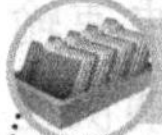
知识拓展

腹部损伤剖腹探查术的手术适应证和手术时机：①X线检查发现膈下有游离气体；②腹穿可见抽出不凝血液、胆汁、胃肠内容物、尿液（排除误穿）；③患者就诊时有休克症状，经积极采取抗休克措施后，休克难以纠正且腹胀越来越明显；④经保守治疗后，动态观察腹部体征无明显改善或加重，全身状况越来越恶化；⑤B超、CT或MRI检查提示腹腔实质脏器严重损伤或证实有腹腔积液、胃肠穿孔及膀胱破裂患者。总之，确定闭合性腹部损伤是否应该进行剖腹探查术时，应根据腹部损伤的性质和患者的具体情况而定。

六、肾挫伤

肾挫伤是指肾脏实质性损伤。临床上肾脏挫伤以后，除腰部疼痛外，多伴有尿液性状改变，可有血尿、蛋白尿等，排尿障碍，症见尿频、尿急、尿痛、尿少等。为中医外伤性腰痛和血淋。多见于成年男性，儿童也可发生。肾脏位于腹腔后腰背深处，左右各一，周围有较多组织保护，一般不易受到损伤。但肾实质脆弱，当较大的暴力直接或间接作用于肾区时，易出现损伤，常伴有其他脏器损伤，肋骨及脊柱骨折和脱位。

【病因病理】

多因腰背部或肋部直接受到外来暴力的撞击、挤压引起肾挫伤，也可因从高空坠落，足跟或臀部着地，使肾脏受到剧烈震荡而挫伤；或因腰部猛烈扭转时，腰部或腹部肌肉强力收缩挤压使肾脏受到损伤。肾挫伤轻者肾实质轻微受损，局部小血管破坏，只是暂时性血尿，重者肾实质部分挫裂，肾盏、肾盂的破裂，则出现大量肉眼血尿。若肾全层（肾实质、肾盏、肾包膜）均破裂，则大量出血、尿液外渗，血压下降，发生休克，甚至死亡。

中医认为，腰为肾之府，损伤后经脉不通，血瘀气滞，故有腰部疼痛。肾与膀胱相表里，故损伤后膀胱气化不利，出现排尿障碍；脉络受损，血逸尿中，故有血尿。

【诊断要点】

1. 主要病史　腰部有严重的撞击或挤压病史。

2. 临床表现　由于肾挫伤程度不同，其临床表现也不同。但腰痛及血尿为主要症状。

（1）腰痛：患侧腰痛、肿胀、青紫瘀斑，腰部活动障碍等，重者腰痛呈持续性，甚至绞痛，可放射至腹部和腰骶部，伴有开放性裂口或肋骨骨折。

（2）尿液改变：外伤后血尿，或尿频、尿急、尿痛或少尿现象。其血尿程度与损伤程度成正比。一般多见肉眼血尿，重者混有血块，若肾裂伤则血尿很轻。

（3）腹膜刺激症状：腹膜后尿外渗或腹膜后血肿时，可出现恶心、呕吐，腹痛剧烈，腹肌紧张、压痛、反跳痛，肠鸣音减弱等症状。

（4）晕厥：其程度与伤势及出血量有关，轻者烦躁不安，面色苍白，口渴肢冷，脉细涩等。严重者如肾脏全层破裂时，可见神昏躁动，不省人事，面色苍白，四肢厥冷，脉微欲绝，休克甚至死亡。

3. 体征检查

（1）轻者：腰部肿胀可见瘀斑，有压痛及叩击痛，腰肌紧张、活动受限，很少触到腰部肿块或血块。

（2）重者：腰腹部可触及因肾周积血、积尿所形成的肿块，触痛明显。如血液或尿液渗入腹腔或伴腹腔内脏器损伤，可出现腹膜刺激征，即腹肌紧张、甚至呈板状，压痛、反跳痛、肠鸣音减弱或消失。更严重者出现休克体征，临床上可见血压下降、脉压缩小、脉搏细速、意识改变，昏迷甚至死亡。

4. 辅助检查

（1）化验检查：①尿液检查：轻者镜下血尿，重者肉眼血尿。血尿程度一般代表肾挫伤后出血的多少，也可标志着出血进行或逐渐自行停止。②肾挫伤严重者，血红蛋白、血细胞下降。

知识链接

血清鸟氨酸氨基甲酰转移酶升高可以作为早期确定肾挫伤标志之一。

（2）X线检查：①腹部平片可见肾区暗影增大，腰大肌缘不清楚，膈肌升高。②泌尿系造影X线平片，可帮助了解肾挫伤部位及范围。

（3）B超、放射性核素扫描：可显示肾脏形态的改变。均是安全又简单可靠的方法。如见肾轮廓不规则或缺损时，即可明确诊断。但轻度肾挫伤无异常征象。

（4）CT：平扫及其增强检查可准确显示肾脏损害情况。

【鉴别诊断】

1. 急性腰扭伤　多由间接暴力所致，如闪、扭的外伤史。伤后腰痛剧烈、活动明显受限，咳嗽、呼吸时痛甚。查体：腰背肌肉痉挛，化验小便无异常。

2. 输尿管损伤　输尿管位置深而管径小，一般不易损伤，多由于锐器、枪弹、手术等直接损伤所致。主要表现为尿外溢，如尿流入腹腔内，则发生急性弥漫性腹膜炎，尿外渗在腹膜外，易产生尿瘘。采用输尿导管术或膀胱镜可明确诊断。

3. 膀胱损伤　多因膀胱膨胀时，下腹部受到直接暴力，如踢、撞等外力所致；或常由于骨盆骨折而损伤。伤后下腹部疼痛、血尿、排尿困难、尿瘘为主要表现。X线片可见骨盆骨折，采用导尿术，逆行性膀胱造影及膀胱镜检查可明确诊断。

【辨证治疗】

轻度肾挫伤多采用非手术治疗，中西医结合处理，优于单纯的中医、西医治疗，均能获得痊愈。损伤严重者，须早期诊断，必要时行手术探查。

（一）急救处理

1. 积极防治休克。

2. 输血止血、输液等，纠正电解质紊乱。

3. 解痉止痛对症处理。

4. 抗感染，防止继发肾周围感染。

5. 请泌尿外科医师会诊，必要时行手术探查，其手术指征为：①持续休克，难以纠正者；②腰腹部肿块迅速增大者；③进行性血尿不止者；④腹膜刺激征明显，腹腔穿刺有血液及尿液者；⑤伴严重感染者；⑥开放性肾损伤者；⑦有明显尿液外渗现象；⑧肾蒂裂伤、肾实质裂伤出血不止者。

（二）药物治疗

1. 内服

（1）气血瘀阻型：症见腰部胀痛，痛有定处，咳嗽时痛，肾区压痛，叩击痛阳性，活动受限，小便涩痛，舌紫黯，脉弦。治宜行气活血，利水通淋，可用少腹逐瘀汤加田七、小蓟、白茅根等。

(2)血淋型：症见腰腹疼痛，尿血，淋沥不止，小便涩痛难忍，舌质淡，脉细弱，治宜凉血止血、利水化瘀，可用小蓟饮子加减。

(3)气脱型：症见腰部剧痛，神昏，躁动不安，面色苍白，四肢厥冷，脉微欲绝。治宜回阳固脱，可用独参汤或参附汤加减。

2. 外用　损伤初期可用消瘀止痛膏外敷或外用消痛贴等。

（三）其他疗法

1. 固定疗法　早期应嘱咐患者绝对卧床休息 2～4 周，禁止活动，待病情稳定、尿检正常，方可离床。

2. 练功疗法　待症状完全消失后，可做适当锻炼。但在 3 个月内不要剧烈运动。

3. 物理疗法　后期尿血已止，仍腰痛者可做中药离子导入及热敷等。

4. 手术疗法　经治疗内出血不止，出现严重的腹膜刺激征及休克等现象时应考虑手术治疗。

【预防调护】

1. 应密切观察病情，注意测量生命体征。

2. 定期复查尿液变化。

3. 注意卧床休息，必要时佩戴腰围。

4. 禁烟酒，忌辛辣食物。

【疗效标准】

治愈：各种症状消失，瘀肿消退，体征稳定，功能基本恢复，实验室检查无异常。

好转：症状减轻，功能基本恢复，实验室检查尚见部分阳性。

未愈：症状及体征无改善。

【典型病历】

严某，男，44 岁，2012 年 11 月 28 日就诊。

主诉：右腰部撞击后肿痛伴小便不适 1 天。

现病史：患者昨天右腰部受轻度撞击，后感右腰部肿胀、疼痛、烦躁不安、口渴肢冷，右腰部活动困难，咳嗽时痛甚，并伴有尿频、尿急症状，特来我院就诊。

查体：患者面色少华，意识清楚，右腰部撞击处肿胀，青紫瘀斑，腰肌较紧，轻度压痛，腰部活动轻微受限，叩击痛阳性。

辅助检查：尿液检查可见镜下血尿；X 线检查腹部平片见左肾区暗影略增；B 超检查肾脏形态无明显异常改变。

诊断：右肾挫伤

治疗：①入院治疗，嘱患者绝对卧床休息 2 周，配合给予内服中药少腹逐瘀汤加减。2 周后患者病情稳定，右腰部肿痛、尿频、尿急等症状明显减轻，再配合采用手法治疗。②手法治疗：用轻柔手法在患者右腰部施以㨰法、按揉、拿捏、弹拨等手法以理顺肌筋、解痉止痛，然后以局部擦法结束手法治疗。每日 1 次，每次治疗 30 分钟。

用上法对该患者进行治疗，共治疗 1 个月，患者症状消失，各项检查均显阴性，病告痊愈。再嘱患者回家后做适当锻炼，但在 3 个月内禁止剧烈运动。随访半年无复发。

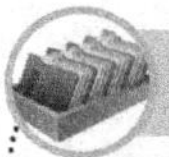

知识拓展

血尿是肾挫裂伤最常见和最主要的症状，应予动态观察血尿：多数肾挫伤可出现不同程度的血尿，应详细观察记录患者每次的尿量、性状、颜色。一般情况下，血尿的程度和持续时间与肾损伤的程度呈正比关系，即损伤越重，血尿浓度越高，因此应密切观察每次排出的尿液的性质，并经常取尿进行尿常规化验。

诊断肾挫裂伤除了依据临床表现外，还要依据影像学检查；对怀疑肾挫裂伤者应予 B 超、IVU（排泄性尿路造影）、CT 及 MRI 等影像学检查，确定其损伤位置和程度。

学习小结

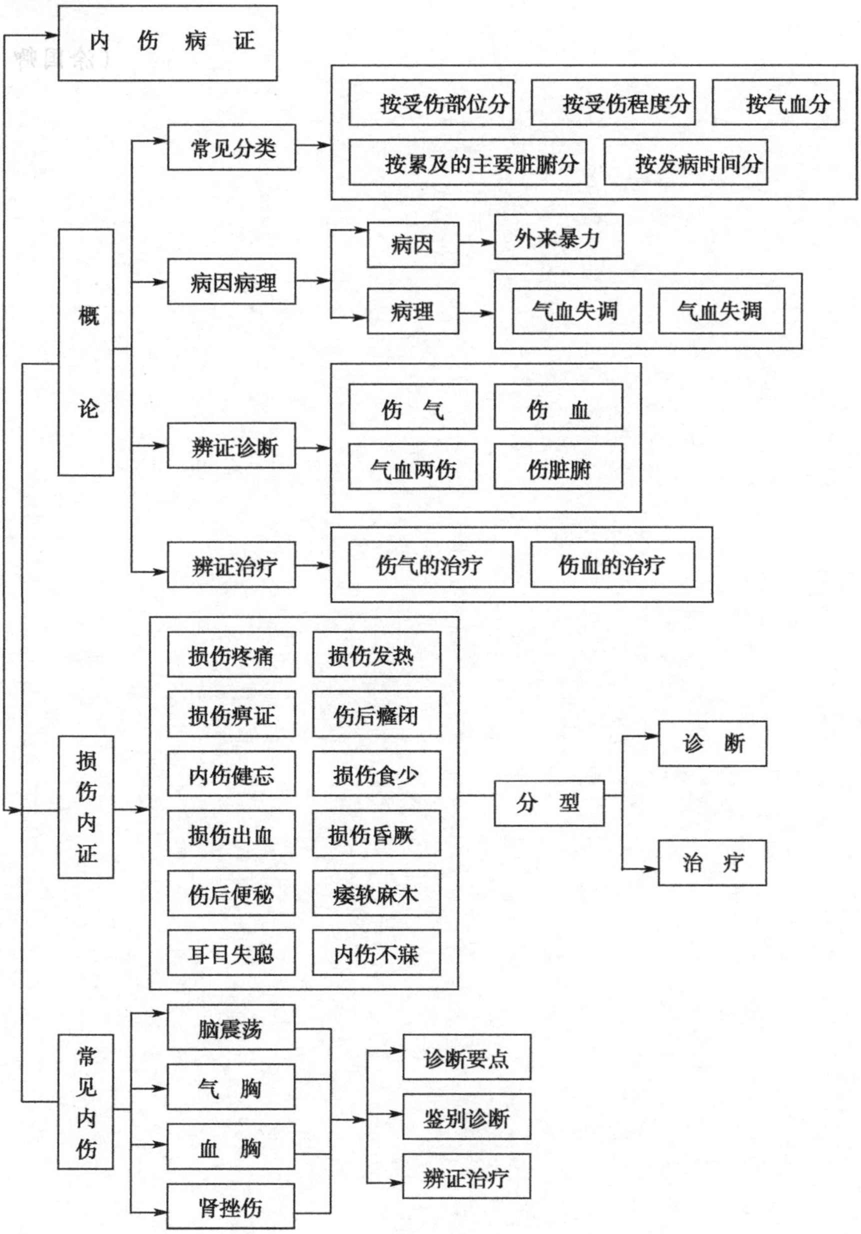

- 内伤病证
  - 概论
    - 常见分类 → 按受伤部位分；按受伤程度分；按气血分；按累及的主要脏腑分；按发病时间分
    - 病因病理
      - 病因 → 外来暴力
      - 病理 → 气血失调；气血失调
    - 辨证诊断 → 伤气；伤血；气血两伤；伤脏腑
    - 辨证治疗 → 伤气的治疗；伤血的治疗
  - 损伤内证 → 损伤疼痛；损伤发热；损伤痹证；伤后癃闭；内伤健忘；损伤食少；损伤出血；损伤昏厥；伤后便秘；痿软麻木；耳目失聪；内伤不寐 → 分型
    - 诊断
    - 治疗
  - 常见内伤 → 脑震荡；气胸；血胸；肾挫伤
    - 诊断要点
    - 鉴别诊断
    - 辨证治疗

复习思考题

1. 简述常见损伤疼痛的诊断及治疗。

2. 试述脑震荡诊断要点及药物治疗。

3. 简述脑海损伤、气胸、血胸的分类及脑挫裂伤的鉴别诊断。

4. 简述腹壁损伤的诊断要点及处理原则。

5. 许某，男，30岁，2013年12月20日就诊。患者自诉昨日因被小车撞击左侧腰背部，当即疼痛，未到医院诊治，后渐感左腰背肿胀、疼痛加重，恶心、腹部疼痛、尿频、尿急不适，急来医院就诊。查体：左侧腰部可见青紫瘀斑，肿胀、压痛及叩击痛明显，左侧腰肌紧张，但活动尚可。舌淡红，苔白腻，脉细涩。尿检显示镜下血尿。腹部平片可见左肾区暗影稍增大，左侧腰大肌缘清晰，膈肌无升高。B超显示左肾脏形态无异常改变。请对该病作出诊断及中药辨证治疗。

（涂国卿　邹来勇）

方剂汇编 

一　画

一贯煎(《柳州医话》)

【组成】 北沙参10g　麦冬10g　当归身10g　生地黄18～45g　枸杞子9～18g　川楝子4.5g

【功效与适应证】 滋阴疏肝。主治肝肾阴虚、肝气不舒的胁痛证。

【制用法】 水煎服,每日1剂。

二　画

二陈汤(《太平惠民和剂局方》)

【组成】 半夏(汤洗7次)、橘红各9g　白茯苓6g　甘草3g

【功效与适应证】 燥湿化痰,理气和中。主治伤后咳嗽、痰多色白、胸膈胀满、恶心呕吐、头眩心悸。

【制用法】 加生姜5片,乌梅1个,水煎服。

二妙散(《医学正传》)

【组成】 苍术　黄柏各15g

【功效与适应证】 清热利湿。用于湿热下注,脚膝腰痛。

【制用法】 水煎服。

七厘散(伤科七厘散《良方集腋》)

【组成】 血竭30g　麝香0.36g　冰片0.36g　乳香4.5g　没药4.5g　红花4.5g　朱砂3.6g　儿茶7.2g

【功效与适应证】 活血祛瘀,行气止痛。治跌打损伤,瘀滞作痛,筋伤骨折。还可用于创伤出血。

【制用法】 共研细末。每服0.2g,每日服1～2次,米酒调服或酒调敷患处。

八正散(《太平惠民和剂局方》)

【组成】 车前子500g　木通500g　瞿麦500g　萹蓄500g　滑石500g　栀子500g　大黄500g　炙甘草500g

【功效与适应证】 清热泻火,利水通淋。治腰部损伤后,少腹急满、尿频、尿急、淋沥不畅或癃闭。

【制用法】 上药共研细末,用灯心汤送服,每服6～10g,每日服4次。亦可酌量水煎服,每日服1～3次。

八珍汤(《正体类要》)

【组成】 党参10g　白术10g　茯苓10g　炙甘草5g　川芎6g　当归10g　熟地黄10g　白芍10g　生姜3片　大枣2枚

【功效与适应证】 补益气血。治损伤中后期气血俱虚,创面脓汁清稀,久不收敛者。

【制用法】 清水煎服,每日1剂。

八仙逍遥汤(《医宗金鉴》)

【组成】 防风3g　荆芥3g　川芎3g　甘草3g　当归6g　苍术10g　丹皮10g　川椒10g　苦参15g　黄柏6g

【功效与适应证】 祛风散瘀,活血通络。治软组织损伤后瘀肿疼痛,或风寒湿邪侵注、筋骨酸痛。

【制用法】 煎水熏洗患处。

十全大补汤(《医学发明》)

【组成】 党参10g　白术12g　茯苓12g　当归10g　川芎6g　熟地黄12g　白芍12g　黄芪10g

炙甘草 5g　肉桂 0.6g(焗冲)

【功效与适应证】 补气补血。治损伤后期气血衰弱、溃疡脓汁清稀、倦怠气短、不思饮食。

【制用法】 水煎服,每日 1 剂。

人参养荣汤(《太平惠民和剂局方》)

【组成】 人参 10g　甘草 10g　当归 10g　白芍 10g　熟地黄 7g　肉桂 1g(焗冲)　大枣 10g　黄芪 10g　白术 10g　茯苓 7g　五味子 7g　远志 5g　橘皮 10g　生姜 10g

【功效与适应证】 补益气血,养心安神。治损伤后期气血虚弱或虚损劳热者。

【制用法】 做汤剂,水煎服,每日 1 剂。亦可以做丸剂,每服 10g,每日 2 次。

三　画

三痹汤(《妇人良方》)

【组成】 独活 6g　秦艽 12g　防风 6g　细辛 3g　川芎 6g　当归 12g　生地黄 15g　芍药 10g　茯苓 12g　肉桂 1g(焗冲)　杜仲 12g　牛膝 6g　党参 12g　甘草 3g　黄芪 12g　续断 12g

【功效与适应证】 补肝肾,祛风湿。治气血凝滞、手足拘挛、筋骨痿软、风湿痹痛等。

【制用法】 水煎服,每日 1 剂。

三妙汤(《医学正传》)

【组成】 苍术 9g　黄柏 9g　川牛膝 9g

【功效与适应证】 清热利湿。治湿热下注腰膝关节疼痛。

【制用法】 水煎服,每日 1 剂。

三仁汤(《温病条辨》)

【组成】 杏仁 15g　飞滑石 18g　白通草 6g　白蔻仁 6g　竹叶 6g　厚朴 6g　生薏仁 18g　半夏 15g

【功效与适应证】 宣畅气机、清利湿热。用于伤后头痛恶寒、身重疼痛、面色淡黄、胸闷不饥、午后身热、舌白不渴,脉弦细而濡。

【制用法】 水煎服,每日 1 剂。

三七伤药片(成药)

【组成】 略

【功效与适应证】 活血止痛、祛瘀通络。主治损伤初期,瘀血肿痛、脉络不通。

【制用法】 内服,每次 3 片,每日 3 次。

三色敷药(《中医伤科学讲义》经验方)

【组成】 黄荆子(去衣炒黑)8 份　紫荆皮(炒黑)8 份　全当归 2 份　木瓜 2 份　丹参 2 份　羌活 2 份　赤芍 2 份　白芷 2 份　片姜黄 2 份　独活 2 份　甘草半份　秦艽 1 份　天花粉 2 份　怀牛膝 2 份　川芎 1 份　连翘 1 份　威灵仙 2 份　木防已 2 份　防风 2 份　马钱子 2 份

【功效与适应证】 消肿止痛、祛风湿、利关节。治损伤初、中期局部肿痛,亦治风寒湿痹痛。

【制用法】 共研细末。用蜜糖或饴糖调拌如厚糊状,敷于患处。

三子养亲汤(《韩氏医通》)

【组成】 苏子 9g　白芥子 6g　莱菔子 9g

【功效与适应证】 降气消食,温化痰饮。治伤后咳嗽喘逆,痰多胸痞、食少难消,舌苔白腻,脉滑等。

【制用法】 水煎服,每日 1 剂。

三棱和伤汤(《中医伤科学讲义》经验方)

【组成】 三棱　莪术　青皮　陈皮　白术　枳壳　当归　白芍　党参　乳香　没药　甘草

【功效与适应证】 活血祛瘀,行气止痛。治胸胁陈伤、隐隐作痛。

【制用法】 根据病情需要决定各药用量,水煎服,每日 1 剂。

大成汤(《仙授理伤续断秘方》)

【组成】 大黄 20g　芒硝 10g(冲服)　当归 10g　木通 10g　枳壳 20g　厚朴 10g　苏木 20g　川红

花10g　陈皮20g　甘草10g

【功效与适应证】　攻下逐瘀。用于损伤后瘀血内蓄,见昏睡,二便秘结者,或腰椎损伤后并发肠麻痹、腹胀等症。

【制用法】　水煎服。药后得下即停。

大补阴丸(《丹溪心法》)

【组成】　黄柏120g　知母120g　熟地黄180g　龟板180g

【功效与适应证】　滋阴降火。治肝肾阴虚,虚火上炎者。

【制用法】　为末,猪脊髓蒸熟,炼蜜为丸,每服6～9g,早晚各1次。

大活络丹(《圣济总录》)

【组成】　白花蛇100g　乌梢蛇100g　威灵仙100g　两头尖100g　草乌100g　天麻100g　全蝎100g　何首乌100g　龟甲100g　麻黄100g　贯众100g　炙甘草100g　羌活100g　肉桂100g　藿香100g　乌药100g　黄连100g　熟地黄100g　大黄100g　木香100g　沉香100g　细辛50g　赤芍50g　没药50g　丁香50g　乳香50g　僵蚕50g　天南星50g　青皮50g　骨碎补50g　白豆蔻50g　安息香50g　黑附子50g　黄芩50g　茯苓50g　香附50g　玄参50g　白术50g　防风125g　葛根75g　狗胫骨75g　当归75g　血竭25g　地龙25g　牛角25g　麝香25g　松脂25g　牛黄7.5g　龙脑7.5g　人参150g　蜜糖适量

【功效与适应证】　行气活血、通利经络。用于中风瘫痪,痿痹痰厥,拘挛疼痛,跌打损伤后期筋肉挛痛。

【制用法】　研末,炼蜜为丸。每服3g,每日服2次,陈酒送服。

小活络丹(《太平惠民和剂局方》)

【组成】　制南星3份　制川乌3份　制草乌3份　地龙3份　乳香1份　没药1份　蜜糖适量

【功效与适应证】　温经散结,活血通络。治跌打损伤,瘀阻经络,风寒湿邪侵袭经络作痛,肢体不能伸屈及麻木,日久不愈等症。

【制用法】　共研细末,炼蜜为丸,每丸重3g,每次服1丸,日服1～2次。

万应膏(成药)

【组成】　附子　红花　血余炭　莪术　桂枝　羌活　独活　僵蚕　秦艽　麻黄　当归　川乌　防风　威灵仙　草乌　大黄　赤芍　栀子　桃仁　三棱　白芷　全蝎　五加皮　高良姜各30g　生地黄　香附　乌药各60g

【功效与适应证】　活血祛瘀、温经通络。治跌打损伤,负重闪腰,筋骨疼痛,胸腹气痛,腹胀寒痛。

【制用法】　麻油7500g,加黄丹3000g,收膏后,再加肉桂粉15g、苏合油15g及香料药100g,摊贴。

千金苇茎汤(《备急千金要方》)

【组成】　苇茎60g　冬瓜仁24g　薏苡仁30g　桃仁9g

【功效与适应证】　清肺化痰,逐瘀排脓。治肺痈。

【制用法】　水煎服,每日1剂。

上肢损伤洗方(《中医伤科学讲义》经验方)

【组成】　伸筋草15g　透骨草15g　荆芥9g　防风9g　红花9g　千年健12g　刘寄奴9g　桂枝12g　苏木9g　川芎9g　威灵仙9g

【功效与适应证】　活血舒筋,用于上肢骨折,脱位,扭挫伤后筋络挛缩酸痛。

【制用法】　煎水熏洗患肢。

下肢熏洗方(《中医伤科学讲义》经验方)

【组成】　伸筋草15g　透骨草15g　五加皮12g　三棱12g　莪术12g　秦艽12g　海桐皮12g　牛膝10g　木瓜10g　红花10g　苏木10g

【功效与适应证】　活血舒筋。治下肢损伤挛痛者。

【制用法】　煎水熏洗患肢。

四　画

天王补心丹(《摄生秘剖》成药)

【组成】 生地黄8份　五味子2份　当归身2份　天冬2份　麦冬2份　柏子仁2份　酸枣仁2份　党参1份　玄参1份　丹参1份　白茯苓1份　远志1份　桔梗1份　朱砂1份　蜜糖适量

【功效与适应证】 滋阴清热，补心安神。治损伤后心神不定、睡眠不安、心悸等。

【制用法】 每服10g，每日2~3次。

天麻钩藤汤（《杂病证治新义》）

【组成】 天麻6g　钩藤10g　牛膝12g　石决明15g　杜仲12g　黄芩6g　栀子6g　益母草10g　桑寄生10g　夜交藤10g　茯神10g

【功效与适应证】 清热化痰、平肝潜阳。治脑震荡引起的眩晕，抽搐，以及阴虚阳亢，肝风内动，兼见痰热内蕴之证。

【制用法】 水煎服，每日1剂。

五味消毒饮（《医宗金鉴》）

【组成】 金银花15g　野菊花15g　蒲公英15g　紫花地丁15g　紫背天葵10g

【功效与适应证】 清热解毒。治附骨痈初起，开放性损伤创面感染初期。

【制用法】 水煎服，每日1~3剂。

五神汤（《洞天奥旨》）

【组成】 茯苓12g　车前子12g　金银花15g　牛膝10g　紫花地丁12g

【功效与适应证】 清热解毒，清利湿热。治疗下肢骨痈初起。

【制用法】 水煎服，每日1剂。

六味地黄汤（丸）（《小儿药证直诀》）

【组成】 熟地黄25g　山药12g　茯苓10g　泽泻10g　山萸肉12g　牡丹皮10g

【功效与适应证】 滋水降火。治肾水不足、腰膝酸痛、头晕目眩、咽干耳鸣、潮热盗汗、骨折后期迟缓愈合等。

【制用法】 水煎服，每日1剂。作丸，将药研细末，蜜丸，每丸10g，每日3次。

乌头汤（《金匮要略》）

【组成】 麻黄9g　芍药9g　黄芪9g　制川乌9g　炙甘草9g

【功效与适应证】 温经通络、祛寒逐湿。治损伤后风寒湿邪乘虚入络者。

【制用法】 水煎服，每日1剂。

太乙膏（《外科正宗》）

【组成】 玄参100g　白芷100g　当归身100g　肉桂100g　赤芍100g　大黄100g　生地黄100g　土木鳖100g　阿魏15g　轻粉20g　柳枝100g　血余炭50g　东丹2000g　乳香25g　没药15g　槐枝100g　麻油2500g

【功效与适应证】 清热消肿、解毒生肌。用于各种疮疡及创伤。

【制用法】 除东丹外，将其余药入油药，熬至药枯，滤渣，加东丹（一般每500g油加东丹20g）熬拌成膏状。隔火炖烊并摊于纸或布料敷贴。

云南白药（成药）

【组成】 略

【功效与适应证】 活血止血，祛瘀定痛。治损伤瘀滞肿痛，创伤出血，骨疾病疼痛等。

【制用法】 内服每次0.5g，4小时1次。外伤创面出血，可直接掺撒在出血处，然后包扎，亦可调服。

双柏膏（《中医伤科学讲义》）

【组成】 侧柏叶2份　黄柏1份　大黄2份　薄荷1份　泽兰1份

【功效与适应证】 活血解毒、消肿止痛。用于损伤早期或疮疡初起，局部红肿热痛，或局部包块形成而无溃疡者。

【制用法】 研末，以水、蜜糖煮热调糊外敷患处。

化斑汤（《温病条辨》）

【组成】 生石膏30g　知母12g　生甘草10g　玄参9g　犀角6g（犀角为古书用药，现用水牛角代，剂量酌情考虑）　粳米12g

【功效与适应证】 清热生津,滋阴解毒。治热毒入营、高热发斑、神昏谵语。

【制用法】 水煎服,每日1剂。

五 画

四物汤(《仙授理伤续断秘方》)

【组成】 川芎6g 当归10g 白芍12g 熟地黄12g

【功效与适应证】 养血补血。治损伤后期血虚之证。

【制用法】 水煎服,每日1剂。

四生散(原名青州白丸子,《太平惠民和剂局方》)

【组成】 生川乌1份 生南星6份 生白附子4份 生半夏14份

【功效与适应证】 祛风逐痰、散寒解毒、通络止痛。治跌打损伤肿痛,肿瘤局部疼痛,关节痹痛。

【制用法】 共为细末,存放待用。用时以蜜糖适量调成糊状外敷患处。用醋调煮外敷亦可,如出现过敏性皮炎即停服。亦可为丸内服,但须防止中毒。

四君子汤(《太平惠民和剂局方》)

【组成】 党参10g 白术12g 茯苓12g 炙甘草6g

【功效与适应证】 补益中气、调养脾胃。治损伤后期中气不足,脾胃虚弱,肌肉消瘦者。

【制用法】 水煎服,每日1剂。

右归丸(《景岳全书》)

【组成】 熟地黄4份 山药2份 山茱萸2份 枸杞子2份 菟丝子2份 杜仲2份 鹿角胶2份 当归1.5份 附子1份 肉桂1份 蜜糖适量

【功效与适应证】 补益肾阳。治骨及软组织损伤后期,肝肾不足,精血虚损而致神疲气乏,或肢冷酸软无力。

【制用法】 共研细末,炼蜜为小丸。每服10g,每日1~2次。

左归丸(《景岳全书》)

【组成】 熟地黄4份 怀山药2份 山茱萸2份 枸杞子2份 菟丝子2份 鹿角胶2份 龟板2份 牛膝2份 蜜糖适量

【功效与适应证】 补益肾阴。治损伤日久或骨疾病后,肾水不足,精髓内亏,腰膝酸软,头昏眼花,虚热盗汗等症。

【制用法】 药为细末,炼蜜为丸如豆大。每服10g,每日1~2次,饭前服。

生脉散(《内外伤辨惑论》)

【组成】 人参1.6g 麦冬1.6g 五味子7粒

【功效与适应证】 益气敛汗,养阴生津。治损伤后气血耗损或热伤气津之证。

【制用法】 水煎服,或为散冲服,每日1~4剂。

生肌玉红膏(《外科正宗》)

【组成】 当归5份 白芷1.2份 白蜡5份 轻粉1份 甘草3份 紫草半份 血竭1份 麻油40份

【功效与适应证】 活血祛腐,解毒镇痛,润肤生肌。用于治疗溃疡脓腐不脱,新肌难生者。

【制用法】 先将当归、白芷、紫草、甘草入油药浸3日,再慢火熬至微枯,滤过后煎沸,将血竭加入化尽后,加白蜡微火化开,加水片刻后,将轻粉细末撒入并搅拌成膏。同时将膏均匀涂纱布上,敷贴患处。每3日1次。

正骨水(成药)

【组成】 略

【功效与适应证】 活血化瘀、消肿止痛。主治跌打损伤,扭伤挫伤,风湿痹痛。

【制用法】 用时将药水涂搽患处,每日2~3次。

正红花油(成药)

【组成】 略

【功效与适应证】 活血化瘀,行气止痛。主要用于损伤初期,局部疼痛,肿胀较剧者。

【制用法】 使用时将药涂搽患处,每日2~3次。

正骨紫金丹(《医宗金鉴》)

【组成】 丁香1份 木香1份 血竭1份 儿茶1份 熟大黄1份 红花1份 牡丹皮半份 甘草1.3份

【功效与适应证】 活血祛瘀,行气止痛。治跌仆堕坠、闪挫伤瘀血凝聚之疼痛。

【制用法】 共研细末,炼蜜为丸。每服10g,黄酒送服。

归脾汤(《济生方》)

【组成】 白术10g 当归3g 党参3g 黄芪10g 酸枣仁10g 木香1.5g 远志3g 炙甘草4.5g 龙眼肉4.5g 茯苓10g

【功效与适应证】 养心健脾、补益气血。治骨折后期气血不足,神经衰弱,慢性溃疡等。

【制用法】 水煎服,每日1剂。

代抵当丸(《证治准绳》)

【组成】 大黄 芒硝 桃仁 归尾 穿山甲片 桂枝(或玉桂)生地

【功效与适应证】 攻下逐瘀,通经活络。治瘀浊内阻,经脉闭塞,二便不通者。

【制用法】 按病情酌量,水煎服,每日服1~2次。

白虎加桂枝汤(《金匮要略》)

【组成】 生石膏 知母 甘草 桂枝 粳米

【功效与适应证】 清热生津,调和营卫。治阳明经证,骨节烦疼时呕等症。

【制用法】 水煎服,每日1剂。

仙方活命饮(《外科发挥》)

【组成】 炮山甲3g 天花粉3g 甘草节3g 乳香3g 白芷3g 赤芍3g 贝母3g 防风3g 没药3g 皂角刺3g(炒) 当归尾3g 陈皮10g 金银花10g

【功效与适应证】 清热解毒,消肿溃坚、活血止痛。治骨痈初期。

【制用法】 水煎服,每日1剂。

加味术附汤(《杂病源流犀烛》)

【组成】 白术6g 附子4.5g 甘草4.5g 赤茯苓4.5g 生姜4g 大枣2g

【功效与适应证】 祛湿散寒。治寒湿腰痛偏于湿重者。

【制用法】 水煎服,每日1剂。

六 画

当归四逆汤(《伤寒论》)

【组成】 当归15g 桂枝6g 芍药9g 细辛3g 大枣8枚 炙甘草6g 通草6g

【功效与适应证】 活血通经、温经止痛。主治素体血虚,阳气不足,感受风寒,妇女月经不调,手足不温,自觉腹中冷或腰背冷,苔白,脉迟;血虚寒凝,四肢周身痹痛及冻疮初起未溃者。

【制用法】 水煎服,每日1剂。

当归补血汤(《内外伤辨惑论》)

【组成】 黄芪15~30g 当归3~6g

【功效与适应证】 补气生血。治血虚发热,以及大出血后,脉芤,重按无力,气血两虚之证。

【制用法】 水煎服,每日1剂。

当归鸡血藤汤(经验方)

【组成】 当归15g 熟地15g 桂圆肉6g 白芍9g 丹参9g 鸡血藤15g

【功效与适应证】 补气补血。用于骨伤患者后期气血虚弱患者。

【制用法】 水煎服,每日1剂。

防风汤(《宣明论方》)

【组成】 防风 当归 赤苓 杏仁 黄芩 秦艽 葛根 麻黄 甘草

【功效与适应证】 祛风散寒，通络除痹。治损伤后风邪侵袭，痛无定处之行痹。

【制用法】 按病情酌量，水煎服。

壮筋养血汤(《伤科补要》)

【组成】 当归9g 川芎6g 白芍9g 续断12g 红花5g 生地黄12g 牛膝9g 牡丹皮9g 杜仲6g

【功效与适应证】 活血壮筋。用于软组织损伤。

【制用法】 水煎服，每日1剂。

伤湿止痛膏(《中医骨伤科学》)

【组成】 乳香 没药 冰片等

【功效与适应证】 祛风湿止痛。用于风湿痛、神经痛、扭伤及肌肉关节酸痛。

【制用法】 洗净皮肤贴于患处。禁用于皮肤开放性伤口及感染过敏者。

地龙散(《医宗金鉴》)

【组成】 地龙 肉桂 苏木各3g 麻黄2g 黄柏 当归尾各7.5g 桃仁3g 甘草10g

【功效与适应证】 活血祛瘀，行气通络。治跌打损伤，瘀血留于太阳经引起的腰脊疼痛。

【制用法】 水煎服，饭前服，每日1剂。

血府逐瘀汤(《医林改错》)

【组成】 当归10g 生地黄10g 桃仁12g 红花10g 枳壳6g 赤芍6g 柴胡3g 甘草3g 桔梗4.5g 川芎4.5g 牛膝10g

【功效与适应证】 活血逐瘀，通络止痛。治瘀血内阻，血行不畅，经脉闭塞疼痛。

【制用法】 水煎服，每日1剂。

七 画

补筋丸(《医宗金鉴》)

【组成】 沉香30g 丁香30g 川牛膝30g 蛇床子30g 茯苓30g 白莲心30g 肉苁蓉30g 当归30g 熟地30g 牡丹皮30g 木瓜24g 人参9g 广木香9g

【功效与适应证】 补肾壮筋，益气养血，活络止痛。治跌仆伤筋、血脉壅滞、青紫肿痛。

【制用法】 共研细末，炼蜜为丸，如弹子大，每丸重9g，每次服1丸，用无灰酒送下。

补中益气汤(《东垣十书》)

【组成】 黄芪15g 党参12g 白术12g 陈皮3g 炙甘草5g 当归10g 升麻5g 柴胡5g

【功效与适应证】 补中益气。治疮疡日久，元气亏损，损伤后气血耗损，中气不足诸证。

【制用法】 水煎服，每日1剂。

补阳还五汤(《医林改错》)

【组成】 生黄芪120g 当归尾6g 赤芍4.5g 地龙 川芎 桃仁 红花各3g

【功效与适应证】 补气活血，疏通经络。治气虚而血不行的半身不遂，口眼歪斜，以及头部或脊柱督脉受伤而致的瘫痪。

【制用法】 水煎服，每日1剂。

补肾壮阳汤(经验方)

【组成】 熟地15g 生麻黄3g 白芥子3g 炮姜6g 杜仲12g 狗脊12g 肉桂6g 菟丝子12 牛膝9g 川续断9g 丝瓜络6g

【功效与适应证】 温通经络，补益肝肾。用于腰部损伤的中后期。

【制用法】 水煎服，每日1剂。

补肾壮筋汤(《伤科补要》)

【组成】 当归9g 熟地黄9g 牛膝9g 山茱萸9g 茯苓9g 续断9g 杜仲9g 白芍9g 青皮9g 五加皮9g

【功效与适应证】 补益肝肾，强壮筋骨。治肾气虚损，习惯性关节脱位。

【制用法】 水煎服，每日1剂。或制成丸剂服。

苏合香丸(《太平惠民和剂局方》)

【组成】 白术2份 青木香2份 乌犀屑(须用代用品)2份 香附子(炒去毛)2份 朱砂(水飞) 诃子(煨去皮)2份 白檀香2份 安息香(分别为末,用无灰酒1升熬膏)2份 沉香2份 麝香(研)2份 荜茇2份 龙脑(研)1份 乳香(研)1份 苏合香油1份(入安息香膏内)白蜜适量

【功效与适应证】 温通开窍。治脑震荡昏迷。

【制用法】 炼蜜为丸,每丸3g,每服1丸,温开水送服,小儿酌减。

苏子降气汤(《太平惠民和剂局方》)

【组成】 紫苏子9g 法半夏9g 前胡6g 厚朴6g 当归6g 甘草4g 沉香1.5g

【功效与适应证】 降气平喘。用于瘀血壅盛之喘咳。

【制用法】 水煎服,每日1剂。

杞菊地黄丸(《小儿药证直诀》)

【组成】 枸杞子30g 菊花30g 熟地黄80g 山萸肉40g 山药40g 泽泻30g 牡丹皮30g 茯苓30g

【功效与适应证】 滋补肝肾,明目。治肝肾阴虚之两眼昏花,视物不明,或眼睛干涩,迎风流泪。

【制用法】 炼蜜为丸,每服9g,每日2次,温开水送下。或作汤剂,用量按原方比例酌定。

身痛逐瘀汤(《医林改错》)

【组成】 秦艽9g 川芎9g 桃仁6g 红花6g 甘草3g 羌活9g 没药9g 五灵脂9g 香附9g 牛膝9g 地龙9g 当归15g

【功效与适应证】 活血行气,祛瘀通络,通痹止痛。治气血痹阻经络所致的肩、腰、腿或全身疼痛,经久不愈者。

【制用法】 水煎服,每日1剂。

鸡鸣散(《伤科补要》)

【组成】 归尾 桃仁 大黄

【功效与适应证】 攻下逐瘀。用于胸腹部挫伤,疼痛难忍,大便秘结者。

【制用法】 临证确定剂量,水煎服。

八 画

金黄膏(《医宗金鉴》)

【组成】 大黄5份 黄柏5份 姜黄5份 白芷5份 制南星1份 陈皮1份 苍术1份 厚朴1份 天花粉10份 甘草1份

【功效与适应证】 清热解毒,散瘀消肿。用于跌打肿痛。

【制用法】 共研细末。可用酒、油、花露、丝瓜叶或生葱等捣汁调敷;或用凡士林8份,药散2份的比例调制成膏外敷。

金匮肾气丸(《金匮要略》)

【组成】 熟地黄25g 山药12g 山茱萸12g 泽泻10g 茯苓10g 牡丹皮10g 肉桂3g(焗冲) 熟附子10g

【功效与适应证】 温补肾阳。治伤后肾阳亏损。

【制用法】 水煎服。或制成丸剂,淡盐汤送服。

定痛活血汤(《伤科补要》)

【组成】 当归 红花 乳香 没药 五灵脂 川续断 蒲黄 秦艽 桃仁

【功效与适应证】 活血定痛。治扭挫伤后瘀血不散。

【制用法】 按病情酌量,水酒各半煎服。

狗皮膏(《中药制剂手册》)

【组成】 枳壳 青皮 大枫子 赤石脂 赤芍 天麻 甘草 乌药 牛膝 羌活 黄柏 补骨脂 威灵仙 生川乌 木香 续断 白蔹 桃仁 生附子 川芎 生草乌 杜仲 远志 穿山甲 香附 白术 川楝子 僵蚕 小茴香 蛇床子 当归 细辛 菟丝子 肉桂 橘皮 青风藤各30g 轻粉 儿茶 丁香 樟脑 没药 血竭 乳香各15g

【功效与适应证】 散寒止痛，舒筋活络。治跌打损伤及风寒湿痹痛。

【制用法】 先将枳壳等前35味碎断，取麻油1200g，置于铁锅内，将枳壳等倒入，加热炸枯，过滤取药油，将油微炼，待爆音停止，水气去尽，晾温加入后8味细粉搅匀，制成分摊于狗皮、羊皮或布褙上。温热化开，贴患处。

和营止痛汤(《伤科补要》)

【组成】 赤芍9g 当归尾9g 川芎6g 苏木6g 陈皮6g 桃仁6g 续断12g 乌药9g 乳香6g 没药6g 木通6g 甘草6g

【功效与适应证】 活血止痛，祛瘀生新。治损伤积瘀肿痛。

【制用法】 水煎服，每日1剂。

知柏地黄丸(《医宗金鉴》)

【组成】 熟地黄80g 山药40g 茯苓30g 泽泻30g 山茱萸40g 牡丹皮30g 知母20g 黄柏20g

【功效与适应证】 滋阴降火，清热除烦。治疮疡皮肤病属阴虚火旺者。

【制用法】 水煎服，或为丸服。

肢伤一方(《外伤科学》经验方)

【组成】 当归12g 赤芍12g 桃仁10g 红花6g 黄柏10g 防风10g 木通10g 甘草6g 生地黄12g 乳香5g

【功效与适应证】 行气活血，祛瘀止痛。治跌打损伤，瘀肿疼痛。用于四肢骨折或软组织损伤的初期。

【制用法】 水煎服，每日1剂。

肢伤二方(《外伤科学》)

【组成】 当归12g 赤芍12g 续断12g 威灵仙12g 生薏苡仁30g 桑寄生30g 骨碎补12g 五加皮12g

【功效与适应证】 祛瘀生新，舒筋活络。治跌打损伤，筋络挛痛，用于四肢损伤的中、后期。

【制用法】 水煎服，每日1剂。

泽兰汤(《疡医大全》)

【组成】 泽兰叶9g 当归9g 牡丹皮9g 赤芍6g 青木香6g 桃仁6g 红花3g

【功效与适应证】 活血祛瘀。治跌打损伤，或损伤致肠中瘀血，二便秘结。如大便不通加炒大黄9g。

【制用法】 水煎服，热酒冲服。

羌活胜湿汤(《内外伤辨惑论》)

【组成】 羌活15g 独活15g 藁本15g 防风15g 川芎10g 蔓荆子10g 甘草6g

【功效与适应证】 祛风除湿。治伤后风湿邪客者。

【制用法】 水煎服。药渣可煎水热洗患处。

参苓白术散(《太平惠民和剂局方》)

【组成】 白扁豆12g 党参12g 白术12g 茯苓12g 炙甘草6g 山药12g 莲子肉10g 薏苡仁10g 桔梗6g 砂仁5g 大枣4枚

【功效与适应证】 补气健脾渗湿。治损伤后期气血受损，脾失健运者。

【制用法】 水煎服，每日1剂。

宝珍膏(成药)

【组成】 生地 茅术 枳壳 五加皮 莪术 桃仁 山柰 当归 川乌 陈皮 乌药 三棱 大黄 首乌 草乌 柴胡 香附 防风 牙皂 肉桂 羌活 赤芍 南星 荆芥 白芷 藁本 续断 高良姜 独活 麻黄 甘松 连翘 乳香 没药 阿魏 细辛 刘寄奴 威灵仙 海风藤 小茴香各1份 川芎2份 血余炭7份 麝香 木香 附子各2/3份 东丹30份

【功效与适应证】 活血化瘀、消肿止痛。治风湿关节痛及跌打损伤疼痛。

【制用法】 制成药膏贴患处。近年来药厂制黏胶布形膏药，名伤湿宝珍膏，使用方便。

九 画

活血散(《中医正骨经验概述》)

【组成】 乳香15g　没药15g　血竭15g　贝母9g　羌活15g　木香6g　厚朴9g　制川乌3g　制草乌3g　白芷24g　麝香1.5g　炒小茴香9g　甲珠15g　煅自然铜15g　独活15g　续断15g　虎骨15g(现用狗骨代,剂量酌定)　川芎15g　木瓜15g　肉桂9g　当归24g

【功效与适应证】 活血舒筋、理气止痛。治跌打损伤、瘀肿疼痛或久伤不愈。

【制用法】 共研细末,开水调成糊状外敷患处。

活血酒(《中医正骨经验概述》)

【组成】 活血散15g　白酒500g

【功效与适应证】 通经活血。用于陈旧性扭挫伤,寒湿偏盛之腰腿痛。

【制用法】 将活血散泡于白酒中7~10天即成。

活血舒筋汤(《中医伤科学讲义》经验方)

【组成】 归尾　赤芍　片姜黄　伸筋草　松节　海桐皮　落得打　路路通　羌(独)活　防风　续断　甘草(上肢疾患加用川芎、桂枝;下肢疾患加用牛膝、木香;痛甚者加用乳香、没药)

【功效与适应证】 活血化瘀、舒筋活络。用于伤筋,关节肿痛,活动功能障碍。

【制用法】 水煎服,每日1剂。

活血止痛汤(《伤科大成》)

【组成】 当归12g　川芎6g　乳香6g　苏木5g　红花5g　没药6g　土鳖虫3g　三七3g　赤芍9g　陈皮5g　落得打6g　紫荆藤9g

【功效与适应证】 活血止痛。治跌打损伤肿痛。

【制用法】 水煎服,每日1剂。

活血祛瘀汤(《中医伤科学》)

【组成】 当归25g　红花10g　土鳖虫15g　煅自然铜15g　狗脊15g　骨碎补25g　没药10g　乳香10g　路路通10g　桃仁5g　三七粉5g(分3次冲)

【功效与适应证】 活血化瘀,通络消肿,续筋接骨。治软组织损伤及骨折的初期。

【制用法】 水煎服,每日1剂。

茴香酒(《中医伤科学讲义》经验方)

【组成】 茴香15g　丁香10g　樟脑15g　红花10g　白干酒300g

【功效与适应证】 活血行气止痛。治扭挫伤肿痛。

【制用法】 把药浸泡在酒中,1周以后去渣,取酒即可。外涂擦患处。亦可在施行理伤手法时配合使用。

独参汤(《景岳全书》)

【组成】 人参10~20g

【功效与适应证】 补气、摄血、固脱。治失血后气血虚衰,虚烦作渴,气随血脱之危症。

【制用法】 水炖服。近年来亦有制成注射剂者。

复元活血汤(《医学发明》)

【组成】 柴胡15g　天花粉10g　当归尾10g　红花6g　甘草6g　穿山甲10g　酒浸大黄30g　酒浸桃仁12g

【功效与适应证】 活血祛瘀,消肿止痛。治跌打损伤,血停积于胁下,肿痛不可忍者。

【制用法】 水煎,分2次服。如服完第1次后,泻下大便,得利痛减,则停服;如6小时后仍无泻下者,则服下第2次,以利为度。

复元通气散(《伤科汇纂》)

【组成】 木香　炒茴香　青皮　炙山甲　陈皮　白芷　甘草　漏芦　贝母各等份

【功效与适应证】 行气止痛。治跌仆损伤作痛,或恼怒气滞,血凝作痛者。

【制用法】 共为末,每服3~6g,温酒调下。

独活寄生汤(《备急千金要方》)

【组成】 独活6g　防风6g　川芎6g　牛膝6g　秦艽12g　杜仲12g　当归12g　茯苓12g　桑寄生18g　党参12g　熟地黄15g　白芍10g　细辛3g　甘草3g　肉桂2g(焗冲)

【功效与适应证】 补肝肾,壮筋骨,祛风湿,止痹痛。治腰脊损伤后期、肝肾两亏、风湿痛和腿足屈伸不利者。

【制用法】 水煎服,可复煎外洗患处。

骨折挫伤散(成药)

【组成】 略

【功效与适应证】 接骨、活血、止血。主治骨折损伤初期瘀肿疼痛。

【制用法】 内服。

骨伤一方(《外伤科学》经验方)

【组成】 宽筋藤 30g 钩藤 30g 金银花藤 30g 王不留行 30g 刘寄奴 15g 防风 15g 大黄 15g 荆芥 10g

【功效与适应证】 活血通络,舒筋止痛。治损伤后筋肉拘挛,关节功能欠佳,酸痛麻木或外感风湿作痛等。用于骨折及筋伤中后期或骨伤手术后已能解除外固定,行功能锻炼者。

【制用法】 煎水熏洗。

骨伤二方(《外伤科学》经验方)

【组成】 桂枝 15g 威灵仙 15g 防风 15g 五加皮 15g 细辛 10g 荆芥 10g 没药 10g

【功效与适应证】 活血通络、祛风止痛。治损伤后肢体冷痛,关节不利及风寒湿邪浸注,局部遇冷则痛增,得温稍适的痹痛。

【制用法】 煎水熏洗,肢体可直接浸泡,躯干可用毛巾湿热敷擦,但需注意防止烫伤。

追风壮骨膏(成药)

【组成】 (略)

【功效与适应证】 祛风散寒、舒筋活血。主治由风寒湿痹引起的肩、背、腰、腿疼痛,筋脉拘挛,肌肤不仁,以及跌仆扭伤,闪腰岔气等症。

【制用法】 加热后贴敷患处。

顺气活血汤(《伤科大成》)

【组成】 苏梗 厚朴 枳壳 砂仁 归尾 红花 木香 赤芍 桃仁 苏木 香附

【功效与适应性】 行气活血、祛瘀止痛。用于治疗胸腹挫伤,气滞胀满作痛者。

【制用法】 临证确定剂量,水煎服。或以少量米酒送服。

十 画

桂枝汤(《伤科补要》)

【组成】 桂枝 赤芍 枳壳 香附 陈皮 红花 生地黄 当归尾 延胡索 防风 独活各等份

【功效与适应证】 祛风胜湿,和营止痛。用于失枕,上肢损伤,风寒湿侵袭经络作痛等。

【制用法】 童便,陈酒煎服。

桂枝附子汤(《金匮要略》)

【组成】 桂枝 附子 甘草 生姜 大枣

【功效与适应证】 散寒祛风除湿、通络止痛。主治身体疼痛,不能自转侧,不呕不渴,脉浮虚而涩。

【制用法】 水煎服,每日 1 剂。

桂枝加葛根汤(《伤寒论》)

【组成】 葛根 15g 麻黄 8g 桂枝 15g 白芍 15g 甘草 5g 生姜 3g 大枣 5g

【功效与适应证】 解肌散寒。治颈部损伤兼有风寒乘袭者。

【制用法】 水煎服。煎渣热敷颈部。

麻桂温经汤(《伤科补要》)

【组成】 麻黄 桂枝 红花 白芷 细辛 桃仁 赤芍 甘草

【功效与适应证】 通经活络祛瘀。用于损伤后风寒侵袭之痹痛。

【制用法】 临证确定剂量,水煎服。

消肿止痛膏(《外伤科学》经验方)

【组成】 姜黄 羌活 干姜 栀子 乳香 没药

【功效与适应证】 祛瘀、消肿、止痛。治损伤初期瘀肿疼痛者。

【制用法】 共研细末。用凡士林调成60%软膏外敷患处。

消瘀止痛膏(《中医伤科学讲义》经验方)

【组成】 木瓜60g 栀子30g 大黄150g 蒲公英60g 土鳖虫30g 乳香30g 没药30g

【功效与适应证】 活血祛瘀、消肿止痛。用于骨折伤筋,初期肿胀疼痛剧烈者。

【制用法】 共为细末,饴糖或凡士林调敷。

展筋丹(《中医伤科学讲义》经验方)

【组成】 人参15g 珍珠1.5g 琥珀1.5g 当归1.5g 冰片1.5g 乳香1.5g 没药15g 血竭6g 麝香0.9g 牛黄0.3g

【功效与适应证】 活血、舒筋、止痛,用于软组织损伤,局部肿痛者。

【制用法】 共研极细末,收贮瓶中待用。宜收藏于阴干之处。搽用。

润肠丸(《脾胃论》)

【组成】 大黄15g 当归尾15g 羌活15g 桃仁(汤浸,去皮尖)30g 麻仁38g

【功效与适应证】 润肠通便,活血祛风。治饮食劳倦,大便秘结,或干燥秘结不通,不思饮食,以及风结、血结等证。

【制用法】 共为细末,炼蜜为丸,每次12g,每日2次,空腹温开水送服。

透脓散(《外科正宗》)

【组成】 生黄芪12g 穿山甲(炒)6g 川芎6g 当归9g 皂角刺5g

【功效与适应证】 托毒排脓。治痈疽诸毒。

【制用法】 共为末,开水冲服。亦可水煎服。

桃仁承气汤(《伤寒论》)

【组成】 桃仁10g 大黄(后下)12g 桂枝6g 甘草6g 芒硝(冲服)6g

【功效与适应证】 逐瘀泻下。治跌打损伤、瘀血停聚、疼痛拒按等里实热证。

【制用法】 水煎服,得泻即停。

桃红四物汤(《医宗金鉴》)

【组成】 当归 川芎 白芍 生地黄 桃仁 红花

【功效与适应证】 活血祛瘀。治损伤血瘀者。

【制用法】 水煎服,每日1剂。

通窍活血汤(《医林改错》)

【组成】 赤芍3g 川芎3g 红花9g 桃仁9g(研如泥) 鲜生姜9g(切) 老葱3根(切碎) 红枣7个(去核) 麝香0.15g(冲服)

【功效与适应证】 活血通窍。用于头面等上部出血,或颅脑损伤瘀血,或头部损伤后头昏、头痛,或脑震荡等。

【制用法】 将前7味加入黄酒250g,煎一盅,去渣,将麝香入酒内,再煎二沸,临卧服。

柴胡细辛汤(《中医伤科学》)

【组成】 柴胡 细辛 薄荷 归尾 土鳖虫 丹参 制半夏 川芎 泽兰 黄连

【功效与适应证】 祛瘀生新、调和升降。治脑震荡头晕、呕吐。

【制用法】 水煎服,每日1剂。

柴胡疏肝散(《景岳全书》)

【组成】 陈皮 柴胡各6g 川芎 香附 枳壳 芍药各5g 炙甘草3g

【功效与适应证】 疏肝理气止痛。治胸胁损伤。

【制用法】 水煎服。

海桐皮汤(《医宗金鉴》)

【组成】 海桐皮6g 透骨草6g 乳香6g 没药6g 当归5g 川椒10g 川芎3g 红花3g 威灵仙3g 甘草3g 防风3g 白芷3g

【功效与适应证】 活络止痛。治跌打损伤疼痛。

【制用法】 共为细末,布袋装。煎水熏洗患处。

益气养荣汤(《证治准绳》)

【组成】 人参3g 茯苓3g 陈皮3g 贝母3g 附子(炒)3g 当归(酒拌)3g 川芎3g 黄芪(盐水炒)3g 熟地3g 白芍3g 炙甘草2g 桔梗2g 炒白术6g 柴胡2g

【功效与适应证】 补益气血。治损伤或骨疾病耗伤气血以致气血衰弱,正不胜邪者。

【制用法】 水煎服,每日1剂。

健步虎潜丸(《伤科补要》)

【组成】 龟胶2份 鹿角胶2份 虎胫骨(虎胫骨为古书用药,现用狗胫骨代)2份 何首乌2份 川牛膝2份 杜仲2份 锁阳2份 当归2份 熟地2份 威灵仙2份 黄柏1份 人参1份 羌活1份 白芍1份 白术1份 大川附子1份半 蜜糖适量

【功效与适应证】 补气血、壮筋骨。治跌打损伤,血虚气弱,筋骨痿软无力,步履艰难。

【制用法】 共研细末,炼蜜为丸如绿豆大。每服10g,空腹淡盐水送下,每日2~3次。

十一画

银翘散(《温病条辨》)

【组成】 连翘30g 金银花30g 桔梗18g 薄荷18g 淡竹叶12g 生甘草15g 荆芥穗12g 淡豆豉15g 牛蒡子18g

【功效与适应证】 疏散风热,清热解毒。用于温病初起者。

【制用法】 加芦根适量,水煎服。

清营汤(《温病条辨》)

【组成】 生地黄25g 玄参9g 淡竹叶12g 金银花15g 连翘15g 黄连6g 丹参12g 麦冬9g 犀角1g(犀角为古书用药,现用水牛角代,剂量酌定)

【功效与适应性】 清营泄热、养阴解毒。用于治疗损伤后感染,温热之邪入营内陷者。

【制用法】 水煎服,每日1剂。

黄芪桂枝五物汤(《金匮要略》)

【组成】 黄芪 桂枝 芍药 生姜 大枣

【功效与适应证】 益气温经,和营通痹。用于血痹证引起的肌肤麻木不仁。

【制用法】 水煎服,每日1剂。

黄连阿胶汤(《伤寒论》)

【组成】 黄连 阿胶 黄芩 鸡子黄 芍药

【功效与适应证】 滋阴清火,养心安神。用于阴虚火旺,虚火上扰心神之证。

【制用法】 水煎服,每日1剂。

麻桂温经汤(《伤科补要》)

【组成】 麻黄 桂枝 红花 白芷 细辛 桃仁 赤芍 甘草

【功效与适应证】 通经活络祛瘀。治损伤之后风寒客注而痹痛者。

【制用法】 按病情决定剂量,水煎服。

理中丸(《伤寒论》)

【组成】 人参90g 干姜90g 炙甘草90g 白术90g

【功效与适应证】 温中祛寒、补益脾胃。主治脾胃虚寒,阳虚失血。

【制用法】 丸剂,每服9~12g,开水送下或作汤剂水煎服。

犀角地黄汤(《备急千金要方》)

【组成】 犀角0.6g(犀角为古书用药,现用水牛角代,剂量酌定)生地黄30g 芍药12g 牡丹皮9g

【功效与适应证】 清热解毒、凉血散瘀。治热入血分,热扰心营证。

【制用法】 水煎服。

十二画

舒筋汤(《外伤科学》)

【组成】 当归 10g 白芍 10g 姜黄 6g 宽筋藤 15g 松节 6g 海桐皮 12g 羌活 10g 防风 10g 续断 10g 甘草 6g

【功效与适应证】 祛风舒筋活络。用于因软组织病变而致之筋络挛痛。

【制用法】 水煎服,孕妇禁用。

舒筋丸(又称舒筋壮力丸,《刘寿山正骨经验》经验方)

【组成】 麻黄 2 份 制马钱子 2 份 制乳香 1 份 制没药 1 份 血竭 1 份 红花 1 份 自然铜 1 份(煅、醋淬) 羌活 1 份 独活 1 份 防风 1 份 钻地风 1 份 杜仲 1 份 木瓜 1 份 桂枝 1 份 怀牛膝 1 份 贝母 1 份 生甘草 1 份 蜜糖适量

【功效与适应证】 散寒祛风、舒筋活络。用于各种筋伤及冷痹痛。

【制用法】 共为细末,炼蜜为丸,每丸重 5g,每服 1 丸,每日服 1~3 次。

舒筋活血汤(《伤科补要》)

【组成】 羌活 6g 防风 9g 荆芥 6g 独活 9g 当归 12g 续断 12g 青皮 5g 牛膝 9g 五加皮 9g 杜仲 9g 红花 6g 枳壳 6g

【功效与适应证】 舒筋活络。治筋伤及骨折脱位后期筋肉挛痛者。

【制用法】 水煎服,每日 1 剂。

温胆汤(《备急千金要方》)

【组成】 半夏 9g 竹茹 9g 枳实 9g 橘皮 9g 生姜 5 片 茯苓 9g 炙甘草 6g 大枣 1 枚

【功效与适应证】 清热化痰、和胃止呕。治肝胃不和,痰热内扰证。

【制用法】 水煎服,每日 1 剂。

温经通络膏(《中医伤科讲义》经验方)

【组成】 乳香 没药 麻黄 马钱子各等量,蜂蜜或饴糖适量。

【功效与适应证】 祛风温经止痛。用于软组织损伤疼痛或风寒湿邪痹痛。

【制用法】 研末,蜂蜜或饴糖调成软膏。

跌打膏(《中医伤科学讲义》经验方)

【组成】 乳香 150g 没药 150 g 血竭 90g 香油 10 000g 三七 17 500g 冰片 90g 樟脑 90g 东丹 5000g

【功效与适应证】 活血祛瘀,消肿止痛。用于跌打损伤、骨折筋伤、肿胀疼痛者。

【制用法】 先将乳香、没药、血竭、三七等药用香油浸,继用慢火煎 2 小时,改用急火煎药至枯去渣,用纱布过滤,取滤液再熬,达浓稠似蜜糖起白烟时,放入东丹,继煎至滴水成珠为宜。离火后加入冰片、樟脑,调匀摊于膏药纸上即成,外贴患处。

跌打万花油(亦称万花油,成药)

【组成】 (略)

【功效与适应证】 消肿止痛解毒。治跌打损伤肿痛、烫伤等。

【制用法】 ①敷贴:将万花油装在消毒容器内,再把消毒纱布块放到容器内浸泡片刻,然后直接敷贴患处。如是敷在伤口处,则每日换药;如无伤口者 1~3 天换 1 次。②涂擦:把药直接涂擦在患处。亦可在施行按摩手法时配合使用。

十三画以上

增液汤(《温病条辨》)

【组成】 玄参 30g 麦冬 25g 生地黄 25g

【功效与适应证】 增液润燥。治损伤后津液耗损、口干咽燥、大便秘结。

【制用法】 水煎服,每日 1 剂。

黎峒丸(《医宗金鉴》)

【组成】 牛黄 冰片 麝香各 1 份 阿魏 雄黄各 5 份 大黄 儿茶 血竭 乳香 没药 田七 天竺黄 藤黄(隔汤煮十数次,去浮珠,用山羊血拌晒,如无山羊血,以子羊血代之)各 10 份

【功效与适应证】 祛瘀生新。治跌打损伤、瘀阻气滞、剧烈疼痛或瘀血内攻及无名肿毒等证。

【制用法】 共研细末，将藤黄化开为丸，如芡实大，焙干稍加白蜜，外用蜡皮封固。每次1丸，开水或酒送服。外用时，用茶卤磨涂。

薏苡仁汤（《类证治裁》）

【组成】 薏苡仁15g 川芎6g 当归9g 麻黄6g 桂枝9g 羌活10g 独活10g 防风9g 川乌6g(制) 苍术10g 甘草6g 生姜3片

【功效与适应证】 渗利水湿，祛风散寒。治伤后湿气侵袭而致着痹者。

【制用法】 水煎服，每日1剂。

膈下逐瘀汤（《医林改错》）

【组成】 当归9g 川芎6g 赤芍9g 桃仁9g 红花6g 枳壳5g 牡丹皮9g 香附9g 延胡索12g 乌药9g 五灵脂9g 甘草5g

【功效与适应证】 活血祛瘀。治腰部损伤、蓄瘀疼痛。

【制用法】 水煎服，每日1剂。

蠲痹汤（《百一选方》）

【组成】 羌活6g 姜黄6g 当归12g 赤芍9g 黄芪12g 防风6g 炙甘草3g 生姜3g

【功效与适应证】 活血通络，祛风除湿。治损伤后风寒乘虚入络者。

【制用法】 水煎服，每日1剂。

麝香止痛膏（成药）

【组成】 略

【功效与适应证】 消肿止痛、活络舒筋。适用于关节痛、扭挫伤、肌肉酸痛等症。

【制用法】 皮肤清洁后外贴患处。

《中医筋伤》教学大纲

（供中医骨伤专业用）

一、课程性质与任务

《中医筋伤》是研究各种原因导致筋的损伤的病因病理、诊断、辨证施治和预防的一门临床课，是中医骨伤科专业的一门重要的课程。其主要任务是：通过本课程的学习，使学生系统掌握中医筋伤的基本理论、基本知识和基本技能操作；具有运用本课程的基本理论、基本知识和基本技能操作，对中医筋伤临床常见病、多发病进行诊断和辨证施治的能力，为今后参加骨伤临床奠定基础。

二、课程教学目标

本大纲适用于中医骨伤专业大学专科层次使用，依据中医骨伤专业"为农村基层、城镇社区培养德才兼备的高级技术应用型人才"的培养目标，本课程的教学目标是：通过课堂理论与实践教学，使本专业学生掌握适应临床岗位需要的中医筋伤基本理论、基本知识及基本操作技能；具有运用这些理论知识和技能，辨证论治中医筋伤范围内的常见病和多发病的能力。具体的知识、能力、素质目标分述如下。

【知识教学目标】

1. 熟练掌握筋伤辨证诊断技能和辨证治疗技能；筋伤常见病证的含义、临床特征、诊断要点、鉴别诊断及辨证治疗，尤其是手法治疗。
2. 熟悉筋伤常见病的病因病理、分类方法及疗效标准。
3. 了解中医筋伤的内容、发展简史及学习要求与方法；中医筋伤常见病及多发病的预防调护。

【能力培养目标】

1. 能对中医筋伤常见病及多发病进行诊断操作。
2. 具有对中医筋伤常见病及多发病进行辨证治疗、处理的能力。

【素质教育目标】

1. 专业思想巩固，热爱骨伤事业。
2. 培养学生刻苦勤奋、认真细致、严谨求实的学习态度和工作作风。
3. 具有辩证思维的能力。
4. 具有高度的责任心，关心、爱护、体贴患者，树立全心全意为患者服务的思想。

三、教学内容及要求

第一章 概 论

【知识教学目标】

1. 掌握中医筋伤的含义、范围及学习要求与方法。
2. 熟悉筋伤与骨折、脱位以及骨疾病的关系。
3. 了解中医筋伤的起源、发展和历史以及对人类健康事业所做的贡献，树立继承和发展祖国传统医学的责任感和自信心。

【能力培养目标】

1. 具有辨别筋伤与骨折、脱位以及骨疾病的关系的技能。
2. 能应用筋伤学的含义，确定筋伤范围及性质。

【教学内容】

1. 重点阐述筋伤学的含义、性质及范围。

2. 阐明筋伤与骨折、脱位以及骨疾病的关系。

3. 扼要阐述中医筋伤的源流和发展概括。

4. 简要介绍《中医筋伤》学习要求与方法。

第二章　筋伤学基础

第一节　筋伤治疗应用的基本知识

【知识教学目标】

1. 掌握筋伤的分类方法。

2. 熟悉筋伤学常用的解剖学基础知识及经络与腧穴学基础知识。

3. 了解筋伤发生的原因及主要病理变化。

【能力培养目标】

1. 具有对筋伤进行分类的能力。

2. 能阐明筋伤常用的解剖学基础知识及经络与腧穴学基础知识。

【教学内容】

1. 简要介绍筋伤发生的原因及疾病发生的主要病理变化。

2. 阐明筋伤常用的解剖学基础知识及经络与腧穴学基础知识。

3. 重点阐述筋伤的分类方法。

第二节　筋伤学基本技能

一、筋伤辨证诊断技能

【知识教学目标】

1. 掌握筋伤的临床表现、并发症及筋伤的特殊检查法。

2. 熟悉望、闻、问、切四诊检查法及肢体关节活动范围测量法、神经系统检查法在筋伤临床中的应用。

3. 了解X线、造影、CT、MRI、关节镜、肌电图等现代辅助检查法对筋伤进行检查诊断的作用及意义。

【能力培养目标】

1. 具有对筋伤进行四诊检查及特殊检查的技能。

2. 能应用X线、造影、CT、MRI等辅助检查知识，对筋伤进行诊断操作。

【教学内容】

1. 简要介绍X线、造影、CT、MRI、关节镜、肌电图等现代辅助检查法对筋伤进行检查诊断的作用及意义。

2. 阐明望、闻、问、切四诊检查法及肢体关节活动范围测量法、神经系统检查法在筋伤临床中的应用。

3. 重点阐述筋伤的临床表现、并发症及筋伤的特殊检查法。

二、筋伤辨证治疗技能

【知识教学目标】

1. 掌握筋伤的治疗原则及内服中药三期辨证治疗。

2. 熟悉常用理筋手法操作。

3. 了解常用练功疗法、固定疗法、牵引疗法、针刺疗法、艾灸疗法、耳穴疗法、穴位注射、封闭疗法、小针刀疗法、物理疗法在筋伤治疗中的应用。

【能力培养目标】

1. 具有对筋伤疾病进行三期辨证用药的能力。

2. 能进行筋伤常用手法的操作。

3. 会使用药物治疗、练功疗法、固定疗法、牵引疗法、针刺疗法、艾灸疗法、穴位注射、封闭疗法、小针刀疗法、物理疗法等治疗方法，用于筋伤临床操作。

【教学内容】

1. 简要介绍常用练功疗法、固定疗法、牵引疗法、针刺疗法、艾灸疗法、穴位注射、封闭疗法、小针刀疗法、物理疗法等治疗方法在筋伤治疗中的应用。

2. 着重阐明常用理筋手法操作。

3. 重点阐述筋伤的治疗原则及内服中药三期辨证治疗。

第三章　躯干部筋伤

第一节　颈部筋伤

【知识教学目标】

1. 掌握落枕、颈椎病的含义、临床特征、诊断要点和辨证治疗及疗效标准。

2. 熟悉颈部扭挫伤、小儿肌性斜颈、颈椎间盘突出症、颈椎小关节错缝的含义、临床特征、诊断要点、手法治疗和疗效标准。

3. 了解颈部扭挫伤、小儿肌性斜颈、颈椎间盘突出症、颈椎小关节错缝的病因病理、预防调护。

【能力培养目标】

能对颈部筋伤病证进行诊断与辨证治疗操作。

【教学内容】

1. 简要介绍颈部扭挫伤、小儿肌性斜颈、颈椎间盘突出症、颈椎小关节错缝的含义及病因病理。

2. 阐明颈部扭挫伤、小儿肌性斜颈、颈椎间盘突出症、颈椎小关节错缝的诊断要点、手法治疗和疗效标准。

3. 重点阐述落枕、颈椎病的含义及病因病理、诊断要点、辨证治疗和疗效标准。

第二节　胸背部筋伤

【知识教学目标】

1. 熟悉项背部筋膜炎、胸椎小关节错缝、胸部屏挫伤及肋软骨炎的诊断要点、辨证治疗和疗效标准。

2. 了解项背部筋膜炎、胸椎小关节错缝、胸部屏挫伤及肋软骨炎的含义、病因病理。

【能力培养目标】

能对胸背部筋伤病证进行诊断和辨证治疗操作。

【教学内容】

1. 简要介绍项背部筋膜炎、胸椎小关节错缝、胸部屏挫伤及肋软骨炎的含义、病因病理。

2. 阐明项背部筋膜炎、胸椎小关节错缝、胸部屏挫伤及肋软骨炎的诊断要点、辨证治疗和疗效标准。

第三节　腰骶部筋伤

【知识教学目标】

1. 掌握急性腰扭伤、慢性腰肌劳损、腰椎间盘突出症、腰椎椎管狭窄症、腰臀部筋膜炎的含义、临床特征、诊断要点、鉴别诊断、辨证治疗和疗效标准。

2. 熟悉第三腰椎横突综合征、腰椎退行性滑脱症、腰椎骨质增生症、腰背部筋膜炎、骶髂关节损伤及尾骨痛的诊断要点、手法治疗和疗效标准。

3. 了解第三腰椎横突综合征、腰椎退行性滑脱症、腰椎骨质增生症、腰背部筋膜炎、骶髂关节损伤及尾骨痛的病因病理。

【能力培养目标】

能对腰骶部筋伤病证进行诊断和辨证治疗操作。

【教学内容】

1. 简明介绍第三腰椎横突综合征、腰椎退行性滑脱症、腰椎骨质增生症、腰背部筋膜炎、骶髂关节损伤及尾骨痛的病因病理。

2. 阐明第三腰椎横突综合征、腰椎退行性滑脱症、腰椎骨质增生症、腰背部筋膜炎、骶髂关节损伤及尾骨痛的诊断要点、手法治疗和疗效标准。

3. 重点阐述急性腰扭伤、慢性腰肌劳损、腰椎间盘突出症、腰椎椎管狭窄症、腰臀部筋膜炎的含义、临床特征、诊断要点、鉴别诊断、辨证治疗和疗效标准。

第四章　上肢部筋伤

第一节　肩部筋伤

【知识教学目标】

1. 掌握肩周炎的含义、临床特征、病因病理、诊断要点和鉴别诊断、辨证治疗和疗效标准。

2. 熟悉肩部扭挫伤、冈上肌肌腱炎、肱二头肌长头肌腱炎、肱二头肌短头肌腱炎、肩峰下滑囊炎及肩袖损伤的诊断要点、手法治疗和疗效标准。

3. 了解肩部扭挫伤、冈上肌肌腱炎、肱二头肌长头肌腱炎、肱二头肌短头肌腱炎、肩峰下滑囊炎及肩袖损伤的病因病理和预防调护。

【能力培养目标】

能对上肢部筋伤进行诊断和辨证治疗操作。

【教学内容】

1. 简要介绍肩部扭挫伤、冈上肌肌腱炎、肱二头肌长头肌腱炎、肱二头肌短头肌腱炎、肩峰下滑囊炎及肩袖损伤的病因病理和预防调护。

2. 阐明肩部扭挫伤、冈上肌肌腱炎、肱二头肌长头肌腱炎、肱二头肌短头肌腱炎、肩峰下滑囊炎及肩袖损伤的诊断要点、手法治疗和疗效标准。

3. 重点阐述肩周炎的含义、临床特征、病因病理、诊断要点、鉴别诊断及辨证治疗和疗效标准。

第二节　肘部筋伤

【知识教学目标】

1. 掌握肱骨外上髁炎的含义、临床特征、病因病理、诊断要点、鉴别诊断及辨证治疗和疗效标准。

2. 熟悉肘部扭挫伤、肱骨内上髁炎、尺骨鹰嘴滑囊炎及肘关节骨化性肌炎的诊断要点、手法治疗和疗效标准。

3. 了解肘部扭挫伤、肱骨内上髁炎、尺骨鹰嘴滑囊炎及肘关节骨化性肌炎的病因病理和预防调护。

【能力培养目标】

能对肘部筋伤进行诊断和治疗操作。

【教学内容】

1. 简要介绍肘部扭挫伤、肱骨内上髁炎、尺骨鹰嘴滑囊炎及肘关节骨化性肌炎的病因病理和预防调护。

2. 阐明肘部扭挫伤、肱骨内上髁炎、尺骨鹰嘴滑囊炎及肘关节骨化性肌炎的诊断要点、手法治疗和疗效标准。

3. 重点阐述肱骨外上髁炎的含义、临床特征、病因病理、诊断要点、鉴别诊断及辨证治疗和疗效标准。

第三节　腕与手部筋伤

【知识教学目标】

1. 掌握腕管综合征、腱鞘囊肿、桡骨茎突狭窄性腱鞘炎及屈指肌腱腱鞘炎的含义、临床特征、诊断要点、鉴别诊断、辨证治疗和疗效标准。

2. 熟悉腕部扭挫伤、掌指及指间关节扭挫伤、腕三角软骨损伤及桡侧伸腕肌腱周围炎等的诊断要点、手法治疗和疗效标准。

3. 了解腕部扭挫伤、掌指及指间关节扭挫伤、腕三角软骨损伤及桡侧腕伸肌腱周围炎等的病因病理和预防调护。

【能力培养目标】

能对腕与手部筋伤进行诊断和治疗操作。

【教学内容】

1. 简要介绍腕部扭挫伤、掌指及指间关节扭挫伤、腕三角软骨损伤及桡侧腕伸肌腱周围炎的病因病理和预防调护。

2. 阐明腕部扭挫伤、掌指及指间关节扭挫伤、腕三角软骨损伤及桡侧伸腕肌腱周围炎的诊断要点、手法治疗和疗效标准。

3. 重点阐述腕管综合征、腱鞘囊肿、桡骨茎突狭窄性腱鞘炎和屈指肌腱腱鞘炎的含义、临床特征、诊断要点、鉴别诊断、辨证治疗和疗效标准。

第五章　下肢部筋伤

第一节　髋部与大腿筋伤

【知识教学目标】

1. 掌握梨状肌综合征的含义、临床特征、诊断要点、鉴别诊断、辨证治疗和疗效标准。

2. 熟悉髋部扭挫伤、弹响髋、小儿髋关节错缝、髋部滑囊炎、股四头肌损伤、股内收肌损伤、股二头肌损伤的诊断要点、手法治疗和疗效标准。

3. 了解髋部扭挫伤、弹响髋、小儿髋关节错缝、髋部滑囊炎、股四头肌损伤、股内收肌损伤、股二头肌损伤的病因病理和预防调护。

【能力培养目标】

能对髋部与大腿筋伤进行诊断和辨证治疗操作。

【教学内容】

1. 简要介绍髋部扭挫伤、弹响髋、小儿髋关节错缝、髋部滑囊炎、股四头肌损伤、股内收肌损伤及股二头肌损伤的病因病理和预防调护。

2. 阐明髋部扭挫伤、弹响髋、小儿髋关节错缝、髋部滑囊炎、股四头肌损伤、股内收肌损伤及股二头肌损伤的诊断要点、手法治疗和疗效标准。

3. 重点阐述梨状肌综合征的含义、临床特征、诊断要点、鉴别诊断、辨证治疗和疗效标准。

第二节 膝部与小腿筋伤

【知识教学目标】

1. 掌握膝关节侧副韧带损伤、膝关节半月板损伤的含义、临床特征、诊断要点、鉴别诊断、辨证治疗和疗效标准。

2. 熟悉膝关节交叉韧带损伤、膝关节创伤性滑膜炎、膝部滑囊炎、腓肠肌损伤、髌骨软化症及髌下脂肪垫损伤的临床诊断、手法治疗和疗效标准。

3. 了解膝关节交叉韧带损伤、膝关节创伤性滑膜炎、膝部滑囊炎、腓肠肌损伤、髌骨软化症及髌下脂肪垫损伤的病因病理和预防调护。

【能力培养目标】

能对膝部与小腿筋伤病证进行诊断和辨证治疗操作。

【教学内容】

1. 简要介绍膝关节交叉韧带损伤、膝关节创伤性滑膜炎、膝部滑囊炎、腓肠肌损伤、髌骨软化症及髌下脂肪垫损伤的病因病理和预防调护。

2. 阐明膝关节交叉韧带损伤、膝关节创伤性滑膜炎、膝部滑囊炎、腓肠肌损伤、髌骨软化症及髌下脂肪垫损伤的临床诊断、手法治疗和疗效标准。

3. 重点阐述膝关节侧副韧带损伤、膝关节半月板损伤的含义、临床特征、诊断要点、鉴别诊断、辨证治疗和疗效标准。

第三节 踝与足部筋伤

【知识教学目标】

1. 掌握踝关节扭挫伤的含义、临床特征、诊断要点、鉴别诊断、辨证治疗和疗效标准。

2. 熟悉踝管综合征的含义，以及跟痛症、平足症和踇趾滑囊炎等的诊断要点、治疗方法和疗效标准。

3. 了解踝管综合征、跟痛症、平足症及踇趾滑囊炎的病因病理和预防调护。

【能力培养目标】

能对踝与足部筋伤病证进行诊断和辨证治疗操作。

【教学内容】

1. 简要介绍踝管综合征、跟痛症、平足症及踇趾滑囊炎的病因病理和预防调护。

2. 阐明踝管综合征的含义及其与跟痛症、平足症及踇趾滑囊炎等的诊断要点、治疗方法和疗效标准。

3. 重点阐述踝关节扭挫伤的含义、临床特征、诊断要点、鉴别诊断、辨证治疗和疗效标准。

第六章 中医筋伤病历书写

【知识教学目标】

1. 掌握中医筋伤门诊病历及住院病历的格式和书写要求。

2. 熟悉中医筋伤住院病程记录的格式和书写要求。

【能力培养目标】

能完成中医筋伤门诊病历和住院病历的书写

【教学内容】

1. 阐明中医筋伤病历书写的含义和基本要求。

2. 重点阐述中医筋伤门(急)诊及住院病历具体书写格式和要求。

附篇　内伤病证

第一节　概论

【知识教学目标】

1. 掌握内伤的含义、常见分类及辨证诊断。

2. 熟悉内伤的辨证治疗原则及常用药物。

3. 了解内伤的病因病理。

【能力培养目标】

能对内伤病证进行诊断和辨证治疗。

【教学内容】

1. 重点阐述内伤的含义、常见分类及辨证诊断。

2. 阐明内伤的辨证治疗原则及常用药物。

3. 简要介绍内伤的病因病理。

第二节　损伤内证

【知识教学目标】

1. 熟悉损伤疼痛、发热、出血、昏厥、癃闭、便秘、痿软麻木、痹证、耳目失聪、健忘、不寐、食少等12个损伤内证及腹部内伤的诊断及治疗。

2. 了解损伤疼痛、发热、出血、昏厥、癃闭、便秘、痿软麻木、痹证、耳目失聪、健忘、不寐、食少等12个损伤内证的含义。

【能力培养目标】

能对损伤内证进行诊断和辨证治疗操作。

【教学内容】

1. 简要介绍损伤疼痛、发热、出血、昏厥、癃闭、便秘、痿软麻木、痹证、耳目失聪、健忘、不寐、食少等12个损伤内证的含义。

2. 阐明损伤疼痛、发热、出血、昏厥、癃闭、便秘、痿软麻木、痹证、耳目失聪、健忘、不寐、食少等12个损伤内证的诊断及治疗。

第三节　常见内伤

【知识教学目标】

1. 掌握脑震荡的含义、临床特征、诊断要点、鉴别诊断及辨证治疗。

2. 熟悉气胸、血胸的含义,气胸、血胸、脑海损伤、腹部内伤及肾挫伤的诊断及常规治疗。

3. 了解脑海损伤、腹部内伤及肾挫伤的含义。

【能力培养目标】

能对常见内伤进行诊断及辨证治疗操作。

【教学内容】

1. 简要介绍脑海损伤、腹部内伤及肾挫伤的含义。

2. 阐明气胸、血胸的含义,气胸、血胸、脑海损伤、腹部内伤及肾挫伤的诊断及常规治疗。

3. 重点阐述脑震荡的含义、临床特征、诊断要点、鉴别诊断及辨证治疗。

四、实践教学环节与要求

教学内容	实验实训内容与能力培养要求	教学方式
第一章　概论	能明确筋伤的含义及范围	临床见习、实习及课间实验(训)为主,课堂病案分析、讨论及电教或课件为辅等方式
第二章　筋伤学基础	能对筋伤采用四诊检查法、常用试验检查法及理筋手法和药物治疗等手段进行辨证诊断及辨证治疗操作	
第三章　躯干部筋伤	能对躯干部筋伤的常见病证进行诊断和辨证治疗操作	
第四章　上肢部筋伤	能对上肢部筋伤的常见病证进行诊断和辨证治疗操作	
第五章　下肢部筋伤	能对下肢部筋伤的常见病证进行诊断和辨证治疗操作	
第六章　中医筋伤病历书写	能独立完成中医筋伤门诊病历和住院病历的书写	
附篇　内伤病证	能对内伤病证的常见病证进行诊断和辨证治疗操作	

五、教学时数分配表

按照教学计划的规定,本门课程共安排90个学时,即理论教学为62学时,实践28学时,理论课与实践课比例为2.2:1,其学时分配与安排列表如下:

教学内容	骨伤专业		
	总学数	其中	
		讲授学时	实践时数
第一章　概论	2	2	0
第二章　筋伤学基础	14	10	4
第三章　躯干部筋伤	20	14	6
第四章　上肢部筋伤	20	14	6
第五章　下肢部筋伤	20	14	6
第六章　中医筋伤病历书写	4	2	2
附　篇　内伤病证	10	6	4
合计	90	62	28

六、使用说明

本大纲是根据专科层次中医骨伤专业培养目标和教学计划而确定;其课程的教学目标、任务和内容,适用于高职高专中医骨伤专业。

本大纲对理论知识的教学要求分为掌握、熟悉、了解，其中凡属掌握和熟悉的内容均为教学重点。实践教学重点是学习基本操作技能，加深对本专业诊断技术及治疗技术应用方面的训练。对实践教学内容的要求仅列一个层次，即在老师的指导和辅导下达到“能”正确进行操作的要求；地点为骨伤科门诊、病房、示教室及练习室。

大纲中规定的教学内容，主要通过课堂讲授、课间见习或分段集中见习、课间实验（训）和病案讨论等方式进行。教学中应充分利用教学挂图、X线片、模拟患者、临床患者（如条件许可，可选择典型病例，在课堂内进行现场教学），还有多媒体、影像等现代教育技术手段进行直观教学，以增加学生的感性认识。教学中应积极改进教学方法，充分调动学生的主动性和积极性，注意培养学生的综合辨证分析能力和辨证施治能力。

注意改革考核手段和方法，重视临床实践技能考核，重点考核学生的临床诊断能力及辨证施治能力。学生的知识水平和能力水平应通过平时课堂提问测验、病案分析作业、理论考试和技能考核等多方面的情况综合评价。

主要参考书目

1. 韦贵康. 中医筋伤[M]. 上海:上海科学技术出版社,1997.
2. 孙树椿,孙之镐. 中医筋伤[M]. 北京:人民卫生出版社,1990.
3. 金晓东. 中医伤科学[M]. 北京:中国中医药出版社,2002.
4. 张安祯. 中医骨伤科学[M]. 北京:中国中医药出版社,1995.
5. 张安祯,沈敦道. 骨伤内伤学[M]. 北京:人民卫生出版社,1991.
6. 张安祯. 中医伤科学[M]. 北京:人民卫生出版社,1998.
7. 岑泽波. 中医伤科学[M]. 上海:上海科学技术出版社,1985.
8. 施杞,王和鸣. 骨伤科学[M]. 北京:人民卫生出版社,2001.
9. 王之虹. 推拿手法学[M]. 北京:人民卫生出版社,2001.
10. 周力. 推拿学[M]. 北京:中国中医药出版社,2002.